Fachwissen Pflege

Saskia Gesenberg

Ingo Voigt

Pflegewissen Kardiologie

Mit 71 Abbildungen

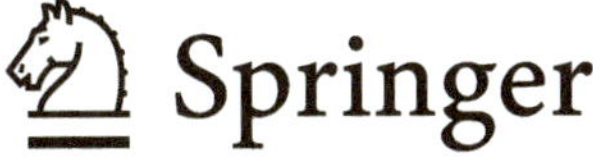

Saskia Gesenberg
Velbert, Deutschland

Ingo Voigt
Bochum, Deutschland

ISBN 978-3-662-53978-1   978-3-662-53979-8 (eBook)
DOI 10.1007/978-3-662-53979-8

Die Deutsche Nationalbibliothek verzeichnet diese Publikation in der Deutschen Nationalbibliografie; detaillierte bibliografische Daten sind im Internet über http://dnb.d-nb.de abrufbar.

Springer
© Springer-Verlag GmbH Deutschland 2017
Das Werk einschließlich aller seiner Teile ist urheberrechtlich geschützt. Jede Verwertung, die nicht ausdrücklich vom Urheberrechtsgesetz zugelassen ist, bedarf der vorherigen Zustimmung des Verlags. Das gilt insbesondere für Vervielfältigungen, Bearbeitungen, Übersetzungen, Mikroverfilmungen und die Einspeicherung und Verarbeitung in elektronischen Systemen.
Die Wiedergabe von Gebrauchsnamen, Handelsnamen, Warenbezeichnungen usw. in diesem Werk berechtigt auch ohne besondere Kennzeichnung nicht zu der Annahme, dass solche Namen im Sinne der Warenzeichen- und Markenschutz-Gesetzgebung als frei zu betrachten wären und daher von jedermann benutzt werden dürften.
Der Verlag, die Autoren und die Herausgeber gehen davon aus, dass die Angaben und Informationen in diesem Werk zum Zeitpunkt der Veröffentlichung vollständig und korrekt sind. Weder der Verlag noch die Autoren oder die Herausgeber übernehmen, ausdrücklich oder implizit, Gewähr für den Inhalt des Werkes, etwaige Fehler oder Äußerungen. Der Verlag bleibt im Hinblick auf geografische Zuordnungen und Gebietsbezeichnungen in veröffentlichten Karten und Institutionsadressen neutral.

Umschlaggestaltung: deblik Berlin
Fotonachweis Umschlag: © fotolia/vege

Gedruckt auf säurefreiem und chlorfrei gebleichtem Papier

Springer ist Teil von Springer Nature
Die eingetragene Gesellschaft ist Springer-Verlag GmbH Deutschland
Die Anschrift der Gesellschaft ist: Heidelberger Platz 3, 14197 Berlin, Germany

Vorwort

Liebe Leserinnen und Leser,
warum dieses Buch?

Jeder, der heutzutage im Gesundheitssystem tätig ist, weiß, dass die tägliche Versorgung von Patienten und deren Bezugspersonen eine kontinuierliche Herausforderung darstellt. Vor allem im Bereich der Kardiologie haben sich heutzutage immer komplexere Behandlungsmethoden etabliert. Die nicht-invasiven und invasiven Therapieoptionen nehmen zu. Patientengruppen und Bedürfnisse verändern sich. Trotz zunehmendem Zeit- und Kostendruck, der das alltägliche Arbeiten immer mehr beeinflusst, wird eine adäquate, zielgerichtete aber weiterhin »menschliche« Pflege gefordert. Patienten kommunizieren ihre Fragen, Sorgen und Ängste in erster Linie mit dem betreuenden Pflegepersonal. Dies stellt hohe Anforderungen und Kompetenzen an alle Beteiligte, vor allem aber auch die Pflegenden dar.

Mit diesem Buch wollen wir das essenzielle Wissen zur Diagnostik, Therapie und Pflege bei kardiologischen Krankheitsbildern vermitteln. Einsteiger aber auch erfahrende Pflegende auf kardiologischen Stationen sollen Sicherheit im Umgang mit den spezifischen Krankheitsbildern erlangen, aktuelle Therapieformen kennen lernen und Antworten auf spezielle Fragen erhalten. Die in unserer langjährigen klinischen Erfahrung entstandenen Praxistipps möchten wir an den interessierten Leser weitergeben. Der vermittelte Inhalt soll zu einer Vertiefung der Kenntnisse in diesem speziellen Gebiet anregen und die Kommunikation »auf Augenhöhe« zwischen Ärzten und Pflegenden ermöglichen.

Wir möchten an dieser Stelle allen Kolleginnen, Kollegen und Freunden, die uns mit Rat und Tat zur Seite standen, ganz herzlich danken. Ohne Euch wäre die Umsetzung dieses Projektes nicht möglich gewesen. Einen besonderen Dank möchten wir Fr. Dr. Kathrin Kortmann für die kritische Durchsicht des Manuskripts, Antje Börnemann und Michael Jacobs aussprechen.

Saskia Gesenberg und Dr. med. Ingo Voigt
Essen, Dezember 2016

Inhaltsverzeichnis

Abkürzungsverzeichnis

ASD	Vorhofseptumdefekt
5-FU	5-Fluorouracil
A-Welle	Die Geschwindigkeit der späten diastolischen Füllung der linken Herzkammer = Vorhofaktion
a. E.	am Ende
ABDM	ambulantes Blutdruck-Monitoring
Abk.	Abkürzung
ACE	Angiotensin Converting Enzyme
ACE-Hemmer	Angiotensinkonversionsenzym-Hemmer
ACS	akutes Koronarsyndrom
ACVB	aorto-coronarer Venen-Bypass
AED	automatisierter externer Defibrillator
AHB	Anschlussheilbehandlung
AKIN	Acute Kidney Injury Network
AKS	Aortenklappenschluss
ANP	atriales natriuretisches Peptid
AP	Angina pectoris
aPTT	aktivierte partielle Thrombo-plastinzeit
ARDS	Acute Respiratory Distress Syndrome
ARVC	arrhythmogene rechtsventrikuläre Kardiomyopathie
AS	Aortenklappenstenose
ASS	Acetylsalicylsäure
AT	Angiotensin
ATE	Antithrombin-Einheit
ATL	Aktivitäten des täglichen Lebens
ATP	antitachykardes Pacing
AV	atrioventrikulär
AV-Block	atrioventrikulärer Block
aVF	augmented Voltage Foot
AV-Knoten	Atrioventrikularknoten
aVL	augmented Voltage Left
AVNRT	AV-nodale Reentry-Tachykardie
aVR	augmented Voltage Right
BAA	Bauchaortenaneurysma
BDK	Blasendauerkatheter
BE	Base Excess
BGA	Blutgasanalyse
biV	biventrikulär
BSA	Body Surface Area, Körper-oberfläche
BiVAD	Biventrikuläres Unterstützungs-system
BMI	Body-Mass-Index
BMJV	Bundesministerium der Justiz und für Verbraucher-schutz
BNP	Brain Natriuretic Peptide
BPEG	British Pacing and Electro-physiology Group
BSG	Blutkörperchen-Senkungs-geschwindigkeit
BVS	Bioresorbable Vascular Scaffold
BZ	Blutzucker
bzgl.	bezüglich
z. B.	beispielweise
bzw.	beziehungsweise
ca.	circa
CCS	Canadian Cardiovascular Society
CEUS	Kontrastverstärkte Ultraschall-Untersuchung
CK	Creatinkinase
CK-MB	Muscle-Brain type CK
CPAP	Continuous Positive Airway Pressure
CrCl	Kreatininclearance
CRP	C-reaktives Protein
CRT	kardiale Resynchronisations-therapie
CS	Koronarvenensinus
CSE	Cholesterinsynthese
CT	Computertomografie
CT-Angiographie	computertomografische Angiografie
CW Doppler	Continuous Wave Doppler
d. h.	das heißt
DCM	dilatative Kardiomyopathie
DIC	disseminierte intravasale Koagulopathie
DRGs	Diagnosis Related Groups
DT	Dezelerationszeit
E-Welle	Spitzengeschwindigkeit der frühen diastolischen Füllung der linken Herzkammer
E/A-Verhältnis	Verhältnis der max. Geschwin-digkeiten der frühen zur atrialen linksventrikulären Füllung im PW-Doppler der Mitralklappe
Echo	Echokardiografie/-kardiogramm
ECLS	Extracorporeal Life Support

Abkürzungsverzeichnis

ECMO	extrakorporale Membran-oxygenation	HWI	Harnwegsinfekt
ECT	Ecarin Clotting Time	HZV	Herzzeitvolumen
EEG	Elektroenzephalografie	i.c.	interkutan
EF	Ejektionsfraktion	i.d.R.	in der Regel
eGFR	berechnete glomeruläre Filtrationsrate	i.m.	intramuskulär
		i.v.	intravenös
EK	Erythrozyten-Konzentrate	IABP	intraaortale Ballonpumpe
EKG	Elektrokardiogramm	ICD	implantierbarer Kardioverter-Defibrillator
ESBL	Extended Spectrum Beta-Lactamase	ICD-Code	International Statistical Classification of Diseases and Related Health Problems
ESC	European Society of Cardiology		
etc.	et cetera		
evtl.	eventuell	ICR	Interkostalraum
		IE	Internationale Einheit
FFR	fraktionelle Koronarflussreserve	ILR	implantierbarer Loop-Rekorder
fT3	freies Trijodthyronin T3	IMC	Intermediate Care
fT4	ungebundene Form des Schilddrüsen-Hormons T4 (Tetrajodthyronin)	INR	International Normalized Ratio
		ISDN	Isosorbiddinitrat
		ISHLT	International Society for Heart & Lung Transplantation
GFR	glomeruläre Filtrationsrate	IVCT	isovolumetrische Kontraktions-zeit
ggf.	gegebenenfalls		
GMS-Netz	Global System for Mobile Communications	IVUS	intravaskulärer Ultraschall
GOT	Glutamat-Oxalacetat-Trans-aminase	kg	Kilogramm
		KH	Krankenhaus
GP	Glykogenphosphorylase	KHK	koronare Herzkrankheit
GPT	Glutamat-Pyruvat-Transaminase	KIN	kontrastmittelinduzierte Nephropathie
gtt	Guttae (Tropfen)		
		KM	Kontrastmittel
Hb	Hämoglobin	KÖF	Klappenöffnungsfläche
Hba1c	Glykohämoglobin, Marker für Langzeit-Glucose-Monitoring	konti.	kontinuierlich
		KUS	Kompressionsultraschall
HBDH	Hydroxybutyrat-Dehydrogenase		
HCM	hypertrophe Kardiomyopathie	l/min	Liter pro Minute
HD	Hämodialyse	LA	linker Vorhof
HDF	Hämodiafiltration	LAA	interventioneller Vorhofohr-verschluss
HDL	High-Density- Lipoprotein		
HF	Herzfrequenz	LCA	Left Coronary Artery
HFnEF	Heart Failure with normal Ejection Fraction	LDH	Laktat-Dehydrogenase
		LE	Lungenembolie
HFpEF	Heart Failure with preserved Ejection Fraction	Lp(a)	Lipoprotein(a)
		LV	linker Ventrikel/linksventrikulär
HGZ	Herz und Gefäßzentrum	LVAD	linksventrikuläres Unterstüt-zungssystem
HIS-Bündel	fasciculus atrioventricularis (benannt nach W. His)		
		LVOT	Left Ventricular Outflow Tract
HIV	humaner Immundefizienz-Virus	LZ	Langzeit
HKL	Herzkatheterlabor		
HMG-CoA-Reduktase	3-Hydroxy-3-Methylglutaryl-Coenzym-A-Reduktase	MAD	mittlerer arterieller Blutdruck
		MCB	Mammaria-interna-Bypass
HOCM	hypertroph-obstruktive Kardio-myopathie	MDRD	Modification of Diet in Renal Disease
HRA	hoher rechter Vorhof	mg	Milligramm
hsCRP	high sensitivity CRP	mg/l	Milligramm pro Liter
hsTn	hochsensitiver Troponinassays	µg/l	Mikrogramm pro Liter
HTX	Herztransplantation	MI	Mitralklappeninsuffizienz

MKÖ	Mitralklappenöffnung
MKP	Mitralklappenprolaps
ml	Milliliter
mm/s	Millimeter pro Sekunde
mmHg	Millimeter Quecksilbersäule
mmol/l	Millimol pro Liter
µmol/l	Mikromol pro Liter
MOV	Multiorganversagen
MR-Angiografie	Magnetresonanzangiografie (Pulmonalisangiografie)
MRT	Magnetresonanztomografie
MS	Mitralklappenstenose
mV	Millivolt
NaCl	Natriumchlorid
NBG-Code	North American Society of Pacing and Electrophysiology
ng/m	Nanogramm pro Milliliter
NMH	niedermolekulare(s) Heparin(e)
NOAK	neue orale Antikoagulanzien
NSAR	nichtsteroidales Antirheumatikum
NSTE-ACS	akutes Koronarsyndrom ohne ST-Hebung
NSTEMI	Nicht-ST-Hebungsinfarkt
NT-proBNP	N-terminales Propeptid BNP
NYHA	New York Heart Association
o. Ä.	oder Ähnliche(s)
OCT	optische Kohärenztomografie
p.o.	per os
PA-Druck	pulomonaler arterieller Druck
PAH	pulmonale Hypertonie
PAP	pulmonalarterieller Druck
Pat.	Patient
PC	Personal Computer
PCI	perkutane Koronarintervention
PCWP	Pulmonary Capillary Wedge Pressure
PEA	pulslose elektrische Aktivität
PESI	Pulmonary Embolism Severity Index
PFO	persistierendes Foramen ovale
PI	Pulmonalklappeninsuffizienz
PiCCO	Pulse Contour Cardiac Output
PM	Pacemaker
PPSB	Prothrombinkomplex
PPV	Pulse Pressure Variation
PS	Pulmonalklappenstenose
PSK	Persönliche Schutzkleidung
PTCA	perkutane transluminale coronare Angioplastie
PVF	Pulmonalvenenfluss
RA	rechter Vorhof
RAP	rechtsatrialer Druck
RCA	Arteria coronaria dextra
RCM	restriktive Kardiomyopathie
RCX	Ramus circumflexus
rez.	rezidivierend
RF	Radiofrequenz
RIVA	Ramus interventricularis anterior
RKI	Robert Koch Institut
RöV	Röntgenverordnung
RV	rechter Ventrikel/rechtsventrikulär
RVAD	rechtsventrikuläres Unterstützungssystem
RVP	rechtsventrikulärer Druck
s	Sekunde
SA	sinuatrialer Block
SAPV	spezialisierte ambulante Palliativversorgung
SBDK	suprapubischer Dauerkatheter
s.c.	subcutan
SD-Werte	Schilddrüsen-Werte
SHT	Schädel-Hirn-Traumen
SM	Schrittmacher
s.o.	siehe oben
SPECT	Single Photon Emission Computed Tomography
SSS	Sick-Sinus-Syndrom/Sinusknoten-Syndrom
Std.	Stunde
STEMI	ST-Hebungsinfarkt
s.u.	siehe unten
SV	Schlagvolumen
SVA	Sinus-Valsalva-Aneurysma
SVV	Schlagvolumenvariation
TAH	Total artificial heart
TASH	transkoronare Ablation der Septum-Hypertrophie
TAVI	Transcatheter Aortic Valve Impantation
TdP-Tachycardie	Torsade-de-pointes-Tachykardie
TEE	transösophageale Echokardiografie
TI	Trikuspidalinsuffizienz, Trikuspidalklappeninsuffizienz
TPR	totalperipherer Widerstand
TS	Trikuspidalklappenstenose
TSH	Thyreoidea-stimulierendes Hormon
TTE	transthorakale Echokardiografie
TVT	tiefe Venenthrombose
U	Unit, Einheit
u.a.	unter anderem
u.g.	unten genannten
UF	Ultrafiltration
UFH	unfraktioniertes Heparin

ULN	oberer Normalwert
U/min	Umdrehung pro Minute
usw.	und so weiter
VAD	Ventricular Assist Device
VES	ventrikuläre Extrasystolen
vgl.	vergleiche
VKA	Vitamin K-Antagonist(en)
VSD	Ventrikelseptumdefekt
VTE	venöse Thromboembolie
VV	interventrikuläres Intervall
WHO	Weltgesundheitsorganisation
WPW	Wolff-Parkinson-White-Syndrom
z.B.	zum Beispiel
ZVD	Zentraler Venendruck

Anatomie und Physiologie von Herz und Lunge

Saskia Gesenberg, Ingo Voigt

S. Gesenberg, I. Voigt, *Pflegewissen Kardiologie*,
DOI 10.1007/978-3-662-53979-8_1, © Springer-Verlag GmbH Deutschland 2017

1.1 Anatomie des Herzens

Das Herz ist ein Hohlmuskel, der sich zeitlebens jede Minute etwa 70-mal kontrahiert (Systole) und wieder erschlafft (Diastole). Der Erste, der das Herz anatomisch adäquat beschrieb, war der arabische Arzt Ibn al-Nafis (1213–1288). Aber erst im 16. Jahrhundert gelang es dem englischen Arzt William Harvey (1587–1657), vor allen anderen aufzuzeigen, dass die Kontraktion des Herzmuskels die Bewegung des Bluts durch den Kreislauf antreibt. Das von Blut befreite Herz eines erwachsenen Mannes wiegt etwa 300 g, das einer Frau etwa 270 g. Die Anpassungsfähigkeit des Herzmuskels führt bei einer längeren Druck- und/oder Volumenbelastung zu einer rückbildungsfähigen Hypertrophie der Muskulatur. Beim Gewicht von etwa 500 g ist jedoch eine kritische Grenze erreicht, in deren Folge es zu irreversiblen Veränderungen des Herzens kommen kann. Die Herzgröße wird in der Regel als absolutes oder relatives (körpergewichtsbezogenes) Herzvolumen angegeben und kann mittels Echokardiografie oder anderen kardialen Bildgebungsverfahren, wie MRT oder CT, bestimmt werden. Die normale Herzgröße liegt beim Mann bei 10–12 und bei der Frau bei 9–11 ml/kg Körpergewicht. Als »Sportlerherz« bezeichnet man ein harmonisch vergrößertes Herz, bei dem alle Herzhöhlen betroffen sind. Die vermehrte Volumenbelastung durch sportliche Betätigung führt neben der Hypertrophie des Herzmuskels zu einer Dilatation der Ventrikel, was nach vielen Untersuchungen an Hochleistungsathleten als physiologischer Anpassungsvorgang anzusehen ist.

Die Herzvergrößerung bedeutet Leistungsreserve und damit erhöhte Leistungsfähigkeit, während sie bei Herzkranken einen Kompensationsmechanismus darstellt. Ein oberer Grenzwert von 20 ml/kg Körpergewicht ebenso wie das kritische Herzgewicht von 500 g scheint beim Sportherz jedoch nicht überschritten zu werden (Kindermann 2000).

Das Herz liegt so im Brustkorb, dass seine Spitze etwa im 40°-Winkel sowohl in Längs- als auch Transversalachse nach vorne unten zeigt. Es besteht aus vier Herzhöhlen, zwei Vorhöfen (**Atrium**) und zwei Herzkammern (**Ventrikel**). Vorhöfe und Herzkammern werden durch die Herzscheidewand (**Septum**) getrennt. Der Herzbeutel (**Perikard**) umhüllt das Herz, verhindert dessen Überdehnung und bildet ein Gleitlager für die Kontraktionen. Die Aorta ascendens und die Arteria pulmonalis liegen auf einer Strecke von etwa 3 cm innerhalb des Herzbeutels. Teilweise ist die Außenwand des Herzbeutels mit dem Zwerchfell fest verwachsen und an den Seitenwänden durch lockeres Bindegewebe mit dem Brustfell (**Pleura parietalis**) verbunden. Mittels verstärkter Bindegewebszüge wird der Herzbeutel auch an Wirbelsäule, Brustbein und Luftröhre fixiert. Durch elastische Fasern ist der Herzbeutel in der Lage, sich an wechselnden Volumina während Systole und Diastole anzupassen. Die dem Perikard nach innen anliegende Schicht ist das sogenannte Epikard. In der epikardialen Fettschicht sind die Herzkranzgefäße (**Koronarien**) eingeschlossen. Unter dem Epikard befindet sich die eigentliche Muskelschicht des Herzens, das Myokard. Die Herzinnenräume werden von einer dünnen Haut, dem Endokard, ausgekleidet.

Im rechten Vorhof sammelt sich das sauerstoffarme Blut aus der oberen und unteren Körperhälfte und aus dem Herzen selbst über die Vena cava superior und inferior sowie über den Sinus coronarius. Die Mündungen der unteren Hohlvene werden im Inneren des Vorhofes durch eine klappenartige Vorwölbung (Eustachi-Klappe) abgeschirmt. Im fetalen Blutkreislauf dient sie dazu, den Blutstrom in Richtung des Foramen ovale zu lenken, um hierdurch das Blut direkt vom rechten in den linken Herzvorhof zu führen und so den vorgeburtlich noch nicht vollständig ausgebildeten Lungenkreislauf zu umgehen, da dieser vor der Geburt keine Funktion im Sinne einer Oxygenierung des Blutes übernimmt. Mit der Geburt und den ersten Atemzügen des Neugeborenen kommt es zu einem funktionellen Verschluss des Foramen ovale, sodass auch die Eustachi-Klappe ihre Funktion im Blutkreislauf verliert, echokardiografisch aber noch als flottierende Struktur im rechten Vorhof dargestellt werden kann.

Die rechte Herzkammer empfängt ihr Blut aus dem rechten Vorhof, nachdem dieses durch die Trikuspidalklappe geströmt ist. Der Druck innerhalb des rechten Herzens ist verglichen mit dem linken Ventrikel deutlich niedriger, dementsprechend ist die Wand des rechten Ventrikels im Vergleich zum muskelstarken linken Ventrikel dünner ausgeprägt. Ein Trabekelnetzwerk bildet im rechten Ventrikel einen Bogen, der Einstrom- und Ausstrombahn des rechten Ventrikels trennt. An der Grenze zur Arteria pulmonalis liegt die Pulmonalklappe. Das aus der Lunge oxygenierte Blut kehrt über die Venae pulmonales in den linken Vorhof zurück. Über die Mitralklappe strömt das Blut weiter in die linke Kammer. Neben der bedeutend muskelkräftigen Wand des linken Ventrikels ist auch das Trabekelnetzwerk engmaschiger und feiner als rechtsventrikulär. In der Systole wird das Blut aus dem linken Ventrikel über die Aortenklappe in die Aorta ascendens ausgeworfen (Drenckhahn und Zenker 1994).

1.1.1 Fetaler Kreislauf

Das Foramen ovale (lat. für »ovales Loch«) im Bereich des Vorhofseptums hat im fetalen (vorgeburtlichen) Kreislauf die Aufgabe einer türartigen Verbindung, die den direkten Blutübertritt von rechts (Lungenkreislauf) nach links (Körperkreislauf) zulässt. Da die Lunge noch nicht belüftet ist und somit auch noch nicht funktionell durchblutet wird, fließt das Blut über das Foramen ovale in den linken Vorhof und durch den Ductus arteriosus (oder auch Ductus arteriosus Botalli) aus der Lungenschlagader in die Aorta.

Das Foramen ovale verschließt sich normalerweise in den ersten Lebenstagen oder -wochen. Bei bis zu 25 % aller Menschen erfolgt jedoch kein Verschluss des Formen ovale. Man bezeichnet dies als persistierendes Foramen ovale (PFO). Die meisten Patienten werden durch das PFO nicht beeinträchtigt und eine Behandlung wird nicht erforderlich. Dennoch gibt es im Zusammenhang mit einem PFO einige wichtige Erkrankungen zu beachten. Bedingt durch die offene Verbindung zwischen dem rechten und linken Vorhof kann es zu sogenannten »gekreuzten Embolien« kommen. In diesem Falle können venöse Thromben (z. B. bei tiefer Beinvenenthrombose) über das PFO in den linken Vorhof und im Anschluss in den Körperkreislauf embolisieren und ggf. Schlaganfälle verursachen. Ebenso wird ein Zusammenhang zwischen einem PFO und Migräne diskutiert. Bei einem Teil der Erwachsenen, deren PFO verschlossen wurde, verschwanden oder verminderten sich die Migräneanfälle. Im Freizeitbereich ist insbesondere das Gerätetauchen

von Bedeutung, da während des Tauchgangs beim Druckausgleich (Valsalva-Versuch) Mikrobubbles in das arterielle System übertreten können (Drenckhahn und Zenker 1994).

1.1.2 Herzklappen

Jede Herzhälfte hat eine Segelklappe (Atrioventrikularklappe) und eine Taschenklappe (Semilunarklappe). Die Segelklappen liegen zwischen Vorhof und Kammer und heißen Bikuspidalklappe oder Mitralklappe (linksseitig) und Trikuspidalklappe (rechtsseitig). Die Taschenklappen liegen jeweils zwischen Kammer und Ausstromgefäß und werden Pulmonalklappe (rechtsseitig) und Aortenklappe (linksseitig) genannt.

Herzklappen bestehen aus Einfaltungen des Endokards und stellen im gesunden Herzen keinen nennenswerten Widerstand für den Blutstrom dar, da dieser sie im geöffneten Zustand einfach gegen die Herzwand drückt. Die dann einsetzende Rückströmung entfaltet die Herzklappen und verschließt so die Strombahn. An den Segelklappen wird das Umschlagen der Klappensegel in die entgegengesetzte Richtung durch Sehnenfäden verhindert, die während der Systole von den Papillarmuskeln der jeweiligen Herzkammer gestrafft werden (Drenckhahn und Zenker 1994).

■ Trikuspidalklappe

Die dreizipflige (tri = drei, Cuspis = Zipfel, Segel) Trikuspidalklappe bildet das »Einlassventil« zwischen dem rechten Vorhof und der rechten Herzkammer. Die drei Segel werden wie folgt bezeichnet:

- Cuspis angularis (kranio-medial)
- Cuspis parietalis (lateral)
- Cuspis septalis (kaudal)

■ Pulmonalklappe

Das »Auslassventil« zwischen der rechten Kammer und der Lungenstrombahn heißt Pulmonalklappe (Valva trunci pulmonalis). Sie ist als Taschenklappe mit normalerweise drei halbmondförmigen Klappentaschen (Valvulae semilunares) angelegt, die den Rückfluss von Blut in die rechte Herzkammer während der Diastole verhindern. Während der Systole öffnet sich die Klappe, sobald der Druck in der rechten Kammer den in der Pulmonalarterie übersteigt.

■ Mitralklappe (Bikuspidalklappe)

Das »Einlassventil« zwischen dem linken Vorhof (Atrium sinistrum) und der linken Herzkammer (Ventriculus sinister) heißt Bikuspidalklappe (Valva atrioventricularis sinistra). Aufgrund ihrer Form erinnert sie an eine traditionelle liturgische Kopfbedeckung der Bischöfe vieler christlicher Kirchen, die Mitra, und wird deshalb auch als Mitralklappe (Valva mitralis) bezeichnet. Diese Klappe hat zwei (bi) Klappensegel:
- Cuspis anterior und
- Cuspis posterior,

welche zudem noch in drei Segmente (A1, A2, A3, P1, P2, P3) eingeteilt werden. Dies erleichtert neben der genaueren Dokumentation echokardiografischer Befunde zudem die Planung operativer oder interventioneller Mitralklappenoperationen.

■ Aortenklappe

Das »Auslassventil« der linken Kammer zur Aorta ist die Aortenklappe (Valva aortae). Sie ist als Taschenklappe mit drei Taschen (Valvulae semilunares) angelegt:
- Valvula semilunaris dextra oder rechte Klappentasche
- Valvula semilunaris sinistra oder linke Klappentasche
- Valvula semilunaris posterior oder hintere Klappentasche

In einigen Fällen kann auch eine angeborene bikuspide Aortenklappe vorliegen, welche ein erhöhtes Risiko für eine Aortenklappenstenose und Aortendissektionen bedeutet.

1.1.3 Koronargefäße

Die Koronararterien (Arteriae coronariae) (■ Abb. 1.1) entspringen einer Einbuchtung der Aorta ascendens oberhalb der Aortenklappe. Es gibt eine linke (Arteria coronaria sinistra) und eine rechte Herzkranzarterie (Arteria coronaria dextra) (Drenckhahn und Zenker 1994).

Die linke Koronararterie (LCA) teilt sich nach etwa 1 cm in den Ramus circumflexus (RCX) und den Ramus interventricularis anterior auf (RIVA, engl.: left anterior descending, LAD), welcher vorne zwischen linker und rechter Herzkammer zur Herzspitze zieht. Bis zur Gabelung spricht man vom Hauptstamm (Truncus communis). Manchmal teilt sich der Hauptstamm auch in drei Gefäße auf, das mittlere wird dann als Ramus intermedius bezeichnet. Der Ramus interventricularis anterior (RIVA, LAD) verläuft im Sulcus interventricularis anterior nach kaudal, zieht um die Herzspitze (Incisura apicis cordis) herum und anastomosiert im Sulcus interventricularis posterior mit dem Ramus interventricularis posterior der rechten Herzkranzarterie. Der Ramus interventricularis anterior versorgt die Vorderwand des rechten Ventrikels, den vorderen und mittleren Abschnitt des Ventrikelseptums und die dort lokalisierten Teile des Erregungsleitungssystems (His-Bündel). Des Weiteren gibt er Äste zur Versorgung der anteroapikalen Anteile des linken Ventrikels ab. Äste aus dem Ramus interventricularis anterior (RIVA, LAD):
- Rami diagonales (Diagonaläste)
- Rami interventriculares septales (Septaläste)

Der Ramus circumflexus (RCX, LCX) folgt der linken Seite des Sulcus coronarius nach dorsal bis zur Facies diaphragmatica. Seine Äste versorgen den linken Vorhof und die Wand des linken Ventrikels mit Ausnahme der Umgebung des Sulcus interventricularis posterior.
Äste aus dem Ramus circumflexus (RCX):
- Ramus marginalis sinister (Ramus marginalis)
- Ramus atrialis
- Rami posteriores ventriculi sinistri

Die rechte Koronararterie entspringt aus dem aufsteigenden Ast der Aorta, genauer gesagt aus dem Sinus aortae dexter, direkt hinter der Aortenklappe. Sie läuft zwischen dem Conus arteriosus und dem rechten Herzohr zum rechten Abschnitt des Sulcus coronarius. Diesem folgt sie und gelangt im weiteren Verlauf auf die Facies diaphragmatica der dorsalen Herzfläche. Dort teilt sie sich an der Crux cordis (CC) in 2 Äste. Der Hauptast zieht in den Sulcus interventricularis posterior und gelangt als Ramus interventricularis posterior (RIVP, RPD)

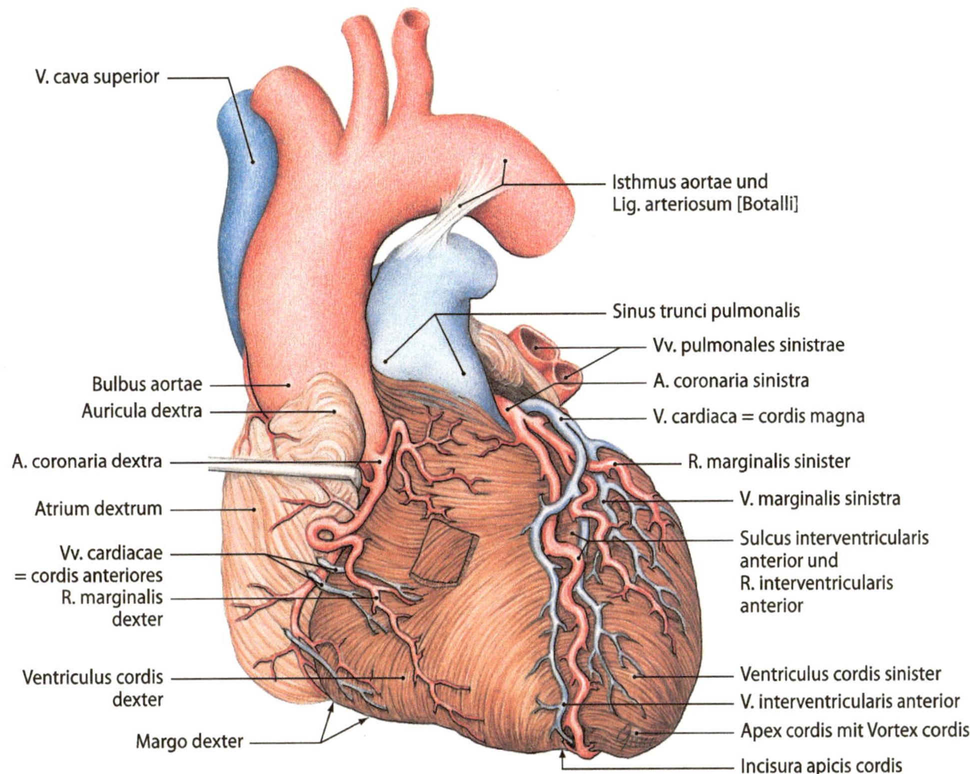

Abb. 1.1 Arterielle und venöse Gefäßversorgung des Herzens (aus Zilles/Tillmann, Anatomie, Springer, 2010)

fast bis zur Herzspitze (Apex cordis) und bildet dort häufig Kollaterale mit dem RIVA aus. Der kleinere Ramus posterolateralis dexter (RPLD) folgt weiter dem Sulcus coronarius. Die rechte Koronararterie versorgt die Wand des rechten Ventrikels, die Wand des linken Ventrikels in der Nähe des Sulcus interventricularis posterior und der hintere Abschnitt des Ventrikelseptums. Wichtige Nebenäste sind der Ramus nodi sinuatrialis und der Ramus nodi atrioventricularis. Sie versorgen den rechten Vorhof und die für Erregungsbildung bzw. -leitung wichtigen Sinus- und Atrioventrikularknoten.

■ **Versorgungstypen**

Die genauen Versorgungsgebiete der verschiedenen Koronararterien unterliegen zum Teil deutlichen Variationen. Wenn die Arteria coronaria sinistra auch die Herzhinterwand, bzw. den Sinusknoten und/oder den AV-Knoten mitversorgt, spricht man von einem Linksversorgertyp. Beim Rechtsversor-

gertyp wird die Herzhinterwand und das Kammerseptum hingegen durch die Arteria coronaria dextra versorgt. Der Normalfall der ausgeglichenen Versorgung des Herzens durch beide Koronararterien ist jedoch der häufigste und wird als Intermediärtyp bezeichnet.

■ **Häufigste Anomalien**

Die Prävalenz von Koronaranomalien in der Bevölkerung beträgt etwa 1,2 %. Die meisten Koronaranomalien sind asymptomatisch und stellen in der Herz-CT oder Koronarangiografie einen Zufallsbefund dar. Einige Koronaranomalien können jedoch hämodynamische Veränderungen des Blutflusses bewirken und eine myokardiale Ischämie oder den plötzlichen Herztod verursachen. Diese Anomalien werden als »maligne« Koronaranomalien bezeichnet, um sie von den asymptomatischen (»benignen«) Koronaranomalien abzugrenzen (Alkadhi et al. 2013).

Anomalien des Ursprungs der Koronararterien:

1. Abgang der linken oder rechten Koronararterie oberhalb des sinotubulären Übergangs (asymptomatisch) mit Schwierigkeit bei der selektiven Katheterangiografie und Verletzungsgefahr bei Aortenklappenersatz und/oder Aortengraft
2. Fehlender linker koronarer Hauptstamm mit getrennten Ostien von RIVA und RCX (asymptomatisch)
3. Singuläre Koronararterie (Symptomatik abhängig vom Verlauf der anomalen Koronararterie)
4. Ursprung der Koronararterie aus einer Pulmonalarterie (häufig symptomatisch); extrem selten; Prävalenz etwa 1:300.000; häufigste Variante: normaler Ursprung der RCA und Ursprung der linken Koronararterie aus dem Truncus pulmonalis (Bland-White-Garland-Syndrom)
5. Ursprung einer Koronararterie aus einem anderen Aortensinus (meist asymptomatisch)

Anomalien der Mündung der Koronararterien:

1. Arteriovenöse Koronarfistel (häufig symptomatisch), Prävalenz etwa 0,1–0,2 %, Drainage meist in den rechten Ventrikel (45 %), rechten Vorhof (25 %) oder in eine Pulmonalarterie (15 %)
2. Koronararkaden (meist asymptomatisch)

Anomalien des Verlaufs der Koronararterien:

1. Duplikation des RIVA
2. Myokardbrücken kongenitale Variante, bei der ein Teil der Koronararterie intramyokardial verläuft (meist mittlerer/distaler RIVA) unterschiedliche Prävalenz, in der Herz-CT etwa 30 %
3. Ektasien/Aneurysmata der Koronararterien (meist asymptomatisch)

Zu den Koronaranomalien mit einem erhöhten Risiko einer myokardialen Ischämie gehören:

- Ursprung der Koronararterie aus einer Pulmonalarterie
- Interarterieller Verlauf der anomalen Koronararterie
- Arteriovenöse Fistel

- Myokardbrücke mit tiefem intramyokardialen Verlauf der Koronararterie
- Großes Koronararterienaneurysma

Das Herz-CT ist als reines diagnostisches Verfahren dem invasiven Herzkatheter überlegen, da neben der Darstellung der Koronargefäße auch der Verlauf im Kontext mit benachbarten Strukturen besser dargestellt werden kann (Alkadhi et al. 2013).

1.2   Physiologie des Herzens

1.2.1   Erregungsbildung und Erregungsleitung

Die Steuerung der Herzaktion wird vom Herzen selber übernommen und geleistet, somit ist es ein autonomes Organ, der Skelettmuskel hingegen wird durch einen Nerv angeregt. Der Herzmuskel besteht aus einem Geflecht von Herzmuskelzellen, deren Zellgrenzen als Glanzstreifen miteinander funktionell verbunden sind und kein Hindernis für eine Ausbreitung der elektrischen Erregungsleitung darstellen (Schmidt 1992).

> **Die Herzmuskelzellen bilden ein sogenanntes funktionelles Synzytium, d. h. dass eine irgendwo im Herzen entstandene Erregung über das gesamte Herz weitergegeben wird (Ausnahme: AV-Knoten verhindert physiologisch die Weiterleitung von Kammererregungen in die Vorhöfe).**

Das Erregungsbildungs- und Erregungsleitungssystem (Abb. 1.2) ist unter physiologischen Bedingungen die Grundlage für den koordinierten Kontraktionsablauf (Systole/Diastole) des Herzens. Innerhalb des Erregungsleitungssystems des Herzens gibt es spezialisierte Herzmuskelzellen (Kardiomyozyten), die auch als Schrittmacherzellen bezeichnet werden und durch spontane Depolarisation elektrische Signale generieren und diese über das Erregungsleitungssystem an das Arbeitsmyokard weiterleiten.

■ Das Ruhe- und Aktionspotential

Das Ruhemembranpotential (RMP) liegt bei ca. -90 mV (intrazellulär/extrazellulär), welches durch

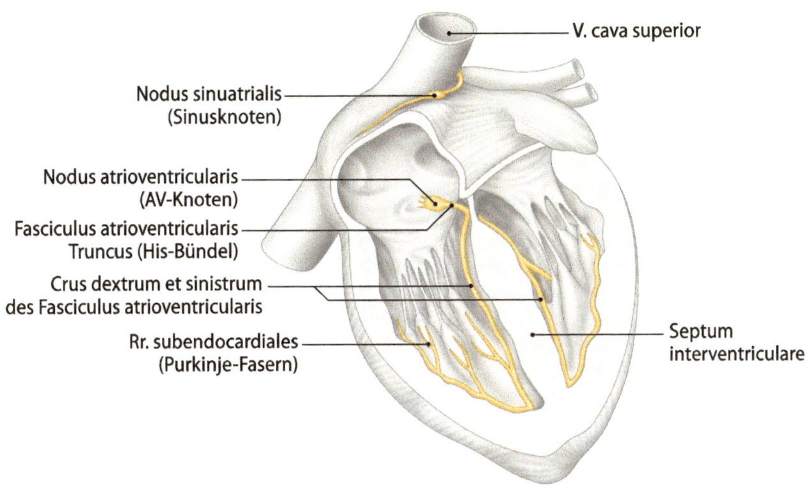

Abb. 1.2 Erregungsbildungs- und Reizleitungssystem des Herzens (aus Zilles/Tillmann, Anatomie, Springer, 2010)

ein Überwiegen an negativ geladenen Ionen im Inneren der Zelle entsteht. Entlang dieser Ladung diffundieren immer Kalium- und Natriumionen (entsprechend ihres Gradienten), wobei Na/K-Pumpen dieser Diffusion entgegenwirken. Etwa 10 mV werden durch diesen aktiven Natriumtransport aus der Zelle generiert. Ohne zugeleitete Erregung bleibt das Ruhemembranpotential auf dem o. g. Ruhewert. Im weiteren Verlauf der Erregung spricht man von einer Depolarisation bei Verschiebung der RMP hin zu positive(re)n Werten, von einer Hyperpolarisation bei Verschiebung hin zu negativeren Werten sowie von einer Repolarisation bei Verschiebung hin zum Ausgangszustand des Ruhemembranpotential.

1. **Rasche Depolarisation:** Durchlässigkeit für Na^+ steigt sprungartig und Na^+ strömt von außen nun sehr schnell in die Herzmuskelzelle ein (schneller Na^+-Einstrom). Das innere der Zelle wird zunehmend positiver und erreicht ein Spitzenpotential von +30 mV, den sog. Aufstrich

2. **Geringe frühe Repolarisation:** Der Na^+-Einstrom verlangsamt sich und es stellt sich ein neues Gleichgewicht für Na^+ ein, was zu einer Inaktivierung des Na^+-Systems führt

3. **Plateau Phase:** Dem initialen schnellen Na^+-Einstrom folgt nun ein langsamer Ca^{2+}-Einstrom (durch ihn entsteht die für die Herzmuskelzelle charakteristische Plateauphase)

4. **Repolarisation:** Neben der Abnahme der Ca^{2+}-Leitfähigkeit kommt es zu einem Wiederansteigen der K^+-Leitfähigkeit. Kaliumionen strömen aus der innen positiv geladenen Herzmuskelzelle aus, somit wird positive Ladung aus dem Inneren der Zelle nach außen abgegeben. Nach einiger Zeit ist durch diesen Ausstrom positiver Ladung aus dem intrazellulären in den extrazellulären Raum also wieder die ursprüngliche Ladung hergestellt, innen negativ und außen positiv. Durch verschiedene Ionenpumpen werden die Elektrolyte wieder in den Ausgangszustand des Ruhemembranpotentials verteilt

Refraktärphase: Ein Aktionspotential (AP) kann nur entstehen, wenn die Leitfähigkeiten für Na^+ und Ca^{2+} durch die Zelle geändert werden können. Während des Aktionspotential-Plateaus ist das Herz unerregbar, die sogenannte **absolute Refraktärzeit**. Nach einiger Zeit der Repolarisation bildet sich die Inaktivierung des schnellen Na^+-Systems wieder zurück und mit einem Membranpotential von ca. -40 mV kann man ein erneutes AP auslösen, auch wenn die Repolarisation noch nicht völlig abgeschlossen ist. Diese auch als **relative Refraktärzeit** bezeichnete Phase ist gekennzeichnet von der Auslösbarkeit eines APs durch starke Reize nach unvollständiger Repolarisation. Die Refraktärzeit korreliert somit mit der Dauer des

Aktionspotentials und schützt das Herz vor zu früher Wiedererregung, z. B. durch Kreisen der Erregung mit konsekutivem funktionellem Herzstillstand (Schmidt 1992).

> **Herzmuskelzelle: schneller Natrium-Einstrom – langsamer Kalzium-Einstrom – Kalium-Ausstrom**

Im Allgemeinen bedürfen Herzmuskelzellen wie alle anderen Muskelzellen eines Impulses von außen, um ein Aktionspotential (AP) auszubilden. Schrittmacherzellen sind jedoch im Gegensatz zu Muskelzellen in der Lage, ihre Membranpermeabilität selbst zu verändern und lösen so auch von selbst ein AP aus. Der entscheidende Mechanismus ist die spontane diastolische Depolarisation. Grundlage ist hier ein langsamer Einwärtsstrom von Natrium (und nicht schnell im Vergleich zu Aktionspotential der Muskelzellen) durch unspezifische Kationenkanäle (Kationen: positive Ionen). Als 2. Schritt folgt ein schneller Ca^{2+}-Einstrom in die Zelle hinein. Durch Zunahme der K^+-Permeabilität kommt es zur Repolarisation.

> **Schrittmacherzelle: langsamer Natrium-Einstrom – schneller Kalzium-Einstrom – Kalium-Ausstrom**

Am spezifischen Erregungsbildungs- und Erregungsleitungssystem (◻ Abb. 1.3) des Herzens können folgende Strukturen unterschieden werden:
- **Sinusknoten**: Wird auch als Schrittmacher des Herzens bezeichnet. Der Sinusknoten liegt nahe der Mündung der Vena cava superior am rechten Vorhof und ist die wichtigste Struktur für die Erregungsbildung. In ihm entstehen im Normalfall die elektrischen Erregungen für die rhythmischen Kontraktionen des Herzens
- **AV-Knoten**: Der Atrioventrikularknoten ist physiologisch die einzige Übergangsstelle der Erregung vom rechten Vorhof in die rechte Kammer. Hier kommt es zu einer verzögerten Erregungsausbreitung, bevor der Ventrikel kontrahiert. Wenn der Sinusknoten ausfällt, übernimmt der AV-Knoten die Steuerung und ist somit das sekundäre Schrittmacherzentrum des Herzens. Die resultierende Eigenfrequenz besteht aus 40–60 Impulsen/min
- **His-Bündel**: Das His-Bündel ist ein Bestandteil des Erregungsleitungssystems des Herzens und liegt distal des AV-Knotens in Richtung der Herzspitze. Durch eine schnelle Erregungsleitung erreicht der Impuls das gesamte Myokard nahezu gleichzeitig. Das His-Bündel kann bei einem Ausfall von Sinus- und AV-Knoten einen Eigenrhythmus ausbilden, welcher bei 30–40 Impulsen/min liegt und als Kammerersatzrhythmus bezeichnet wird
- **Tawara-Schenkel**: Die Tawara-Schenkel zweigen aus dem His-Bündel ab und werden in einen linken Schenkel Crus sinistrum und einen rechten Schenkel Crus dextrum unterteilt. Der Verlauf des rechten Tawara-Schenkels ist in das Ventrikelseptum in Richtung Herzspitze orientiert und strahlt dann in das Kammermyokard ein. Ein größerer Strang zieht über die Trabecula septomarginalis (Moderatorband). Der linke Schenkel teilt sich wiederum in einen vorderen (anterioren), einen mittleren und einen hinteren (posterioren) Faszikel auf
- **Purkinje-Fasern**: Die Purkinje-Fasern liegen in der sogenannten Tela subendocardialis; dies ist eine Gewebeschicht aus lockerem Bindegewebe, die zwischen dem Endokard und dem Myokard liegt. Die Purkinje-Fasern bilden den letzten Abschnitt des Erregungsleitungssystems des Herzens, schließen sich an die Tawara-Schenkel an und liegen vor allem subendokardial an der Innenseite der Herzventrikel (Klinge 2015)

> **Die Erregung des Herzens beginnt im Sinusknoten, wird über die Vorhöfe zum AV-Knoten weitergeleitet, der den Impuls an das His-Bündel weitergibt. Daraufhin wird über die Tawara-Schenkel und die Purkinje-Fasern die Kammermuskulatur nahezu gleichzeitig erregt.**

Die autonome (vegetative) und afferente Innervation des Herzens durch den Sympathikus und Parasympathikus (Nervus vagus) kann regulierend auf die Erregung des Herzens Einfluss nehmen. Der Nervus vagus wirkt über seine Rami cardiaci negativ chronotrop (Verlangsamung der Herzfrequenz) am Sinusknoten sowie negativ dromotrop (Verlangsamung der Überleitung) am AV-Knoten. Die Nervi und Rami cardiaci des Sympathikus wirken hingegen am gesamten Herzen positiv chronotrop

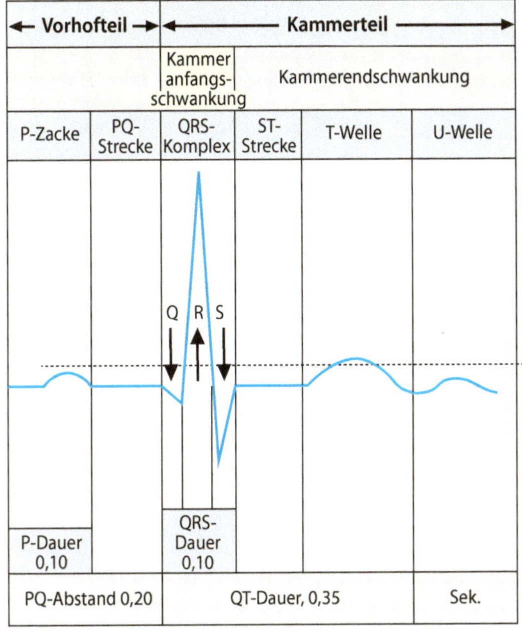

EKG-Merkmal	Physiologischer Vorgang
P-Welle	Vorhoferregung
PQ-Strecke	vollständige Erregung der Vorhöfe
PQ-Zeit	Zeit zwischen dem Erregungsbeginn der Vorhöfe und der Kammern
Q-Zacke	Erregung des Kammerseptums
QRS-Komplex	Erregungsausbreitung in den Kammer
ST-Strecke	vollständige Erregung der Kammern
T-Welle	Erregungsrückbildung der Kammern
QT-Zeit	gesamte elektrische Kammeraktion
U-Welle	Erregungsrückbildung in den Kammermuskeln durch Kalium-Aufnahme; bei Hypokaliämie ausgeprägt

Abb. 1.3 Erregungsleitung im EKG, Zeitintervalle (mit freundlicher Genehmigung; aus Latasch/Knipfer, Anästhesie Intensivmedizin Intensivpflege, Urban & Fischer Verlag/Elsevier GmbH, 2004)

(Beschleunigung der Herzfrequenz) und positiv inotrop (verbesserte Kontraktilität).

1.2.2 Elektromechanische Kopplung

Die elektromechanische Kopplung beschreibt den Übergang der elektrischen Prozesse (Depolarisation und Repolarisation) am Herzmuskel in mechanische Prozesse (Kontraktion und Entspannung). Vermittelt wird diese durch die Ca^{2+}-Konzentration in der Zelle. Je mehr Kalzium während der Systole in die Myokardzellen gelangt, desto kräftiger wird die Kontraktion des Herzens. Die intrazelluläre Kalziumkonzentration steigt in der Systole gegenüber der Diastole etwa um den Faktor 100 an! Neben dem aus dem Extrazellulärraum stammenden Kalzium werden zudem aus dem sarkoplasmatischen Retikulum gespeicherte Kalziumionen freigesetzt. Die Aktivierung dieser speziellen Kanäle wird durch eine erhöhte zytoplasmatische Kalziumkonzentration verstärkt, sodass in diesem Fall das von extrazellulär einströmende Kalzium die Entleerung der Kalziumspeicher des sarkoplasmatischen Reti-

kulums triggert. Beendet wird die Kontraktion des Herzmuskels durch aktive Rückpumpen des Kalziums in das sarkoplasmatische Retikulum und nach extrazellulär (Schmidt 1992).

> **Das Aktionspotential hat sowohl einen Trigger- als auch Auffülleffekt. Ist das Aktionspotential verkürzt, ist auch die Kontraktion schwächer. Kalziumantagonisten hemmen den Ca^{2+}-Einwärtsstrom und wirken deshalb kontraktionsschwächend.**

1.2.3 Herzarbeit

Der rhythmische, durch elektrische Vorgänge gesteuerte Herzzyklus beeinflusst das Verhalten der Vorhöfe und Herzkammern. Durch den besonderen Aufbau der Kammermuskulatur in Kombination mit zirkulären und spiralförmig angelegten Muskelfasern mit unterschiedlicher Zugrichtung wird gewährleistet, dass es zu einer raschen Kammerentleerung ohne Einengung der Ausflussbahnen kommt. In Abhängigkeit der unterschiedlichen

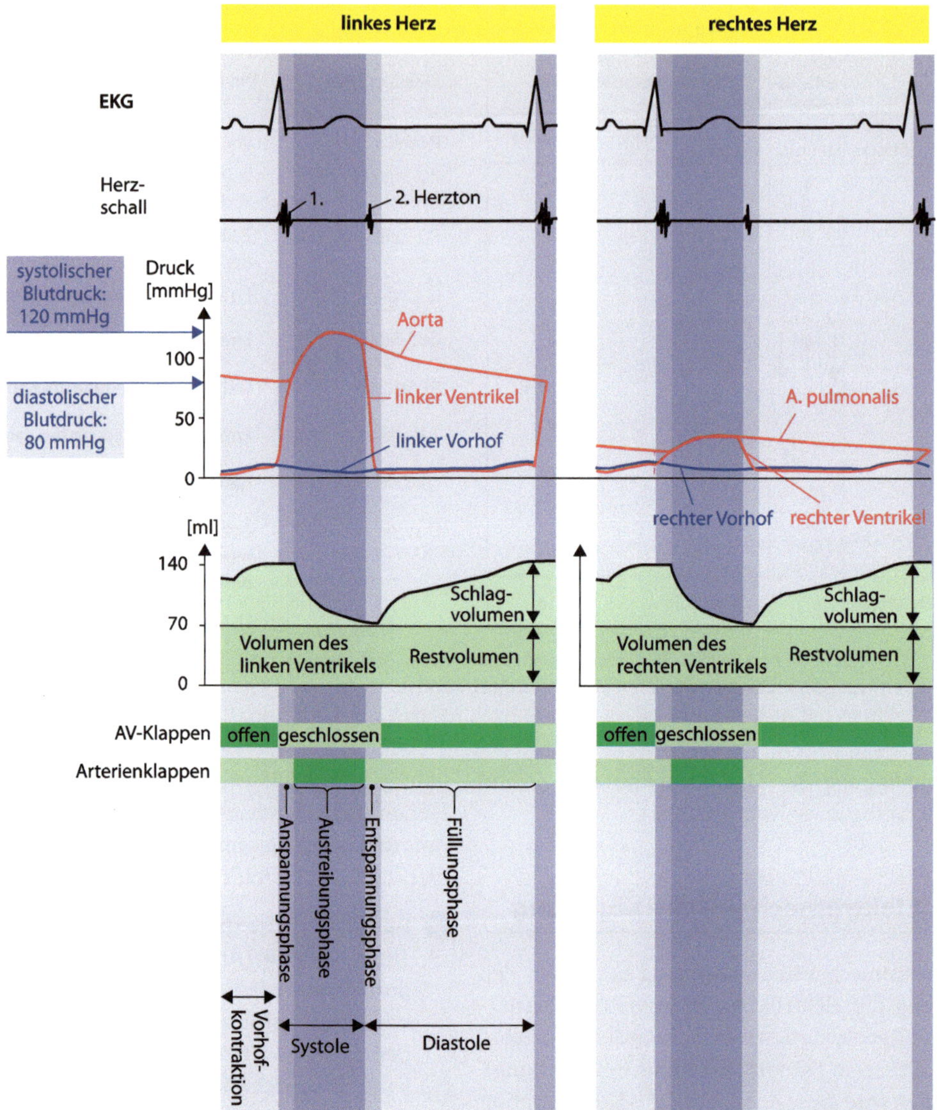

Abb. 1.4 Zeitlicher Verlauf der elektromechanischen Koppelung des linken und rechten Herzens (aus Scheffel/Lüscher, Herz-Kreislauf, Springer, 2010)

Drücke in den vier Herzhöhlen werden die Herzklappen passiv zum Öffnen und Schließen veranlasst (Drenckhahn und Zenker 1994).

Aktionsphasen der mechanischen Herzarbeit (■ Abb. 1.4)

■ Systole

Anspannungsphase: Mit dem Beginn der Systole führt der Druckanstieg innerhalb der Kammern zum Verschluss der AV-Klappen. Da Aorten- und Pulmonalklappe noch verschlossen sind, spannt sich die Muskulatur um den inkompressiblen Kammerinhalt und führt zu einem steilen intraventrikulären Druckanstieg. Diese Phase dauert bei normaler Schlagfrequenz und in Ruhe etwa 60 ms.

Austreibungsphase: Wird der Kammerdruck größer als der diastolische Aortendruck, öffnen sich die Taschenklappen und die Austreibung beginnt.

Dabei wird unter Ruhebedingungen nur etwa die Hälfte des Kammerinhalts als Schlagvolumen von ca. 70 ml in die Aorta ausgeworfen. Das Restvolumen verbleibt in den Herzkammern zurück.

Durch die Aortenklappe wird der große Kreislauf (Körperkreislauf), durch die Pulmonalklappe der kleine Kreislauf (Lungenkreislauf) mit Blut versorgt. Bedingt durch Abschnüreffekte der zum großen Teil intramuskulär verlaufenden Koronararterien kommt es während der Systole zur nachweislichen Minderung der Koronarperfusion. Der Verschluss der Aortenklappe als Ende der Systole erfolgt später als man aufgrund der Druckverhältnisse erwarten könnte. Im herznahen arteriellen Bereich ergibt sich durch den Schluss der Aortenklappe eine Inzisur der arteriellen Blutdruckkurve (Schmidt 1992).

- **Diastole**

Entspannungsphase: Während der Erschlaffung des Myokards kommt es bei konstantem Volumen zu einem Druckabfall nahe Null. Beim Unterschreiten des Druckes im jeweiligen Vorhof öffnen sich die AV-Klappen.

Füllungsphase: Der Kammerdruck steigt in dieser Phase nur wenig an. Der Ventrikel füllt sich rasch mit etwa 80 % und im Verlauf etwas langsamer mit den restlichen 20 % der Ventrikelfüllung. Es bestehen folgende Füllmechanismen:

- Der Ventrikelebenenmechanismus ermöglicht die schnelle Füllung in der frühen Diastole. Dabei verschiebt sich die Ventrikelebene, nachdem sie sich in der Systole in Richtung Apex cordis (Herzspitze) bewegt hat, zu Beginn der Diastole in Richtung Atrium. Der Ventrikel »stülpt« sich quasi über das Blut im Atrium, sodass eine Füllung des Ventrikels erfolgt, ohne dass Blut bewegt werden muss
- Die Vorhofsystole leistet in Ruhe nur einen Anteil an der Ventrikelfüllung. Bei normaler Herzfrequenz ist die Vorhofsystole mit ihrem geringen Effekt auf die Ventrikelfüllung außer Acht zu lassen. Die Ventrikelrelaxation ist ein aktiver, Energie verbrauchender Prozess, in dessen Verlauf durch einen spezifischen Carrier Kalzium in das sarkoplasmatische Retikulum zurück gepumpt wird und damit die Aktinomyosinbrücken nach der Kontraktion entkoppelt werden. Die aktiven und passiven Relaxationseigenschaften des Ventrikels während der Diastole werden unter dem Begriff Lusitropie zusammengefasst

Dehnbarkeit und Compliance

Die Begriffe Dehnbarkeit und Compliance beziehen sich auf passive Materialeigenschaften der Ventrikelwand (Myokard, Perikard, bindegewebige Matrix, Gerüsteigenschaften des koronaren Gefäßbettes).

> **Dehnbarkeit:** beschreibt die Lage der Druck-Volumen-Kurve im Druck-Volumen-Diagramm des linken Ventrikels.

> **Compliance** (mathematisch: dV = Volumendifferenz, engl. delta volume; dP = Druckdifferenz, engl. delta pressure): bezieht sich auf enddiastolische Volumenänderungen für gegebene Druckänderungen.

Neben den wichtigsten Faktoren (Relaxation und Compliance) der diastolischen Ventrikelfüllung fallen die systolische und diastolische atriale Funktion, die Mitralklappenfunktion und die Herzfrequenz unter physiologischen Bedingungen nicht ins Gewicht. Bei pathologischen Veränderungen (TAA, Mitralklappeninsuffizienz o. Ä.) können diese jedoch ein relevante Rolle spielen (Schmidt 1992).

Grundsätzlich stehen mehrere Techniken zur Verfügung, um die diastolische linksventrikuläre Funktion qualitativ und quantitativ zu beschreiben:

- Lävokardiografie
- Radionuklid-Ventrikulografie
- Cardio-CT
- Cardio-MR
- Verschiedene echokardiografische Untersuchungstechniken (PW-Doppler, Color-M-Mode, Tissue-Doppler)

Speziell die Entwicklung der noninvasiven echokardiografischen Untersuchungstechniken hat der Analyse der diastolischen Ventrikelfunktion in der Klinik wesentlichen Vorschub geleistet.

1.2.4 Myokardialer Sauerstoffverbrauch

Da die myokardiale Sauerstoffaufnahme letztendlich den mitochondrialen Metabolismus und die ATP-Produktion widerspiegelt, wird jede Zunahme des ATP-Bedarfs zu einer Zunahme der Sauerstoffaufnahme führen. Ganz allgemein führen Faktoren, die eine Zunahme der Wandspannung induzieren, auch zu einer Zunahme des Sauerstoffverbrauchs.

> **Bestimmende Faktoren des myokardialen Sauerstoffbedarfs**
> - **Herzfrequenz:** Hohe Herzfrequenzen steigern den myokardialen Sauerstoffverbrauch, dies ist die pharmakologische Ansatzstelle z. B. für Betablocker im Rahmen der Koronaren Herzerkrankung sowie des Myokardinfarktes. Die Reduktion der Herzfrequenz führt somit zu einem günstigeren myokardialen Sauerstoffverbrauch
> - **Vorlast:** Eine erhöhte diastolische Wandspannung aufgrund einer Zunahme der Vorlast verursacht ebenfalls einen erhöhten Sauerstoffverbrauch, da das höhere Schlagvolumen gegen eine gegebene Nachlast befördert werden muss
> - **Nachlast:** Eine erhöhte Nachlast verursacht die Zunahme der Wandspannung mit erhöhtem Sauerstoffverbrauch; pharmakologische Ansatzstelle ist somit die Senkung des arteriellen Blutdruckes durch Antihypertensiva
> - **Kontraktilität:** Bei Zunahme der Kontraktilität beschleunigen sich die Veränderung der Wandspannung und damit auch der myokardiale Sauerstoffverbrauch. Wichtig: Der Einsatz von Katecholaminen (Adrenalin, Noradrenalin) oder Inotropika (Dobutamin) führen zu einem erhöhten myokardialen Sauerstoffverbrauch

Frank-Starling-Mechanismus

Der Frank-Starling-Mechanismus, der von dem deutschen Physiologen Otto Frank (1865–1944) und dem britischen Physiologen Ernest Henry Starling (1866–1927) beschrieben wurde, fasst die Beziehung zwischen Füllung und Auswurfleistung des Herzens zusammen. Durch ihn wird die Tätigkeit des Herzens an kurzfristige Schwankungen von Druck und Volumen angepasst, sodass beide Ventrikel dasselbe Schlagvolumen auswerfen (Schmidt 1992).

Folgende Faktoren werden hier berücksichtigt:
- Vorlast
- Nachlast
- Kraft-Längen-Beziehung

Vorlast

Als Vorlast wird das vor Beginn der Ventrikelkontraktion vorliegende diastolische Volumen in den Vorhöfen angesehen, welches wiederum die ventrikuläre Füllung während der Diastole bedingen. Bei steigender Vorlast kommt es zu einer stärkeren Ventrikeldehnung mit Optimierung der kontraktilen Aktin- und Myosinfilamente, die linksventrikuläre Druckentwicklung verläuft rascher, es werden höhere Ventrikelspitzendrücke erreicht und das Schlagvolumen nimmt zu. Das ausgeworfene Schlagvolumen ist vergrößert, wobei das endsystolische Volumen nur geringfügig ansteigt. Das Herzzeitvolumen nimmt somit bei steigendem Venendruck zu, wobei nicht nur das Schlagvolumen sondern auch die Herzfrequenz ansteigt.

Nachlast

Während der Systole kontrahieren die Ventrikel gegen die Nachlast. Auch diese Beziehung wurde von Starling untersucht. Er konnte zeigen, dass nach einer abrupten Erhöhung des Blutdrucks (= Nachlasterhöhung) die linksventrikuläre Funktion bis zu einem bestimmten Punkt zunahm, um den erhöhten Widerstand zu überwinden (Starling 1918). Dabei nahm sowohl das systolische als auch das diastolische Ventrikelvolumen als möglicher Hinweis auf eine inkomplette Ventrikelleerung zu. Das erhöhte diastolische Ventrikelvolumen (= erhöhte Vorlast) führte zum Erhalt des Schlagvolumens trotz erhöhter Nachlast. Eine erhöhte Nachlast bedeutet, dass ein höherer intraventrikulärer Druck auf Kosten einer höheren Wandspannung generiert werden muss, um die Aortenklappe zu öffnen und die Ejektionsphase aufrechtzuerhalten.

> **Praxistipp**
>
> Im Allgemeinen ist es in der klinischen Praxis ausreichend, die Nachlast anhand der Höhe des arteriellen Blutdrucks abzuschätzen, vorausgesetzt, dass keine wesentliche Aortenklappenstenose oder wesentliche Veränderungen der arteriellen Compliance vorliegen.

▪▪ Kraft-Längen-Beziehung

Die Abhängigkeit der Kontraktionsmaxima vom jeweiligen Füllungszustand des Ventrikels ist eine wichtige Grundeigenschaft des Myokards. Früher wurde sie allein auf die unterschiedlich günstigen Überlappungen der Myofilamente bei verschiedener Vordehnung erklärt. Die derzeit gültige Erklärung geht jedoch davon aus, dass durch die verstärkte Dehnung der Herzmuskelfasern vermehrt Kalzium entsteht und die Ansprechbarkeit der kontraktilen Strukturen für Kalzium erhöht ist.

▪ Wandspannung (Laplace-Gesetz)

Nach dem französischen Naturwissenschaftler Pierre-Simon Marquis de Laplace (1749–1827) entsteht Spannung, wenn Zug auf einen bestimmten Querschnitt wirkt. Die Einheit ist Kraft pro Flächeneinheit. Die Wandspannung ist das Resultat verschieden ausgerichteter Kräfte entlang der Muskelfasern. Sie wird wesentlich durch den intraventrikulären Druck, die Ventrikelform und -größe und die Herzmuskeldicke bestimmt.

Entsprechend dem Laplace-Gesetz ist die Wandspannung (K):

$$K = \text{Innendruck (P)} \times \text{Radius (r)}/(\text{Wanddicke (d)} \times 2)$$

Die zwei wichtigsten Punkte in dieser vereinfachten Formel der komplexen Vorgänge innerhalb des Herzens sind:

- Je größer der linke Ventrikel und sein Radius sind, desto größer ist die Wandspannung. Bei der dilatativer Kardiomyopathie dilatiert der Ventrikel, sodass der zunehmende Ventrikelradius bei gleichem Ventrikeldruck zu einer erhöhten Wandspannung führt. Da es darüber hinaus zu einem inadäquaten Blutauswurf kommt, bleibt während des gesamten Herzzyklus der Ventrikelradius zu groß, sodass die enddiastolische und endsystolische Wandspannung erhöht sind
- Bei einem gegebenen linksventrikulären Radius, d. h. linksventrikulärer Größe, nimmt mit Zunahme der vom linken Ventrikel aufgewendeten Kraft auch die Wandspannung zu. Das Laplace-Gesetz kann die Wirkungen einer Änderung der Wanddicke auf die Wandspannung im Rahmen der linksventrikulären Hypertrophie darstellen. Die zunehmende Wanddicke bei der Hypertrophie kompensiert den zunehmenden Druck und die Wandspannung bleibt zunächst in der Phase der kompensierten Hypertrophie unverändert

1.3 Anatomie der Lunge

Die Luftwege werden anatomisch in einen oberen und einen unteren Abschnitt unterteilt (Drenckhahn und Zenker 1994).

▪ Obere Atemwege

Die oberen Atemwege im Kopf bestehen aus:
- Nasenhaupthöhle (Cavitas nasi)
- Nasennebenhöhlen (Sinus paranasales)
- Rachen (Pharynx), in dem sich der Atemweg mit den Nahrungswegen kreuzt

▪ Untere Atemwege

Die unteren Atemwege bestehen aus:
- **Kehlkopf (Larynx)** mit **Kehldeckel (Epiglottis)**
- **Luftröhre (Trachea):** Die Trachea erstreckt sich vom Larynx ins Mediastinum und wird von 16–20 hufeisenförmigen Trachealspangen (Cartilagines tracheales) verstärkt, um einen inspiratorischen Kollaps der Trachea zu verhindern. Der verbliebene bindegewebig-muskuläre Anteil (Paries membranaceus) ermöglicht eine Längenanpassung der Trachea und der Bronchien, z. B. auch während des Schluckaktes durch die Dehnung des Ösophagus. Größe, Länge und Flächendurchmesser der Trachea sind abhängig von Größe, Alter und Geschlecht. Der Durchmesser bzw. die Fläche beträgt beim 30-Jährigen etwa 2,8 cm^2, beim 60-Jährigen ca. 3,2 cm^2 (möglicherweise wegen

eines Verlust des elastischen Recoils im Alter), bei Frauen ca. 40 % weniger als bei Männern. Die Aufteilung der Trachea liegt beim Erwachsenen etwa in Höhe des 4.–5. Brustwirbelkörpers. Der Winkel, der von der Trachea und dem rechten Hauptbronchus eingeschlossen wird, ist größer als jener zwischen Trachea und linkem Hauptbronchus. Wegen der Verschiedenheit der Abgangswinkel gelangen aspirierte Fremdkörper häufiger in den rechten als in den linken Hauptbronchus

- **Luftleitender Bronchialbaum (Bronchien, Bronchiolen):** Das tracheobronchiale System wird auch als **anatomischer Totraum** bezeichnet, da der Gasaustausch erst in den terminalen Bronchiolen/Alveolen stattfindet. Die Bronchien bestehen aus zwei Hauptbronchien, die sich im weiteren Verlauf in Lappenbronchien, Segment- und Subsegmentbronchien aufzweigen. Das Parenchym des rechte Lungenflügels (Pulmo dexter) wird durch Furchen in drei, der linke Lungenflügel (Pulmo sinister) lediglich in zwei Lungenlappen aufgeteilt. Die Lungenlappen wiederum werden in Lungensegmente unterteilt. Die Bezeichnung erfolgt hier entsprechend der Zuordnung zum versorgenden Bronchialast. Der rechte Lungenflügel kann in 10 Segmente, der linke Lungenflügel in 9 Segmente eingeteilt werden, da das 7. Segment fehlt. Da das Herz auf der linken Seite einen Anteil des Thorax einnimmt, ist der linke Lungenflügel im Verhältnis zum rechten kleiner angelegt. Dadurch und bedingt durch einen kleineren Luftröhren-Bronchien-Winkel im linken Bronchialsystem, wird die rechte Lunge in der Regel besser belüftet.
Von innen nach außen finden sich verschiedene Schichten. Das Epithel (Deckgewebe) besteht zu Beginn noch, wie in der Luftröhre, aus mehrreihigem, hochprismatischem Flimmerepithel, doch näher an den Alveolen vereinfacht sich die Struktur und in den Bronchiolen überwiegt einschichtiges iso- oder hochprismatisches Flimmerepithel. In der darunter liegenden Lamina propria findet sich glatte Muskulatur, deren Anteil zu den Alveolen hin zunimmt. Weiterhin enthält sie eine Vielzahl elastischer Fasern sowie muköse

und seröse Drüsen, deren Ausgänge in den Bronchus öffnen und die die Schleimhautoberfläche mit einem Schutzfilm überziehen. Ganz außen findet sich in den großen Bronchien hyaliner Knorpel, der gewährleistet, dass die Luftwege offen bleiben. Je kleiner der Durchmesser der Bronchien wird, umso geringer wird der Anteil der Knorpelmasse, bis sich nur noch kleine Inseln finden

- **Gasaustauschender Bronchialbaum (Alveole):** Die Lunge enthält ca. 300–400 Millionen sackartige Lungenbläschen (Alveolen) mit einem Durchmesser von 200 μm, in denen der Gasaustausch (Oxygenierung und CO_2-Elimination) (◘ Abb. 1.5) stattfindet. Die dabei erreichte Gesamtaustauschoberfläche beträgt etwa 70–140 m². Die Alveolen bestehen aus den kleinen Alveolarzellen oder Pneumozyten Typ I, die weniger als 0,1 Mikrometer dick sein können und das Epithel der Alveolen bilden, und den großen Alveolarzellen oder Pneumozyten Typ II, die Surfactant produzieren. Die Eigenschaft des Surfactant dient der Reduktion der Oberflächenspannung, damit stellt es einen wesentlichen Antiatelektasefaktor dar. Weiterhin finden sich noch Alveolarmakrophagen (Fresszellen), die aus dem Blut stammen und z. B. Staub oder andere kleine Fremdkörper abbauen

■ Pleura

Das Brustfell (Pleura) liegt zwischen Lunge und Thorax und besteht aus einem parietalen und einem viszerale Blatt. Das äußere Blatt (Pleura parietalis) kleidet die Innenseite des Thorax aus, das innere Blatt (Pleura visceralis) überzieht die Lungen.

In dem dazwischen liegenden Pleuraspalt, der mit etwa 5 ml seröser Flüssigkeit gefüllt ist, herrscht ein Unterdruck, der die Pleurablätter über Adhäsionskräfte verbindet. Durch die interpleurale Flüssigkeit ist jedoch ein Verschieben der beiden Blätter während der Atmung möglich. Durch die Adhäsionskräfte klebt somit die Lunge beim Einatmen an der Thoraxinnenwand, die Kräfte verhindern aber ebenso, dass die Lunge durch ihre Rückstellkräfte kollabiert. Gelangen größere Mengen Luft (Pneumothorax), Blut (Hämatothorax) oder andere Flüssigkeiten (Pleuraerguss) in den Pleuraspalt, kann diese für die Atmung wichtige Funktion nicht mehr

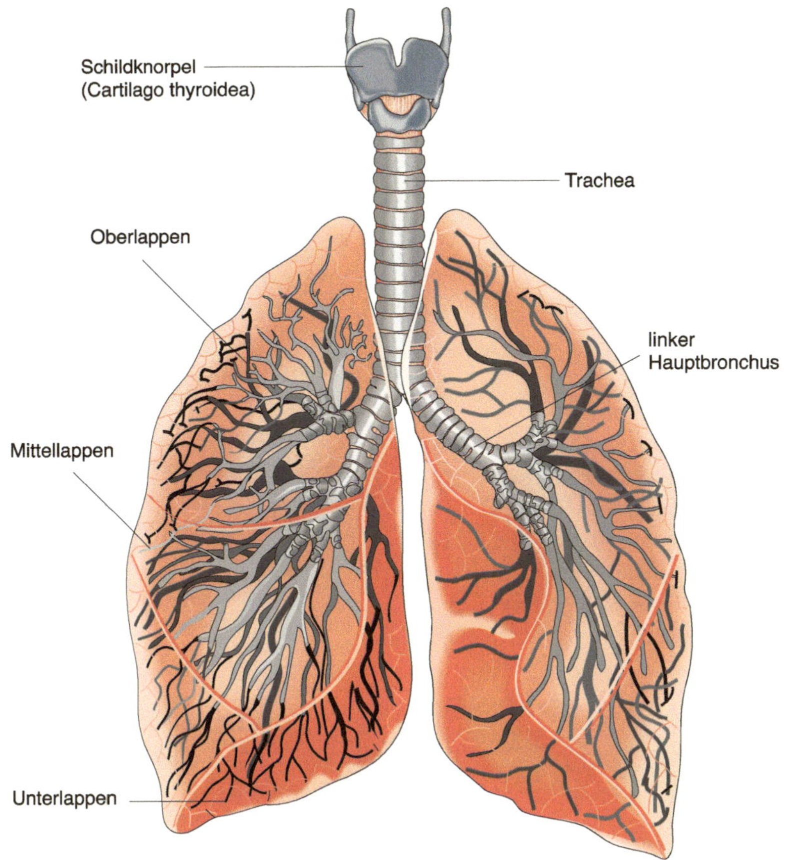

◘ Abb. 1.5 Anatomie der Lunge (aus Spornitz »Atmungssystem«)

gewährleistet sein. Entsprechende Folgen können eine relevante respiratorische oder hämodynamische Kompromittierung sein.

■ **Blutgefäßsystem der Lunge**

Zusammen mit den Bronchien gehören auch die Arterien und Venen zum Lungenkreislauf. Die Aa. pulmonales, die sich im alveolären Kapillarnetz aufzweigen, geben über die Vv. pulmonales das oxygenierte Blut in den linken Vorhof ab (◘ Abb. 1.5).

1.4 Physiologie der Lunge

1.4.1 Ventilation

Die Ventilation bezeichnet die Belüftung der Lunge während der Atmung. Im Normalfall wird die Atemluft in allen Lungenbläschen gleichmäßig verteilt, dem Körper auch unter Belastung ausreichend Sauerstoff zugeführt und Stoffwechselprodukte wie Kohlendioxid abgeatmet. Ausgedrückt wird die Ventilation über die Angabe des Atemzeitvolumens, also dem Produkt aus Atemfrequenz und Atemzugvolumen. Dabei ist die Höhe des normalen Atemzeitvolumens in Ruhe abhängig vom Alter.

In Ruhe beträgt die Atemfrequenz normalerweise:

- Beim Neugeborenen etwa 40–45 Atemzüge/min
- Beim Säugling etwa 35–40 Atemzüge/min
- Beim Kleinkind etwa 20–30 Atemzüge/min
- Beim Kind etwa 16–25 Atemzüge/min
- Beim Erwachsenen etwa 12–18 Atemzüge/min

Ab dem 30. Lebensjahr bleiben die Normwerte in der Regel konstant. Die o. g. Zahlenwerte bieten nur eine Orientierung, da die Atemfrequenz – ebenso wie die Ruheherzfrequenz – interindividuell sehr unterschiedlich ist. Neben der Abhängigkeit von zahlreichen physischen und psychischen Parametern (z. B. Trainingszustand) sind auch in der Fachliteratur durchaus große Spannweiten der Normalwerte zu finden.

Die Ventilation wird durch verschiedene Volumina und Kapazitäten charakterisiert, die Messwerte aus kombinierten Volumenwerten sind (Schmidt 1992):

Volumina und Kapazitäten

- **Tidalvolumen:** das während eines normalen Atemzugs ein- und ausgeatmete Volumen
- **Inspiratorisches Reservevolumen:** das Volumen, das nach der normalen Einatmung noch zusätzlich eingeatmet werden kann
- **Exspiratorisches Reservevolumen:** das Volumen, das nach der normalen Ausatmung noch zusätzlich ausgeatmet werden kann
- **Residualvolumen:** das Volumen, das nach maximaler Ausatmung noch in den Lungen verbleibt
- **Vitalkapazität:** das Volumen, das nach maximalem Einatmen ausgeatmet werden kann
- **Inspirationskapazität:** das Volumen, das nach normaler Ausatmung maximal eingeatmet werden kann
- **Funktionale Residualkapazität:** das Volumen, das nach normaler Ausatmung noch in der Lunge verbleibt
- **Totalkapazität:** das Volumen, das nach maximaler Einatmung die Lunge füllt

---

Bei Frauen sind alle Lungenvolumina und -kapazitäten ungefähr 20–25 % kleiner als bei Männern. Bei großen und athletischen Personen überschreiten die erhaltenen Werte diejenigen von kleinen und zierlichen Personen.

Die während des normalen Atmungszyklus (Einatmung und Ausatmung) und anschließend während des forcierten Ein- und Ausatmens aufgezeichnete Fluss-Volumen-Kurve dient dazu, die beachtlichen Atmungsreserven, die einem gesunden Patienten zur Verfügung stehen, darzustellen.

Während der Messung kann der Grad der Ventilation sowohl durch größere Einatmungs- und Ausatmungsströme, als auch durch eine Erhöhung von Tidalvolumen und Atemfrequenz erhöht werden.

■ Atmungs-/Ventilationsformen

1. Orientierung am alveolären pCO_2 (Schmidt 1992)

- **Normoventilation:** normale Atmung, bei der in den Alveolen und den Kapillaren ein pCO_2 von 35–45 mmHg besteht
- **Hyperventilation:** Eine vermehrte Atmung über die aktuell bestehenden Stoffwechselbedürfnisse führt zu einer Reduktion des alveolären und arteriellen pCO_2 (Hypokapnie), was sich auf den gesamten Körper auswirkt:
    - Der pH-Wert im Blut steigt an
    - Die Blutgefäße verengen sich (Vasokonstriktion)
    - Das Gehirn wird schlecht durchblutet und mangelhaft mit Sauerstoff versorgt, trotz maximaler O_2-Sättigung im Blut. Schwindel und Ohnmacht folgen

Durch den erhöhten pH-Wert kommt es außerdem zu einer Hypokalzämie mit den typischen Symptomen der Hyperventilationstetanie:

- Pfötchenstellung der Hände und Karpfenmund
- Tachypnoe und Luftnot
- Tachykardie

Normalisiert sich die CO_2-Konzentration im Blut, indem vermehrt CO_2 eingeatmet wird, sinkt der pH-Wert und die Symptome verschwinden.

Praxistipp

Einen Patienten mit dem Bild einer Hyperventilationstetanie sollte man in eine Plastiktüte oder eine Hyperventilationsmaske atmen lassen, um eine vermehrte CO_2-Rückatmung zu erreichen. Zusätzlich fordert man ihn zum langsamen Atmen auf und lagert seinen Oberkörper hoch. Zur additiven medikamentösen Beruhigung kann nach ärztlicher Anordnung ggf. ein Benzodiazepin verabreicht werden.

— **Hypoventilation:** Eine verminderte Atmung bezüglich der aktuell bestehenden Stoffwechselanforderungen führt zum Anstieg des alveolären und arteriellen pCO_2 (Hyperkapnie). Dies führt zu einer respiratorischen Azidose mit Absinken des pH-Wertes im Blut

2. Orientierung anhand von klinischer Präsentation, Atemzeitvolumen und Atemfrequenz

— **Eupnoe:** normale Ruheatmung 14–18 Atemzüge/min

— **Hyperpnoe/Polypnoe:** vertiefte Atmung (gesteigertes Atemzeitvolumen) mit oder ohne Anstieg der Atemfrequenz (z. B. bei Arbeitsbelastung)

— **Hypopnoe:** reduziertes Atemminutenvolumen

— **Tachypnoe:** Zunahme der Atemfrequenz gegenüber der Normalfrequenz

— **Bradypnoe:** Abnahme der Atemfrequenz gegenüber der Normalfrequenz

— **Apnoe:** Atemstillstand

— **Dyspnoe:** erschwerte Atmung mit subjektivem Gefühl der Atemnot

— **Orthopnoe:** starke Dyspnoe mit Notwendigkeit des Einsatzes der Atemhilfsmuskulatur (z. B. bei Linksherzinsuffizienz), zwingt Patienten zum Sitzen

— **Asphyxie:** Atemdepression bis -stillstand, der mit Hypoxie und Hyperkapnie einhergeht; Ursachen können ein Herz-Kreislauf-Versagen, eine Atemlähmung oder eine Verlegung der Atemwege sein

1.4.2 Atemmechanik

Thorax und Zwerchfell umschließen die Lunge und wirken wie ein Blasebalg. Abhängig von der benutzten Muskulatur hebt und senkt sich der Brustkorb. Das Zwerchfell ist der wichtigste Atemmuskel und dient der Bauchatmung. Die Thoraxmuskulatur sorgt für die Brustatmung. Beide Arten der Atmung finden in der Regel gleichzeitig statt. Die Lunge folgt den Bewegungen des Thorax durch die im Pleuraspalt bestehenden Adhäsionskräfte. Beim Einatmen wird der Thorax durch die Atemmuskulatur erweitert, das intrapulmonale Volumen nimmt zu und der Druck in den Atemwegen sinkt. Dies bedingt nach der Druck-Volumen-Beziehung (Boyle-Mariotte-Gesetz) eine Sogwirkung, wodurch nun Luft über die oberen Atemwege in die Lunge gesaugt wird.

> **Praxistipp**
>
> Nach größeren Anstrengungen können zur erleichterten Atmung weitere Atemhilfsmuskeln, wie etwa die Brustmuskulatur, hinzugezogen werden. Dies machen sich nicht nur Sportler nach einer intensiven Belastung zunutze, sondern kann Patienten mit einer respiratorischen Insuffizienz das Atmen erleichtern. Dazu werden die Arme z. B. auf einem Stuhl oder einem festen Kissen aufgestützt und dadurch fixiert. Die Brustmuskeln ziehen dann somit nicht die Arme zum Brustkorb, sondern umgekehrt den Brustkorb zu den Armen, die Rippen werden angehoben, und die Lunge füllt sich mit Luft.

Beim Ausatmen entspannen die Atemmuskeln. Thorax und Zwerchfell kehren wegen ihrer elastischen Rückstellkräfte in die ursprüngliche Lage zurück. Gegebenenfalls wird dieser Vorgang durch die Benutzung der Exspirationsmuskulatur aktiv beschleunigt. Dabei kontrahieren sich zunächst die Mm. intercostales interni oder aber auch diverse andere Atemhilfsmuskeln. Eine besondere Rolle im Zusammenhang mit der forcierten Exspiration spielt vor allem der Musculus latissimus dorsi (»Hustenmuskel«). Das intrapulmonale Volumen nimmt ab und die in den Atemwegen vorhandene Luft wird durch ein nun aufgebautes Druckgefälle von innen nach außen aus der Lunge gedrückt. Unter statischen Bedingungen muss nur bei der Inspiration Arbeit geleistet werden, da bei normaler Ruheatmung für die Exspiration, wegen der elastischen Rückstellkräfte, keine aktive Atemarbeit erfolgen muss. In Ruhe werden nur etwa 2 % des aufgenommenen Sauerstoffs für die muskuläre Arbeit der Atemmuskulatur benötigt, bei schwerer Arbeit oder sportlicher Belastung kann der Bedarf jedoch auf bis zu 20 % ansteigen (Schmidt 1992).

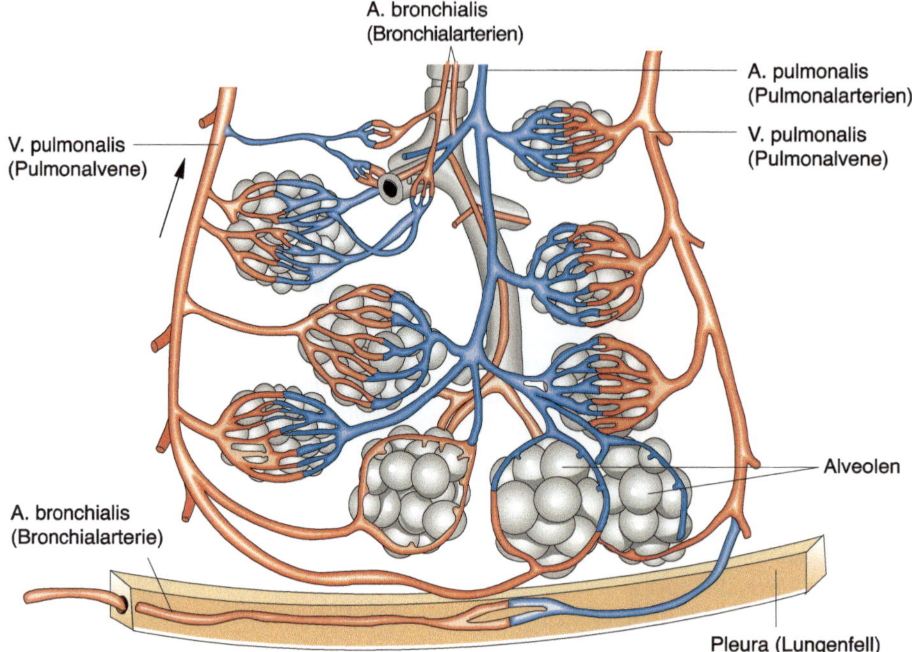

◻ Abb. 1.6 Schema der Lungengefäße (aus Spornitz »Atmungssystem« Springer Verlag)

1.4.3 Atemregulation

Unter Atemregulation versteht man die komplexe Steuerung der Atemfrequenz und des Atemzeitvolumens, welche durch neurale, Chemo- oder Mechanorezeptoren beeinflusst werden. Im Hirnstamm lokalisierte respiratorische Neurone sind ähnlich den Schrittmacherzellen des Herzens spontan rhythmisch aktiv und liefern damit das Grundmuster der Atmung. Die weitere Steuerung wird über Regelkreise gesteuert, die darauf ausgerichtet sind, den pCO_2 und den pH-Wert im Blut konstant zu halten. CO_2 wird im Blut in saures Hydrogenkarbonat (HCO_3^-) umgewandelt und beeinflusst den pH-Wert des Blutes, der konstant um 7,4 liegen muss.

Chemorezeptoren messen permanent die Konzentration von O_2 und CO_2 im Blut. Bei einem zu hohen CO_2-Wert erfolgt über einen Regelkreislauf mit dem Gehirn die Steigerung der Atemfrequenz und Atemtiefe und somit des Atemminutenvolumen. Es wird mehr CO_2 aus dem Körper abgeatmet und der Säure-Basen-Haushalt im Gleichgewicht gehalten.

■ Aufgaben der Lunge

Wesentliche Aufgaben der Lunge sind zum einen die Oxygenierung des Blutes durch Aufnahme von O_2 sowie die Abgabe von CO_2 und damit die Regulation des Säure-Basen-Haushaltes. Die eingeatmete Luft gelangt über die Atemwege zu den Alveolen, an denen der Gasaustausch stattfindet. Zwischen Luft und Blut befindet sich eine dreischichtige Trennwand, die Blut-Luft-Schranke (◻ Abb. 1.6). Sie wird vom Epithel der Alveolen, der epithelialen und der endothelialen Basalmembran, sowie dem Endothel der Kapillaren gebildet und ist zwischen 0,1 und 1,5 µm dick. Hier diffundiert Sauerstoff aus den Alveolen in die feinen Blutgefäße (Alveolarkapillaren), die die Alveolen wie ein Netz umspannen. Über das Kapillarnetzwerk wird das so oxygenierte Blut über die Vv. pulmonales in den linken Vorhof und weiter über den linken Ventrikel in den Körperkreislauf abgegeben.

Auch hochgiftiges Kohlenmonoxid (CO), z. B. in Autoabgasen oder während eines Brandes entstehend, kann so ins Blut gelangen. Kohlenmonoxid besitzt im Vergleich zu Sauerstoff eine etwa 300-fach höhere Affinität zum Hämoglobin. Kohlenmonoxid lagert sich so an das Hämoglobin und bildet Carboxyhämoglobin (COHb). Die Aufnahme von Sauerstoff wird dadurch blockiert, was zu einem verminderten Sauerstoffgehalt im Blut führt. Abhängig vom COHb-Gehalt kann es zu einer Hypoxie kommen.

> **Bei einem COHb-Anteil von 25 % im Blut treten erste Vergiftungserscheinungen auf, bei mehr als 60 % COHb kann es zum Koma kommen und schließlich der Tod eintreten. Eine Beatmung mit reinem Sauerstoff (hyperbare Oxygenation) ist umgehend durchzuführen.**

Die Zufuhr von normaler Frischluft ist bei ausgeprägten Vergiftungen nicht ausreichend, um die Elimination des CO entsprechend zu beschleunigen.

Kohlendioxid CO_2 nimmt den entgegengesetzten Weg. Es diffundiert aus den Kapillaren in die Alveolen. Beim nächsten Ausatmen verlässt es den Körper über die Atemwege. In Ruhe verbraucht ein Erwachsener pro Minute ca. 300 ml O_2 und produziert ca. 250 ml CO_2.

Die o. g. Vorgänge der Oxygenierung und CO_2-Elimination im Bereich der dünnen Luft-Blut-Schranken können durch eine Herzinsuffizienz stark beeinträchtigt werden.

> **Da die Interzellularkontakte des Kapillarendothels für Flüssigkeit durchlässiger sind als die der Alveolarzellen, kann im Rahmen einer Herzinsuffizienz Flüssigkeit in das Bindegewebe austreten und zu einem interstitiellen Ödem (Lungenödem) führen.**

Der Diffusionsweg für Sauerstoff und Kohlendioxid ist damit deutlich verlängert und erschwert den Gasaustausch.

Eine weitere Aufgabe der Lunge besteht, durch verschiedene Mechanismen reguliert, in der Abwehr von eingeatmeten Fremdstoffen. Die feinen Härchen des Flimmerepithels fangen große Partikel ab, der wässrig-klebrige Schleim der Bronchien bindet kleinere Teilchen. Antikörper und Abwehrzellen auf der Bronchialschleimhaut und in den Alveolen vernichten kleinste Schwebstoffe, Bakterien und Viren. Die Entfernung der Fremdstoffe erfolgt über den Hustenstoß oder über Phagozytosemechanismen.

1.5 Anatomie des arteriellen und venösen Kreislaufs

Die Herzkammern und die Blutgefäße bilden einen Blutkreislauf. Blutgefäße, die zum Herzen führen, werden als Venen, die vom Herz wegführen, als Arterien bezeichnet. Diese verzweigen sich umso mehr sie vom Herzen entfernt sind. Der Gefäßdurchmesser wird von Arterie über Arteriolen zu Kapillaren immer kleiner. Die spezifischen Anforderungen an die unterschiedlichen Gefäße spiegeln sich in ihrem Aufbau wider. Man unterscheidet zwischen Niederdruck- und Hochdrucksystem. Zum Niederdrucksystem gehören die Arteriolen, Kapillaren, Venolen und Venen des Körperkreislaufs, das rechte Herz und die Gefäße des Lungenkreislaufs. Zum Hochdrucksystem gehören die Arterien des Körperkreislaufs und das linke Herz, dessen Hauptaufgabe die Versorgung der Organe ist.

Die Arterien transportieren das Blut unter hohem Druck und mit hoher Fließgeschwindigkeit, deswegen besitzen sie eine dicke Gefäßwand. Die Arteriolen dienen als Kontrollventile und haben deswegen starke muskuläre Wände, die den Gefäßdurchmesser verengen (Vasokonstriktion) oder weiten (Vasodilatation) können. Die Kapillaren, die den Austausch von Sauerstoff, Kohlendioxid, Flüssigkeiten, Nährstoffen, Elektrolyten, Hormonen und anderen Stoffen zwischen Blut und Gewebe vornehmen, sind mit einer dünnen Gefäßwand (nur Endothel) ausgestattet. Diese ist nur durchlässig für niedermolekulare Stoffe (semipermeabel). Die dünnwandigen Venolen sammeln das Blut aus den Kapillaren, um es wieder den Venen zuzuführen, die es von der Peripherie zurück zum Herzen transportieren. Das Niederdrucksystem dient unter anderem als Blutspeicher. Etwa 80 % des im Körper zirkulierenden Blutes (beim Menschen ca. vier bis fünf Liter) findet man dort. Dünne, muskuläre Wände ermöglichen wie bei den Arteriolen eine Vasokonstriktion oder -dilatation. Im Falle eines Blutverlustes kann das Volumen durch Verengung (Vasokonstriktion) der Venen bis zu einem gewissen Grad ausgeglichen werden (Drenckhahn und Zenker 1994).

1.5.1 Aufgaben und Funktionen des Herz-Kreislauf-Systems

Das Herz-Kreislauf-System dient letztendlich dazu, dass das Blut sich durch den gesamten Körper bewegen und die verschiedenen Aufgaben im Hinblick auf Gasaustausch, Ver- und Entsorgung des Gewebes mit Nährstoffen, Elektrolyten, Hormonen und anderen Stoffen erfüllen kann. Blut dient zudem mit seinen Komponenten der Immunabwehr und der Blutgerinnung. Weiterhin spielt der Blutkreislauf eine wichtige Rolle beim Regulieren der Körpertemperatur. Über den Grad der Hautdurchblutung wird die Wärmeabgabe über die Körperoberfläche gesteuert (Schmidt 1992).

■ **Blutdruck**

Innerhalb der verschiedenen Kreislaufabschnitte des Nieder- und Hochdrucksystems bestehen verschiedene an die entsprechende Funktion angepasste Blutdrücke (❏ Abb. 1.7). Der im Allgemeinen bezeichnete Blutdruck bezieht sich auf den arteriellen Druck im Körperkreislauf. Dieser schwankt zwischen Systole und Diastole und wird als Doppelwert dieser beiden Phasen angegeben. Dabei werden zuerst der systolische und dann der diastolische Wert genannt (z. B. 120/80 mmHg). Der Unterschied zwischen dem systolischen und dem diastolischen Blutdruck wird als Blutdruckamplitude oder als Pulsdruck bezeichnet. Der mittlere arterielle Druck, abgekürzt MAD oder MAP (engl.: mean arterial pressure), beschreibt den Mittelwert der Blutdruckkurve über die Zeit und gilt als zuverlässigster Parameter für die Organdurchblutung. Insbesondere in der Intensivmedizin hat sich die Bestimmung des MAD als Zielgröße für die Therapiesteuerung durchgesetzt. Er kann nach folgender Formel abgeschätzt werden:

❯ **MAD = diastolischer Druck + ⅓ × (systolischer Druck – diastolischer Druck)**

■ **Blutfluss**

Obwohl zwischen Systole und Diastole ein ausgeprägter Druckunterschied besteht, fließt das Blut relativ gleichmäßig durch den Körper. Ermöglicht wird dies durch die sogenannte Windkesselfunktion der Aorta und der großen Arterien. Während der Systole dehnt sich die Gefäßwand durch den Druckanstieg aus, nimmt so einen Teil des ausgeworfenen Blutes auf und gibt ihn in der Diastole durch die elastischen Rückstellkräfte der Gefäßwände wieder ab. Diese Volumendehnbarkeit (Compliance) wandelt

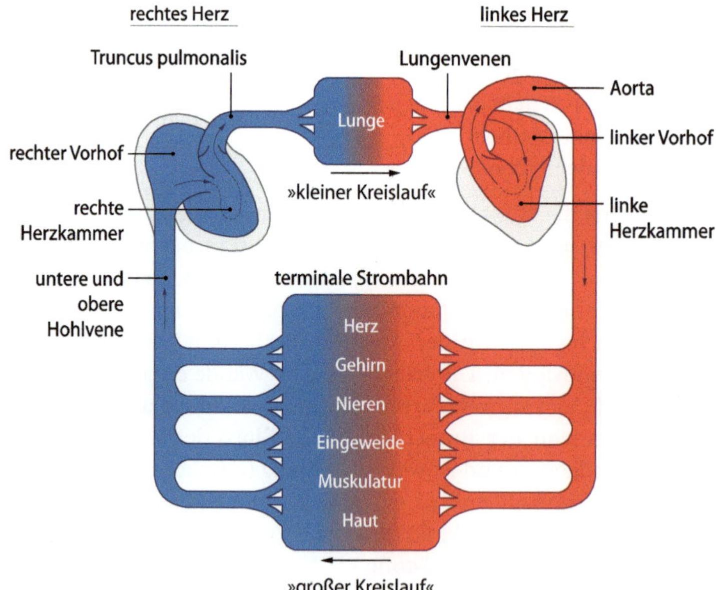

❏ **Abb. 1.7** Schematische Darstellung des arteriellen und venösen Kreislaufs (aus Zilles/Tillmann, Anatomie, Springer 2010)

also das stoßweise aus dem Herzen ausgeworfene Blut in einen nahezu gleichmäßigen Strom um. Die Druckschwankungen in der Aorta sind so abgeschwächt und dadurch wird deutlich weniger Strömungsenergie für die Beschleunigung des Blutes benötigt. Alle Faktoren zusammen bedingen eine wesentliche Steigerung des gesamten Blutflusses. Mit zunehmendem Lebensalter und stark vermehrt bei Arteriosklerose kommt es zu herdförmigen Ablagerungen von Kalziumkonkrementen vor allem im Bereich der Media und im Intimaraum. Dadurch werden die Gefäßwände immer unelastischer und können bei plötzlichem Druckanstieg (z. B. Pressen beim Stuhlgang) rupturieren, was mit einer hohen Letalität einhergeht.

Im Gegensatz zum arteriellen Blutfluss, der einzig von der Pumpkraft des linken Ventrikels abhängt, wird der venöse Blutdruck durch mehrere Faktoren beeinflusst. Neben dem Schub durch den Fluss im arteriellen System erfolgt vor allem durch die Kontraktionen der umliegenden Skelettmuskeln ein Weitertransport des Blutes innerhalb der peripheren Venen. Die unterschiedlichen Druckwerte im Thorax während Inspiration und Exspiration sind ein weiterer Faktor in der venösen Blutflussregulation. Der während der Inspiration bestehende Überdruck im Bauchraum und der Unterdruck im Thorax führen mit der konsekutiven thorakalen Venenerweiterung zu einer Sogwirkung in Richtung Herz. Venenklappen sind nicht wie etwa Herzklappen aktiv beweglich, sondern werden passiv durch den Blutstrom geöffnet und geschlossen. Venenklappen in den peripheren Venen sorgen dafür, dass der Blutstrom nicht entlang der Schwerkraft folgend oder durch die Betätigung der Muskelpumpe zurück oder entgegengesetzt oder retrograd läuft. Der Sogdruck, der durch die rechtsventrikuläre Füllung in der Diastole entsteht, ist nur in den großen herznahen Gefäßen von Bedeutung.

1.5.2 Regulation des Blutflusses

Die Regulation des Gesamtblutflusses und der spezifischen, den aktuellen Bedürfnissen angepassten Durchblutung einzelner Organsysteme ist eine komplexe Aufgabe. Der Körperkreislauf besteht daher aus vielen parallel geschalteten Kreisläufen,

die je nach Aktivität zu- oder abgeschaltet werden können. So wird etwa nach der Nahrungsaufnahme der Verdauungsapparat vorrangig versorgt und andere Organsysteme mit weniger Blut versorgt. Während einer sportlichen Belastung hingegen wird die benötigte Muskulatur entsprechend mehr durchblutet und die Blutzufuhr im Verdauungssystem gedrosselt. Diese Regulation erfolgt über verschieden Wege (Schmidt 1992):

- Durch die glatte Muskulatur in der Gefäßwand wird der Gefäßdurchmesser abhängig vom Kontraktionszustand gesteuert. Sind die Gefäße erweitert, fließt mehr Blut in das entsprechende Gebiet
- Verbindungen zwischen kleineren venösen und arteriellen Blutgefäßen (arteriovenöse Anastomosen) öffnen sich, wodurch ein Großteil des Blutes, aufgrund des geringeren Strömungswiderstandes zwischen Arterien und Venen, direkt in die Vene strömt. Das Kapillarbett und damit die Zellen des betroffenen Gewebes bekommt weniger Blut
- Drosselvenen, die vor allem in der Schleimhaut des Darms vorkommen, können ihr Lumen bei Bedarf einengen. Der Blutabfluss aus dem Darm wird verlangsamt, die lokale Blutmenge vergrößert und die Kontaktzeit zum Übertritt der aus dem Darmlumen resorbierten Nährstoffe in das Blut verlängert

Kreislaufregulatorische Einrichtungen werden durch
- lokale Steuerung,
- hormonale Signale und
- neuronale Signale beeinflusst.

■ Lokale Steuerung

Die lokale Steuerung oder auch Autoregulation stellt zum einen das Gleichbleiben der Organdurchblutung auch bei wechselndem Blutdruck sicher, zum anderen passt sie die Durchblutung den Stoffwechselbedingungen des Organs an. Dies findet auf unterschiedlichen Wegen statt:
- **Lokale Temperatur:** Vor allem im Bereich der Haut: Hohe Umwelttemperaturen führen zur Dilatation von Venen und Arterien (rote Haut), kalte Temperaturen dagegen zu einer Verengung der Gefäße (blasse, weiße Haut)

- **Transmuraler Druck:** Beim Bayliss-Effekt findet eine Kontraktion der Gefäßmuskulatur als Antwort auf eine Gefäßweitung durch eine Blutdruckerhöhung statt
- **Lokale Metaboliten:** Die metabolische Vasodilatation wird durch verschiedene Faktoren wie eine erhöhte Konzentration von Kohlendioxid, ADP, AMP, Adenosin, Kaliumionen, Hypoxie oder Azidose hervorgerufen. Die daraus resultierende bessere Durchblutung (reaktive Hyperämie) begünstigt den Abtransport dieser Stoffe. Besonders wichtig ist diese Art der Steuerung im Herzmuskel (Myokard) und im Gehirn
- **Lokalhormone:** bezeichnen vasoaktive Stoffe, die lokal produziert werden und vor Ort ihre Wirkung entfalten; dazu zählen Histamin, Bradykinin, Serotonin, 5-HT, Eikosanoide, Prostaglandine, Thromboxan, Endothelin und Leukotriene
- **Stickstoffmonoxid (NO)** hat eine gefäßerweiternde Wirkung. Es wird aus dem Endothel der Gefäßwand ausgeschüttet, wenn diese durch Acetylcholin, ATP, Endothelin-1 oder Histamin stimuliert wird

Nervale Regulation des Gefäßtonus

Im Gegensatz zur lokalen Regulation dient die nervale Regulation des Gefäßtonus vor allem dem systemischen Blutdruck und der Körpertemperatur. Hauptsächlich findet diese durch den Sympathikus statt und setzt an den kleinen Arterien und Arteriolen oder den Venen und deren Rückstrom zum Herzen an. Noradrenalin als postganglionärer Neurotransmitter, der an die $\alpha 1$-Rezeptoren anbindet, wirkt vasokonstriktorisch. Eine Vasodilatation wird durch Nachlassen des Sympathikotonus erreicht. Die über eine Aktivierung des Parasympathikus angeregte Weitung der Gefäße spielt nicht in allen Organen eine Rolle. Durch eine Verletzung von Nerven oder deren Fehlfunktion kann es zu einem spinalen oder neurogenen Schock kommen. Vollbild eines neurogenen Schocks:

- Hypotonie (Vasoparalyse)
- Anhidrose bzw. Hypohidrose
- Verlust bzw. Einschränkung der Thermoregulation

Hormonelle Regulation des Blutdruckes

Mehrere Hormone haben direkte Wirkung auf Herz und Gefäßsystem. Ihre Bedeutung liegt vor allem in der langfristigen Anpassung des Gefäßtonus. Auch bei Wegfall der nervalen Regulation (z. B. nach Herztransplantation) spielen sie eine Rolle.

- **Adrenalin** stammt aus dem Nebennierenmark und hat innerhalb des Gefäßsystems eine uneinheitliche Wirkung, da sowohl vasokonstringierende α- als auch vasodilatierende β-Rezeptoren stimuliert werden. β-Rezeptoren sind bei geringerer Adrenalinkonzentration sensibler als α-Rezeptoren, bei hohen Konzentrationen dominiert jedoch der vasokonstringierende Effekt
- **Vasopressin** oder auch synonym **ADH** spielt in der Regulation des Wasserhaushaltes und damit eher in der langfristigen Anpassung des Blutdruckes eine Rolle. In hoher Konzentration wirkt es vasokonstriktorisch
- **Angiotensin II** wirkt innerhalb des Renin-Angiotensin-Aldosteron-Systems gefäßverengend
- **ANP** (atrial natriuretisches Peptid) wird durch Dehnung der Herzvorhofmuskulatur freigesetzt und steigert die renale Ausscheidung von Salz und Wasser im Sinne einer längerfristigen Regulation, also ein Gegenspieler, der den Blutdruck wieder senken kann

Zentrale Kreislaufsteuerung

Die zentralen Mechanismen zur Kreislaufregulation können je nach Wirkungseintritt und -dauer in 3 unterschiedliche Bereiche (kurz-, mittel-, langfristig) aufgeteilt werden.

Kurzfristige Kreislaufregulation

Neben der Einflussnahme auf den Tonus der Gefäße findet auch eine zentrale Kreislaufsteuerung in der Medulla oblongata und dem Pons statt. Dort werden die Informationen von verschiedenen Kreislaufsensoren ausgewertet und in verschiedenen Reflexbögen beantwortet. Die Sensoren befinden sich in der Wand der Aorta und der inneren Halsschlagader (Dehnungs- und Druckrezeptoren im Sinus caroticus) und im Niederdrucksystem in den Hohlvenen und den Vorhöfen (Volumen-Dehnungssensoren). Sie liefern Informationen über Herzfrequenz, Höhe

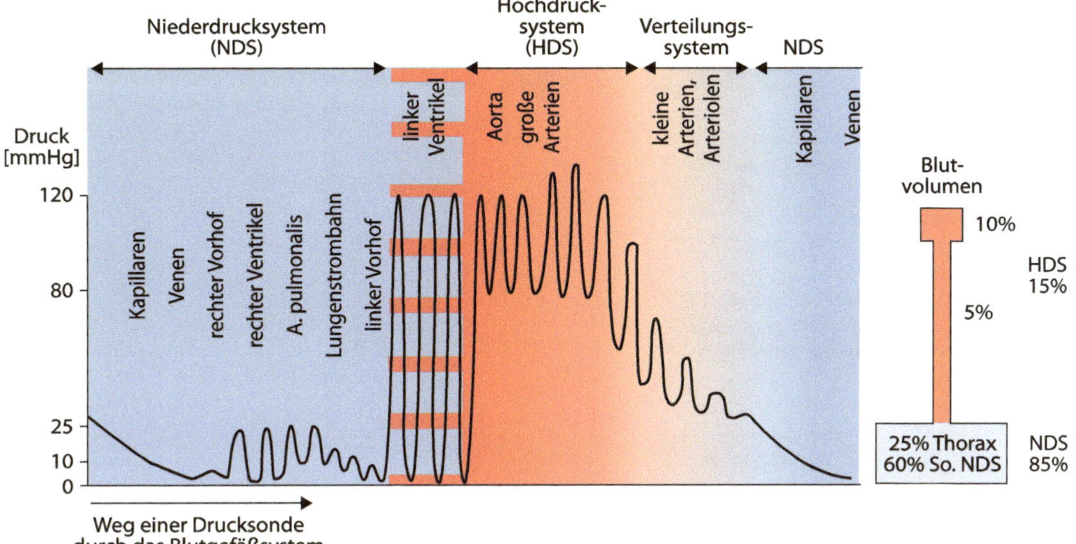

Abb. 1.8 Druck- und Blutvolumen innerhalb des venösen und arteriellen Gefäßsystems (aus Scheffel/Lüscher, Herz-Kreislauf, Springer 2010)

des Blutdruckes und die Blutdruckamplitude. Ihre Erregung wirkt im Kreislaufzentrum der Medulla oblongata sympathikushemmend. Diese Regulation wirkt vor allem bei kurzfristigen Blutdruckänderungen entgegen, wie z. B. beim Aufstehen aus einer liegenden Position (**Abb. 1.8**).

Die Gaspartialdrücke (pO_2, pCO_2) und der pH-Wert werden von spezialisierten Sensoren (sog. Chemorezeptoren) in Paraganglien erfasst, die ebenfalls an der Halsschlagader (Glomus caroticum), der Aorta (Paraganglion supracardiale, Syn. Glomus aorticum) und der Lungenarterie liegen. Bei Hypoxie, Hyperkapnie und Azidose führt die Erregung im Sinne einer Notfallreaktion zur Vasokonstriktion, um vor allem die Blutversorgung des Gehirnes zu verbessern.

Mittelfristige Kreislaufregulation
- **Transkapilläre Volumenverschiebung** über Änderung des Filtrationsdrucks im Kapillarbereich
- **Renin-Angiotensin-System (RAS):** Die renale Minderdurchblutung führt zur Freisetzung von Renin, was über mehrere Zwischenschritte zur Produktion von Angiotensin II führt. Dies bedingt eine lokale Vasokonstriktion sowie

eine Stimulation von Aldosteron und löst ein Durstgefühl aus

Langfristige Kreislaufregulation
- **Renales Volumenregulationssystem:** Erhöhter arterieller Blutdruck führt über eine vermehrte Harnausscheidung zur Senkung des zentralen Venendruck und des Herzzeitvolumens, was eine Blutdrucksenkung zur Folge hat. Im Gegenzug wird bei vermindertem Blutdruck weniger Harn produziert, um das Blutvolumen nicht zu schnell zu vermindern. U. a. vasopressinvermittelt wird die Wasserresorption im distalen Tubulus gesteuert, um das Volumen zu regulieren
- **Aldosteronsystem:** Aldosteron vermittelt die gesteigerte Reabsorption von Natriumionen und Wasser bei gleichzeitiger Sekretion von Wasserstoff- und Kaliumionen. Die Freisetzung wird vor allem durch Angiotensin II stimuliert

Literatur

Alkadhi, H., Leschka, S., Stolzmann, P., & Flohr, T. (2013). Praxisbuch Herz-CT: Grundlagen – Durchführung – Befundung (2. Auflage.). Springer Verlag.

Drenckhahn, D., & Zenker, W. (Hrsg.). (1994). Benninghoff, Anatomie. Makroskopische Anatomie,Embryologie und Histologie des Menschen. (15. Auflage., Bd. 1. Band). Urban&Schwarzberg.

Kindermann, W. (2000). Das Sportherz. Deutsche Zeitschrift für Sportmedizin, (9).

Klinge, R. (2015). Das Elektrokardiogramm: Leitfaden für Ausbildung und Praxis (10. Auflage.). GeorgThieme Verlag.

Schmidt, R. (1992). Physiologie. Weinheim: VCH Verlagsgesellschaft mbH.

Starling, E. (1918). The Linacre Lecture on the Law of the Heart. Longmans, Green and Co.

Kardiale Diagnostik

Saskia Gesenberg, Ingo Voigt

S. Gesenberg, I. Voigt, *Pflegewissen Kardiologie*,
DOI 10.1007/978-3-662-53979-8_2, © Springer-Verlag GmbH Deutschland 2017

2.1   Kardiale Funktionsdiagnostik

2.1.1   Das Elektrokardiogramm

Das Elektrokardiogramm (EKG), auch Herzspannungskurve genannt, dient der Registrierung der Aktionspotentiale des Herzens, die von der Körperoberfläche (Brustwand und Extremitäten) abgeleitet und als Kurve dargestellt werden. Das Elektrokardiogramm gibt Auskunft über den Herzrhythmus, die Herzfrequenz, den Lagetyp des Herzens im Thorax und über eine eventuelle Störung der Erregungsbildung, -ausbreitung und -rückbildung im Myokard. In der Kardiologie findet sich das 12-Kanal-EKG, sprich das Ruhe-EKG, das Langzeit-EKG, das Belastungs-EKG und die kontinuierliche Kontrolle über eine Telemetrie-Einheit. Des Weiteren gibt es zur Erfassung seltener, aber von dem Patienten bemerkten Herzrhythmusstörungen die Möglichkeit, durch einen sogenannten Ereignisrekorder (Event-Recorder) ein Anfalls-EKG aufzuzeichnen. Bei akut auftretenden Herzrhythmusstörungen können externe Ereignisrekorder den Herzrhythmus erfassen und werden mit Klebeelektroden direkt an der Haut beim Patienten fixiert und selbstständig aktiviert. Es besteht auch die Möglichkeit einen implantierbaren Ereignisrekorder zu verwenden, jedoch muss dieser durch einen invasiven Eingriff unter der Haut implantiert werden.

Wichtig dabei ist zu beachten, dass das Oberflächen-EKG nur die elektrische Aktivität des Herzmuskels anzeigt, nicht jedoch die tatsächliche Auswurfleistung (EF) des Herzen widerspiegelt. Das EKG ist ein schmerzloses, jederzeit wiederholbares und fast überall durchführbares Untersuchungsverfahren, welches ohne großen Aufwand von jedem durchgeführt werden kann. Nicht nur deshalb ist es in der Kardiologie eines der wichtigsten Untersuchungsverfahren. Heutzutage wird bei jedem kardiologischen Patienten bei der Neuaufnahme, zur Gesundheitsvorsorge, nach jeder Herzkatheteruntersuchung mit Intervention, vor Operationen, bei erneut auftretenden Angina-pectoris-Beschwerden, in Notfällen und aus diversen weiteren Gründen, z. B. zur Verlaufskontrolle, ein EKG geschrieben.

> **Das geschriebene EKG kann zwar von zunehmend verlässlicheren Computerprogrammen ausgewertet werden, dies macht aber die Beurteilung der Aufzeichnung auf dem Papier oder auf dem Bildschirm durch den Arzt nicht entbehrlich!**

Man leitet immer die Extremitätenableitungen nach Einthoven oder Goldberger (☐ Abb. 2.1), die Brustwandableitungen nach Wilson V1 bis V6 (mittlere Axillarlinie) und die Ableitungen nach Nehb (kleines Herzdreieck) (☐ Abb. 2.2) ab. Die erweiterten Ableitungen V7 bis V9 der Brustwandableitung und die rechtsventrikulären Ableitungen können bei speziellen Fragestellungen (Rechtsherzinfarkt, streng posteriorer Infarkt) ebenfalls nötig sein.

Das EKG ermöglicht die Ableitung dieser elektrischen Erregungsvorgänge und erlaubt Rückschlüsse auf:

- Herzfrequenz
- Herzlage
- Herzrhythmus
- Bestimmung und Auswertung der Zeitwerte
- Erregungsursprung
- Erregungsleitung, Erregungsbildung im Myokard

Das EKG gibt bezüglich der meisten Diagnosen nur Hinweise und darf nicht unabhängig vom klinischen Bild beurteilt werden, wie z. B. bei einem Herzinfarkt oder einer Myokarditis. Lediglich bei Störungen des Herzrhythmus oder der Erregungsleitung kann man aus dem EKG allein meist schon eine klare Diagnose stellen (Erdmann 2011).

◼ EKG-Kurve

Die Herzaktionen verursachen messbare Spannungsschwankungen im Körper, die sich von der Oberfläche ableiten und nachweisen lassen. Die Ableitung dieser elektrischen Herzaktivität und ihres spezifisch zeitlichen Verlaufs als Herzstromkurve wird an standardisierten Stellen am Körper vorgenommen. Das EKG wird auf Millimeterpapier geschrieben oder elektronisch aufgezeichnet. Dabei beträgt die horizontale Schreibgeschwindigkeit meist 25 mm pro Sekunde (mm/s) oder 50 mm/s und die vertikale Auslenkung 10 mm/mV (mm/Millivolt). Ein Millimeter entspricht also in Schreib-

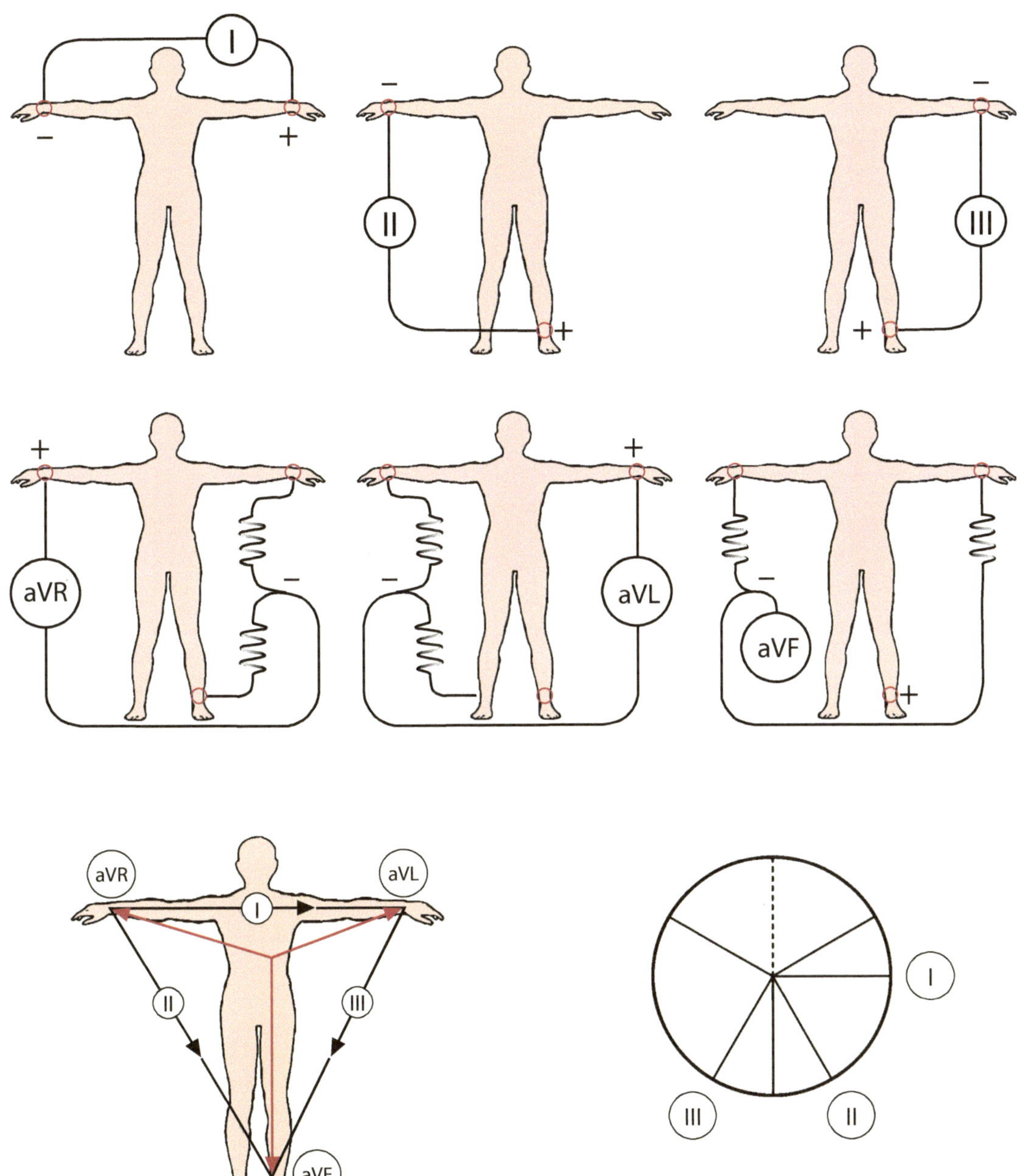

Abb. 2.1 Periphere Ableitungen (aus M.Gretsch, Das EKG, 7. Auflage, Springer Verlag)

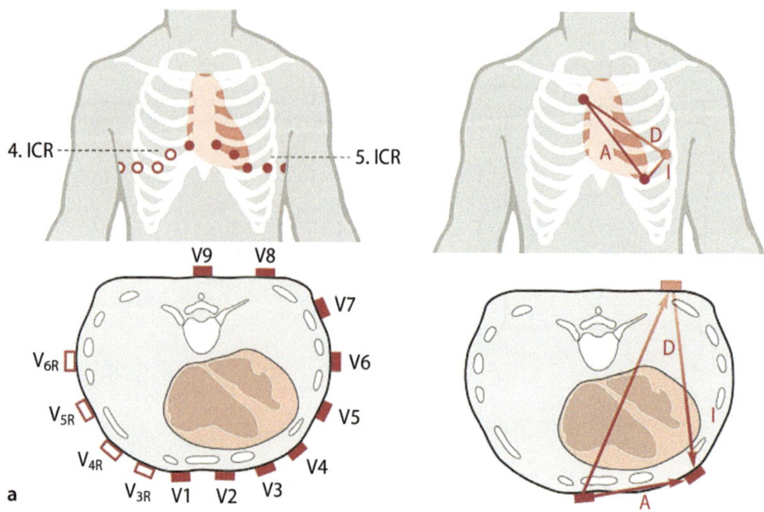

Abb. 2.2a Brustwandableitungen

richtung 0,02 s und in der Höhe 0,1 mV. Die übliche Schreibgeschwindigkeit eines 12-Kanal-EKGs beträgt 50 mm/s, das bedeutet 0,1 s gleich 50 mm = 10 größere oder 50 kleine Kästchen oder 1 großes Kästchen = 1/10 einer Sekunde = 0,1 s.

Wichtig ist es, auf die Eichung und Einstellung des Gerätes zu achten. Die Interpretation und das Ausmessen eines EKG, welches auch mit einem EKG-Lineal erfolgen kann, erfolgt nach einem festen Schema. Bei der Analyse des EKG ist zu beachten (**Tab. 2.1**), dass die Bezeichnung der Streckenabschnitte (**Abb. 2.3**) willkürlich gewählt ist, aber elektrische Herzaktionen zugeordnet sind (Latasch 2004).

Die Diagnostik eines EKGs sollte entsprechend einem festen Schema erfolgen und kann somit Rückschlüsse auf Erkrankungen, ihren Ort und Verlauf geben. Deshalb muss auch eine kardiologische Pflegekraft in der Lage sein, Auffälligkeiten beim EKG-Schreiben zu erkennen, den Arzt zu informieren und danach zu handeln, besonders wenn der Patient in folgenden Punkten Symptome aufweist:

- Frequenz, z. B. wird eine Bradykardie oder Tachykardie angezeigt
- Rhythmus, z. B. Sinusrhythmus, ventrikuläre Tachykardie oder Unregelmäßigkeiten wie ein Vorhofflimmern
- Überleitung, wenn z. B. eine AV-Blockierung vorliegt

Ableitungssysteme

Üblicherweise wird zur Diagnostik oder zur Verlaufskontrolle ein 12-Kanal-Standard-EKG verwendet. Die übliche Schreibgeschwindigkeit eines 12-Kanal-EKGs beträgt 50 mm/s, kann aber nach hausinternen Standards variabel sein. Dies bedeutet, dass ein 12-Kanal-EKG alle 12 Ableitungen im selben Zeitabschnitt wiedergibt. Diese sind aufgeteilt in 6 Extremitätenableitungen und 6 Brustwandableitungen. Routinemäßig werden simultan folgende Ableitungen registriert:

- Ableitung nach William Einthoven (Extremitätenableitungen)
- Ableitung nach Emanuel Goldberger (Extremitätenableitungen)
- Ableitung nach Frank Norman Wilson (Brustwandableitungen)
- Ableitung nach Wolfgang Nehb (Brustwandableitungen)

Praxistipp

Haftelektroden nicht auf Knochen, wie Schlüsselbein oder Rippen, positionieren, da die Signalübertragung behindert werden kann.

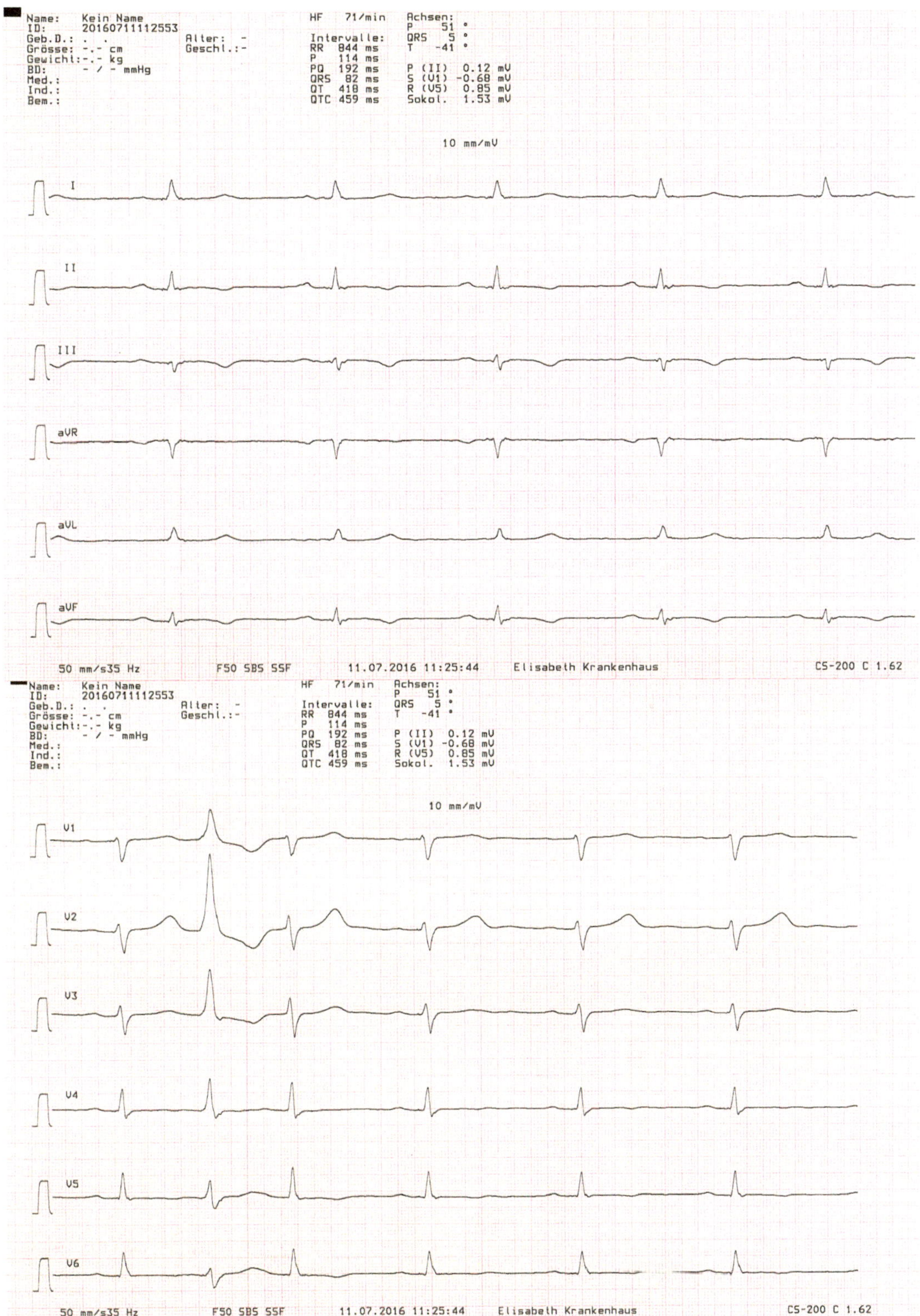

Abb. 2.2b EKG-Beispiel

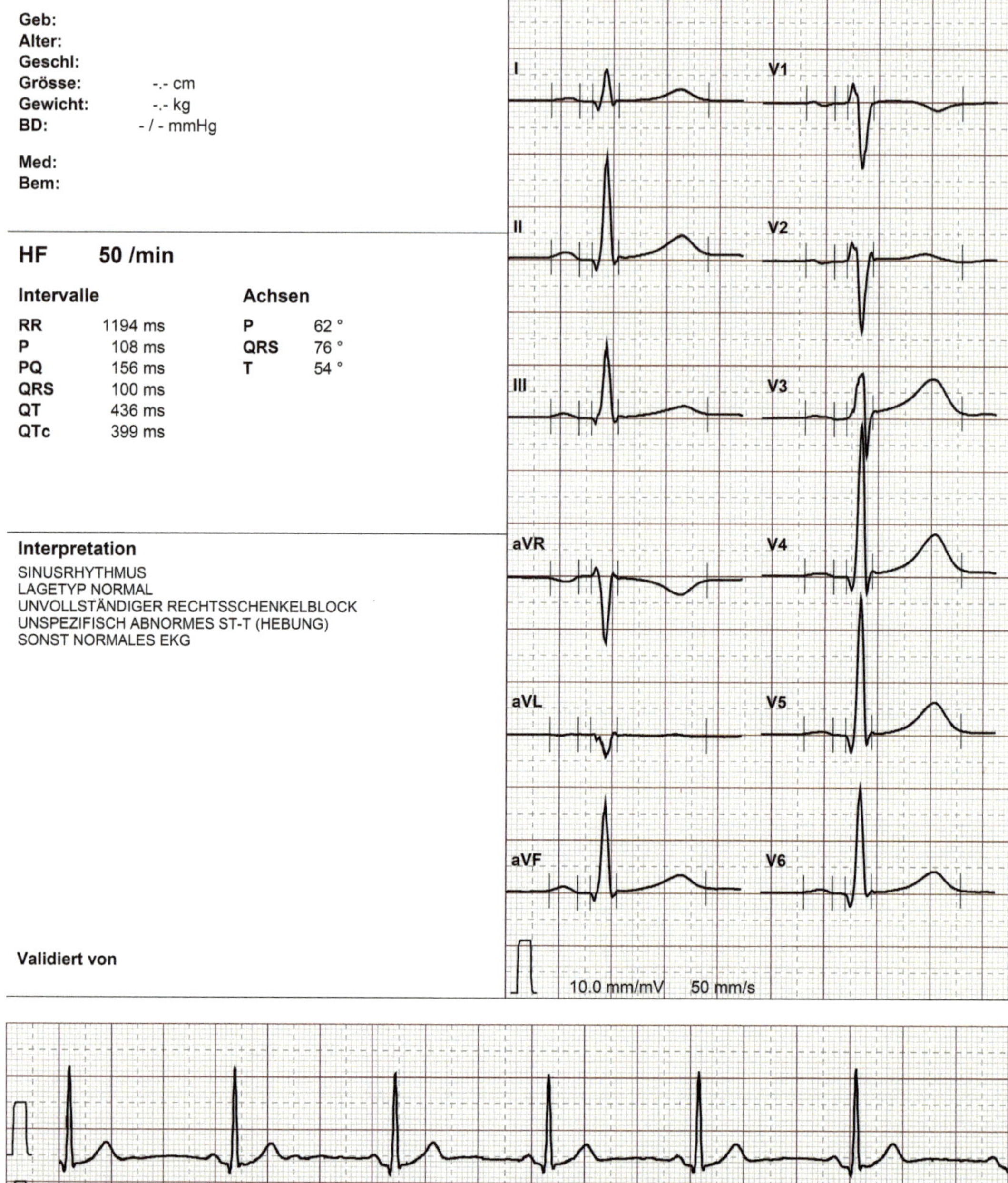

□ Abb. 2.3 Ruhe-EKG mit 12-Kanal-Ableitung **a)** Orginalausdruck **b)** computergenerierter Report

▫ Tab. 2.1 EKG-Merkmale

Merkmale	Physiologischer Vorgang
P-Welle	Erste sichtbare Aktion im EKG und Teil der elektrischen Herzaktion Ausbreitung der Erregung über die Vorhöfe Dauer ca. 0,08–0,11 s
PQ-Strecke	Impulsweiterleitung im AV-Knoten, führt zur Aktivierung der Purkinje-Fasern; sprich: die Vorhöfe sind erregt, die Herzventrikel hingegen noch nicht Die PQ-Strecke reicht vom Ende der P-Welle bis zum Anfang der Q-Zacke des QRS-Komplexes; daher wird im EKG kein Ausschlag registriert Dauer ca. 0,12–0,21 s
PQ-Zeit	Zeit zwischen dem Erregungsbeginn der Vorhöfe und der Kammern
Q-Zacke	Erste Zacke des QRS-Komplexes im EKG, Erregung des Kammerseptums
QRS-Komplex	Kammererregung, Depolarisierung des Ventrikelmyokards Der QRS-Komplex besteht aus drei Elementen: - negative Q-Zacke - positive hohe R-Zacke - kleine negative S-Zacke Dauer ca. 0,06–0,11 s
ST-Strecke	Reicht vom Ende des QRS-Komplexes bis zum Anfang der T-Welle, vollständige Kammer- depolarisation Man unterscheidet zwischen einer ST-Hebungen und einer ST-Senkungen; eine mögliche ST-Strecken-Hebung indiziert einen Sauerstoffmangel und einen drohenden Herzinfarkt! Dauer ca. 0,05 und 0,15 s
T-Welle	Phase der Erregungsrückbildung der Kammer; die T-Welle ist breiter und höher als die P-Welle
QT-Zeit (oder QT-Intervall)	Abstand vom Beginn der Q-Zacke bis zum Ende der T-Welle Bezeichnet die gesamte intraventrikuläre Erregungsdauer, gesamte elektrische Kammeraktion Die QT-Dauer ist abhängig von der Herzfrequenz
U-Welle	Inkonstant auftretender, physiologischer Kurvenabschnitt, der sich der T-Welle anschließt, Erregungsrückbildung in den Kammermuskeln durch Kaliumaufnahme

▪▪ Extremitätenableitungen

Man unterscheidet bei einem vollständigen 12-Kanal-EKG zwischen bipolaren und unipolaren Ableitungen. Bei den bipolaren Ableitungen wird die Spannung zwischen zwei gleichberechtigten Punkten der Körperoberfläche registriert, bei unipolaren zwischen einer differenten und einer indifferenten Bezugselektrode. Bei der bipolaren Ableitung nach Einthoven wird die elektrische Potentialänderung zwischen den Extremitäten gemessen, die routinemäßig über drei Elektroden plus eine Erdungselektrode erfasst wird.

Ableitung und bipolare Elektrodenposition nach W. Einthoven an den Extremitäten (es werden drei Ableitungen I–III erfasst):

- Rot: rechter Arm am Handgelenk
- Gelb: linker Arm am Handgelenk
- Grün: linkes Bein über dem Fußgelenk
- Schwarz: rechtes Bein über dem Fußgelenk Erdungselektrode

Die Ableitung nach W. Einthoven dient zur Darstellung von Potentialänderungen in der Frontalebene:

- Ableitung I: zwischen rechtem und linkem Arm
- Ableitung II: zwischen rechtem Arm und linkem Bein
- Ableitung III: zwischen linkem Arm und linkem Bein

Bei der unipolaren Ableitung nach Goldberger erfolgt die Ableitung auch auf der Frontalebene, allerdings werden jeweils zwei Ableitungspunkte nach Einthoven zusammengeschaltet, indifferente Elektrode und gegen die verbliebene differente Elektrode abgeleitet. Die Elektroden werden dabei nach dem Ampelschema wie folgt platziert:

- Rot: rechter Arm am Handgelenk
- Gelb: linker Arm am Handgelenk
- Grün: linkes Bein über dem Fußgelenk
- Schwarz: rechtes Bein über dem Fußgelenk Erdungselektrode

■■ Brustwandableitungen

Bei der Brustwandableitung werden die Elektroden in einer Ebene um das Herz herum angeordnet und erfassen die elektrischen Potentialschwankungen in der Horizontalebene. Die Anlegepunkte bzw. die Positionierung der Elektroden wurden von einem amerikanischen Kardiologen namens Frank Wilson genau definiert und festgelegt. Die Ableitung nach Wilson ist eine unipolare Brustwandableitung, die routinemäßig über sechs Elektroden (V1–V6) erfasst wird. Die Elektroden werden dabei wie folgt platziert:

- V1: 4. ICR am rechten Rand des Sternums
- V2: 4. ICR am linken Rand des Sternums
- V3: zwischen V2 und V4 auf der 5. Rippe
- V4: Schnittpunkt des 5. ICR mit der linken Medioklavikularlinie
- V5: gleiche Höhe wie V4, auf der vorderen Axillarlinie
- V6: gleiche Höhe wie V4, auf der mittleren Axillarlinie

Diese Ableitungen können durch die Ableitungen V7–V9 ergänzt werden, um z. B. genauere Hinweise auf einen Hinterwandinfarkt zu geben. Dabei werden V4–V6 nach hinten versetzt:

- V7: auf der hinteren Axillarlinie
- V8: auf der Skapularlinie
- V9: auf der Paravertebrallinie

Eine weitere Form der erweiterten EKG-Ableitungen sind die rechtspräkordialen EKG-Ableitungen, die eine spiegelbildliche Version der Brustwandableitung nach Wilson sind. Dies ist eine unipolare Ableitung, bei der die Elektroden wie folgt platziert werden:

- V1R: 4. ICR am linken Rand des Sternums (= V2)
- V2R: 4. ICR am rechten Rand des Sternums (= V1)
- V3R: zwischen V2 und V4 auf der 5. Rippe
- V4R: Schnittpunkt des 5. ICR mit der rechten Medioklavikularlinie
- V5R: gleiche Höhe wie V4 auf der vorderen rechten Axillarlinie
- V6R: gleiche Höhe wie V4 auf der mittleren rechten Axillarlinie

Die rechtspräkordialen EKG-Ableitungen sind beim akuten inferioren bzw. posterioren Infarkt oder bei kongentialen Herzvitien von großem Nutzen, um eine rechtsventrikuläre Beteiligung nachzuweisen. Unter anderem sollten auch bei einem Situs inversus diese Ableitungen geschrieben werden. Je nach Krankenhaus gehört es zur Standardableitung, neben dem normalen 12-Kanal-EKG diese bei allen Hinterwandinfarkten mitzuschreiben und dies ordnungsgemäß zu kennzeichnen.

Aus den Ableitungen V1–V2 lassen sich Störungen des rechten Ventrikels, in V3–V4 Störungen im Bereich des Septums und in V5–V6 Störungen im Bereich der Apex cordis und der linkslateralen Ventrikelwand nachweisen.

Die bipolare Brustwandableitung nach Nehb wird auch als »kleines Herzdreieck« bezeichnet und dient der Darstellung von Potentialänderungen der Herzhinterwand:

- Sternalansatz der 2. Rippe rechts
- 5. ICR, linke Medioklavikularlinie an der Herzspitze
- 5. ICR, hintere linke Axillarlinie

Eine weitere bipolare Ergänzungsableitung ist die Ableitung nach Frank, auch als »das räumliche EKG« bezeichnet, bei dem die Ableitung über sieben Elektroden erfolgt und die im Rahmen der Vektorkardiografie eingesetzt wird. Diese Ableitungen unterscheiden sich dadurch, dass sie den Erregungsvektor in allen drei Ebenen des Koordinatensystems Horizontalebene, Frontalebene und Sagittalebene redundanzfrei erfasst. Dabei werden fünf herznahe und zwei herzferne Elektroden verwendet. Die Ableitung nach Frank bleibt auf spezielle klinische Fragestellungen beschränkt und findet sich kaum in der Praxis.

∎ **Verschiedene EKG-Arten**

> **EKG-Arten**
> - Ruhe-EKG
> - Langzeit-EKG
> - Belastungs-EKG
> - Telemetrie
> - Monitor-EKG
> - Implantierbarer Herzmonitor
> - Fetales EKG
> - Intrakardiales EKG
> - Ösophagus-EKG

∎∎ Ruhe-EKG

Das Ruhe-EKG ist das klassische EKG, bei welchem die Aktionspotentiale des Herzen abgeleitet werden. Wichtig hierbei ist, dass der Patient nicht friert, sichtgeschützt und entspannt ist. Das EKG wird meist im Liegen angefertigt, kann aber auch in schräg sitzender Position erfolgen. Es ist als kardiologische Basisuntersuchung anzusehen und dauert nur ein paar Minuten.

∎∎ Telemetrie

Eine Telemetrie ist als Überwachungsmöglichkeit im Krankenhaus und auf den kardiologischen Stationen nicht mehr wegzudenken. Ähnlich dem Langzeit-EKG trägt der gehfähige, aber auch der immobile bettlägerige Patient ein mobiles Gerät bei sich, welches das EKG kontinuierlich via Funk an einen Computer sendet, dort angezeigt und automatisch analysiert wird. Entsprechend einstellbarer Alarmgrenzen alarmiert der Computer akustisch und visuell das Personal. Jedoch sind die Funk-Übertragungsmöglichkeiten begrenzt, so kann es sein, dass der Patient sich nur auf einer bestimmten Ebene frei bewegen darf, da sonst das Signal unterbrochen ist.

∎∎ Monitor-EKG

Die Patientenüberwachung erfolgt über einen fest liegenden Monitor am Bett und hat keine Funkfunktion wie eine Telemetrie-Station. Im Gegensatz zur Telemetrie registriert dieses Gerät jedoch nicht nur das EKG, sondern ggf. auch den Blutdruck, die Sauerstoffsättigung, die Atemfrequenz oder die Körpertemperatur. Das Monitorbild und die Ableitungswahl des gewünschten Parameters und die damit verbundene Diagnostik ist von der jeweiligen Monitoranlage abhängig.

∎∎ Fetales EKG

Das fetale EKG ist ein nicht invasives Verfahren in der Pränataldiagnostik zur vorgeburtlichen Analyse der kindlichen Herzaktionen. Die Ableitung des EKGs kann über die Bauchdecke oder das Rektum der Schwangeren erfolgen, nach einem Blasensprung wird es direkt über eine spezielle Elektrode von der Kopfhaut des Fötus übertragen.

∎∎ Intrakardiales EKG

Diese Methode wird verwendet, um Herzrhythmusstörungen genauer zu lokalisieren. Im Rahmen einer elektrophysiologischen Untersuchung (EPU) wird ein intrakardiales EKG über spezielle Katheter mit Metallringelektroden abgeleitet, die meist über einen venösen Zugang (aber wenn nötig auch arteriellen Zugang) entweder über die Leiste oder dem Arm zum Herzen vorgeschoben werden. An jedem Katheter sind zwei oder auch mehrerer Metallringelektroden angebracht, die an verschiedenen Stellen des Endokards platziert werden und dort die lokalen elektrischen Potentialschwankungen des Myokards ableiten. Zur Registrierung und Auswertung sind computergestützte Einheiten notwendig. Der Untersucher ist hierdurch in der Lage, ein präzises elektrisches Bild des Herzens zu erstellen.

∎∎ Ösophagus-EKG

Dieses beruht auf der Ableitung von EKG-Signalen über den Ösophagus mittels spezieller Elektroden nach Einbringen spezieller Sonden. Aufgrund der topographischen Nähe des Ösophagus zum Herzen können die Vorhofpotentiale mit größerer Verstärkung als mit dem Oberflächen-EKG erfasst werden. Die Ableitung erfolgt über drei Elektroden, die nahezu artefaktfrei aufzeichnen können. Transösophageale Ableitungen aus der Höhe des mittleren linken Vorhofs eignen sich für die Differenzialdiagnose von Rhythmusstörungen. Das Vorgehen und die Patientenvorbereitung ist der einer gastroskopischen Untersuchung entsprechend.

■ **Vorbereitung zum EKG-Schreiben**

In Notfällen ist das EKG-Gerät immer zum Patienten zu befördern! Vorbereitung der benötigten Materialien:

- 12-Kanal-Gerät auf Funktion überprüfen
- Papier, Filter, Laufgeschwindigkeit, Stromleistung oder Akkuleistung testen
- Evtl. Patientendaten eingeben
- Einmalelektrode oder Saugelektroden bereithalten, Elektrodenspray oder Gel vorbereiten
- Einmalrasierer bereithalten

■ **Vorbereitung des Patienten zum EKG-Schreiben**

- Patienten über die Maßnahme aufklären, ggf. in die Funktionsabteilung begleiten (z. B. bei Anlage eines LZ-EKGs)
- Je nach Allgemeinzustand des Patienten ist eine Begleitung im Rollstuhl oder Bett notwendig!
- Patienten in eine liegende Position oder bequeme Rückenlage bringen, evtl. Benutzung von Hilfsmittel, wie z. B. Knie- oder Nackenrolle
- Patienten informieren, Oberkörper, Unterarme und Unterschenkel frei zu machen
- Ggf. Rasur oder Entfetten der Kontaktstellen
- Platzierung der Elektroden (wie oben beschrieben), Patienten immer darüber informieren, dass es kalt oder nach Verwendung von Gel glitschig werden kann
- Bewegungsfreiheit des Patienten erhalten
- Patienten auffordern, ruhig liegen zu bleiben, sich nicht zu bewegen und ruhig zu atmen, um eine störungsfreie Aufzeichnung zu erhalten
- Messung starten und je nach gewünschter Ableitung ggf. das Programm verändern
- EKG-Ausdruck kontrollieren und direkt mit den Patientendaten beschriften
- In der Regel stehen Laufgeschwindigkeit, Datum, Uhrzeit, Ableitungsmodus, Amplitude oder Pacer-/Filter-Erkennung auf dem EKG-Ausdruck, wenn nicht, müssen diese Informationen notiert werden
- Sollte das EKG verwackelt sein, Artefakte oder andere Fehlerquellen haben, Vorgang wiederholen
- Bei Auffälligkeiten den Arzt informieren!

- Die Beurteilung des EKGs und die Information des Patients obliegen dem Arzt!

Uhren und kleinere Bewegungen können Artefakte bei der EKG-Aufzeichnung verursachen. Andere Fehlerquellen könnten z. B. Frieren und dadurch bedingtes Muskelzittern, beschleunigte Atmung, schlechte Rasur, schlechter Elektrodenkontakt, abgelaufene vertrocknete Elektroden, fehlende Herzschrittmachererkennung oder Bediendefekte (Wackelkontakt) des Gerätes sein. Fehlerhafte oder falsche Positionierung der Elektroden oder Kabel oder Verpolung sorgen für ein völlig anderes EKG.

■ **Nachsorge des Patienten**

- Entfernung der Ableitungen, ggf. Reinigung der Haut
- Patienten, wenn nötig, beim Ankleiden helfen
- Dokumentation der Maßnahme in der Patientenakte
- Gerät zur weiteren Verwendung aufbereiten und entsprechend reinigen
- Benutzte Materialien entsorgen
- Mehrwegprodukte aufbereiten
- Ggf. Station informieren, den Patienten abzuholen

❯ **Unphysiologische Abweichungen eines EKG-Bildes können nur erkannt und interpretiert werden, wenn die normalen Abläufe erkannt und verstanden werden!**

> **Praxistipp**
>
> Bei Patienten mit amputierten Gliedmaßen beide Elektroden auf gleicher Höhe positionieren! Bei starken Störungen durch Muskelzittern können durch Positionierung am proximalen Oberarm und Oberschenkel Störungen verringert oder ggf. vermieden werden.

2.1.2 Ergometrie (Belastungs-EKG)

Die Ergometrie ist eine in der Kardiologie häufig eingesetzte Untersuchungsmethode mit beträchtlicher Indikationsbreite. Neben der diagnostischen Funktion ergibt sich ebenfalls die Möglichkeit einer

Therapiekontrolle unter standardisierten Bedingungen und unter Umständen sogar die Abschätzung der Prognose bei einigen kardialen Erkrankungen. Am gebräuchlichsten ist die Fahrradergometrie mit kontinuierlichen EKG-Ableitungen. Je nach Fragestellung erfolgt die ergometrische Belastung aber auch im Rahmen einer Laufbandanalyse. Wird neben der EKG-Aufzeichnung auch die Funktion der Atmungsorgane während der Belastung untersucht, erfolgt dies nach Anlage einer Mund-Nasen-Maske unter kontinuierlicher Messung der Atemgasflüsse sowie der Zusammensetzung der Atemgase. In diesem Fall spricht man von einer Spiroergometrie.

Obwohl Komplikationen im Rahmen ergometrischer Untersuchungen selten sind (z. B. Kammerflimmern 1:15.000, Myokardinfarkt und Tod 1:75.000), müssen vor der Untersuchung Indikationen und Kontraindikationen beachtet sowie die notwendigen Sicherheitsmaßnahmen in Form eines adäquaten Notfallequipments getroffen werden (Löllgen und Erdmann 2000).

■ **Indikationen**
1. **Diagnostik:**
   - Beurteilung der Belastungsfähigkeit beim Gesunden, Sportler oder Erkrankten
   - Eignungstests in der Arbeits-, Flug- und Sportmedizin
   - Nichtinvasive Diagnostik der KHK mit Schwerebeurteilung
   - Arterielle Hypertonie unter Belastung
   - Chronotrope Kompetenz (z. B. vor Schrittmacherimplantation)
   - Nachweis belastungsinduzierter Herzrhythmusstörungen, Arrhythmien oder Schenkelblöcke
   - Leistungstest zur Erstellung individueller Trainingspläne für Patienten in der kardiologischen Rehabilitation oder für Sportler
2. **Therapieüberwachung:**
   - Beurteilung der Belastungsreaktion (Herzfrequenz und Blutdruck) sowie Angina-pectoris-Symptomatik nach interventioneller (PCI, Bypass-OP) und/oder medikamentöser Therapie
   - Nach Schrittmacherimplantation zur Kontrolle bei aktivitätsgesteuerten oder biventrikulären Aggregaten

3. **Prognoseabschätzung:**
   - Nach Myokardinfarkt
   - Beurteilung belastungsinduzierter Hypertonie
   - Herzinsuffizienz jeder Ätiologie
   - Sportphysiologische und sportmedizinische Fragestellungen

■ **Kontraindikationen**
   - Erkrankungen des kardio-pulmonalen Systems
   - Schwere Herzinsuffizienz bei Herzklappenerkrankungen, Kardiomyopathien und KHK
   - Akuter Myokardinfarkt (NSTEMI, STEMI)
   - Aortendissektion
   - Akute Peri-Myokarditis
   - Maligne ventrikuläre Herzrhythmusstörungen
   - Floride Thrombose, Lungenembolie
   - Hypertensive Entgleisung (RR sys > 200 mmHg, RR dia > 100 mmHg)
   - Schwere pulmonalarterielle Hypertonie
   - AV-Block II oder III

Die Kontraindikationen sowie die Bestimmung der Abbruchkriterien einer Ergometrie sind unter anderem abhängig von der Erfahrung der Untersucher und den Möglichkeiten, bei auftretenden Komplikationen sofortige Notfallmaßnahmen einzuleiten. In der ambulanten Praxis bestehen somit unter Umständen andere Kriterien als in einer Krankenhauskardiologie mit angeschlossenem medizinischem Notfallmanagement.

Notfallausrüstung:
   - Blutdruckmessgerät/Stethoskop
   - EKG
   - Defibrillator/AED
   - Beatmungsmaske/-beutel mit Sauerstoff ggf. Beatmungshilfen (Guedel- oder Wendl-Tubus)
   - Stauschlauch
   - Venenverweilkanülen
   - Telefon mit Notfallnummer

Medikamente: Die Bestückung des Ergometrieraums mit Medikamenten ist abhängig von der Struktur des medizinischen Notfallmanagements. In einer Praxis bietet sich an, die gängigen Notfallmedikamente (**die 5 A's**):
   - **A**drenalin,
   - **A**tropin,

- **A**miodaron, Ajmalin,
- **A**ntianginosa: Nitroglycerin (Spray oder Kapsel) und
- **A**ntihypertensiva: Urapidil, B-Blocker

griffbereit vorzuhalten. Innerhalb des Krankenhauses ist bei zeitnaher Verfügbarkeit eines medizinischen Notfall-/Reanimationsteam eine entsprechende Anpassung vorzunehmen.

Untersuchungsablauf

Nachdem die Elektroden zur kontinuierlichen EKG-Aufzeichnung platziert wurden, erfolgt die Registrierung von Blutdruck und EKG (sowie ggf. der Atmungsparameter im Falle einer Spiroergometrie). Ziel ist eine durchgehend gute Ableitungsqualität auch während hoher Belastungsstufen. Standard ist die fortlaufende Darstellung der sechs Brustwand- (V1–V6) sowie der sechs peripheren Ableitungen (I, II, III, avF, avR, avL). Den Brustwandableitungen und insbesondere der Ableitung V5 mit der größten diagnostischen Sensitivität kommt hierbei die größte Bedeutung zu. Sollte aus technischen Gründen eine Aufzeichnung von nur drei Brustwandableitungen möglich sein, sollten die Ableitungen

V2, V4 und V5 gewählt werden. Die Detektion von Ischämieveränderungen sind jedoch in diesem abgespeckten Setting vermindert und schmälern somit die diagnostische Wertigkeit des Verfahrens! Zu beachten ist, dass die Orte der peripheren EKG-Ableitungen ebenfalls modifiziert werden (Hüfte für Beinelektroden, Schultervorderseite für Armelektroden), um im Rahmen der Extremitätenbewegungen während der Belastung Artefakte zu minimieren. In diesem Falle ändern sich jedoch auch die Amplituden der Ableitungen, weshalb eine Dokumentation in diesem Setting als »Standard-Ruhe-EKG« nicht statthaft ist!

> **Praxistipp**
>
> Die Qualität der Ableitung lässt sich zur Benutzung von Saugelektroden, Rasur von Brustbehaarung und Entfetten der Hautoberflächen ebenfalls weiter verbessern.

Nach Aufzeichnung unter Ruhebedingungen erfolgt die Belastung nach einem Stufen- oder Rampenprotokoll (◘ Abb. 2.4), bis die im Vorfeld der Belastung

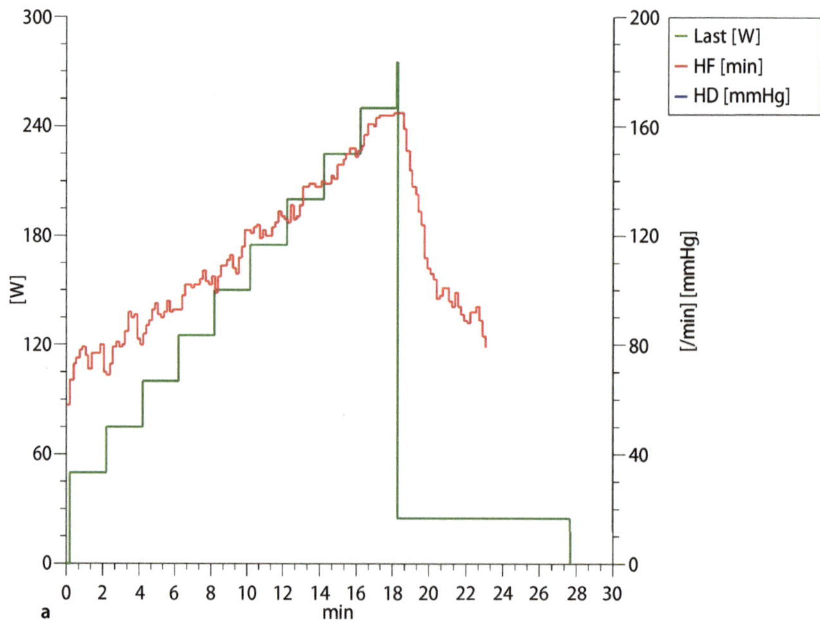

◘ **Abb. 2.4** Ergometrie Befund (Rampenprotokoll und EKG). **a** Rampenprotokoll

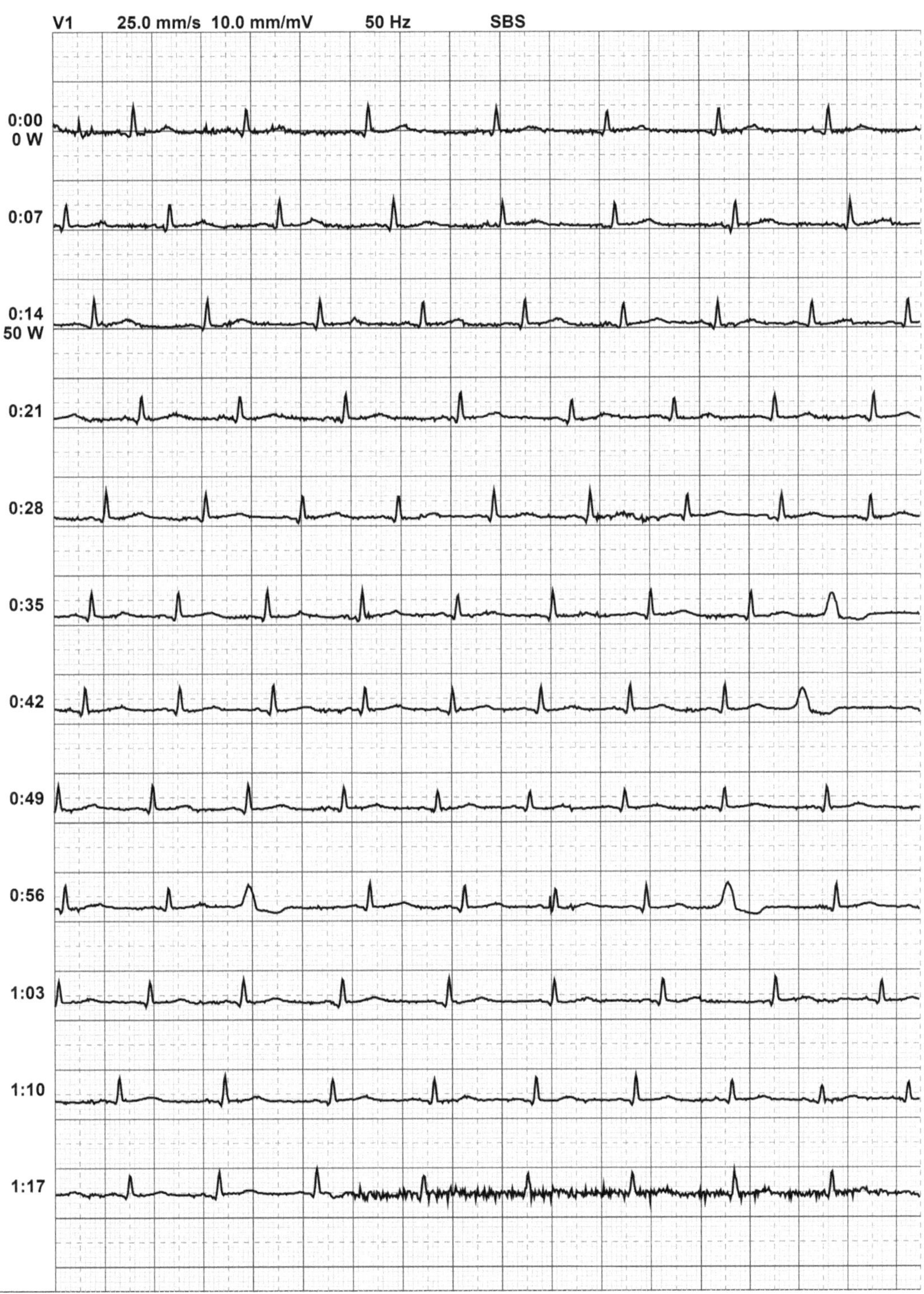

▣ **Abb. 2.4b** Kontinuierliche EKG-Aufzeichnung

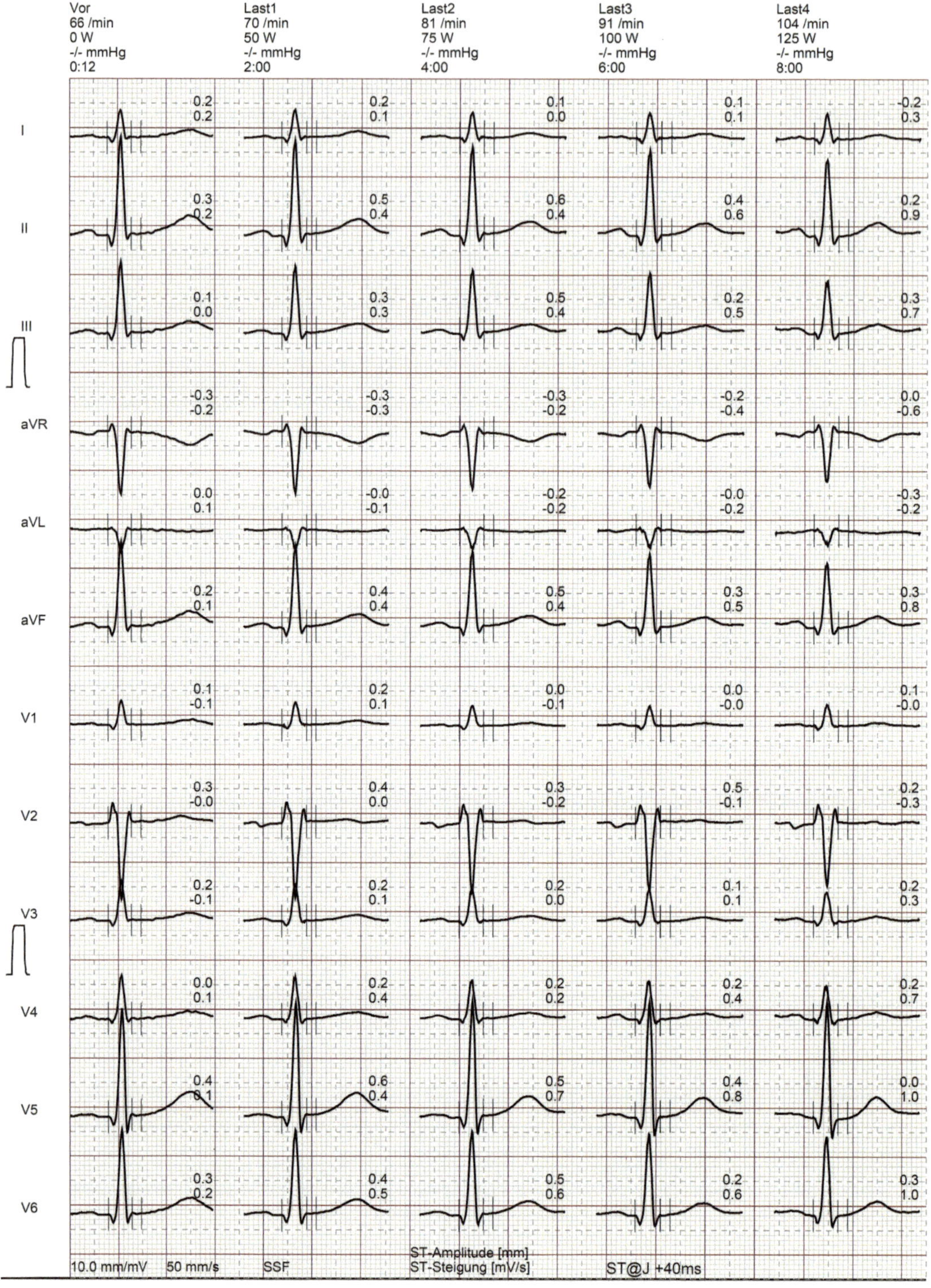

Abb. 2.4c Direkter Vergleich der EKG-Kurven während verschiedener Belastungsphasen

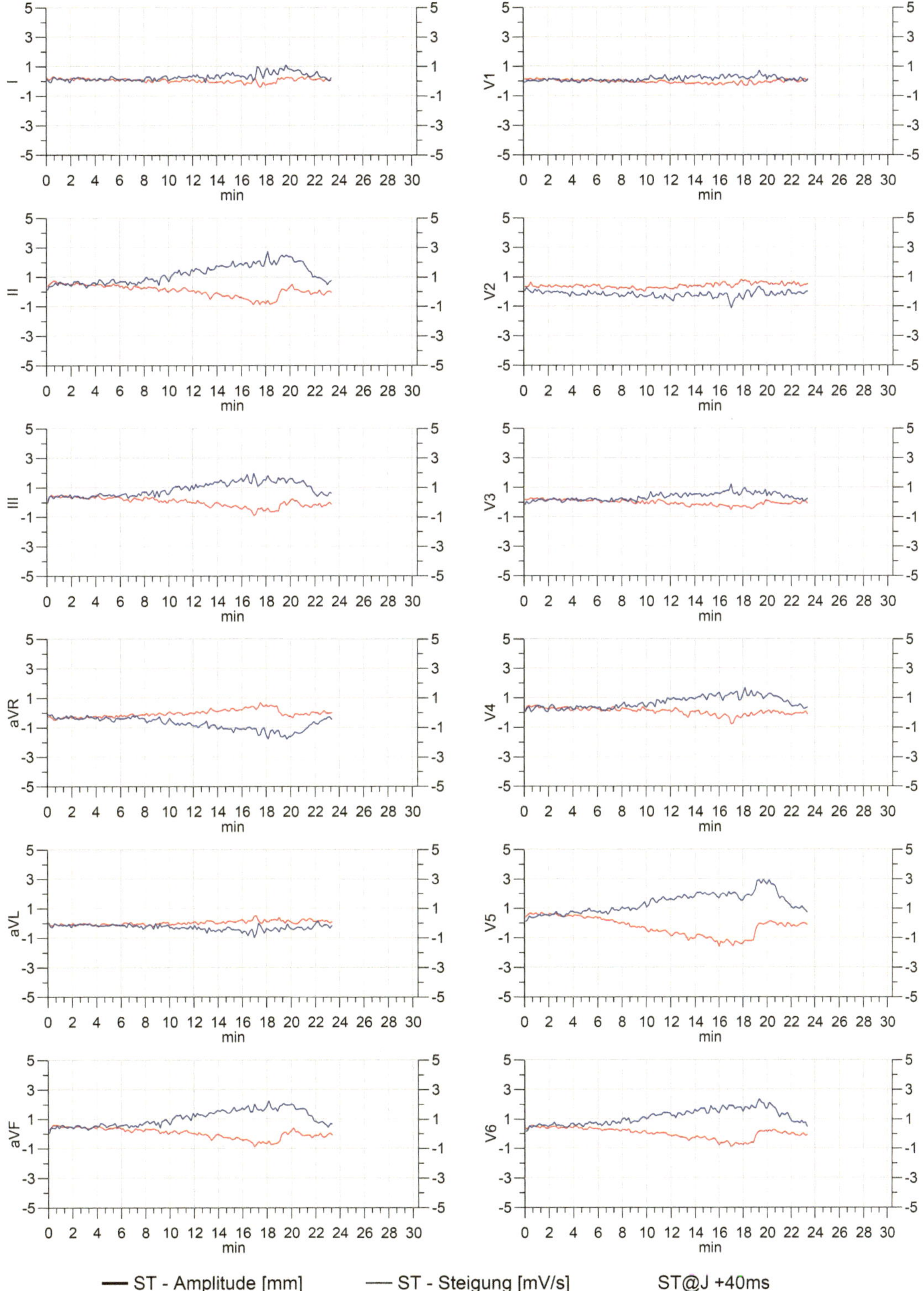

Abb. 2.4d Kontinuierliche ST-Streckendokumentation während der Ergometrie

definierten Abbruch- bzw. Ausbelastungskriterien erreicht sind. Die maximal zu erreichende Herzfrequenz kann aus der Formel 220 minus Alter (in Jahren) errechnet werden. Den aktuellen Empfehlungen zufolge beginnt die Fahrradergometrie mit 25 Watt und wird alle 2 Minuten um 25 Watt gesteigert. Die Belastungsdauer sollte 9–12 Minuten betragen, weshalb junge, gesunde Probanden oder Sportler zur Leistungsdiagnostik mit höheren Belastungsstufen (z. B. 50–100 W) beginnen sollten. Am Ende jeder Belastungsstufe erfolgt die Registrierung des EKGs sowie des Blutdrucks. Nach Abbruch der Belastung erfolgt nach drei sowie sechs Minuten eine erneute EKG- und Blutdruck-Registrierung. Neben der sorgfältigen Dokumentation von EKG, Blutdruck und erreichter Belastungsstufe sind die zum Abbruch geführten Kriterien sowie die objektive und subjektive Belastungswahrnehmung zu dokumentieren. Das Gleiche gilt für einen Abbruch aufgrund von Knie- oder Hüftschmerzen. Da die Sensitivität der Ergometrie abhängig von der erreichten Belastungsintensität ist, gehört es zur Aufgabe des Registrierenden, den Patienten zu motivieren, bis an die persönliche Belastungsgrenze heranzugehen.

■ Abbruchkriterien (Trappe und Löllgen 2000)

Absolute Abbruchindikationen:
- ST-Strecken-Senkung ≥ 3 mm
- ST-Strecken-Hebung ≥ 1 mm
- Blutdruckabfall > 10 mmHg (Vergleich zum Ausgangsblutdruck) mit Zeichen einer myokardialen Ischämie (Angina pectoris, ST-Senkung)
- Mäßige bis schwere Angina-pectoris-Symptomatik
- Schwere Dyspnoe
- Klinische Zeichen einer Minderperfusion (Zyanose)
- Anhaltende ventrikuläre Tachykardie (Dauer > 30 s)
- Erschöpfung des Patienten
- Technische Probleme (defekte EKG-Registrierung, Monitorausfall)

Relative Indikationen:
- Hypertensive Fehlregulation (RR syst 230–260 mmHg, RR diast ≥ 115 mmHg)
- Blutdruckabfall >10 mmHg (Vergleich zum Ausgangsblutdruck) ohne Zeichen einer myo-

kardialen Ischämie (keine Angina pectoris, keine ST-Senkung)
- Polymorphe Extrasystolie, Paare (2 konsekutive VES), Salven (≥ 3 konsekutive VES)
- Supraventrikuläre Tachykardien
- Bradyarrhythmien
- Leitungsstörungen
- Auftreten von Leitungsstörungen (höhergradiger AV-Block, Schenkelblock)
- Verstärkte Angina-pectoris-Symptomatik

2.1.3 Langzeit-EKG/24-Stunden-EKG

Mit Hilfe des Langzeit-EKGs (LZ-EKG) erfolgt die Aufzeichnung der elektrischen Aktivität des Herzens über einen längeren Zeitraum, meist 24 Stunden. Die Aufzeichnung des LZ-EKGs erfolgt dabei nach denselben Prinzipien wie die einmalige EKG-Registrierung. Es werden mindestens zwei EKG-Ableitungen aufgezeichnet. Wichtige Indikationen zur Durchführung einer 24-Stunden-LZ-EKG-Messung sind (Löllgen 2005):
- Nachweis von Herzrhythmusstörungen und Palpitationen (Vorhofflimmern, -flattern, supraventrikuläre oder ventrikuläre Tachykardien, intermittierende AV-Blöcke)
- Diagnose von Synkopen (ventrikuläre Tachykardien, höhergradige AV- oder SA-Blöcke)
- Therapiekontrolle einer Behandlung von Herzrhythmusstörungen oder nach Einsetzen eines Herzschrittmachers/Defibrillators

■ Messablauf

Nach entsprechender Reinigung der Haut werden die EKG-Klebeelektroden auf der Brust des Patienten angebracht und mit dem Registriergerät verbunden. Die EKG-Geräte sind heutzutage so klein (100–120 g), dass diese bequem mittels Umhängetasche oder am Gürtel getragen werden können. Auf einem Speicherchip werden die Messdaten gespeichert und können an einem Computer mit spezieller Software ausgelesen und bewertet werden.

❯ Der Patient sollte aufgefordert werden, seinen Tagesablauf zu dokumentieren, um zu schauen, ob möglicherweise vorhandene Symptome mit EKG-Auffälligkeiten korrelieren.

▪ Event-Recoder

Event-Recorder sind digitale Aufzeichnungsgeräte mit der Größe eines Mobiltelefons, die vom Patienten beim Auftreten von Symptomen, wie Schwindel oder Palpitationen, auf die Haut im Brustbereich gedrückt werden und dann ein EKG über eine Dauer von bis zu 60 s ableiten. Diese können dann über einen Computer ausgelesen werden. Moderne Geräte haben sogar die Möglichkeit, die Daten via GMS-Netz an eine spezielle Notrufzentrale zu senden, von der dann, bei Bedarf, der Aufenthaltsort des Patienten ermittelt wird und Rettungskräfte entsandt werden können.

Externe Loop-Recorder hingegen zeichnen das EKG über Hautelektroden dauerhaft auf, löschen diesen Loop aber nach meist 30 s wieder. Nur bei vorher programmierten EKG-Konstellationen oder einer Aktivierung mittels Tastendruck durch den Patienten erfolgt eine dauerhafte Speicherung des Loops.

Implantierte Loop-Recorder werden subkutan am Herzen implantiert und haben etwa die Größe eines USB-Sticks. Spezielle zum Herzen führende Sonden sind für die Aufzeichnung nicht erforderlich. Die Implantation erfolgt meist ambulant in lokaler Anästhesie. Es können ein bis zwei Jahre EKG-Aufzeichnungen ohne nennenswerte Beeinträchtigung des Patienten durchgeführt werden. Die Abfrage dieser Recorder erfolgt ähnlich wie bei einer Schrittmacherabfrage telemetrisch. Die Indikation für die Implantation dieser Geräte besteht insbesondere bei Patienten mit rezidivierenden Synkopen, die nicht in der Lage sind, den Event-Recorder aufzulegen oder die Taste des Loop-Recorders zu bedienen, und bei denen andere Untersuchungen zur Synkopenabklärung (LZ-EKG, Ergometrie, Kipptischuntersuchung) zu keinem pathologischen Ergebnis geführt haben.

2.1.4 Blutdruckmessung

Die Bestimmung des arteriellen Blutdrucks kann sowohl nichtinvasiv als auch mittels intraarteriell einliegendem Katheter invasiv bestimmt werden. Die Messwerte werden dabei in mmHg bestimmt.

▪ Invasive arterielle Blutdruckmessung

Die direkte Messung des arteriellen Blutdrucks erfolgt über die Einlage eines Katheters in ein arterielles Gefäß. Bevorzugt werden die A. radialis, A. brachialis oder A. femoralis als Ort der Messung gewählt. Die arterielle Druckkurve wird an einen Druckwandler (Transducer) weitergeleitet, auf einen Monitor übertragen und dort grafisch als Kurvenform dargestellt.

▪▪ Vorteile

Die invasive arterielle Blutdruckmessung hat den Vorteil einer zuverlässigen und kontinuierlichen Darstellbarkeit des Blutdrucks. Hieraus ergibt sich die Möglichkeit, relevante Blutdruckschwankungen ohne zeitliche Verzögerung zu detektieren. Insbesondere der hämodynamische Effekt auf den Blutdruck durch verschiedene Erkrankungen, Herzrhythmusstörungen und medikamentöse oder andere Therapiemaßnahmen kann umgehend beurteilt werden. Neben der alleinigen nummerischen Darstellung von systolischem, diastolischem und mittlerem Blutdruck können anhand der Kurvendarstellung weitere Messparameter erhoben werden:

- Der Verlauf der arteriellen Kurve unter Respiration kann Hinweise auf den intravasalen Volumenstatus des Patienten geben. Schlagvolumenvariation (SVV) oder Pulse Pressure Variation (PPV)
- Die Berechnung der Fläche unterhalb der Druckkurve ermöglicht die Bestimmung des Schlagvolumens (SV) und in Kombination mit der Herzfrequenz das Herzzeitvolumen (HZV). Unter bestimmten Voraussetzungen (intubierter, kontrolliert beatmeter Patient im Sinusrhythmus) ist eine Beat-to-Beat-Bestimmung des Schlagvolumens möglich
- Die Druckanstieggeschwindigkeit (dp/dt) der arteriellen Druckkurve ermöglicht eine Abschätzung der myokardialen Kontraktilität
- Zu jedem Zeitpunkt ist die Gewinnung einer arteriellen Blutgasanalyse möglich. Hierbei können mittels Point-of-care-Analysegeräten respiratorisch, metabolisch oder auch hämodynamisch relevante Laborparameter umgehend bestimmt und notwendige diagnostische und therapeutische Maßnahmen eingeleitet werden

Die erwähnten Punkte machen die invasive Blutdruckmessung vor allem beim kritisch kranken Intensivpatienten zu einem unverzichtbaren Basismonitoringverfahren.

▪▪ Nachteile

Nachteil des invasiven Blutdruckmonitorings sind die im Rahmen der Punktion möglichen Risiken eines Hämatoms, lokaler und systemischer Infektionen, eines Aneurysmas oder einer arteriovenösen Fistel, eines Gefäßverschlusses oder einer Dissektion. Neben der Einhaltung steriler Maßnahmen während der Anlage ist vor allem auch eine sorgfältige Überwachung nötig. Deshalb sollte eine langfristige invasive Blutdruckmessung nur auf einer Intensivstation oder Intermediate Care Station erfolgen.

▪ Indirekte Blutdruckmessung nach Riva-Rocci

Die indirekte Blutdruckmessung erfolgt mit Hilfe einer der Größe entsprechend angepassten Manschette und eines Stethoskops. Im Rahmen der zunehmenden Adipositas in den Industriestaaten muss diesem Aspekt unbedingt Beachtung geschenkt werden. Der häufigste Fehler bei der Wahl der richtigen Blutdruckmanschette, insbesondere bei Adipositas, ist das sogenannte »Undercuffing«, d. h., die Blutdruckmanschette (aufblasbarer Gummiteil) wird, bezogen auf den Oberarmumfang, zu klein gewählt. In diesem Fall kann es zu einer Überschätzung des tatsächlichen Blutdrucks von bis zu 30 mmHg kommen. Die Werte sind somit fälschlicherweise zu hoch bestimmt. Wird eine zu große Blutdruckmanschette benutzt (»Overcuffing«) können Werte bestimmt werden, die bis zu 30 mmHg niedriger sind als mit einer adäquaten Blutdruckmanschette. Verschieden große Blutdruckmanschetten stehen in Abhängigkeit vom Armdurchmesser sowohl für Gelegenheitsmessung beim Arzt, die 24-Stunden-Blutdruckmessung als auch für die Patientenselbstmessung zur Verfügung. In Abhängigkeit vom Oberarmumfang werden folgende Manschetten (aufblasbarer Teil der Gummimanschette, Breite × Länge) empfohlen:

- Unter 24 cm: 10 × 18 cm
- 24–32 cm: 12–13 × 24 cm
- 33–41 cm: 15 × 30 cm
- Über 41 cm: 18 × 36 cm

Die heute gebräuchlichen Geräte für die Messung am Handgelenk zeigen eine von der klassischen Messung am Oberarm abweichende tolerable Messungenauigkeit von bis zu 2–6 mmHg. Bei Abweichungen von mehr als 10 mmHg sollte im Zweifel eine Vergleichsmessung mittels einer Oberarmmanschette durchgeführt werden.

Der Messvorgang wird nach Empfehlung der American Heart Assoziation wie folgt durchgeführt: Die Messung sollte im Sitzen nach 3–5 Minuten Ruhepause durchgeführt werden. Die Manschette sollte etwa 2,5 cm oberhalb der Ellenbeuge angelegt und etwa 20–40 mmHg über den systolischen Druck aufgepumpt werden. Im Anschluss wird der Druck in der Manschette langsam wieder abgelassen. Die Rate des Druckabfalls sollte etwa 2–3 mmHg pro Sekunde betragen. Während der Auskultation über der Arterie lassen sich die Auskultationsphänomene in fünf verschiedene Phasen einteilen (Löllgen und Erdmann 2000).

- **Phase I:** Das erste Auftreten eines akustischen Phänomens nach Korotkoff definiert den systolischen Blutdruckwert
- **Phase II:** bei weiterem Abfall des Drucks zunehmend zischender Charakter
- **Phase III:** zunehmend lauter werdendes zischendes Geräusch
- **Phase IV:** abruptes Leiserwerden des Pulsgeräusches
- **Phase V:** Das völlige Verschwinden der Korotkoff-Geräusche definiert den diastolischen Blutdruckwert

In verschiedenen Untersuchungen konnte eine gute Übereinstimmung der indirekten und direkten Blutdruckmessung gezeigt werden, wobei die nichtinvasive Messung den diastolischen Blutdruckwert meist unterschätzt. Bei erhöhter Strömungsgeschwindigkeit und hyperzirkulatorischen Zuständen (Schwangerschaft, Belastung, Kinder und Jugendliche, Anämie) sind die Korotkoff-Töne gelegentlich bis zum Druck Null zu hören. In diesen Fällen sollte der gemessene Blutdruck bei Leiserwerden der Töne (Phase IV) als diastolischer Wert angegeben werden!

Praxistipp

- Bei Patienten mit Arrhythmien, z. B. Vorhofflimmern, sollte die Messung mindestens
  einmal wiederholt werden, um die Mess-
  genauigkeit zu erhöhen
- Während der Erstuntersuchung sollte
  der Blutdruck an beiden Armen gemessen
  werden
- Der höhere Blutdruckwert gilt als Referenz-
  wert
- Keine Blutdruckmessungen an Extremitäten
  mit Shunt oder Z. n. Mammakarzinom mit
  axillärer Lymphknotenentfernung
- Messungen an Extremitäten mit venösem
  Zugang vermeiden
- Vermeidung von abschnürender Kleidung
  unter der Manschette
- Bei krisenhaftem RR-Anstieg sofort den Arzt
  benachrichtigen
- Werte unmittelbar dokumentieren

■ **Weitere Blutdruckmessverfahren**

■■ **Oszillationsmethode**

Bei der oszillometrischen Blutdruckmessung werden feine pulssynchrone Volumenänderungen des
Oberarmumfangs erfasst. Aus dem Manschetten-
druck wird anhand spezifischer Algorithmen der
arterielle Blutdruck bestimmt. Der systolische Blutdruck wird als erstes Auftreten der Oszillationen
definiert, die Abnahme der Amplitude bestimmt
den diastolischen Wert.

■■ **Fingerarteriendruckmessung**

(▶ Abschn. 2.1.6 Kipptischuntersuchung)

■■ **Blutdruckbestimmung mittels
Doppler-Sonde**

Die Blutdruckbestimmung mittels Doppler-Sonde
ist insbesondere bei Patienten mit implantiertem
LVAD hilfreich. Aufgrund des laminaren Blutflusses mit nur marginaler Druckamplitude ist
bei diesen Patienten oftmals eine nichtinvasive
Blutdruckmessung unmöglich. In diesem Fall wird
mit einer Doppler-Stiftsonde die A. brachialis aufgesucht und das Pulsgeräusch verstärkt.

■■ **Palpatorische Blutdruckmessung**

Mit dieser vor allem im amerikanischen Paramedic
System gebräuchlichen Methode wird nach Aufblasen der Blutdruckmanschette das palpatorische
Wahrnehmen eines Pulses nach Druckreduktion
der Manschette als systolischer Blutdruck dokumentiert. Auch wenn kein Stethoskop vorhanden
ist, die Umgebungsgeräusche so laut sind, dass eine
adäquate Auskultation nicht möglich ist oder der
Blutdruck so niedrig ist, dass keine Töne wahrgenommen werden können, ermöglicht die palpatorische Messung eine hinreichende Abschätzung
des aktuellen Blutdrucks.

❯ **Da nur der systolische Blutdruck bestimmt
wird, kann auch nur ein Blutdruckwert dokumentiert werden (z. B. 80/? mmHg).**

2.1.5 Langzeitblutdruckmessung

Die Langzeitblutdruckmessung oder auch ambulante Blutdruckmessung (ABDM) bezeichnet die
wiederholte indirekte Messung des Blutdrucks über
einen längeren Zeitraum. Meistens wird die Untersuchung über eine Messdauer von 24 Stunden
durchgeführt. Sie ist der Gelegenheits- und der Be-
lastungsmessung überlegen im Hinblick auf Diagnostik und Prognose. Damit ist das Verfahren ein
wesentlicher Baustein in der Hypertoniediagnostik.
Neben dem Ausschluss einer »Weißkittelhyper-
tonie«, isolierter nächtlicher Hypertonien ist auch
die Evaluierung einer bestehenden Blutdrucktthera-
pie im zirkadianen Rhythmus eine Indikation zur
Durchführung einer Langzeitblutdruckmessung.

■ **Methode**

Für die Untersuchung wird in der Praxis meist die
oszilliometrische Blutdruckmessung gewählt, wobei die Messzyklen tagsüber alle 15 min bzw. nachts
alle 30 min betragen (◻ Tab. 2.2). Die Messdaten
werden in einer Rechnereinheit im Rekorder gespeichert und können entweder tabellarisch oder
als grafische Darstellung an einem PC ausgegeben
werden. Zur Auswertung sollten mindestens 60
Messwerte vorliegen, um eine adäquate Befundung
zu gewährleisten. Häufige Messfehler entstehen vor
allem bei Armbewegungen während der oszillo-

Tab. 2.2 Messwerte 24-Stunden-Blutdruck-messung

	Systolischer Blutdruck (mmHg)	Diastolischer Blutdruck (mmHg)
Tagsüber (wach)	≧ 135	≧ 85
Nachts (schlafend)	≧ 120	≧ 70
Mittelwert	≧ 130	≧ 80

metrischen Messung und durch Manschetten-fehllagen. Obwohl die generelle Akzeptanz dieser Untersuchung gut ist, berichten Patienten, bedingt durch das häufige Manschettenaufpumpen, über eine gestörte Nachtruhe.

Im Regelfall sinkt der Blutdruck nachts ab. Beträgt die Absenkung des nächtlichen Blutdruckes im Mittel weniger als 10 % (Non-Dipper) kann dies ein Hinweis auf ein Schlafapnoesyndrom, einen Diabetes mellitus oder eine chronische Nieren-insuffizienz sein (**Abb. 2.5**).

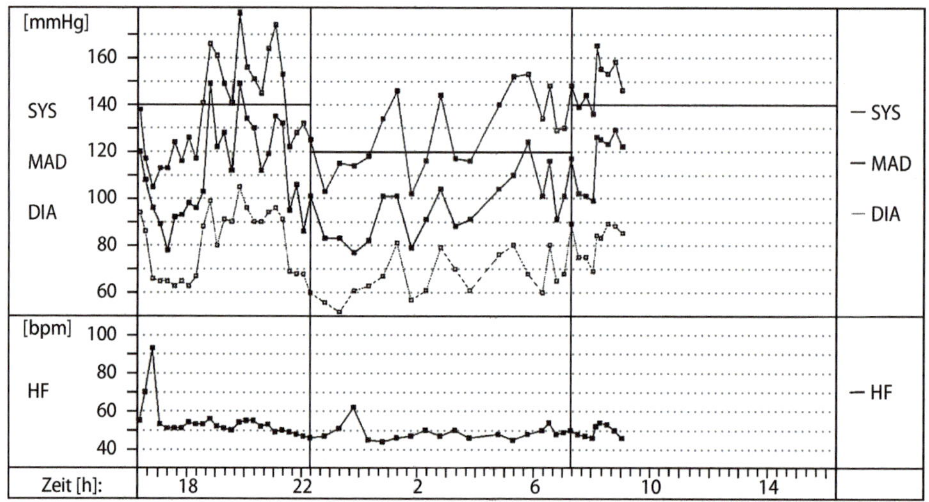

Stundenwerte Tag 1:

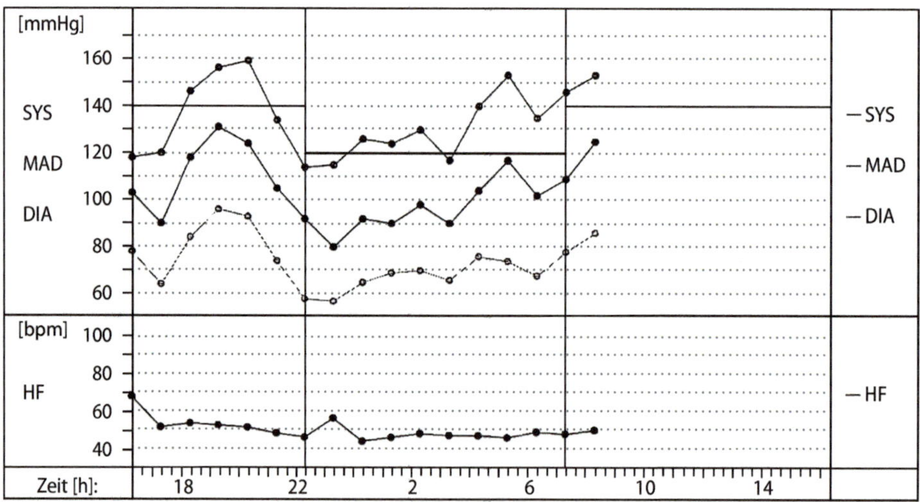

Abb. 2.5 Grafik 24-Stunden-RR-Messung (Mancia et al. 2013)

2.1.6 Kipptischuntersuchung/ Tilt-Table

Die Kipptischuntersuchung (Tilt-Table-Test) stellt ein etabliertes Verfahren zur Diagnostik von Synkopen dar. Als gesicherte Indikation sind rezidivierende Synkopen ungeklärter Ursache zu nennen. Durch die aufrechte Körperhaltung nach einer initialen liegenden Ruhephase entsteht eine Volumenverlagerung von bis zu 2 l in die abhängenden Körperpartien. Die Volumenverschiebung führt zur Aktivierung des sympathischen Nervensystems mit konsekutiver Katecholaminausschüttung. Die Reaktion des Blutdruckes sowie der Herzfrequenz ermöglicht die Diagnose von autonomen Dysfunktionen im Rahmen der Synkope.

■ Vorbereitung

Der Patient sollte nüchtern zur Untersuchung erscheinen. Initial erfolgt eine ca. 15-minütige Ruhephase in liegender Position, währenddessen das EKG sowie die Blutdruckmessung angebracht werden. Die Blutdruckmessung kann dabei minütlich mittels oszillatorischer Messung, invasiv mittels intraarteriellem Katheter oder nicht-invasiv mittels Finapres-Technik abgeleitet werden. Zur Sicherung wird der Patient mit Gurten am Kipptisch fixiert. Ein erfahrener Untersucher muss während der Untersuchung anwesend sein. Ein Arzt sowie entsprechendes Notfallequipment sollte zeitnah erreichbar sein (Löllgen 2005).

■ Untersuchungsablauf

Nach entsprechender Ruhephase wird der Patient mit dem motorbetriebenen Kipptisch in eine etwa 70° aufrechte Position (Kopf hoch, Beine tief) gekippt. Diese Position wird für mindestens 30 Minuten beibehalten. Ein fortlaufendes Blutdruck- und Herzfrequenz-Monitoring wird registriert. Abschließend erfolgt ein Valsalva-Manöver oder ein pharmakologischer Provokationstest, z. B. mit Isoprenalin. Beendet wird die Untersuchung bei Auftreten einer Synkope.

■ Allgemeine Symptome bei Auftreten einer Synkope
- Benommenheit und Schwindel
- Denkstörungen
- Doppelbilder und verschwommenes Sehen
- Übelkeit
- Palpitationen
- Schweißausbrüche
- Synkope
- Krampfanfall

■ Komplikationen

Da das Auslösen einer Synkope das Ziel der Untersuchung ist, sind Komplikationen als relativ anzusehen. Die klinischen Symptome der Asystolien oder Bradykardie sind zumeist reversibel, wenn die Patienten wieder in eine flache bzw. Kopf-tief-Lagerung gebracht werden. Verletzungen durch Sturz vom Kipptisch können vermieden werden, indem die Patienten gut mit den Gurten fixiert werden, die Füße vollständig auf der Fußplatte aufliegen und der Tisch bis maximal 70° gekippt wird (■ Abb. 2.6).

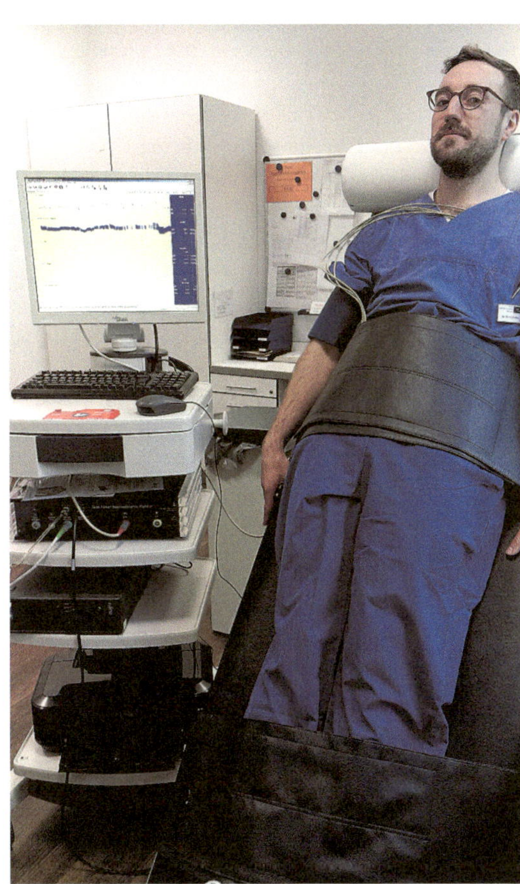

■ Abb. 2.6 Kipptischuntersuchung

■ **Pflegerische Nachsorge nach Kipptischuntersuchung**

Da Patienten nach einer Kipptischuntersuchung, insbesondere wenn eine Synkope auslösbar war, häufig unter Schwindel, Übelkeit und Unwohlsein klagen, ist es zu empfehlen, auch nach der Untersuchung nochmals Blutdruck und Puls zu messen. Eine engmaschige Betreuung durch eine Pflegekraft im Anschluss sorgt zudem für ein Gefühl von Sicherheit beim Patienten.

2.2   Kardiale Bildgebung

2.2.1   Echokardiografie

Als Echokardiografie wird der Ultraschall des Herzens bezeichnet, sie ist ein wesentlicher Baustein der kardialen Diagnostik. Dabei lässt sich der Ultraschall über die Vorderseite des Brustkorbs (transthorakales Echo/TTE) oder von innen über einen in der Speiseröhre vorgebrachten Schallkopf (transösophageales Echo/TEE) durchführen. Neben der Beurteilung der kardialen Pumpfunktion ermöglicht die Echokardiografie auch die Beurteilung regionaler Wandbewegungsstörungen sowie kardialer Vitien.

Bei der Echokardiografie sendet ein Schallkopf Schallwellen aus. Das Herzgewebe und der Blutfluss im Herzen verändern diese und reflektieren sie auf unterschiedliche Art. Die reflektierten Schallwellen werden vom Ultraschallkopf wieder empfangen, in einem Verstärker bearbeitet und auf dem Bildschirm dargestellt. Verschiedene Ultraschallmethoden ermöglichen eine gezielte Diagnostik von Bewegungsabläufen oder Blutflüssen (Mewis et al. 2006).

■ **M-Mode**

Beim M-Mode handelt es sich um eine eindimensionale Ultraschalldarstellung, bei der die reflektierten Echoimpulse eines einzelnen aus dem 2D-Bild ausgewählten Strahls in ihrer zeitlichen Abhängigkeit dargestellt werden. Dieses mit einer hohen axialen und zeitlichen Auflösung registrierende Verfahren ist vor allem für die zeitabhängige Darstellung von beweglichen Herzstrukturen (Wandbewegungen, Herzklappen) geeignet ist. Die gleichzeitige Aufzeichnung des EKG-Signals ermöglicht

die Bestimmung der vom Herzzyklus abhängigen Vorhof- und Ventrikelparameter (z. B. endsystolische oder enddiastolische Füllung). Auch die Darstellung von vermuteten Wandbewegungsstörungen, wie Hypo-, Dys- oder Akinesie, wird durch die M-Mode-Darstellung möglich.

■ **B-Mode**

Die 2D-Echokardiografie ist eine zweidimensionale Schnittbilddarstellung mit einem Sektorschallkopf. Aufgrund der Bewegung des Herzens erfordert die Echokardiografie verglichen z. B. mit einer Abdomensonografie eine höhere Bildfrequenz. Durch die Darstellung mit mindestens 25 Bildern pro Sekunde gelingt die Darstellung der Herzhöhlen in Echtzeit (real-time-mode). Durch unterschiedliche Positionierung des Schallkopfs auf dem Thorax kann das Herz in verschiedenen Ebenen dargestellt werden. Jede einzelne Ebene ergibt, je nach Fragestellung, einen detaillierten Einblick in Morphologie und Funktion des Herzens (◨ Abb. 2.7).

Durch die echokardiografische Diagnostik erhält der Arzt Aufschluss über:

— Struktur von Herzwänden und -klappen sowie deren Bewegungsabläufe (regionale Wandbewegungsstörungen)
— Wanddicke von Herzvorhöfen und -kammern
— Größe und Volumen der Kavitäten des gesamten Herzens
— Auswurfleistung des Herzens (Ejektionsfraktion = EF)

Folgende Erkrankungen lassen sich diagnostizieren bzw. in ihrem Verlauf beobachten (Verlaufskontrolle):
— Herzklappenerkrankungen
— Blutgerinnsel in einem der Herzbinnenräume (Herzthromben)
— Beurteilung der Funktion künstlicher Herzklappen
— Herzmuskelerkrankungen (Kardiomyopathien)
— Aneurysma der Hauptschlagader (Aorta) oder der Herzwand
— Perikarderguss: Flüssigkeitsansammlung (Erguss) im Herzbeutel, der das Herz umschließt

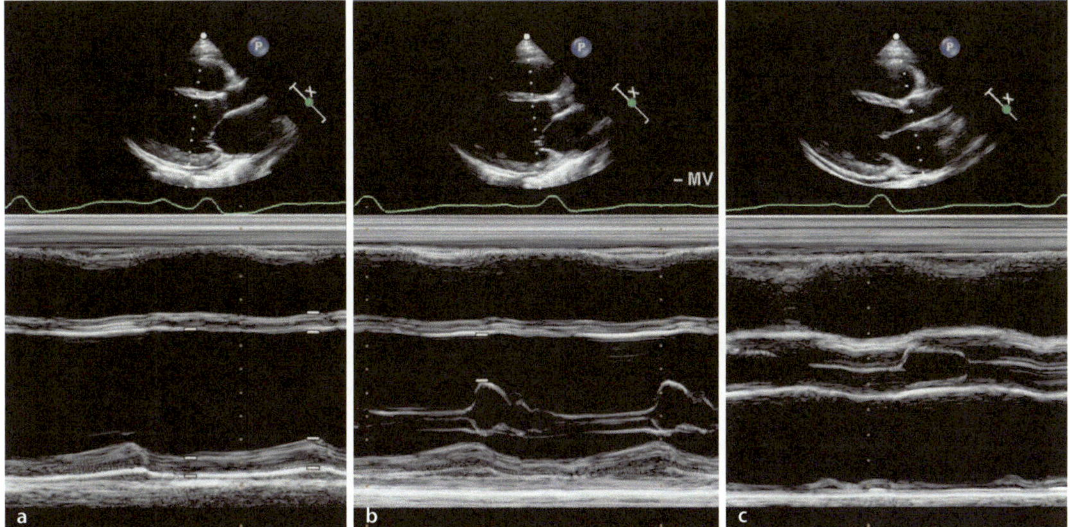

Abb. 2.7 M-Mode-Echokardiografie in verschiedenen Ebenen. **a)** linker Ventrikel. **b)** Mitralklappe. **c)** Aortenklappe

Doppler-Echokardiografie

Die Doppler-Echokardiografie macht sich den sogenannten Doppler-Effekt zunutze, in dem durch Bewegung des Empfängers in Bezug zur Schallquelle eine Frequenzverschiebung der Schallwellen nachweisbar ist. Vergleichbar ist dies etwa mit der hörbaren Änderung des Martinshornsignals bei einem vorbeifahrenden Rettungswagen. Ein derartiger Frequenzshift kann in der Echokardiografie gemessen werden, wenn der Ultraschallstrahl an sich bewegenden Strukturen reflektiert wird. Dabei werden aber nur Ultraschallwellen detektiert, die parallel zum Schallstrahl liegen.

Beim **continous-wave-Doppler(cw-Doppler)** (Abb. 2.8) erfolgt ein kontinuierliches Aussenden und Empfangen von Ultraschallwellen mit 2 Kristallen innerhalb des Schallkopfes, aus deren Frequenzshift die Blutflussgeschwindigkeit bestimmt wird. Der Vorteil besteht in der Darstellbarkeit auch hoher Blutflüsse (z. B. über einer Aortenklappenstenose), wobei keine genaue Tiefenzuordnung der Flussgeschwindigkeit möglich ist (Abb. 2.9). Ist etwa die Anlotung des Schallstrahls sowohl im Flussbereich des linksventrikulären Ausflusstraktes oder der Aortenklappe als auch im Refluxstrahl einer Trikuspidalklappeninsuffizienz, kann es zu Fehlbestimmung der Strömungsgeschwindigkeit kommen. Der **pulsed-wave-Doppler (pw-Doppler)** ermöglicht über das pulsatile Aussenden und Empfangen eines Ultraschallkristalls durch Festlegung eines sogenannten Messvolumens mittels einer auf dem Schallstrahl verschieblichen »Messbox« die tiefengenaue Bestimmung der Flussgeschwindigkeiten (Abb. 2.10). Jedoch können hier nur Flussgeschwindigkeiten bis 1,5 m/s bestimmt werden. Der **farbkodierte pw-Doppler (color-mode)** ist eine Sonderform des pw-Dopplers, bei dem der Doppler-Shift simultan in viele kleine Samplevolumen mittels Farbkodierung dargestellt wird (Abb. 2.11). Die Überlagerung des farbkodierten Bildes über ein 2D-Bild ermöglicht die genaue anatomische Zuordnung der gemessenen Blutflüsse. Blutflüsse vom Schallkopf weg werden blau, auf den Schallkopf zu gerichtet rot kodiert. Turbulente Flüsse werden grün/gelb dargestellt.

Die Parameter, welche anhand der unterschiedlichen Doppler-Verfahren erzeugt werden, können u. a.:

- Herzklappenfehler und deren Schweregrad nachweisen,
- angeborene oder durch pathologische Prozesse entstandene Herzfehler und deren Schweregrad nachweisen oder
- nichtinvasive hämodynamische Messungen ermöglichen.

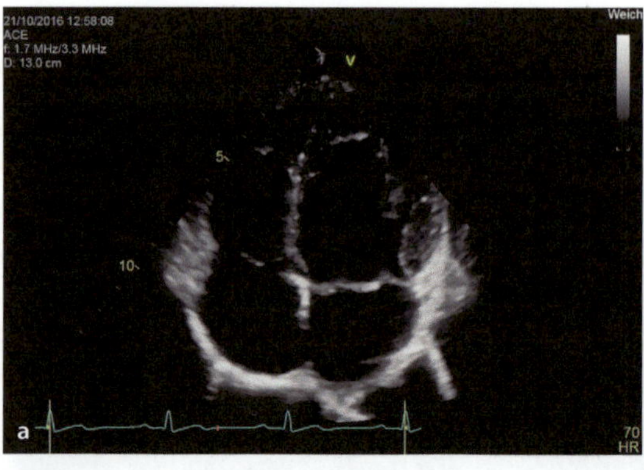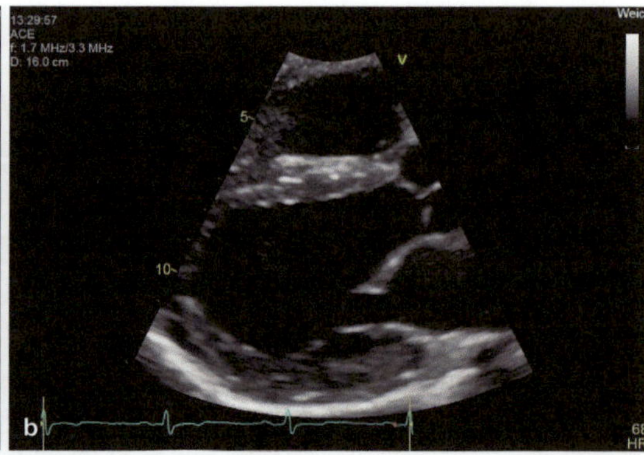

◘ Abb. 2.8 Doppler-Echokardiografie. **a)** Vierkammerblick. **b)** parasternal lange Achse

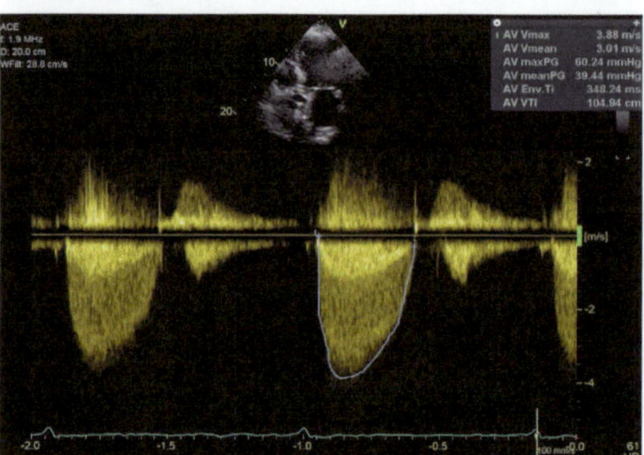

◘ Abb. 2.9 cw-Doppler über einer Aortenklappenstenose

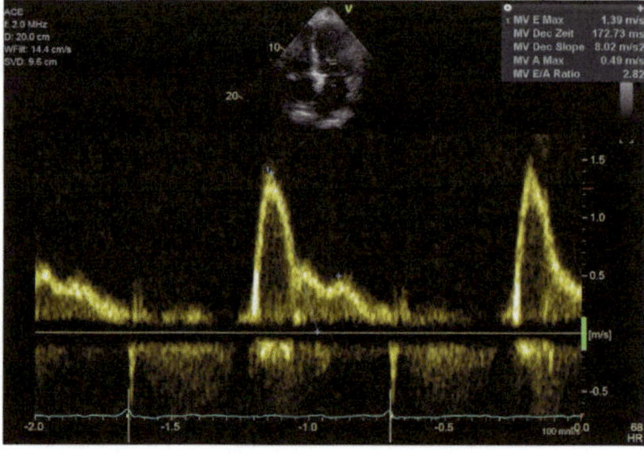

◘ Abb. 2.10 pw-Doppler der Aortenklappe

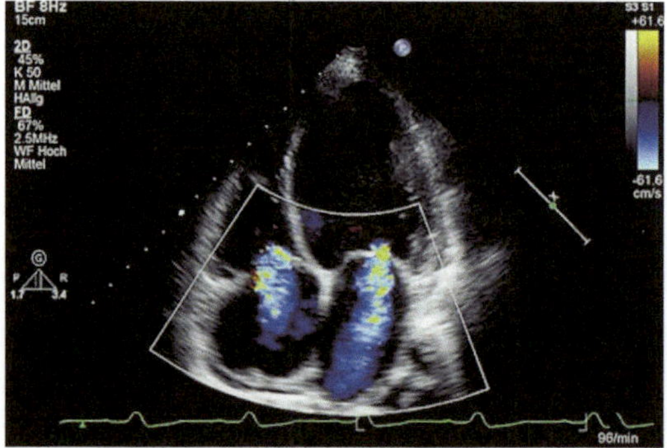

◘ Abb. 2.11 Farbdoppler Mitralklappen- und Trikuspidalklappeninsuffizienz

Darunter fallen unter anderem die Bestimmung des Schlagvolumens, des Herzzeitvolumens, der diastolischen Herzfunktion sowie von Shuntvolumina. Ebenso können Klappenöffnungsflächen bestimmt werden und Druckwerte, z. B. in den Pulmonalarterien, abgeschätzt werden.

■ **Echokontrastmittel**

Die Ergänzung der Echokardiografie mit einem Ultraschallkontrastmittel (sog. Kontrastverstärkter Ultraschall (CEUS)) ermöglicht bei vielen Fragestellungen in der Kardiologie die Erweiterung der diagnostischen Möglichkeiten. Das Ultraschallkontrastmittel ist gut verträglich und kann auch anders als bei Röntgenkontrastmittel bei eingeschränkter Nierenfunktion eingesetzt werden. Da Flüssigkeiten den Ultraschall nur gering reflektieren und deshalb im Ultraschallbild dunkel (echoarm bzw. echofrei) zur Darstellung kommen, werden winzige Kontrastmittelbläschen (= microbubbles) nach intravenöser Gabe benutzt, um Blutflüsse und teilweise sogar die Perfusion des Herzmuskels sichtbar zu machen. Die Ultraschallkontrastmittel entwickeln ihre speziellen

Eigenschaften durch ein sehr inertes (unschädliches) Gas, das sich in den Bläschen befindet. Die Hülle dieser Gasbläschen besteht je nach verwendetem Echokontrastmittel aus bestimmten Zucker- oder Fettverbindungen. Die Gasbläschen lösen sich nach wenigen Minuten auf und das enthaltene Gas wird über die Lunge wieder abgeatmet. Je nach Größe der microbubbles ist eine Passage durch die feinsten Kapillaren in der Lunge mit nachfolgender Darstellung im linken Herzen sowie der arteriellen Strombahn möglich. Modernste Ultraschalltechnologie macht die etwa 1 Mikrometer großen Kontrastmittelbläschen sichtbar. So entsteht ein Bild, das die Verteilung der Bläschen im Blut, vor allem in der Herzkammer aber auch im Herzmuskel zeigt. Dadurch kann die Sichtbarkeit der Herzkammern und -wände verbessert werden. Zusätzliche technisch aufwändige oder nicht verfügbare Untersuchungen (Herz-CT, Herz-MRT) können häufig vermieden werden, da die Abgrenzung der Herzinnenwände soweit verbessert werden kann, dass die Bildqualität mit einem MRT des Herzens vergleichbar ist.

Indikationen für eine Echokontrastmitteluntersuchung:

- Shuntvitien (ASD, PFO, VSD): Übertritt des Echokontrastmittels vom rechten zum linken Herzen als positiver Echokontrast bei Rechts-Links-Shunt oder Verdrängung des Kontrastmittels in der rechten Herzhälfte als negativer Echokontrast bei Links-Rechts-Shunt
- Klappenvitien mit Signalverstärkung durch Echokontrast zur verbesserten Quantifizierung
- Komplexe angeborene Herzvitien
- LV-Funktion: Verbesserte Endokarderkennung insbesondere bei adipösen Patienten
- Myokardperfusion: Darstellung der Perfusion des Myokards zur Evaluierung von Narben oder hypoperfundierten Arealen bei Koronarstenosen
- Intrakavitäre Raumforderungen: Darstellung von Thromben und Abgrenzung von z. B. perfundierten Raumforderungen (Myxom)

2.2.2 Stressechokardiografie

Die Stressechokardiografie kombiniert zwei kardiologische diagnostische Verfahren miteinander.

Während einer Belastungsuntersuchung, die entweder über eine Fahrradergometrie oder medikamentös z. B. mit einer Dobutamin-oder Dipyridamol-Infusion gesteuert wird, erfolgt gleichzeitig eine transthorakale Echokardiografie. Neben der simultanen EKG- und Blutdruckaufzeichnung erfolgt die Darstellung des Myokards in standardisierten Ebenen. Ziel ist die Evaluation von belastungsinduzierten Myokardischämien zum Nachweis hämodynamisch relevanter Stenosen der Koronarien. Diese zeigen sich im Verlauf der zunehmenden Belastung durch regionale Wandbewegungsstörungen. Die Sensitivität zur Detektion relevanter Koronarstenosen ist deutlich höher als bei einer alleinigen Fahrradergometrie. Es erforderte jedoch vom Untersucher sichere Kenntnisse in der Beurteilung regionaler Wandbewegungsstörungen sowie eine adäquate Bildqualität. Zur Besserung der Endokarddarstellung kann die Gabe von Echokontrastmitteln erfolgen (Mewis et al. 2006).

Stressechokardiografie mit Fahrradergometrie

- **Indikationen**
- Nachweis relevanter Koronarstenosen
- Belastungs-EKG mit unzureichender Aussagekraft durch Unvermögen des Patienten, die geforderte Belastungsstufe zu erreichen. Dabei können die verfrühten Abbruchgründe vielfältig sein. Bei Knie-oder Hüftschmerzen im Rahmen einer Coxarthrose können die Patienten schmerzbedingt die Untersuchung abbrechen oder die bereits eingesetzte muskuläre Erschöpfung stellt einen limitieren Faktor dar
- Belastungs-EKG, das nicht sicher interpretiert werden kann, wird durch die zusätzliche Darstellung der regionalen Wandbewegungen sensitiver
- Hämodynamische Relevanz koronarangiografisch mittelgradiger Stenosen
- Beurteilung der Hämodynamik unter Belastung bei Klappenvitien, dilatativer Kardiomyopathie (DCM) oder nach Herztransplantationen
- Kontraktile Reserve des linken Ventrikels als wichtiger prognostischer Parameter z. B. vor einer geplanten Aortenklappenoperation

■ Kontraindikationen

Durch Induktion einer Belastung mit Erhöhung des myokardialen Sauerstoffverbrauchs sollte die Stressechokardiografie in folgenden Fällen nicht bzw. nur bei zwingender Indikation und entsprechender Risikoaufklärung des Patienten erfolgen:

- Akutes Koronarsyndrom (instabile Angina pectoris, STEMI, NSTEMI)
- Bedrohliche Herzrhythmusstörungen
- Hypertrophe obstruktive Kardiomyopathie (HOCM)
- Hochgradige Aortenklappenstenose
- Schwere arterielle Hypertonie

■ Abbruchkriterien

- Erreichen der Maximaldosis des zur Belastungsinduktion eingesetzten Medikamentes
- Erreichen der berechneten Maximalfrequenz
- Schwere Angina-pectoris-Beschwerden
- Pathologisches EKG
- Komplexe Herzrhythmusstörungen
- Ausgeprägter Blutdruckabfall oder hypertensive Entgleisung
- Patientenwunsch

■ Komplikationen

- Maligne Herzrhythmusstörungen
- Medikamentenunverträglichkeit
- Lungenödem
- Myokardinfarkt
- Reanimationspflichtigkeit
- Tod

■ Nachsorge auf Station

Neben der Überwachung der Vitalparameter für weitere 30 Minuten nach Beendigung der Untersuchung sollte der Patient nach seinem Befinden befragt werden und es sollte ggf. bei unklaren Beschwerden eine erneute ärztliche Vorstellung erfolgen. Der venöse Zugang sollte noch mindestens 2 Stunden nach der Untersuchung belassen werden, dann jedoch zügig – sollte keine weitere Indikation bestehen – entfernt werden, um das Risiko einer Infektion zu minimieren.

Pharmakologische Stressechokardiografie

Im Unterschied zur Ergometrie-induzierten Belastung während der Stressechokardiografie erfolgt die zunehmende Stimulation des Herzens und damit die Erhöhung des myokardialen Sauerstoffverbrauchs durch pharmakologische Substanzen wie Dobutamin oder Dipyridamol. Vor allem bei Patienten, die aufgrund ihrer körperlichen Verfassung nicht in der Lage sind, die errechnete Maximalfrequenz durch eigene muskuläre Betätigung zu erreichen, ist die pharmakologische Stresssimulation sinnvoll.

■ Untersuchungsvorbereitung im Echokardiografieraum

- Notfallmedikamente und funktionstüchtigen Defibrillator bereithalten
- Ruhe-Echokardiografiebefund, der nicht älter als 3 Monate sein sollte, insbesondere mit dem Hintergrund einer adäquaten Bildqualität (schlechte Bildqualität in Ruhe = schlechte Bildqualität unter Belastung)
- Aktuelle Laborwerte (abhängig vom Hausstandard)
- Echokardiografiegerät mit Möglichkeit der Bild/Loop-Speicherung
- 12-Kanal-EKG zur Überwachung
- Oberarm-Blutdruckmessgerät
- Medikamente: Dobutamin oder Dipyridamol, ggf. Atropin
- Echokontrastmittel

■ Patientenvorbereitung

- Unterschriebener Aufklärungsbogen nach persönlicher Aufklärung durch den Arzt mit Dokumentation von Indikation und Risiken der Untersuchungen
- Nahrungs- und Flüssigkeitskarenz seit mindestens 2 Stunden
- Anlage eines peripheren Venenzuganges, bevorzugt am rechten Arm
- Pausieren einer vorbestehenden Betablockermedikation am Untersuchungstag bei Dobutamin-Stressechokardiografie

- **Durchführung der pharmakologischen Stressechokardiografie**

Der Patient wird an das 12-Kanal-EKG angeschlossen und die Blutdruckmanschette am Oberarm angelegt. Der einliegende venöse Zugang sollte mit einem Testbolus, z. B. 5 ml NaCl 0,9 %, auf Durchgängigkeit und sichere Lage geprüft werden. Im Anschluss wird der Patient in Linksseitenlage gebracht und in Ruhe werden die notwenigen Schallebenen auf adäquate Bildqualität überprüft. Abhängig vom eingesetzten Pharmakon und Protokoll erfolgt eine stufenweise Erhöhung der Belastung. Wird die errechnete Maximalfrequenz trotz maximaler Dosierung des Pharmakons nicht erreicht, kann zusätzliche die Gabe von 0,5–1 mg Atropin erfolgen.

Während der Untersuchung erfolgen kontinuierlich die Ableitung des EKG, des Blutdrucks sowie die Dokumentation der verschiedenen Schallebenen. Im Rahmen der Befunderstellung wird eine simultane Gegenüberstellung der vorhandenen Schallebenen in Ruhe bzw. unter Belastung durchgeführt, um die regionalen Wandbewegungsveränderungen zu bewerten.

- **Durchführung der dynamischen Stressechokardiografie**

Die dynamische Stressechokardiografie findet in halbsitzender oder liegender Position auf einer speziellen Untersuchungsliege statt. Diese Form eignet sich am besten, um die physiologische Reaktion auf Belastungen zu evaluieren. Die gleichzeitige Steigerung von Blutdruck, Herzfrequenz und myokardialer Kontraktilität führt zur Erhöhung des myokardialen Sauerstoffverbrauchs.

- **Vorbereitung des Echokardiografieraums**
  - Notfallmedikamente und funktionstüchtigen Defibrillator bereithalten
  - Spezielle Untersuchungsliege/Fahrradergometer
  - Ruhe-Echokardiografiebefund, der nicht älter als 3 Monate sein sollte, insbesondere mit dem Hintergrund einer adäquaten Bildqualität (schlechte Bildqualität in Ruhe = schlechte Bildqualität unter Belastung)
  - Aktuelle Laborwerte (abhängig vom Hausstandard)

- Echokardiografiegerät mit Möglichkeit der Bild/Loop-Speicherung
- 12-Kanal-EKG zur Überwachung
- Oberarm-Blutdruckmessgerät
- Echokontrastmittel

- **Patientenvorbereitung**
  - Unterschriebener Aufklärungsbogen nach persönlicher Aufklärung durch den Arzt mit Dokumentation von Indikation und Risiken der Untersuchungen
  - Nahrungs- und Flüssigkeitskarenz seit mindestens 2 Stunden
  - Anlage eines peripheren Venenzuganges, bevorzugt am rechten Arm

- **Durchführung der dynamischen Stressechokardiogaphie**

Nachdem sich der Patient auf der speziellen Untersuchungsliege befindet, werden die EKG-Ableitungen sowie die Oberarmmanschette zur Blutdruckmessung angebracht und der Patient in Linksseitenlage positioniert. Die Standardschallebenen werden in Ruhe dargestellt und das Belastungsprotokoll gestartet. Alle 2 Minuten erfolgt eine Erhöhung der Belastungsstufe um 25 Watt, bis die Ausbelastungskriterien erreicht sind. Während der Untersuchung erfolgen kontinuierlich die Ableitungen des EKG, des Blutdrucks sowie die Dokumentation der verschiedenen Schallebenen. Im Rahmen der Befunderstellung erfolgt die simultane Gegenüberstellung der vorhandenen Schallebenen in Ruhe bzw. unter Belastung, um die regionalen Wandbewegungsveränderungen zu bewerten.

2.2.3 Transösophageale Echokardiografie (TEE)

Die im Allgemeinen auch als »Schluckecho« bezeichnete transösophageale Echokardiografie (TEE) ist ein semi-invasives Verfahren, das sich die günstige anatomische Lage des Ösophagus zum Herzen und herznahen Strukturen zunutze macht. Die Ultraschallbilder werden nicht von außen durch die Brustwand, sondern von innen mittels flexibler steuerbarer Ultraschallsonde generiert. Dabei gelingt es, durch die räumliche Nähe und die Elimination von störenden Strukturen, wie Haut, Fettgewebe, Muskulatur und Lunge, qualitativ bessere Echobilder aufzuzeichnen. Manche Strukturen (z. B. LAA) sind nur mittels TEE darstellbar, sodass diese Untersuchung auch eine erweiterte Diagnostik ermöglicht.

Dabei ergänzen sich die transthorakale und transösophageale Echokardiografie in ihrer diagnostischen Qualität abhängig von der zu untersuchenden Struktur (Mewis et al. 2006).

■ Indikationen
- Evaluierung bei Verdacht auf akute Pathologie der Aorta, Dissektion/Transsektion
- Evaluation der Herzklappenfunktion inklusive Bestimmung der Regurgitationsmechanismen zur Beurteilung der Rekonstruktionsmöglichkeiten einer Klappe
- Diagnostik einer Endokarditis
- Persistierendes Fieber bei Patienten mit intrakardialen Devices
- Evaluierung bei Patienten mit Vorhofflimmern/-flattern zur klinischen Entscheidung bezüglich Antikoagulation und/oder Kardioversion und/oder radiofrequente Ablation
- Intensivpatienten mit unklarer Ätiologie einer hämodynamischen Instabilität, bei Verdacht auf Klappenfehlfunktion oder thromboembolischen Komplikationen
- Unzureichende Bildqualität im transthorakalen Echo
- Assistenz während interventioneller Eingriffe (ASD-Verschluss, LAA-Okkluder, Mitraclip, TAVI)

■ Kontraindikationen
- Erkrankungen des Ösophagus, z. B. Ösophagitis, Ösophagusstenose, Ösophagusvarizen, Divertikel; in diesem Fall ist die endoskopische Darstellung des Ösophagus im Vorfeld hilfreich, um das Risiko von Komplikationen zu vermindern
- Instabilität oder massive Fehlstellung der Halswirbelsäule

■ Komplikationen
Folgende Komplikationen sind im Rahmen der TEE beschrieben und sollten beachtet werden:

- Schluckbeschwerden und Schmerzen im laryngopharyngealen Bereich
- Verletzungen des Rachens, der Schleimhäute sowie des Ösophagus insbesondere mit verstärkter Blutungsneigung bei antikoagulierten Patienten
- Gebissschäden
- Übelkeit und Würgereiz
- Erbrechen mit Aspirationsgefahr
- Ösophagusperforation
- Fehlplatzierung der Ultraschallsonde innerhalb der Trachea mit Risiko eines Bronchospasmus, Beeinträchtigung der Atmung bis zur Hypoxie
- Maligne Herzrhythmusstörungen
- Begleitendes Risiko durch die Sedierung

■ Vorbereitungen der TEE-Untersuchung
- Echokardiografiegerät mit TEE-Sonde
- TEE-Sonde vor Gebrauch auf Schäden kontrollieren, Kontrolle des Reinigungs-Aufbereitungsprotokolls
- Gebissschutz/Beißring
- Schleimhautanästhetikum (Xylocain-Gel oder Spray)
- Monitoring mittels EKG, Blutdruckmessung und Pulsoxymetrie
- Sauerstoffanschluss
- Sedativa
- Aufgrund der vitalbedrohlichen Komplikationen, wie z. B. maligne Herzrhythmusstörungen oder Hypoxie, ist das Vorhalten einer vollständigen und funktionstüchtigen Reanimationsausrüstung notwendig

■ Vorbereitung des Patienten auf Station
- Unterschriebener Aufklärungsbogen nach persönlicher Aufklärung durch den Arzt mit Dokumentation von Indikation und Risiken der Untersuchungen
- Vollständige Patientenakte muss zur Untersuchung mitgegeben bzw. mitgenommen werden
- Laborwerte müssen vorliegen, besonders Gerinnungswerte
- Aktuelles EKG und Echo
- Abklärung von Allergien, besonders bei Kontrastmittel

- Patient sollte mindesten 4 Stunden vorher nüchtern bleiben
- Nikotinkarenz
- Diabetiker-Patienten sollten möglichst früh zur Untersuchung drangenommen werden, deshalb Terminabsprachen treffen und beachten
- Patienten sollten mit einem i.v.-Zugang ausgestattet sein, möglichst rechter Arm aufgrund der Lagerung des Patienten bei der Untersuchung
- Medikamente nur nach ärztlicher Anweisung einnehmen lassen
- Patienten nochmals auffordern, den Darm und die Blase zu entleeren
- Gegenstände, wie z. B. Zahnersatz, Schmuck und Brille, ablegen
- Hörgerät belassen, da Patienten während der Untersuchung ansprechbar ist und Aufforderungen Folge leisten muss
- Ggf. angeordnete Prämedikation verabreichen, Patienten mit Herzklappenerkrankungen oder künstlicher Herzklappe erhalten ggf. vorsorglich ein Antibiotikum, um evtl. Entzündungen zu vermeiden
- Patienten bekommen ein OP-Hemd an, damit der Untersucher freien Zugang zum Oberkörper hat (es wird ein EKG bei der Untersuchung angelegt)
- Patienten beruhigen und zur Untersuchung begleiten, vorwiegend im Bett, Übergabe an das dortige Pflegepersonal machen

Patientenvorbereitung im TEE-Raum
- Anlage des Monitorings (EKG, Blutdruckmessung, Pulsoxymetrie)
- Dem Patienten die Sauerstoffbrille anlegen
- Zahnprothesen entfernen, Zahnstatus dokumentieren (lockere Zähne o. Ä.)
- Rachenanästhesie etwa 2 Minuten vor Beginn der Untersuchung
- Gebissschutz anbringen
- Patient in Linksseitenlage bringen
- Sedativum verabreichen

Durchführung der TEE

Nach entsprechender Vorbereitung des Patienten wird die Ultraschallsonde unter Anteflexion vorsichtig durch den Gebissschutz über die Kurvatur des weichen Gaumens bis in den Hypopharynx vorgeschoben. Zur Passage des oberen Ösophagussphinkters wird die Sonde wieder leicht retroflektiert und an der Rachenhinterwand entlang in den Ösophagus geschoben. Dabei sollte auf akzidentelles Knicken oder Verdrehen der Sonde geachtet werden und keine übermäßige Kraft angewandt werden. Sollte ein Widerstand verspürt werden, muss die Sonde vorsichtig unter Drehung des Sondenkopfes in die richtige Position gebracht werden. Insbesondere bei mittels Endotrachealtubus beatmeten Patienten kann das Manövrieren im Hypopharynx erschwert sein. Eine einliegende Magensonde sollte, falls keine Kontraindikation besteht, im Vorfeld entfernt werden. Unter Vorschub des Endoskops wird die Schallsonde bis in den Magen vorgebracht. Im weiteren Verlauf werden durch den Untersucher je nach Indikationsstellung bestimmt Schallebenen von gastral beginnend im distalen, mittleren und proximalen Ösophagus dargestellt und die erforderlichen Messungen durchgeführt.

Bei speziellen Fragestellungen erfolgen neben der Standarduntersuchung ergänzende Verfahren, wie etwa die Kontrastmittelechokardiografie zur Evaluierung von intrakardialen Shunts, eines offenen PFO oder eine dreidimensionale Darstellung speziell zur Evaluierung von Pathologien der Herzklappen. Einige interventionelle Klappeneingriffe sind auf die adäquate Durchführung einer transösophagealen Echokardiografie angewiesen, um entweder vor der Intervention z. B. die Größe einer zu implantierenden Herzklappe oder eines Vorhofohrverschlusses zu bestimmen oder wie z. B. im Rahmen einer Mitra-Clip-Intervention die sichere und effektive Positionierung der Mitral-Clips zu überwachen.

Nachsorge des Patienten
- Patienten aus der Abteilung abholen, ggf. Bettruhe beachten
- Patienten können sich noch müde und schwindlig fühlen, da sie für die Untersuchung ein Beruhigungsmedikament bekommen
- Sicherheit des Patienten gewährleisten
- Zwei Stunden noch nüchtern bleiben lassen → Aspirationsgefahr durch das Lokalanästhetikum
- Stimme etwas schonen
- Nach der Untersuchung können Hämoptysen auftreten

- Auf Schluckbeschwerden, Übelkeit und Erbrechen, Hustenreiz achten
- Auf Gebissschäden achten
- Kreislaufüberwachung, Temperaturkontrolle
- Auf Schmerzen in der Brust oder im Bauchbereich achten
- Dokumentation aller Maßnahmen und Überwachungsergebnisse
- Ggf. Information an den zuständigen Arzt

2.2.4 Kardio-MRT

■ Ruhe-MRT

Unter den Oberbegriff Kardio-MRT oder auch kardiale Magnetresonanzdiagnostik gehören alle kernspintomografischen Verfahren, die zur Darstellung des Herzens sowie der großen herznahen Gefäße verwendet werden. Die MRT, in den 1980er Jahren entwickelt, hat sich zu einem nichtinvasiven Verfahren mit breiter diagnostischer Indikation etabliert. Entwickelt wurde sie vor allem von Paul C. Lauterbur und Peter Mansfield, die dafür 2003 den Nobelpreis für Medizin und Physiologie erhielten.

Das Grundproblem der langen teils minutenlangen Aufnahmezeiten in Kombination mit den schnellen Bewegungen des schlagenden Herzens wurde durch eine Verbesserung der Gerätetechnologie gelöst, sodass mit den heutzutage benutzen MRT-Scannern Bilder und Videosequenzen des Herzens und der herznahen Gefäße entstehen, die eine hohe örtliche und zeitliche Auflösung ermöglichen. Das Prinzip der Bilderzeugung der MRT beruht auf der Einsendung von Magnetfeldimpulsen in einen in die MRT-Röhre eingebrachten Körper. Durch die Impulse werden bestimmte Atome (vor allem Wasserstoffatome) angeregt und zur Emission von Echosignalen gebracht. Diese werden detektiert und in einem leistungsfähigen Computer zu Schnittbildern verarbeitet. Die Echosignalintensität hängt unter anderem von der Protonendichte sowie deren Einbindung in molekulare Strukturen ab. Schnittbilder können in jeder beliebigen Richtung erzeugt werden. Um ein Schnittbild des schlagenden Herzens zu generieren, wird während der Untersuchung ein EKG-Signal abgeleitet. Im Computer werden anhand des EKGs einzelne Bildfragmente zu einem vollständigen Bild zusammenge-

setzt. Um zusätzliche Bewegungsartefakte anderer Brustorgane zu vermeiden, muss der Patient während des Scanvorganges mehrfach für 10–15 Sekunden die Luft anhalten. Patienten mit Ruhedyspnoe also nie ins MRT legen!

Strukturen wie der knöcherne Brustkorb stellen im Gegensatz zur Echokardiografie kein Hindernis dar. Im Gegensatz zu anderen bildgebenden Verfahren in der Radiologie, wie Computertomografie, konventionelles Röntgen oder nuklearmedizinische Untersuchungen, erfolgt keine Belastung des Körpers mit ionisierender Strahlung. Hinweise auf Schädigung des Gewebes durch das starke Magnetfeld finden sich in der aktuellen Literatur nicht.

Eine eventuell notwendige Gabe von Kontrastmittel kann über eine Armvene erfolgen. Dabei gehören die verwendeten Kontrastmittel einer anderen Substanzgruppe an, die im Gegensatz zu den in der Computertomografie oder der Herzkatheteruntersuchung angewandten Kontrastmitteln kein Jod enthalten. Allergische Reaktionen sind extrem selten und eine Schilddrüsenüberfunktion stellt ebenfalls keine Kontraindikation dar. Einzig bei hochgradig reduzierter Nierenfunktion kann die Gabe von MRT-Kontrastmitteln zu schweren Nebenwirkungen führen (Mewis et al. 2006).

■ Indikation des kardialen MRT

- **Anatomische Darstellung und morphologische Diagnostik:**
    - Beurteilung der Herzhöhlen sowie der Herzklappen
    - Angeborene Herzfehler
    - Erkrankungen der großen Gefäße des Brustkorbes
    - Herztumore
    - Kardiale Blutgerinnsel (Thromben)
    - Fibrose bzw. Narbengewebe, z. B. post-Myokardinfarkt
    - Entzündliche Herzmuskelerkrankungen (Peri-/Myokarditis)
    - Fettig-fibröser Umbau bei einer arrhythmogenen rechtsventrikulären Dysplasie
    - Nichtischämische Kardiomyopathien
- **Perfusionsdiagnostik:**
    - Myokardiale Perfusion in Ruhe und Belastung (Adenosin/ Dobutamin)
    - Ischämiediagnostik

==== **Funktionelle Diagnostik**
  – Kardiale Kontraktilität und regionale
    Wandbewegungsstörungen
  – Graduierung von Vitien und intrakardialen
    Shunts (ASD, VSD)
  – Herzklappenfehler

■ **Kontraindikationen**
==== Herzschrittmacher und Defibrillatorsysteme
können durch die Untersuchung beschädigt
werden oder durch Wechselwirkungen mit den
magnetischen Feldern des MRTs zur Schädigung des Patienten führen. Da das Aufbringen
eines Magneten auf einem Schrittmacher oder
ICD bestimmte Einstellungen (z. B. Tachy-
kardiedetektion aus (ICD), VOO-Modus(SM))
bedingt und eine deutliche Erwärmung der
implantierten Elektroden mit thermischer
Schädigung des umliegenden Gewebes einen
Funktionsverlust bedeutet, besteht für diese
Systeme in den meisten Fällen eine Kontraindikation zur MRT-Untersuchung. Einige
Hersteller solcher Implantate haben jedoch
mittlerweile bedingt MRT-taugliche Systeme
entwickelt. Zu beachten ist jedoch, dass ein
Patient mit implantiertem MRT-tauglichen
ICD zwar im MRT untersucht werden kann
(z. B. Schädel, Gelenke, Abdomen), durch die
Artefakte der Sondenelektroden jedoch eine
adäquate Beurteilung kardialer Strukturen
kaum möglich ist.
==== Metallsplitter oder Gefäßclips aus ferro-
magnetischem Material in ungünstiger Lage
(z. B. im Auge oder im Gehirn)
==== Nicht abnehmbare Piercings aus magnetischen
Materialien
==== Temporärer Cava-Filter
==== Cochleaimplantat (unter genauester Befol-
gung der Herstelleranweisungen des Cochlea-
implantats teilweise möglich; so muss z. B. das
Cochleaimplantat im Kopf mit einem zusätzlichen Druckverband fixiert und bestimmte
MRT-Geräte oder Feldstärken verwendet
werden)
==== Implantierte Insulinpumpen (externe Pumpen
müssen zur Untersuchung abgelegt werden)
==== Tätowierung im Untersuchungsgebiet (metall-
haltige Farbpigmente können sich erwärmen

bzw. Hautverbrennungen bis II. Grades hervorrufen)
==== Platzangst (Klaustrophobie) (relative Kontraindikation, Untersuchung in Sedierung oder
Narkose möglich)
==== Auch bei bislang fehlendem Nachweis einer
schädigenden Wirkung wird die Indikation zu
einer Kernspinuntersuchung bei Schwangeren
nur nach strenger Indikation durchgeführt
(relative Kontraindikation)

Da es im Rahmen der ständigen Weiterentwicklung
und der zahlreichen Medizin- Produkte keine pau-
schalen Empfehlungen für die Sicherheit dieser Geräte im MRT gibt, empfiehlt es sich im Zweifelsfall
in den im Internet vorliegenden Gerätelisten nach-
zusehen (http://www.mrisafety.com/).

■ **Patientenvorbereitung und Untersuchungsablauf**
Nach der dokumentierten ärztlichen Aufklärung
des Patienten über Indikation, Untersuchungsablauf und Risiken der MRT-Untersuchung muss der
Patient vor Betreten des Scannerraumes entsprechend vorbereitet werden. Neben den allgemeinen
Empfehlungen wie im Rahmen der Ruhe-MRT-
Untersuchung sollten die Patienten im Rahmen
der Stress-MRT-Untersuchung mit Adenosin oder
Dobutamin darauf hingewiesen werden, dass, um
die Untersuchungsergebnisse nicht zu verfälschen,
folgende Speisen und Getränke etwa 24 Stunden
vorher nicht eingenommen werden sollten: Bananen,
Kaffee, Kakao, Tee, Energy Drinks, Cola oder Scho-
kolade.

Des Weiteren sollten folgende Medikamente/
Wirkstoffe, wenn möglich ebenfalls 24 Stunden
vorher nicht mehr eingenommen werden:
==== Nitrate (z. B. Nitrolinqual, ISDN,
Corvaton o. Ä.)
==== Betablocker (z. B. Metoprolol, Beloc zok,
Bisoprolol, Carvedilol)
==== Medikamente mit dem Wirkstoff Theo-
phyllin (z. B. Euphyllong, Theophyllin,
Bronchoparat)

Da, auch wenn der Scanner nicht arbeitet, ein starkes Magnetfeld besteht, müssen sämtliche metallischen Gegenstände (z. B. Geldbörse, Feuerzeug,

Schmuck, Uhr) abgelegt werden. Magnetstreifen von EC oder Kreditkarten können z. B. durch das Magnetfeld gelöscht und damit unbrauchbar werden. Nachdem die Patienten sich bis auf die Unterwäsche entkleidet haben, erhalten sie für die Untersuchung normalerweise Funktionskleidung entsprechend den lokalen Gegebenheiten. Die medizinisch-technische Fachkraft erfragt nochmals, ob alle metallischen Gegenstände entfernt wurden und begleitet den Patienten in den Scannerraum. Nachdem das Monitoring (EKG, ggf. RR-Armmanschette, SpO$_2$-Messung) angeschlossen und die sogenannte Spule auf dem Brustkorb des Patienten angebracht wurde, wird der Patient auf dem Rücken liegend in den ringförmigen Scanner gefahren. Patienten die unter Platzangst (Klaustrophobie) leiden, erhalten vorher noch ein leichtes Beruhigungsmittel (z. B. Diazepam). Über die angelegten Kopfhörer kann jederzeit aus dem Schaltraum mit dem Patienten kommuniziert werden und entsprechende Anweisungen (z. B. Atemkommandos) erteilt werden. Zusätzlich besteht damit ein wirksamer Gehörschutz, da das Gerät während der Untersuchung durch die Umschaltung der Gradientenspulen unterschiedliche Brumm- und Klopfgeräusche erzeugt, die einen Schalldruckpegel von 90–100 dB ergeben können. Abhängig von der Fragestellung kann eine MRT-Untersuchung 30–60 min dauern.

2.2.5 Stress-MRT

■ **Adenosin-Stress-MRT**

Unter intravenöser Applikation des vasodilatatorisch wirkenden Adenosins wird eine Belastung simuliert, um die Durchblutung des Herzmuskels darzustellen. Eine zusätzliche Gabe von MRT-Kontrastmittel ermöglicht in Kombination mit einer myokardialen Funktionsdiagnostik die Identifizierung von infarktbedingten oder stenosebedingten Durchblutungsstörungen des Myokards. Entzündliche oder fibrosierte Areale können ebenso abgegrenzt werden. Im Rahmen der Stress-Perfusionsuntersuchung wird eine Adenosin-Infusionslösung (140 µg/kg KG/min) i.v. unter Überwachung des Patienten (EKG, RR-Überwachung, Pulsoxymetrie) über einen Zeitraum von 4 Minuten appliziert und dann die Perfusions-Messung nach i.v.-KM-Gabe von 0,025 mmol/kg Körpergewicht MRT-Kontrastmittel (Gadovist®) durchgeführt.

■ **Dobutamin-Stress-MRT**

Unter intravenöser Applikation des Dobutamins kommt es durch Steigerung der Kontraktilität (positive Inotropie) sowie der Herzfrequenz (positive Chronotropie) zur Zunahme des Herzzeitvolumens (HZV), womit sich eine zunehmende körperliche Belastung simulieren lässt. Der Herzmuskel wird auf das Neuauftreten und die Ausprägung von Wandbe-

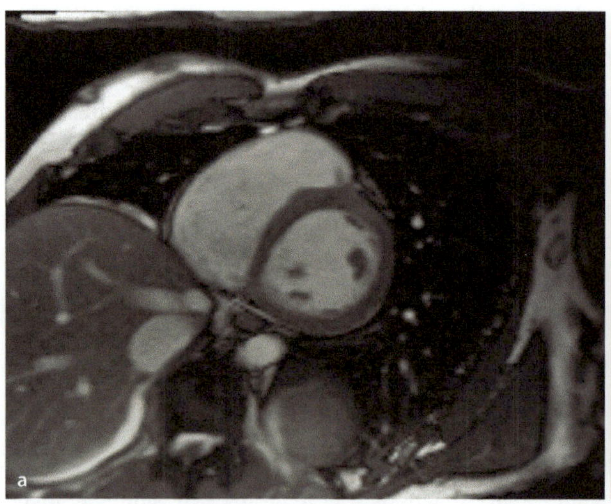
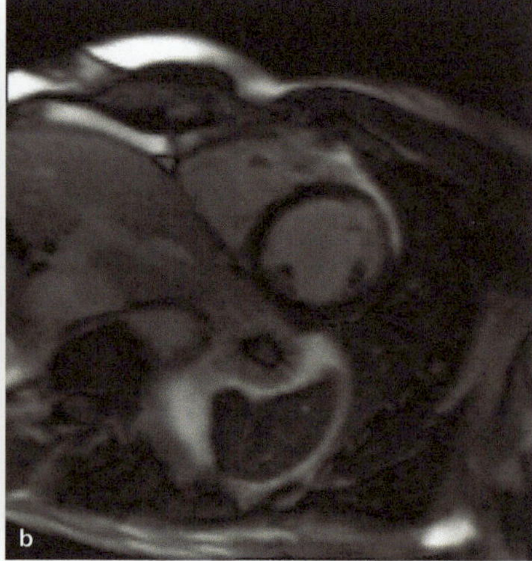

■ **Abb. 2.12** Stress-MRT (Adenosin) mit Nachweis eines Perfusionsdefizits (LV-Vorderwand)

wegungsstörungen untersucht, die hinweisend auf eine hämodynamisch relevante Koronarstenose sind. Zusätzlich wird mit einem MRT-Kontrastmittel (Gadovist®) eine kombinierte Vitalitätsdiagnostik durchgeführt, um infarktbedingte von stenosebedingten Durchblutungsstörungen des Myokards zu unterscheiden. Im Rahmen der Stress-Untersuchung wird eine Dobutamin-Infusionslösung in zwei aufeinanderfolgenden Konzentrationsstufen (1. Stufe low dose 30 µg/kg/min Dobutamin, 2. Stufe high dose 40 µg/kg/min Dobutamin) i.v. unter Überwachung des Patienten (EKG, RR-Überwachung, Pulsoxymetrie) appliziert. MRT-Messungen werden bis zum Erreichen der errechneten Ziel-Herzfrequenz (HF) durchgeführt.

Spezielle Indikationen für das Stress-MRT

- Nachweis belastungsbedingter Störungen der regionalen Myokarddurchblutung (ggf. zusätzlich regionaler Wandbewegungsstörungen) bei Verdacht auf hämodynamisch relevante Koronarstenose im Sinne einer nichtinvasiven KHK-Diagnostik. Zusätzlich ermöglicht die Untersuchung eine Abschätzung der hämodynamischen Relevanz angiografisch detektierter aber primär nicht interventionspflichtiger Gefäßstenosen
- Planung der interventionellen Strategie im Rahmen einer Mehrgefäß-KHK (welche Stenose zuerst?)
- Myokardiale Vitalitätsdiagnostik oder Nachweis einer Transmuralität eines Defekts (z. B. nach Myokardinfarkt) mit der Frage, ob eine Intervention eines stenosierten oder verschlossenen Gefäßes durch eine Rekanalisierung, Stentimplantation oder Bypass-Operation eine Verbesserung der Myokarddurchblutung mit Verbesserung der myokardialen Pumpfunktion ermöglicht
- Bestimmung der kontraktilen Reserve sowie die Anzahl der betroffenen Segmente (Dobutamin-Stress-MRT)

Spezielle Kontraindikationen der Stress-MRT Untersuchungen

- Hypotonie < 80 mmHg systolisch
- Instabile obstruktive Lungenerkrankung (Adenosin-Stress)
- Einnahme von Methylxanthinen (z. B. Theophyllin, Euphylong) innerhalb der letzten 12 Stunden vor Belastung
- Laufende Dipyridamol-Therapie
- Schwere Aortenklappenstenose
- Hauptstammstenose
- Instabile Angina pectoris
- Akuter Myokardinfarkt < 48 Stunden zurückliegend

Patientennachsorge

Nachdem der Patient aus dem Scanner geschoben wurde, werden die Brustspule sowie das angeschlossene Monitoring entfernt und der Patient in den Umkleideraum begleitet. Im Anschluss wird bei stationären Patienten die Station informiert, um den Patienten abzuholen, ambulante Patienten nehmen im Wartebereich Platz. Der einliegende venöse Zugang kann nach etwa 30 Minuten entfernt werden. Essen und Trinken ist ab sofort möglich. Es kann bei der Gabe von Kontrastmitteln immer zu einer lokalen oder systemischen Reaktion kommen. Falls nicht anders angeordnet, sollte der Patient nach der Untersuchung viel trinken (2 Liter), um die Ausscheidung des Kontrastmittels über die Niere zu beschleunigen. Folgende Nebenwirkungen sind insbesondere nach Kontrastmittelgabe und Stress-MRT-Untersuchung zu beachten, zu dokumentieren und ggf. nach ärztlicher Rücksprache zu behandeln.

- Allergische Hautreaktionen, wie z. B. Juckreiz, Quaddelbildung, Lidödeme, Quincke-Ödem oder Urtikaria
- Herz-Kreislauf-Problematiken (Kreislaufsensationen)
- Übelkeit und Erbrechen
- Anaphylaktischer Schock
- Asthma-bronchiale-Anfall
- Monitoring: Schädigung einzelner Organe bedingt durch die Kontrastmittelgabe, insbesondere der Organe Niere (Diurese) und Gehirn (Vigilanz, Desorientierung)

2.2.6 Kardiale Computertomografie/ Herz-CT

Computertomografie allgemein

Bei dieser radiografischen Untersuchungsmethode besteht die Möglichkeit, detaillierte Querschnitte von Gewebestrukturen zu erfassen. Die Computertomografie wird heutzutage zur Diagnostik im Bereich des gesamten Körpers eingesetzt. In der Regel wird zwischen der Schädeltomografie, die vorwiegend das Gehirn betrifft, und der Ganzkörpertomografie, die den restlichen Körper, z. B. Lunge, Abdomen oder den Pankreas betrifft, unterschieden. Bei der Computertomografie rotiert ein Röntgenstrahl um den liegenden Patienten auf dem Untersuchungstisch. Beim Durchdringen des Körpers werden die Röntgenstrahlen unterschiedlich abgeschwächt, dies ist bedingt durch die unterschiedlichen Körperstrukturen wie z. B. Knochen oder Organe. Detektoren registrieren diese Schwächungswerte und mit Hilfe des Computers (Computertomograph) werden diese Grauabstufungen zu einem Röntgenbild umgesetzt. Bei der Computertomografie kann Kontrastmittel verwendet werden, um eine verbesserten Darstellung von ansonsten nicht oder nur schlecht darzustellenden Körperteilen zu bekommen. Das Kontrastmittel kann oral, intravenös oder als ein Kontrasteinlauf über den Enddarm eingebracht werden. Das CT ist für den Patienten schmerzlos. Voraussetzung ist jedoch, dass er flach gelagert werden kann und während der Untersuchung still liegen bleibt.

■ **Vorbereitung des Patienten**
- Werden CT-Aufnahmen ohne Kontrastmittel vorgenommen, ist keine besondere Vorbereitung für den Patienten notwendig
- Wird Kontrastmittel i.v. verabreicht, muss der Patient etwa 2 Stunden vor der Untersuchung nüchtern bleiben
- Muss das Kontrastmittel vom Patienten getrunken werden, hat dieses 1 Stunde vor Untersuchungsbeginn bis kurz vor der Aufnahme zu erfolgen. In der Regel muss 1 Liter Kontrastmittel getrunken werden. Eine Nahrungskarenz sollte mindestens 3 Stunden vorher eingehalten werden

- Ist ein Kontrastmitteleinlauf notwendig, z. B. bei einem CT im Beckenbereich, wird dieser üblicherweise in der Radiologie vorgenommen. Es kann sein, dass eventuell die Applikation eines Scheidentampons notwendig ist. Für diese Maßnahme muss der Patient seit mindestens 3 Stunden vorher nüchtern sein und sollte abführende und entblähende Maßnahmen am Vortag erhalten. Bei diesen Patienten besteht eine Nahrungskarenz und Nikotinabstinenz. Dies beinhaltet auch keine Tabletten am Untersuchungstag (Möller und Reif 2014)

■ **Allgemeine Vorbereitungen des Patienten**
- Aufklärung des Patienten
- Die Patienteneinwilligung muss unterschrieben vorliegen!
- Vollständige Patientenakte muss zur Untersuchung mitgegeben bzw. mitgenommen werden
- Abklärung von Allergien, besonders bei Kontrastmittel
- Bei jeder Gabe von Kontrastmittel müssen die Schilddrüsenwerte und Retentionswerte vorliegen!
- Röntgendichte Gegenstände, wie z. B. Zahnersatz, Brille, Schmuck, Hörgeräte, Haarspangen, entfernen und Haarzöpfe öffnen
- Röntgendichte Verbände, Schienen, Pflaster oder ggf. Salben entfernen
- Patienten nochmals auffordern, den Darm und die Blase zu entleeren
- Kleidung mit Knöpfen, Reißverschlüsse öffnen oder ablegen
- Patienten sollten, wenn möglich, mit einem i.v.-Zugang ausgestattet sein
- Wenn der Patient nüchtern bleiben muss und Diabetiker ist, Terminabsprachen mit der Röntgenabteilung treffen und beachten
- Metformin-haltige Medikamente können zu Wechselwirkungen mit Kontrastmittel führen und erhebliche Stoffwechselstörungen verursachen
- Hausspezifische Anweisungen über Medikamente, Ernährung oder Abführmaßnahmen beachten
- Das Pflegepersonal oder ggf. der Arzt muss kritische Patienten begleiten und während der Untersuchung anwesend sein

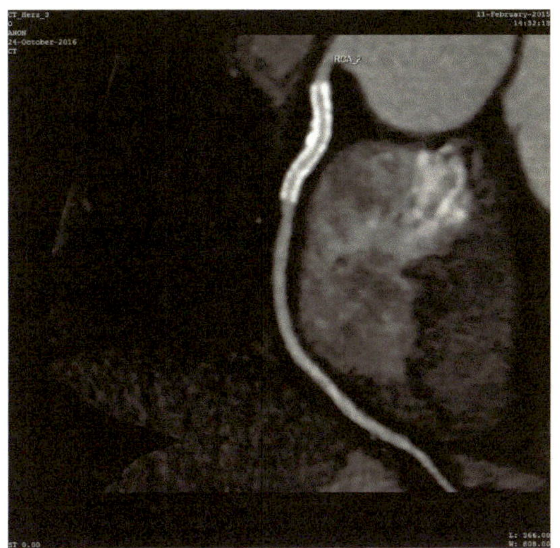

Abb. 2.13 CT-Angiografie der RCA mit implantiertem Stent

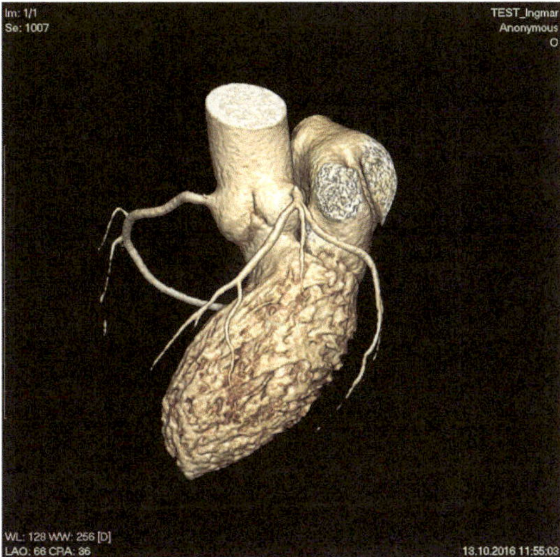

Abb. 2.14 Darstellung Koronarversorgung des Herzens (3D Kardio-CT-Rekonstruktion)

> **Notfallmaßnahmen sind immer davon ausgenommen!**

■ **Nachsorge des Patienten**

Bei der Gabe von Kontrastmitteln kann es immer zu einer lokalen oder systemischen Reaktion kommen. Falls nicht anders angeordnet, sollte der Patient nach der Untersuchung viel trinken (2 Liter), um die Ausscheidung des Kontrastmittels über die Niere zu beschleunigen.

- Allergische Hautreaktionen, wie z. B. Juckreiz, Quaddelbildung, Lidödeme, Quincke-Ödem oder Urtikaria
- Herz- Kreislauf-Problematiken (Kreislaufsensationen)
- Übelkeit und Erbrechen
- Anaphylaktischer Schock
- Asthma-bronchiale-Anfall
- Infektionen
- Hämorrhoidenblutungen
- Divertikelperforation
- Schädigung einzelner Organe bedingt durch die Kontrastmittelgabe, insbesondere die Organe Niere und Gehirn

Kardiale Computertomografie

Die kardiale Computertomografie (Herz-CT) wird primär für die Beurteilung der Herzkranzgefäße (Koronararterien) eingesetzt. Je nach Fragestellung kann man aus dem gewonnenen Datensatz viele morphologische Informationen über die anatomischen Strukturen des Herzens gewinnen (■ Abb. 2.13, ■ Abb. 2.14). Folgende anatomische Strukturen des Herzens finden hierbei Beachtung (Alkadhi H et al. 2013):

- Herzklappen
- Herzhöhlen
- Perikard
- Pulmonalvenen
- Herzvenen
- Aorta

Für die Untersuchung werden EKG-Elektroden am Brustkorb befestigt, deshalb kann es notwendig sein, den Oberkörper von starker Körperbehaarung zu befreien und zu entfetten. Für diese Untersuchung ist es notwendig, dass der Patient einen i.v.-Zugang besitzt. Bei Patienten mit einem hohen Ruhepuls kann es erforderlich sein, einen Betablocker zu verabreichen. Dies kann mitunter schon 1 Stunde vor der Untersuchung geschehen.

■ **Vorbereitung des Patienten**

- Siehe die bereits oben aufgelisteten Punkte
- Patient kann wie gewohnt seine Herzmedikamente einnehmen

- 2 Stunden vor der Untersuchung nüchtern bleiben
- 1 Stunde vorher Nikotinabstinenz
- Jegliche Symptome am Untersuchungstag sowie an den darauffolgenden Tagen der Pflege oder dem Arzt mitteilen (Menche 2011)

2.3   Herzkatheteruntersuchung

Herzkatheterlabor

Im Herzkatheterlabor (HKL) erfolgt ein überwiegender Anteil der in der Kardiologie durchgeführten Prozeduren. In Abhängigkeit von der Ausstattung des Herzkatheterlabors erfolgen hier die in den folgenden Kapiteln weiter erläuterten Untersuchungen. Dabei ist ein diagnostisches und ein interventionelles Aufgabenfeld zu unterscheiden (Hamm et al. 2008).

Aufbau eines Herzkatheterlabors

Der Aufbau eines Herzkatheterlabors wird im Wesentlichen durch die Anforderungen im Rahmen der diagnostischen und interventionellen Untersuchungen bestimmt. Dies gilt für die bauliche und elektrische Ausstattung sowie für die an diese Räume gestellten hygienischen Forderungen. Ebenfalls sind bautechnische Anforderungen im Rahmen der Röntgenverordnung (RöV) zu beachten. Der eigentliche Herzkatheteruntersuchungsraum, der Registrier- und ggf. der Überwachungsraum müssen ähnlich wie Operationssäle oder Intensivstationen an ein Notstromsystem angeschlossen sein.

Im **Untersuchungsraum** (◙ Abb. 2.15) werden neben der Möglichkeit zur künstlichen Beatmung (inklusive Sauerstoff- und Druckluftversorgung) alle notwendigen Materialen für eine Notfallsituation wie ein Defibrillator, intrakardiale temporäre Schrittmacher sowie die Notfallmedikamente in einem separaten standardisierten Notfallwagen vorgehalten. Sämtliche bei einer Herzkatheteruntersuchung bzw. Intervention elektiv oder im Notfall benötigten Materialien sind in genügender Menge jederzeit griffbereit im Herzkatheterraum selbst oder einem angrenzenden Nebenraum vorrätig. Für den Untersuchungsraum ist eine Klimaanlage wünschenswert. Aus Gründen des Strahlenschutzes ist der eigentliche Herzkatheterraum vom Registrierraum zu trennen, jedoch sollte dieser zum einen durch eine Tür sowie eine Bleiglasscheibe mit Möglichkeit des direkten visuellen Kontaktes zwischen Untersucher und Re-

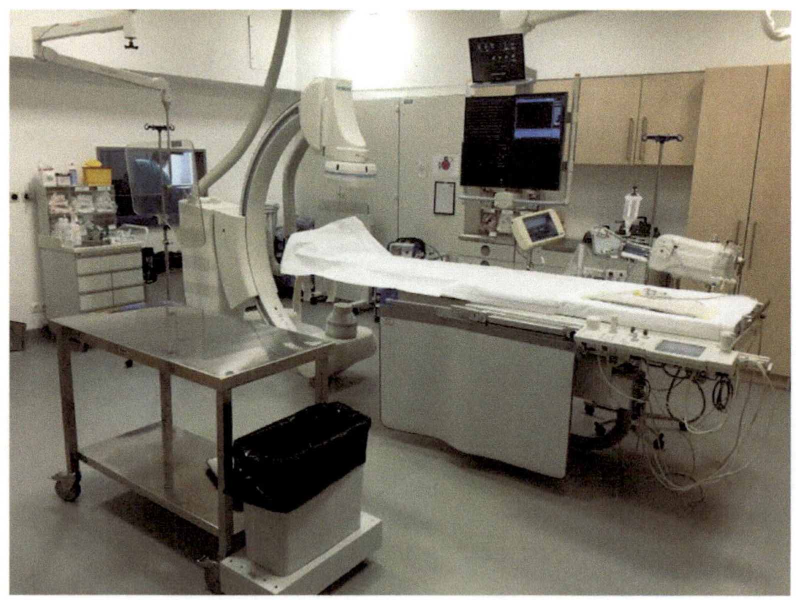

◙ **Abb. 2.15** Untersuchungsraum des Herzkatheterlabors

gistrierer verbunden werden. Der **Schalt- oder Registrierungsraum** ist je nach Aufgabenstellung des Katheterraumes unterschiedlich ausgebaut. Hier sind die benötigten Messgeräte und Dokumentationscomputer für hämodynamische Messungen und die Nachbearbeitung von Filmsequenzen, die speziellen Navigations- und Stimulationssysteme für die elektrophysiologischen Untersuchungen oder für die Blutgasanalysen untergebracht.

Die elektrokardiogragischen und hämodynamischen Daten werden parallel im Herzkatheterlabor und im Registrierraum auf genügend großen Monitoren dargestellt. Die initiale Vorbereitung und Nachbeobachtung der Patienten erfolgt in einem Überwachungsraum nahe dem Herzkatheterlabor mit einer Monitoranlage, Sauerstoffanschluss und einer Rufanlage.

Folgende weitere Räume sind unerlässlich:
- Archivraum (digitale Bildspeicher)
- Umkleidemöglichkeit für die Patienten
- Umkleideräume für das Personal
- Ein separater Personalaufenthaltsraum
- Genügend Arbeitsräume für die im Herzkatheterlabor tätigen Ärzte und das Pflegepersonal
- Toiletten und Spüleinrichtungen für Urinflaschen und Bettpfannen

▪▪ Röntgeneinrichtung

Für die diagnostischen und interventionellen Untersuchungen in der Kardiologie sind spezielle Röntgenanlagen entwickelt worden, die eine ausreichend hohe Bildqualität und Projektionsvielfalt garantieren. Mittels in allen Ebenen manövrierbaren Röntgenröhren sind verschiedene Projektionen möglich, die benötigt werden, um sowohl das Koronarsystem als auch die Herzbinnenräume entsprechend zur beurteilen. Mittels biplanen Anlagen sind gleichzeitig unterschiedliche Projektionen für die Durchleuchtung und Bilddokumentation möglich und können darüber hinaus die Menge an Kontrastmittel für eine Untersuchung z. B. bei niereninsuffizienten Patienten deutlich reduzieren. Neben der Durchleuchtung während der Angiografie besteht die Möglichkeit, eine Filmaufnahme (Videodarstellung) zur sofortigen Wiedergabe und ggf. weiterer Bildverarbeitung anzufertigen.

Zur Reduktion der Strahlenbelastung sowohl von Patient als auch des Untersuchungsteams sind verschiedene Schutzmaßnahmen sinnvoll (Erbel et al. 2012)

Patientenschutz:
- Richtige Indikationsstelle für die Herzkatheteruntersuchung
- Reduktion der gepulsten Strahlen während der Durchleuchtung
- Expositionszeit vermindern
- Bildbereich einblenden
- Kleinstmöglicher Abstand zwischen Bildwandler und Patient
- Schrägprojektionen vermeiden
- Durchleuchtung statt Filmaufnahme

Untersucherschutz:
- Grundsätzlich ist die Strahlenbelastung eines Untersuchers umso geringer, je weniger Strahlung der Patient während der Untersuchung ausgesetzt ist
- Bleiglasscheibe sowie Bleischürze mit Bleilamellen zwischen Strahlenquelle und dem Untersucher
- An die Untersucher (Arzt, Pflegepersonal) größenangepasste Bleischürzen mit Schilddrüsenschutz
- Effektive Reduktion der Strahlenbelastung durch angemessenen Abstand von der Strahlenquelle. Nach dem Abstandsquadratgesetz kann durch eine Verdopplung des Abstands zur Strahlenquelle die effektive Strahlendosis bereits auf ein Viertel reduziert werden. Vor allem das Assistenzpersonal sowie weitere anwesende Personen sollten sich deshalb so weit wie möglich von der Strahlenquelle entfernt positionieren.

Der in allen Ebenen manövrierbare Untersuchungstisch gewährleistet jederzeit und ohne Hindernisse einen barrierefreien Zugang zum Patienten. Spezielle Lagerungshilfen kopfseitig können zur sicheren Lagerung und Fixierung der Patientenarmen und Beinen benutzt werden.

▪▪ Personal

In der Regel wird die Herzkatheteruntersuchung von mindestens einem Arzt durchgeführt, wobei diagnostische und interventionelle Eingriffe nur unter Aufsicht eines Arztes durchgeführt werden, der über eine ausreichende persönliche Erfahrung und Kompetenz auf diesem Gebiet verfügt. Ein zweiter Arzt steht zumindest während den Regelarbeitszeiten in unmittelbarer Nähe und jederzeit einsetzbar bereit. Um Nach- und Doppeluntersuchungen zu vermeiden, werden am Ende der Untersuchung die hämodynamischen und angiografischen Befunde von einem dafür kompetenten Arzt auf Vollständigkeit und Aussagefähigkeit überprüft. Pro Herzkatheterraum sollten mindestens eine instrumentierende und eine mithelfende Pflegeperson zur Bedienung der Registriergeräte bzw. des Röntgenpultes zur Verfügung stehen. Bei Notfällen muss zusätzliches Personal sofort hinzugezogen werden können.

2.3.1 Koronarangiografie

Die Koronarangiografie oder auch Linksherzkatheter wird oftmals von Patienten auch als »großer Katheter« beschrieben. Diese Bezeichnung ist im Grunde genommen irreführend, da ein Koronarkatheter, der für die Sondierung der Herzkranzgefäße benutzt wird, nicht größer, dicker oder länger ist als z. B. der Rechtsherzkatheter (Swan-Ganz Katheter).

Die Koronarangiografie ist eine kontrastmittelunterstützte radiologische Darstellung der Herzkranzgefäße mit dem Ziel einer genauen Lokalisierung von Stenosen sowie der Beurteilung von Art und Ausmaß der Veränderungen. Da die Untersuchung ein invasives Verfahren ist und eine, wenn auch eine niedrige, Komplikationsrate aufweist, ist sie nicht als sogenannte »Screening-Untersuchung« geeignet. Allgemein sollte eine Koronarangiografie durchgeführt werden, wenn

- eine typische klinische Symptomatik vorliegt und/oder die nicht-invasive Vordiagnostik keine ausreichenden Hinweise für eine relevante koronare Herzkrankheit liefern oder
- die Untersuchung eine mögliche therapeutische Konsequenz hat, die Symptomatik und/oder die Prognose des Patienten zu verbessern (Hamm et al. 2008).

Das bedeutet, dass Patienten, die eine eventuelle PCI oder Bypass-Operation grundsätzlich ablehnen

oder die aufgrund einer fortgeschrittenen malignen Erkrankung eine kurze Lebenserwartung haben, von der Herzkatheteruntersuchung aus medizinischer Sicht auszuschließen sind. Eine sorgfältige und angemessene ärztliche Aufklärung über die Untersuchung ist essentiell.

■ Kontraindikationen

Eine absolute Kontraindikation zur diagnostischen Herzkatheteruntersuchung besteht nur in dem Fall, dass ein einwilligungsfähiger Patient dies ablehnt. Dagegen ist eine Reihe von relativen Kontraindikationen zu nennen, die im Einzelfall hinsichtlich der Nutzen-Risiko-Relation und der zeitlichen Dringlichkeit abgewogen werden müssen. Im Falle eines akuten Koronarsyndroms ggf. mit begleitendem kardiogenem Schock ist die Dringlichkeit z. B. eine andere als im Falle einer elektiven Untersuchung (Hamm et al. 2008).

- Dekompensierte Herzinsuffizienz
  - Medikamentöse Rekompensation
  - Bei akutem Koronarsyndrom/Myokardinfarkt jedoch prognostischer Vorteil durch rasche Koronarintervention belegt
- Akute respiratorische Insuffizienz
  - Intubation und Beatmung
- Akutes oder drohendes Nierenversagen
  - Vorbehandlung bei stabiler KHK
  - Bei akutem Koronarsyndrom prognostischen Nutzen der invasiven Therapie abwägen
- Unklare Entzündungskonstellation
  - Diagnostik und ggf. antibiotische Therapie
- Zerebrale Dysfunktion und akuter Hirninfarkt
  - Bei akutem Koronarsyndrom prognostischen Nutzen der invasiven Therapie abwägen
- Tumorerkrankungen mit verkürzter Lebenserwartung
  - Ggf. symptomatische Indikation
- Gravierende Gerinnungsproblematik und akute Blutungen
  - Ggf. Substitution von Gerinnungsfaktoren und Blutkonserven
- Unklare Vorgeschichte hinsichtlich Allergien und anaphylaktischer Reaktionen
  - Vorbehandlung mit Kortikoiden und H1- und H2-Blockern

Gegebenenfalls erlaubt eine interdisziplinäre diagnostische und therapeutische Zusammenarbeit die Durchführung einer Koronarangiografie im Verlauf.

■ Praktische Durchführung

Bei Vorliegen der dokumentierten ärztlichen Aufklärung des Patienten über Indikation, Untersuchungsablauf und Risiken der Koronarangiografie wird der Patient entsprechend den allgemeinen Empfehlungen zur Patientenvorbereitung für die Untersuchung vorbereitet. Nach Ankunft des Patienten im Untersuchungsraum wird, nachdem dieser auf dem Röntgentisch positioniert wurde, das EKG-Monitoring angebracht sowie eine Infusion über den peripheren Zugang angelegt. Die notwendigen Notfallmedikamente, Defibrillator und Airway-Management müssen in Reichweite parat liegen. Zur Infektionsprophylaxe erfolgt das sterile Einkleiden des Arztes mit Haube, Mundschutz, sterilem Kittel und sterilen Handschuhen. An der vorgesehenen Punktionsstelle wird nach gründlicher Hautdesinfektion der Bereich steril abgedeckt. Die häufigste gewählte Punktionsstelle im Rahmen einer Koronarangiografie ist die rechte A. femoralis. Im Laufe der letzten Jahre scheint sich jedoch der Zugang über die rechte A. radialis als Punktionsstelle mit weniger periprozeduralen Komplikationen in den meisten kardiologischen Abteilungen durchzusetzen.

Nach lokaler Anästhesie wird in Seldinger-Technik ein Introducer mit Sideport (Schleuse) in das arterielle Gefäß eingebracht. Nachdem ein Nullabgleich des Druckwandlers auf Niveau des rechten Vorhofs erfolgt ist, wird eine kontinuierliche Druckregistrierung angeschlossen. Über einen gebogenen flexiblen J-Draht werden nun die Katheter über die Aorta bis in Höhe der Abgänge der Koronargefäße eingebracht. Nun wird der Draht entfernt und der Katheter mit der Druckregistrierung und der Kontrastmittelspritze verbunden. Nach Aspiration von Blut aus dem Katheter wird nochmals überprüft, ob das System ohne weiter vorhandene Lufteinschlüsse korrekt angeschlossen wurde. Je nachdem, ob man das linke oder rechte Koronarsystem darstellen will, stehen verschiedene Katheter, die sich in ihrer Konfiguration unterscheiden, zur Verfügung. Die LCA lässt sich in der Regel mit einem linken Judkins-Katheter (JL4), die rechte Koronararterie mit einem rechten Judkins-Katheter (JR4) darstellen. Für die Untersuchung über die A. radialis sind diagnostische Katheter (z. B. Optitorque Tiger Radial TIG) entwickelt worden, die es ermöglichen, eine vollständige Untersuchung mit Sondierung der RCA als auch der LCA ohne Wechsel des Katheters durchzuführen.

Der Katheter wird nun durch leichte Manipulation vorsichtig in das Koronarostium eingebracht. Dabei überprüft man unter Durchleuchtung die Lage mittels Injektion geringer Mengen an Kontrastmittel. Ist die Spitze des Diagnostikkatheters stabil im Koronarostium zu liegen gekommen, werden die gewünschten Standardprojektionen für die Darstellung der Koronargefäße mit der Röntgenanlage eingestellt und mittels Injektion von Kontrastmittel Filmaufnahmen angefertigt und in den Registriergeräten gespeichert. Pro Darstellung der LCA wird etwa 7 ml Kontrastmittel mit einer Injektionsgeschwindigkeit von 4 ml/s injiziert. Die RCA wird mit 5 ml und einer Injektionsgeschwindigkeit von 3 ml/s dargestellt. Abhängig von der Größe der Gefäße und Lage des Katheters im Koronarsystem kann von dieser Standardeinstellung individuell abgewichen werden (◘ Abb. 2.16).

Besonderheiten ergeben sich bei der Darstellung von aus der Aorta ascendens abgehenden Venenbypässen. Dies gestaltet sich oftmals erschwert, insbesondere dann, wenn der Herzchirurg einen Abgang entfernt von den Standardpositionen für die aortale Anastomose wählt. Gelegentlich helfen radiologisch sichtbare Silberringe oder Clips, den Abgang der Venenbypässe zu erahnen. Die Bypässe können in der Regel auch mit einem JR4-Katheter zur Darstellung gebracht werden. Die Darstellung eines arteriellen Bypasses von der A. subclavia/thoracica interna (IMA-Bypass) erfolgt durch eine selektive Sondierung der A. subclavia. Ist der Bypassabgang nicht direkt zu sondieren, wird am entsprechenden Arm eine Blutdruckmanschette angebracht und der Druck über den aktuellen systolischen Blutdruck des Patienten aufgepumpt, um den Fluss in den betroffenen Arm zu drosseln. Dem Patienten wird nun vor der Gabe des Kontrastmittels der Hinweis gegeben, dass er möglich ein Hitzegefühl oder auch Schmerzen in Brust, Hals oder Arm verspüren kann.

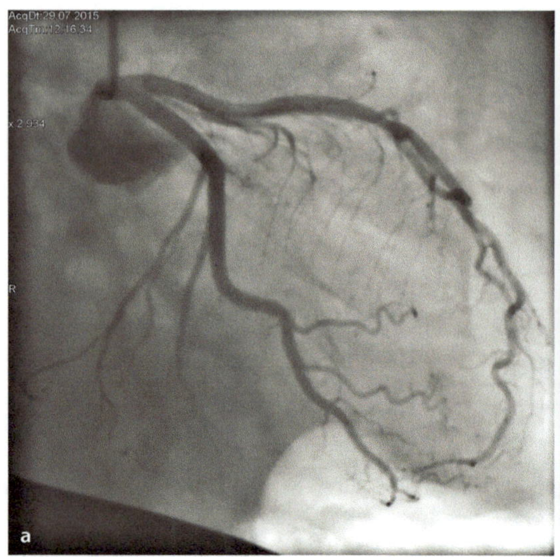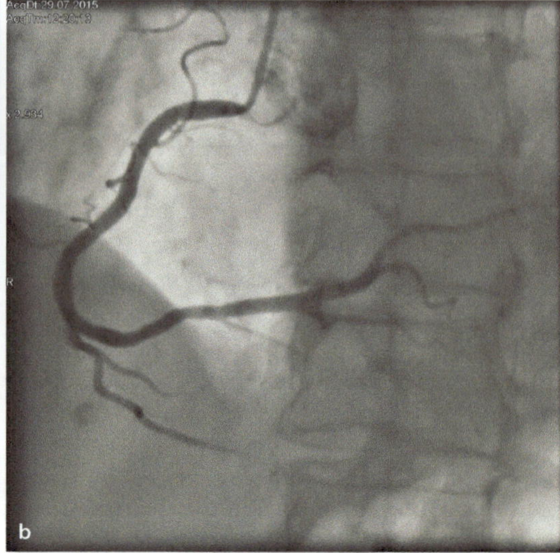

Abb. 2.16 Koronarangiografie einer **a)** LCA und **b)** RCA (Normalbefund)

■ Komplikationen

Komplikationen bei elektiven Herzkatheteruntersuchungen sind selten. Zu unterscheiden ist zwischen schwerwiegenden Komplikationen (z. B. Tod, Myokardinfarkt, Schlaganfall) und leichteren Komplikationen bzw. Nebenwirkungen im Zusammenhang mit der Untersuchung. Durch die vollständige Evaluierung von Untersuchungsbefunden, Begleiterkrankungen und medikamentöser Therapie im Vorfeld der Herzkatheteruntersuchung lassen sich die Risiken signifikant minimieren. Entsprechend gut geschultes Personal ist in der Lage, durch rechtzeitiges Erkennen von Komplikationen und angemessenes Reagieren schwerwiegende Komplikationen adäquat zu behandeln. Dazu zählt der fachkundige Umgang mit den Notfallmedikamenten, die sachgerechte sofortige Defibrillation bzw. das Legen einer temporären Schrittmachersonde.

Das Risiko für Komplikationen steigt mit dem Lebensalter und der Komorbidität (Schock, akuter Myokardinfarkt, Niereninsuffizienz, Herzinsuffizienz, Herzklappenerkrankung, instabile Angina pectoris, Diabetes mellitus).

Die amerikanische Leitlinie der AHA/ACC aus dem Jahre 1999 (Scanlon et al. 1999) nennt für Komplikationen die folgenden Häufigkeiten: Tod 0,11 %, Myokardinfarkt 0,05 % und Schlaganfall 0,07 %. Bei ausschließlich elektiven diagnostischen Untersuchungen ist von einer Komplikationsrate von < 0,05 % auszugehen.

Zu den schweren, lebensbedrohlichen Komplikationen zählen:

- Koronarer Gefäßverschluss (Luft oder Thrombus)
- Linksherzdekompensation
- Periphere Gefäßkomplikationen (Perforation)
- Größere, transfusionsbedürftige Einblutungen
- Lungenembolien
- Anaphylaktischer Schock

Zu den typischen, passageren Nebenwirkungen, die aber – wenn adäquat behandelt – nicht zu schweren Komplikationen führen, zählen:

- Vagotone Reaktionen
- Bradykardie
- Asystolie
- Supraventrikuläre Tachykardien
- Kammerflimmern, Kammerflattern
- Kontrastmittelreaktionen

■ Zugangswege

Komplikationen des Zugangsweges (Blutung, Aneurysma, Infektion) sind in Abhängigkeit von den Folgewirkungen als große oder kleine Komplikation zu klassifizieren. Die Inzidenz kann durch die richtige

Punktionstechnik und sorgfältige Kompressionsmaßnahmen minimiert werden.

Praxistipp

Insbesondere vor Mobilisation eines Patienten, der über einen femoralen Gefäßzugang untersucht wurde, ist eine sorgfältige Inspektion und ggf. Auskultation der Punktionsstelle erforderlich, bevor der Patient mobilisiert wird. Auch initial »kleinere Hämatome« sollten ernst genommen werden und im Verlauf öfter beobachtet werden, da zweizeitige Blutungen im Intervall vorkommen können.

Eine duplexsonografische Untersuchung zur Ursachenabklärung ist anzustreben. Flanken- oder Rückenschmerzen, ein ausgeprägtes Hämatom sowie eine entsprechend Schocksymptomatik erfordern die rasche Abklärung einer retroperitonealen Blutung mittels entsprechender Bildgebung sowie die Mitbetreuung durch einen Angiologen/Gefäßchirurgen.

Bei Nachweis eines Aneurysma spurium (Abb. 2.17) kann ein nichtinvasiver Versuch einer sonografisch gesteuerten Gefäßkompression vorgenommen werden. Alternativ kann in bestimmten Fällen eine sonografisch gesteuerte Thrombininjektion erfolgen, um das Aneurysma auszuschalten. Ultima Ratio ist ein gefäßchirurgischer Eingriff. Im Laufe der letzten Jahre hat sich durch die Wahl des Zugangs über die A. radialis eine deutliche Senkung der Zugangswegkomplikationen nachweisen lassen, dies rechtfertigt somit eine Anwendung auch beim akuten Notfallpatienten (Erbel et al. 2012).

■ Koronarverschluss

Bei einem koronaren Gefäßverschluss sind folgende Differenzialdiagnosen möglich:
- Gefäßspasmus
  - Nitroglycerin intrakoronar
- Luftembolie
  - Kräftige Kochsalzinjektion,
- Dissektion oder Thrombembolie
  - Sofortige Gefäßrekanalisation ggf. mit Stentimplantation

■ Neurologische Komplikationen

Neurologische Komplikationen erfordern einen umgehenden Abbruch der Untersuchung. Schwierig ist es, diese, vor allem wenn Patienten ein Sedativum erhalten haben, rechtzeitig zu erkennen, weshalb die regelmäßige Kontaktaufnahme mit dem Patienten durch Untersucher oder Pflegepersonal (»Alles in Ordnung bei Ihnen?«) sinnvoll erscheint. In Abhängigkeit vom Schweregrad der Ausfälle ist ein Neurologe hinzuzuziehen. Kleinere Störungen sind häufig nach Flüssigkeitsgabe und Heparin (sofern kein Blutungsverdacht besteht) reversibel. Bei vollständigen Paresen ist mit dem Neurologen

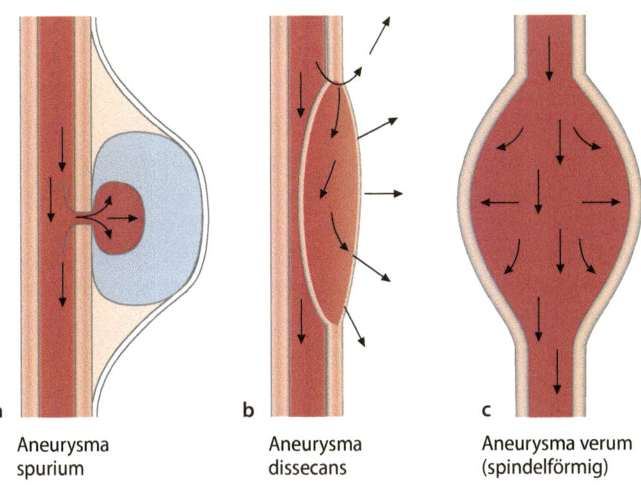

Abb. 2.17 Verschiedene Aneurysmaformen

die Indikation zu einer fibrinolytischen Therapie zu prüfen. In jedem Fall sollten Patienten mit neurologischen Pathologien im Anschluss an die Untersuchung engmaschig auf einer geeigneten Überwachungsstation (Stroke Unit, IMC, Intensivstation) nachbeobachtet werden (Hamm et al. 2008).

- **Notfallmedikamente**
- **Hypotonie:** NaCl-, Ringer-Lösung, HAES, ggf. Sympathomimetikum
- **Hypertensive Entgleisung:** Nitrat s. l., Nifedipin s. l., Betablocker, Urapidil
- **Vagale Reaktion:** Atropin, NaCl-, Ringer-Lösung
- **Erbrechen:** Metoclopramid, Dimenhydrinat
- **Inadäquate Sinustachykardie, Unruhe, Angst:** Betablocker, ggf. Benzodiazepine
- **Akute Angina pectoris:** Nitrat, Betablocker
- **Kontrastmittelreaktion:** Kortikosteroid, Antihistaminikum, H_2-Blocker, ggf. Adrenalin
- **Kardiogener Schock/Lungenödem:** Furosemid, Dobutamin, Adrenalin, O_2-Insufflation
- **Asystolie:** Adrenalin, Atropin, Orciprenalin (Schrittmacher)
- **Ventrikuläre Tachykardie/TdP-Tachykardie:** Betablocker, Amiodaron, Magnesium

IVUS

Der intravaskuläre Ultraschall (IVUS) wird über einen ins Koronargefäß eingebrachten Ultraschallkatheter durchgeführt, ermöglicht eine genauere Bestimmung der Gefäßgröße und des lokalen Stenosegrades und liefert auch einen detaillierten Einblick in die Architektur der Gefäßwand. Da die Koronarangiografie nur ein kontrastmittelgefülltes Lumen darstellt, gibt es teilweise erhebliche Diskrepanzen im Hinblick auf die pathologisch-anatomischen Befunde. Dies lässt sich mit dem Umstand erklären, dass zu Beginn der Arterioskleroseentstehung eine kompensatorische Größenzunahme besteht. Insbesondere bei der Früherkennung der Arteriosklerose stellt der IVUS ein wertvolles Instrument dar, da verkalkte und nichtverkalkte Plaques bereits ab einer Intimaverdickung von mehr als 100–150 µm erfasst werden können. Die Darstellung mittels IVUS kann somit als »Goldstandard« in der Bildgebung von Gefäßen betrachtet werden.

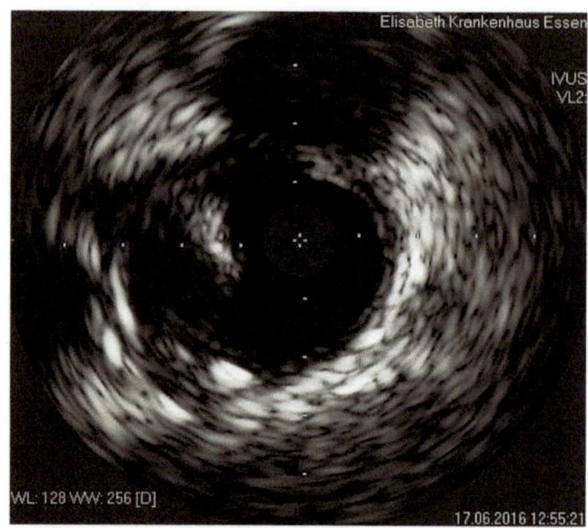

Abb. 2.18 Intravaskulärer Ultraschall mit Nachweis einer exzentrischen mittelgradigen Stenose

Die Ausrüstung für eine IVUS-Untersuchung besteht aus einem miniaturisierten Katheter, in dem ein Ultraschallkopf eingebracht ist, und einer externen Konsole, die die nötige elektronische Ausrüstung und Analysesoftware enthält.

Derzeit genutzte Ultraschallkatheter für koronare Untersuchungen haben distal einen äußeren Durchmesser von 2,6–3,5 French (0,86–1,15 mm). Der linke Hauptstamm sowie dessen Hauptäste, der Ramus interventricularis anterior (RIVA), der Ramus circumflexus (RCX) und die rechte Koronararterie (RCA) können mit dem intravaskulären Ultraschall meist komplett analysiert werden (**Abb. 2.18**).

- **Untersuchungsablauf**

Zu Beginn der Ultraschalluntersuchung wird ein Führungskatheter in das zu untersuchende Koronarsystem eingebracht. Es folgt die zusätzliche Heparinisierung des Patienten sowie die Injektion von Nitroglycerin i.c., um Gefäßspasmen und Thrombenbildung durch den einzubringenden Draht oder IVUS-Katheter zu verhindern. Bei der IVUS-Untersuchung wird die Sonde durch den Führungskatheter in das zu untersuchende Gefäßsegment vorgeschoben.

Der Untersucher schiebt bei der Untersuchung den IVUS-Katheter so distal wie möglich ins Gefäß vor und zieht ihn anschließend nach proximal zurück. Bei diesem Rückzug werden die Ultraschallbilder mit einer Bildauflösung von ca. 100 μm aufgezeichnet. Neben der Möglichkeit, den Ultraschallkatheter manuell zurückzuziehen, kann der Rückzug über einen motorisierten Schlitten mit einer konstanten Rückzuggeschwindigkeit von 0,5–1 mm/s erfolgen. Die aufgezeichneten Bilder können an der externen Konsole nun mittels diverser Messprogramme befundet werden. Neben der Bestimmung der Gefäßgröße sowie des lokalen Stenosegrades liefern sie Einblicke in die Beschaffenheit (Plaquekomposition und Verkalkungsgrad) und die Verteilung arteriosklerotischer Plaques (Anordnung und Ausdehnung der Plaque in Gefäßlängsrichtung sowie transversal). Dies ermöglicht die Darstellung der Plaques mit virtueller Histologie. Ebenso ermöglicht der IVUS die Evaluation einer adäquaten Stententfaltung innerhalb des Gefäßes.

■ **Komplikationen**

Die Komplikationsrate koronarer IVUS-Untersuchungen beträgt 1–3 %. Transiente Koronarspasmen, welche mit intrakoronarer Applikation von Nitroglycerin behandelt werden, sind die häufigste Komplikation während einer IVUS-Untersuchung. Es sind jedoch auch ausgeprägte Spasmen bis zum Verschluss des Koronargefäßes mit entsprechender Ischämiereaktion beobachtet worden. Ernste Komplikationen wie Dissektionen, Embolien, Thrombenbildung und resultierende Myokardinfarkte treten bei weit weniger als 0,5 % der Eingriffe auf.

FFR

Die Druckdrahtmessung mit Bestimmung der FFR (Fractional Flow Reserve) ist eine weitere Möglichkeit, eine Koronarstenose in ihrer hämodynamischen Relevanz abzuschätzen. Im Gegensatz zur angiografischen Darstellung wird die Verengung des Koronargefäßes nicht in Prozent angegeben, sondern vielmehr der Effekt auf den poststenotischen Myokardperfusionsdruck registriert. Besonders geeignet ist die Methode, um eine angiografisch schwer einschätzbare Stenose in ihrer Relevanz zu quantifizieren und um den Bedarf einer notwendigen Koronarintervention (z. B. Stentimplantation) zu evaluieren. Die FFR zeigt letztendlich an, ob der Herzmuskel durch das verengte Herzkranzgefäß noch ausreichend mit sauerstoffreichem Blut versorgt wird (Erbel et al. 2012).

Die Messung ist unabhängig von HF, RR und Kontraktilität des Myokards und kann in mehreren Stenose im selben oder auch anderen Gefäßen bestimmt werden.

■ **Untersuchungsablauf**

Nachdem im Vorfeld nach angiografischer Darstellung der Koronarien der Entschluss zur Bestimmung der FFR gefallen ist, wird ein Führungskatheter eingebracht. Sowohl der spezielle Druckdraht als auch die invasive Blutdruckmessung werden vor dem Einbringen kalibriert. Nun wird der Druckdraht über den Führungskatheter in die Aorta ascendens bzw. das prästenotische Koronarsystem eingebracht, die beiden zu registrierenden Drücke, Aortendruck gemessen im Führungskatheter sowie Druck am Druckdraht, abgeglichen. Die beiden registrierten Drücke sind nun gleich, die FFR-Bestimmung beträgt 1,0. Im Anschluss wird der Druckdraht über die zu messende Koronarstenose vorgeführt. Im Falle einer hochgradigen Stenose fällt der Druck bereits in Ruhe signifikant ab. Oftmals besteht jedoch bei erhaltener koronarer Autoregulation kein Druckgradient. Um einen Druckgradienten nachzuweisen, wird eine maximale Vasodilatation mit der Infusion von Adenosin (140 ug/kgKG/min) provoziert. Die Registrierung der FFR erfolgt kontinuierlich über 2 min nach Beginn der Adenosin-Infusion. Folgende Werte sind dabei abzugrenzen:

- FFR < 0,75 Nachweis einer pathologischen Stenose mit 95 %-Sicherheit
- FFR 0,75–0,80 Graubereich (andere Messverfahren ggf. zur weiteren Beurteilung hinzuziehen) (◻ Abb. 2.19)
- FFR > 0,80 Ausschluss einer relevanten Stenose

Die FFR-Bestimmung ersetzt die »eyeball«-Quantifizierung koronarer Stenosen anhand des angiografischen Bildes. Nachdem aktuelle Studiendaten (FAME-Studie) einen Vorteil einer zusätzlichen FFR-Bestimmung bei nicht eindeutigen Stenosen > 50 % zeigten, besteht nunmehr die Möglichkeit, die Anzahl nicht eindeutig indizierter Stentimplantationen ohne Effekt auf die Mortalität zu reduzieren (Tonino et al. 2009).

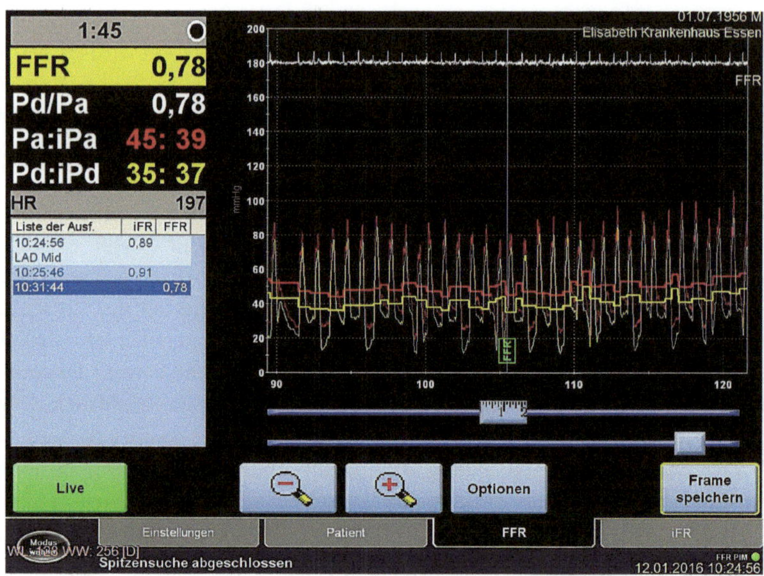

Abb. 2.19 Nachweis einer hämodynamisch relevanten Stenose des RIVA

■ Risiken, Komplikationen, Nebenwirkungen

Neben der periprozeduralen Verletzung der Koronarien durch den Führungskatheter oder den Druckdraht betreffen die übrigen Komplikationen die Anwendung von Adenosin. Obwohl der Effekt der Adenosinwirkung nach Beendigung der Infusion innerhalb einer Minute verschwindet, können Nebenwirkungen wie Angina pectoris, Blutruckabfälle oder AV-Blockierungen II.–III. Grades auftreten.

Strenge Kontraindikationen für die Gabe von Adenosin sind:

- Asthma bronchiale oder schwere obstruktive Atemwegsstörungen
- AV-Blockierungen II.–III. Grades
- Dekompensierte Herzinsuffizienz
- Erhöhte intrakranielle Druckwerte

> **Praxistipp**
>
> Um die Untersuchungsergebnisse nicht zu verfälschen, sollten folgende Speisen und Getränke etwa 24 Stunden vorher nicht eingenommen werden: Bananen, Kaffee, Kakao, Tee, Energy Drinks, Cola oder Schokolade.

OCT

Die optische Kohärenztomografie (OCT) funktioniert nach einem ähnlichen Verfahren wie der intravaskuläre Ultraschall (IVUS). Für die Bildgenerierung bedient dieses Verfahren sich statt Schallwellen den Eigenschaften von Licht als Trägermedium. Wesentlicher Vorteil ist die deutlich bessere Bildauflösung, sodass auch Strukturen im Mikrometerbereich beurteilt werden können (**Abb. 2.20**). Dies ermöglicht neben der Detektion von Plaquerupturen oder Dissektionen auch in Stentbereichen die Beurteilung der adäquaten Wandadaptation (Apposition) implantierter Stents oder die Darstellung der Stentstreben über Seitenäste. Es konnte mittels OCT gezeigt werden, dass in einem wesentlichen Teil während eines ST-Hebungsinfarktes implantierter Stents keine vollständige Apposition zeigen und somit die Gefahr einer frühen Stentthrombose erhöht ist. Verlaufsuntersuchungen ermöglichen zudem die Abdeckung der Stents mit Neointima oder der Auflösung der Stentstreben bei bioresorbierbaren Scaffolds (BVS). Der OCT-Draht ist mit 0,4 mm Durchmesser deutlich kleiner als ein IVUS-Katheter und kann somit auch hochgradige Stenosen passieren (Erbel et al. 2012).

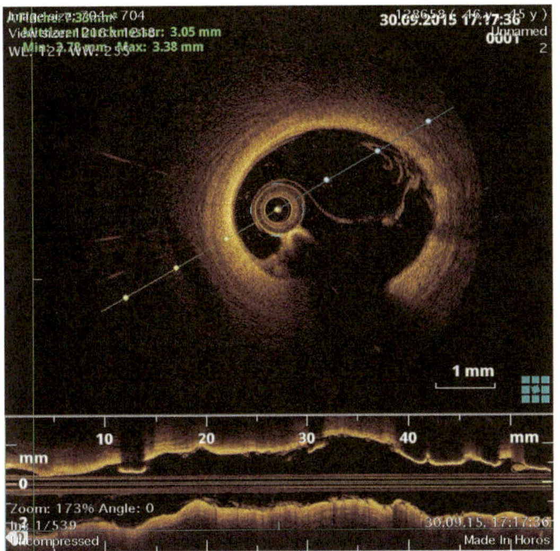

Abb. 2.20 OCT

■ **Untersuchungsablauf**

Nach Einbringen eines Führungskatheters und Koronardrahtes wird ein spezieller OCT-Bildgebungskatheter in den zu untersuchenden Gefäßabschnitt positioniert. Da die Blutbestandteile die qualitativ hochwertige Bilddarstellung verhindern, wird während der Aufzeichnung das Koronarsystem mit Kontrastmittel gespült und zeitgleich der OCT-Katheter durch das Messsystem automatisch zurückgefahren (etwa 20 mm/s). Die Aufzeichnung wird nun offline mit einer speziellen Messkonsole beurteilt.

Lävokardiografie und Aortografie

Unter einer Lävokardiografie versteht man die Darstellung des linken Ventrikels mit Kontrastmittel. Sie dient zur Darstellung von Lage, Form, Volumen und Wanddicken der Herzkammer sowie von diastolischem und systolischem Bewegungsablauf und der Funktion der Herzklappen. Durch die deutliche Verbesserung der kardialen Bildgebung, wie Echokardiografie inklusive TEE und 3-D-Echokardiografie sowie das Herz-CT und -MRT, ist die Bedeutung der Lävokardiografie in letzter Zeit bezüglich ihrer Wertigkeit deutlich rückläufig.

■ **Untersuchungsablauf**

Nachdem ein Pigtailkatheter über die Aortenklappe in den linken Ventrikel vorgebracht wurde, erfolgt die Positionierung der Bildröhre (RAO 30°) sowie nach erneuter Spülung mit NaCl 0,9 % und erfolgtem Nullabgleich des Druckaufnehmersystems die Registrierung des linksventrikulären Druckes. Die Lävokardiografie erfolgt mit einem Kontrastmittelfluss von 14 ml/s und einer Kontrastmittelgesamtmenge von etwa 35 ml. Neben einer gleichmäßigen Kontrastmittelfüllung des Ventrikels sorgt der Pigtailkatheter mit seinen mehreren Löchern für eine konstante Katheterlage während der Injektion und mindert das Risiko einer Myokardverletzung durch die hohen Flussraten. Die Nachbearbeitung der Filmsequenz an einer Offline-Konsole ermöglicht die Evaluierung von Wandbewegungsstörungen sowie die Bestimmung der linksventrikulären Ejektionsfraktion. Im Anschluss wird der Katheter erneut mit Kochsalz gespült und eine Druckmessung mit Rückzug des Pigtailkatheters über die Aortenklappe zur Bestimmung eines Druckgradienten im Sinne einer Aortenklappenstenose registriert.

■ **Kontraindikationen**

Aufgrund der zusätzlichen Kontrastmittelmenge sollte eine Lävokardiografie nicht bei Patienten mit erhöhten Nierenretentionsparametern durchgeführt werden, um eine weitere Verschlechterung der Nierenfunktion mit ggf. notwendiger Dialysepflichtigkeit zu verhindern. Auch das zusätzliche Volumen durch das Kontrastmittel kann im Falle einer akuten Linksherzinsuffizienz zu einer Dekompensation mit respiratorischer Insuffizienz führen. Des Weiteren stellt die Passage der Aortenklappe mit einem Katheter ein Risiko thrombembolischer Ereignisse dar, weshalb bei Aortenklappenendokarditis, linksventrikulären Thromben oder mechanischem Aortenklappenersatz auf eine Lävokardiografie verzichtet werden sollte. Da mittels Echokardiografie eine adäquate Beurteilung bezüglich der OP-Pflichtigkeit einer Aortenklappenstenose erfolgen kann, ist in diesem Falle eine Klappenpassage bei eindeutigen Befunden ebenfalls nicht indiziert.

Die **Aortografie** dient der KM-unterstützten Untersuchung der Aorta in ihren einzelnen Abschnitten und wird nur bei bestimmten Fragestellungen während einer Herzkatheteruntersuchung durchgeführt. Für eine angiografische Darstellung der A. ascendens sowie der thorakalen Aorta ergeben sich folgende Indikationen:

- Übersichtsangiografie bei Z. n. ACVB-OP und Schwierigkeit der selektiven Darstellung einzelner Bypässe oder erfolgloser selektiver Darstellung der nativen Koronarien
- Aortenaneurysma/-dissektion
- Angeborene Fehlbildungen
- Aortenisthmusstenose
- Aortenvitien (Aortenklappenstenose/-insuffizienz)

Weitere Darstellungsindikationen der Aorta ergeben sich in der Diagnostik von Nierenarterienstenosen oder zur Beurteilung der Becken-Bein-Gefäße. Wie auch die Lävokardiografie wird die Aortografie mit ähnlich hohen Kontrastmittelmengen durchgeführt. Die Indikation ist bei Patienten mit Niereninsuffizienz und/oder linksventrikulärer Herzinsuffizienz daher kritisch zu stellen.

2.3.2 Rechtsherzkatheter

Synonyme: Swan-Ganz-Katheter, »kleiner Katheter«, Balloneinschwemmkatheter

Der Rechtsherzkatheter ist ein invasives diagnostisches Verfahren in der Kardiologie, um Blutdruckwerte im rechten Herz und den Pulmonalarterien zu messen und mittels Thermodilutionstechnik das Herzzeitvolumen zu bestimmen (◘ Abb. 2.21). Durch die heutzutage vorhandenen kardialen Bildgebungsmöglichkeiten hat er im klinischen Alltag jedoch deutlich an Relevanz verloren. Trotzdem kommt er als Standardverfahren bei einer Vielzahl kardiologischer Fragestellungen zum Einsatz.

Typische Indikationen
- Pulmonale Hypertonie (PAH) und Cor pulmonale mit Vasoreagibilitätstest
- Präoperativ vor Mitral- und Aortenklappenersatz
- Pulmonalisangiografie und Lävokardiografie des rechten Herzens
- Rechts-Links-Shuntvitien
- Linksventrikuläre Funktionsstörung, z. B. Linksherzinsuffizienz
- Präoperativ vor HTX/LVAD-Implantation

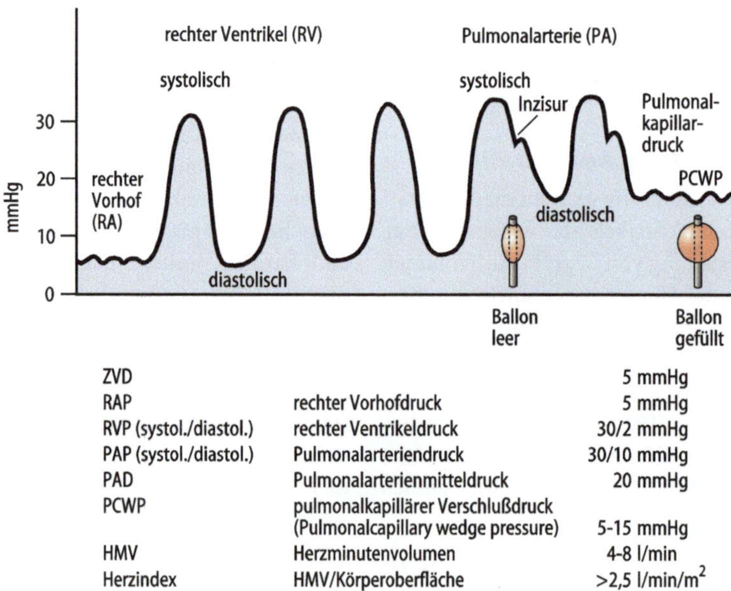

ZVD		5 mmHg
RAP	rechter Vorhofdruck	5 mmHg
RVP (systol./diastol.)	rechter Ventrikeldruck	30/2 mmHg
PAP (systol./diastol.)	Pulmonalarteriendruck	30/10 mmHg
PAD	Pulmonalarterienmitteldruck	20 mmHg
PCWP	pulmonalkapillärer Verschlußdruck (Pulmonalcapillary wedge pressure)	5-15 mmHg
HMV	Herzminutenvolumen	4-8 l/min
Herzindex	HMV/Körperoberfläche	>2,5 l/min/m^2

◘ **Abb. 2.21** Rechtsherzkatheter (aus Kretz et al., Anästhesie, Intensivmedizin, Notfallmedizin, Schmerztherapie, Springer, 2016)

- Hämodynamisches Monitoring in der Intensivmedizin insbesondere bei Rechtsherzversagen
- Respiratorisches Versagen: ARDS
- Lungenembolie
- Pulmonalklappeninsuffizienz
- Funktionsstörungen der Trikuspidal- oder Pulmonalklappe
- Vorhofseptumdefekt
- Lungenvenenfehleinmündung

■ Komplikationen

Generell kann eine Rechtsherzkatheteruntersuchung als risikoarmes Verfahren betrachtet werden, jedoch sind einige Komplikationen zu beachten. Abhängig von gewähltem Punktionsort und -technik sind z. B. Fehlpunktionen eines arteriellen Gefäßes, lokale Blutungen aus der Punktionsstelle, lokale Thrombosen, Infektionen oder ein Pneumothorax möglich. Durch die Kathetermanipulation können supraventrikuläre oder ventrikuläre Rhythmusstörungen ausgelöst werden. Schwerwiegendste Komplikation ist die Ruptur der Pulmonalarterie (klassische Symptomatik: Hämoptysen, Dyspnoe) durch Aufblasen des Ballons oder Spülen des distalen Katheterlumens.

■ Durchführung

Nach Ankunft des Patienten im Untersuchungsraum wird das EKG-Monitoring angebracht sowie eine Infusion über den peripheren Zugang angelegt. Die notwendigen Notfallmedikamente, Defibrillator und Airway-Management müssen in Reichweite parat liegen. Zur Infektionsprophylaxe erfolgt das sterile Einkleiden des Arztes mit Haube, Mundschutz, sterilem Kittel und sterilen Handschuhen. An der vorgesehenen Punktionsstelle wird nach gründlicher Hautdesinfektion der Bereich steril abgedeckt. Die häufigste gewählte Punktionsstelle im Rahmen einer einmaligen Rechtsherzkatheteruntersuchung ist die V. femoralis. In der Intensivmedizin wird der Rechtsherzkatheter eher über die V. jugularis interna oder V. subclavia eingebracht, da dies ein leichteres Einschwemmen ohne radiologische Durchleuchtung ermöglicht und eine niedrigere Infektionsrate bei längerer Verweildauer des Katheters aufweist.

Nach lokaler Anästhesie wird in Seldinger-Technik ein Introducer mit Sideport (Schleuse), über den der Swan-Ganz-Katheter bewegt wird, in das venöse Gefäß eingebracht. Nachdem ein Nullabgleich des Druckwandlers auf Niveau des rechten Vorhofs erfolgt ist, wird am distalen Lumen eine kontinuierliche Druckregistrierung angebracht. Der Ballon des Katheters wird mit 1,5 ml Luft aufgeblasen und durch langsames Vorschieben unter Beobachtung des gemessenen Druckes »eingeschwemmt«. Dabei ergeben sich, abhängig von der Lage des Katheters, typische Druckkurven, sodass ein Platzieren oft auch ohne radiologische Kontrolle möglich ist. Die Durchleuchtung im Herzkatheterlabor kann jedoch die Anlage vereinfachen, ggf. werden auch Komplikationen wie Knoten- und Schlaufenbildung früher erkannt. Nun erfolgt die im Vorfeld geplante Diagnostik wie Druckmessungen, Stufenoxymetrien oder ein Vasoreagibilitätstest im Rahmen der Abklärung einer pulmonalen Hypertonie.

Folgende Parameter sind mittels des Swan-Ganz-Katheters direkt messbar:
- Zentraler Venendruck (ZVD) = rechtsatrialer Druck (RAP)
- Rechtsventrikulärer Druck (RVP)
- Pulmonalarteriendruck (PAP)
- Pulmonaler kapillärer Verschlussdruck (PCWP = pulmonary capillary wedge pressure)
- Herzzeitvolumen (HZV) durch Thermodilution
- Bestimmung der Sauerstoffsättigung an verschieden Lokalisationen (→ Shuntdiagnostik)

Abschließend wird der Rechtsherzkatheter mit Schleuse entfernt und ein Druckverband nach manueller Kompression angelegt.

■ Pflegerische Vorbereitung

Nach entsprechender ärztlicher Aufklärung, Klärung der Indikation und Anmeldung der Untersuchung im Herzkatheterlabor sollten am Untersuchungstag aktuelle Laborwerte, eine Echokardiografie sowie ein 12-Kanal-EKG vorliegen. Der geplante Punktionsort (V. femoralis, V. jugularis, V. subclavia) muss am Untersuchungstag rasiert werden. Um das Blutungsrisiko zu vermindern, erfolgt die Gabe einer aktuellen Antikoagulationstherapie (z. B. Clexane/Heparin/Marcumar) nur nach ärztlicher Rücksprache. Andere Medikamente können üblicherweise genau wie ein kleines Frühstück vor der Untersuchung eingenommen werden. Bei Unsicherheit erfolgt die Rücksprache mit dem behandelnden Arzt. Unmittelbar vor Transport ins Herzkatheterlabor wird dem Patient ein OP-Hemd angezogen, ein Identifikationsarmbändchen angelegt und bereits auf der Station ein peripher venöser Zugang (18 Gauge) angelegt.

Ist während der Untersuchung die Gabe von Kontrastmittel vorgesehen, sind folgende Punkte zu beachten:

- Metformineinnahme (s. Metformin-prophylaxe)
- Chronische Niereninsuffizienz
- Bekannte Kontrastmittelallergie
- Hyperthyreose

■ Pflegerische Nachsorge

- Messung von Vitalzeichen, Kontrolle der Punktionsstelle, Lage des Druckverbandes, peripherer Pulsstatus
- Trinken sofort erlaubt, Info über vermehrte Trinkmenge 2–3 Liter nach KM-Exposition, Vorsicht bei Linksherzinsuffizienz
- Essen nach 2 Stunden erlaubt
- Weitere Maßnahmen nach Anordnungen auf dem Befundbogen
- Am Folgetag: Kontrolle Punktionsstelle, peripherer Pulsstatus
- Hilfestellung bei der Mobilisation

2.3.3 Elektrophysiologische Untersuchung

Die **elektrophysiologische Untersuchung (EPU)** ist eine spezielle Herzkatheteruntersuchung zur Diagnostik und Therapie von Herzrhythmusstörungen, bei der die elektrischen Herzströme direkt am Herzen abgeleitet werden. Mittels eines Ruhe- oder Langzeit-EKGs können Herzrhythmusstörungen zwar meist ebenfalls nachgewiesen werden, aber die genaue Herkunft ist häufig nur durch eine EPU zu bestimmen. Auch sehr selten auftretende Herzrhythmusstörungen bleiben häufig verborgen, können jedoch durch eine elektrophysiologische Untersuchung festgestellt werden. Neben der Durchleuchtungsanlage werden zudem weitere Materialen zur Untersuchung benötigt. Ziel der elektrophysiologischen Untersuchung ist es, Herzrhythmusstörungen bezüglich Art, Ursprung und pathophysiologischer Ursachen zu detektieren und nach Möglichkeit auch eine entsprechende Therapie durchzuführen. Typische Indikationen für die Durchführung einer EPU sind.

■ Diagnostische Indikation:
- Bradykarde oder tachykarde Arrhythmien
- Z. n. rezidivierenden Synkopen ohne Nachweis einer Pathologie mittels nichtinvasiver Diagnostik

■ Prognostische Indikation:
- Z. n. Synkope, überlebtem Herzstillstand
- Kammertachykardien, Kammerflimmern
- Therapeutische Indikation (Katheterablation)
- AVNRT
- AV-Knotenablation
- Vorhoftachykardien, Vorhofflimmern, Vorhofflattern
- Kammertachykardien

■ Untersuchungsablauf

Eine einfache Untersuchung dauert etwa 1–2 Stunden, bei komplexen Fällen kann sich die Untersuchungszeit jedoch deutlich verlängern. Vor dem unmittelbaren Beginn der elektrophysiologischen Untersuchung wird am Arm ein venöser Zugang gelegt, um während der Untersuchung Medikamente verabreichen zu können. Auf der Haut an Armen, Füßen und Brustkorb werden Elektroden für ein Oberflächen-EKG befestigt. Außerdem werden zwei weitere Defibrillations-Elektroden auf dem Brustkorb angebracht, um im Notfall maligne Herzrhythmusstörungen ohne Verzögerung beenden zu können. Die Leistenregion wird aus hygienischen Gründen analog zu den übrigen Herzkatheteruntersuchungen rasiert, desinfiziert und mittels steriler Abdeckung vorbereitet. Nach Lokalanästhesie der Leistenregion werden zumindest zwei, häufig aber auch drei oder mehr dünne Elektrodenkatheter über die V. femoralis unter Durchleuchtung in das rechte Herz eingeführt. Bei Herzrhythmusstörungen, die ihren Ursprung im Bereich des linken Herzens haben, kann man entweder über die Arteria femoralis retrograd oder aber über eine Punktion des Vorhofseptums (transseptale Punktion) in das

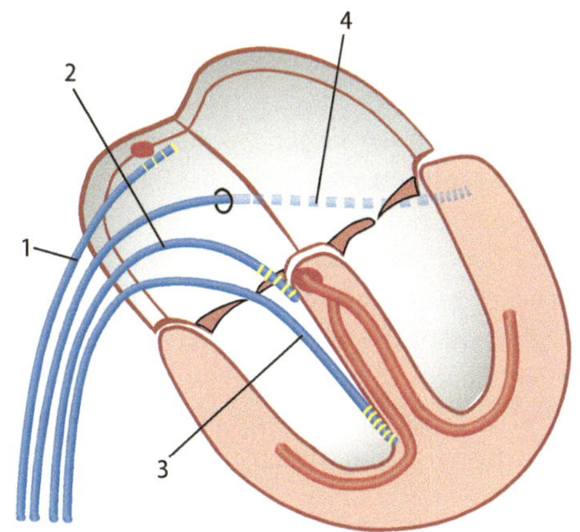

□ Abb. 2.22 Katheterpositionen EPU. 1 rechtsatrial. 2 His-Bündel. 3 rechtsventrikulär. 4 Koronarsinuskatheter

linke Herz gelangen. In der Regel wird zusätzlich ein leichtes Sedativum verabreicht, später eventuell auch ein Analgetikum. Der Patient nimmt so kaum etwas von der Untersuchung war.

Durch die Elektroden kann das Herz so stimuliert werden, dass eine Herzrhythmusstörung sowohl ausgelöst als auch wieder beendet werden kann. Der Arzt kann dadurch die Art und Schwere einer Herzrhythmusstörung genauer beurteilen. Nach Diagnosesicherung der Herzrhythmusstörung kann der untersuchende Arzt weitere Vorschläge zur Therapie geben und in vielen Fällen in der gleichen Untersuchung eine Ablation des erkrankten Bereichs mit Hochfrequenzstrom (HF-Ablation) oder Kälte (Kryo-Ablation) durchgeführt werden. Eine provozierte Herzrhythmusstörung führt während der Untersuchung gelegentlich zu Symptomen, die der Untersuchte schon kennt (z. B. Palpitationen oder Schwindel). Entstehen hämodynamisch relevante Rhythmusstörungen können diese durch die Defibrillations-Elektroden auf dem Brustkorb rasch wieder beendet werden. Über die Elektrodenkatheter werden die elektrischen Signale an verschiedenen Stellen des Herzens registriert.

Typische Katheterpositionen sind (□ Abb. 2.22):
- Rechter Vorhof (HRA)
- Am His-Bündel (HIS)
- Rechtsventrikuläre Spitze (RVA)
- Koronarvenensinus (CS)

Die Registrierung des intrakardialen EKGs ermöglicht es schon im Sinusrhythmus, Pathologien des Reizleitungssystems festzustellen. Über spezielle Stimulationsmanöver können nun die zu diagnostizierenden Herzrhythmusstörungen provoziert werden. Zur Bestimmung der Sinusknotenfunktion und der Sinusknotenerholungszeit erfolgt eine schnelle atriale Stimulation über 30–60 s, in deren Folge die Zeit bestimmt wird, die der Sinusknoten benötigt, nach Stimulation wieder spontan zu depolarisieren. Die AV-Knotenfunktion wird durch kontinuierliche starr-frequente Vorhofstimulation, welche alle 10 s in kürzeren Abständen durchgeführt wird, beurteilt. Die Stimulationsfrequenz die noch zu einer 1:1 AV-Überleitung führt, wird Wenckebachpunkt genannt. Mittels programmierter Vorhofstimulation wird die AV-nodale Refraktärzeit bestimmt. Dies ermöglicht auch den Nachweis von mehreren AV-nodalen Bahnen und damit die Bereitschaft, eine AV-Knotentachykardie zu entwickeln.

Die Ventrikelstimulation dient zur Überprüfung der ventrikuloatrialen Leitung sowie zur Induktion supraventrikulärer (z. B. atypische AVNRT) oder ventrikulärer Tachykardien. Neben der Risikostratifizierung einer klinisch dokumentierten Breitkomplextachykardie wird eine lokale Zuordnung evaluiert und damit die Möglichkeit, diese mittels einer Ablation dauerhaft zu verhindern.

Neben der klassischen Untersuchungsmethode gibt es heutzutage auch die Möglichkeit, mittels spezieller, computergestützter Systeme ein dreidimensionales Bild der Herzhöhle und des elektrischen Erregungsablaufes zu erzeugen. Vorteil dieser Methode ist die deutlich geringere Strahlenbelastung sowie das bessere Verständnis komplexerer Rhythmusstörungen.

■ Komplikationen

Da während einer diagnostischen EPU meist nur eine venöse Punktion erfolgt, sind systemische Embolien, Schlaganfälle oder Gefäßkomplikationen wesentlich seltener als bei der Koronarangiografie. An die Möglichkeit embolischer auch arterieller Ereignisse sollte jedoch jederzeit bei transseptaler Punktion, offenem Foramen ovale oder retrograd arterieller Kathetereinlage ins linke Herz gedacht werden. Folgende Komplikationen sind zudem beachten:

- Gefäßkomplikationen (Blutungen, Thrombose, AV-Fistel)
- Passagere Asystolie oder AV-Block
- Infektionen
- Perikarderguss (insbesondere nach transseptaler Punktion)
- Lungenembolie

2.3.4 Druckverbände und Punktions-stellen-Verschlusssysteme

■ **Anlegen eines manuellen Druckverbandes**

Sind dem Patienten vorher Antikoagulanzien verabreicht worden, sollte die Gerinnung kontrolliert werden und die Medikamente, z. B. Heparin, pausiert werden. Die Schleuse wird vom ärztlichen Dienst aus dem punktiertem Gefäß herausgezogen. Die Einstichstelle wird dann für 10–15 Minuten mit der Hand (mithilfe von sterilen Kompressen) abgedrückt. Die Kompression wird bis zum Einsetzen der primären Blutungsstillung ausgeübt. Im Anschluss daran wird die Leiste in der Regel mit einem strammen Druckverband (DV) verbunden (■ Abb. 2.23). Danach müssen die Patienten für etwa 8 Stunden im Bett liegen; sollte es notwendig sein, wird noch ein Sandsack auf den Verband gelegt. Es ist wichtig, dass die Patienten sich während dieser Liegezeit nicht im Bett aufrichten, die Beine beugen, sich auf die Seite drehen oder viel bewegen, denn dies bedeutet die Gefahr einer Nachblutung (dies kann nach außen oder innen auftreten). Das Kopfende des Bettes kann etwa 20° aufrecht gestellt werden. Den Patienten immer darauf hinweisen, dass, wenn ein warmes feuchtes Gefühl in der Gegend des Verbandes verspürt wird oder wenn sich der Verband rot verfärbt, er sich immer sofort melden soll. Es kann vorkommen, dass Patienten durch Ausüben des Kompressionsdruckes vasovagal reagieren, Bradykardien entwickeln, synkopal oder hypoton werden. Deshalb erfolgt bei diesem Vorgang eine genaue Krankenbeobachtung. Es ist ratsam, eine Infusion und eine Ampulle Atropin griff bereit zu haben.

■ **Bettruhe bei liegender Schleuse oder Druckverband**

Bei der Bettruhe ist zu beachten, dass der Oberkörper des Patienten nicht höher als 30° gelagert wird. Das Bein ist gerade zu lagern und sollte nicht angewinkelt werden. Bei anderen Grunderkrankungen, z. B. orthopädischen Erkrankungen, empfinden es die Patienten oft als Erleichterung, wenn Kissen zur Unterstützung in die Kniegelenke oder der betroffenen Seite des Körpers gelegt wird. Nach Rücksprache mit dem ärztlichen Dienst ist eine 30°-Seitenlagerung möglich.

Wird der Druckverband entfernt, sollte noch einige Zeit gewartet werden, ob noch eine Nachblutung auftritt. Wenn nicht, kann der Patient bei unauffälligen Wundverhältnissen und guter Kreislaufsituation mit einer examinierten Pflegekraft mobilisiert werden. Maßgeblich hierfür sind immer der Schweregrad und der Verlauf der Behandlung, die Konstitution des Patienten und sein Mobilisationsgrad. Um diesen Faktoren gerecht zu werden, ist eine genaue Krankenbeobachtung erforderlich. Je nach Klinik ist ein Mobilisationsstufenprogramm vorhanden, welches von der Pflege und der zuständigen Physiotherapie entsprechend angewandt wird. Physiotherapie und Atemgymnastik sind vom Arzt zu verordnen. Duschen ist am Folgetag möglich. Der Patient sollte beachten, in den nächsten 7 Tagen keine schweren Gewichte zu heben oder starkes Pressen zu vermeiden, z. B. bei der Defäkation.

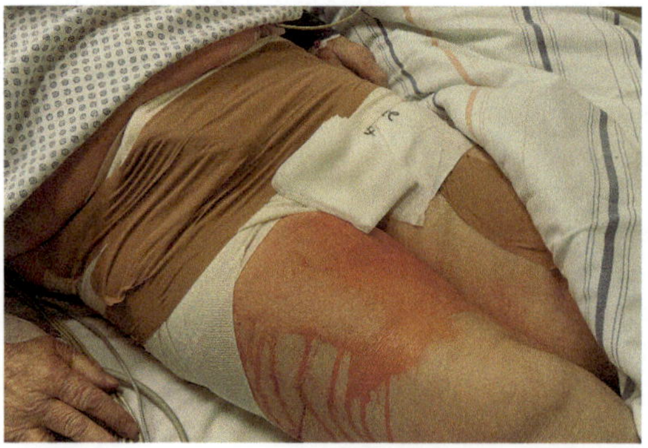

■ **Abb. 2.23** Druckverband nach Koronarangiografie über die A. femoralis

■ **Radialis-Druckmanschette**

Kommen die Patienten mit einer sogenannten Radialis-Druckmanschette nach der Herzkatheteruntersuchung auf die Station, wird diese Manschet-

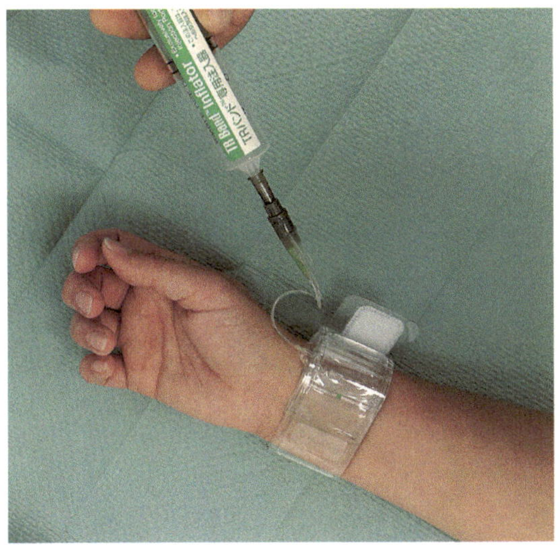

Abb. 2.24 Druckverband mittels TR-Band

te nach ungefähr 4 Stunden entfernt. Je nach Klinik bestehen unterschiedliche hausinterne Standards wie lange eine Radialis-Druckmanschette am Patienten verbleibt.

Beispiel einer Radialis-Druckmanschetten-Entfernung nach einer Herzkatheter Untersuchung Abb. 2.24.

Material:
- Radialis-Druckmanschette
- Persönliche Schutzkleidung (PSK): Einmalhandschuhe
- Spezielle Blockerspritze
- Haut- und Händedesinfektionsmittel
- Steriles Verbandsmaterial

Durchführung:
Die Radialis-Druckmanschette ist mit 10 ml Luft geblockt.
- Blockung 3 Stunden belassen
- Informationen an den Patienten geben
- Händedesinfektion
- PSK anlegen
- Anschließend halbstündlich 2 × 5 ml ablassen
- Auf Nachblutungen achten
- Ggf. Manschette länger belassen
- Nach Ablassen der gesamten Luft entfernen der Radialis-Druckmanschette nach 4 Stunden
- Hautdesinfektion

- Verband/Pflaster anlegen
- Händeschlussdesinfektion
- Patientenbeobachtung, auf Nachblutungen achten, Pulskontrolle
- Dokumentation

Der Patient kann, sollte keine andere Grunderkrankung vorliegen, zeitnah mobilisiert werden. Er ist darauf hinzuweisen, dass er den punktierten Arm schonen und ruhighalten soll. Sollte er Sensibilitätsstörungen bekommen, sind umgehend die Druckmanschette, der Puls, das Punktionsgebiet zu kontrollieren und der Arzt zu informieren. Es wird am punktierten Arm nicht der Blutdruck gemessen.

■ FemoStop™

Der FemoStop™ ist ein Kompressionssystem, welches aus einem Bügel, einer Pumpe und einem wiederverwendbaren Manometer besteht. Dazu gehört ein Einweg-Set mit pneumatischer Pelotte, Absperrhahn und Gurt. Dieses System wird zur Kompression der Oberschenkelarterie oder Oberschenkelvene nach Gefäßpunktionen und bei ultraschallgeführten Kompressionsbehandlungen von Pseudoaneurysmen der Arteria femoralis verwendet.

Die Pelotte wird auf der Gefäßpunktionsstelle in der Leiste platziert und der Gurt um den Patienten herum gelegt. Die Pelotte übt somit mechanischen Druck auf die Gefäßpunktionsstelle aus, um so einen Stillstand (Hämostase) herbeizuführen. Die Drucklegung erfolgt über die Pumpe und das Manometer. Als Gegendruck fungiert der Bügel mit dem Gurt, der auf die Pelotte wirkt. Zu beachten ist bei der Anwendung eine regelmäßige Kontrolle der Fußpulse, um sich zu vergewissern, ob der Blutfluss im Gefäßsystem noch besteht. Das System sollte nicht unangemessen lange mit Kompression am Patienten angebracht sein, da dies zu Gewebsschäden, Hautdefekten oder Verletzungen von Nerven durch die ausgeübte Kompression führen kann.

■ Arterielle Verschlusssysteme

Mit dem Ziel, die Mobilisation des Patienten nach einer Herzkatheteruntersuchung zur beschleunigen und die Kompressionszeiten zur Anlage eines Druckverbandes zu verkürzen, wurden spezielle Verschlusssysteme entwickelt. Im Folgenden werden 2 Systeme exemplarisch für die Vielzahl an Verschlusssysteme aufgeführt.

■■ Kollagenverschlusssystem

Das AngioSeal-Verschlusssystem der Firma St. Jude Medical ist ein sogenanntes Kollagenverschlusssystem, bei dem durch einen Anker und Kollagenpfropf eine direkte Hämostase erfolgt (■ Abb. 2.25). Am Ende der Untersuchung wird über einen Draht auf eine spezielle Schleuse, welche in die A. femoralis eingebracht wird, gewechselt. Im Anschluss bringt der Untersucher ein Anker-/Kollagensystem mit einem resorbierbaren Anker in das Gefäß ein. Unter Druck wird dieses aus dem Gefäß herausgezogen, bis der Anker an der inneren Gefäßwand zu liegen kommt. Nun wird der Kollagenpfropf mittels einer Applikationshülse auf die Arterienaußenwand gepresst, wodurch die Punktionsstelle verschlossen wird. Abschließend wird der herausragende Faden auf Hautniveau abgeschnitten und ein steriler Verband angelegt. Voraussetzung für einen Gebrauch dessen ist eine komplikationslose Punktion des Gefäßes, da bei Mehrfachpunktion der Arterie die anderen Punktionsstellen offen bleiben und für schwere Nachblutungen sorgen können. Auch im Falle einer schwerer pAVK im Bein-Becken-Bereich kann durch den Anker ein Gefäßverschluss verursacht werden kann.

■■ Nahtverschlusssystem

Das Prinzip dieser Systeme besteht aus einer Umstechung des Gefäßes und anschließender Naht der Punktionsstelle. Über einen 0.035-Zoll-Führungsdraht wird z. B. das ProGlide-System (Abbot Vascular) postinterventionell wie eine Schleuse in das Gefäß eingeführt. Bei intravaskulärer Lage werden zwei Anker freigesetzt, die sich von innen an die Gefäßwand legen. Diese Anker führen den Faden, der von der Außenseite des Gefäßes über zwei Nadeln durch die Gefäßwand gegriffen und zur Hautoberfläche zurückgezogen wird. Im letzten Schritt können beide Fadenenden mittels einer Knotenhilfe zusammengebunden und damit eine Hämostase erzielt werden. Neben der Verwendung zum Verschluss von Punktionsstellen nach diagnostischer oder interventioneller Koronarangiografie über eine 6F- oder 8F-Schleuse ist mittels der sogenannten PreClose-Technik auch der Verschluss nach Ge-

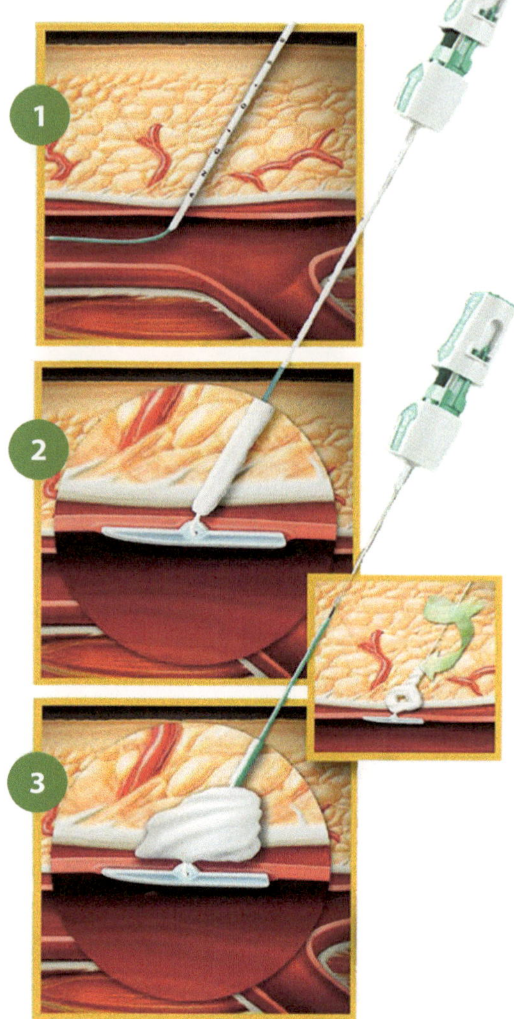

■ **Abb. 2.25** Verschluss der Punktionsstelle mittels Angio-Seal-System

brauch größerer Schleusensysteme z. B. im Rahmen von transfemoralem Aortenklappenersatz (TAVI) möglich. Dazu werden 2–3 Systeme vor Einführung großlumiger Schleusen vorgelegt, um einen späteren Verschluss zu ermöglichen Die Fadenpaare werden mit Klemmen fixiert und verbleiben während des Eingriffes am Rand des Operationsfeldes. Unmittelbar nach Entfernung der Schleuse werden die Fadenpaare festgezogen und einzeln verknotet. Bei ausbleibender Hämostase kann ein weiteres Verschlusssystem über den verbliebenen Führungsdraht eingeführt werden (Erbel et al. 2012).

2.3.5 Pflegerische Vorbereitung und Nachbetreuung

■ **Patientenvorbereitung**

Am Anfang des Pflegeprozesses steht die Erhebung der Pflegeanamnese, welche dazu dient, Informationen über die Krankengeschichte, über Einschränkungen, Gewohnheiten und Besonderheiten des Patienten zu sammeln – dies bezieht sich sowohl auf aktuelle wie aber auch auf vergangene Vorkommnisse. Gleichzeitig gibt diese direkte Auskünfte über aktuelle Beschwerden des Patienten, die gesundheitliche Vorgeschichte, besondere Dispositionen (z. B. Allergien, familiäre Krankengeschichte), die Lebensumstände (z. B. Pflegestufe, häusliche Versorgung), familiäre Situation und das genetische Risiko des Patienten. Dies dient unter anderem dem ärztlichen und pflegerischen Team als eine erste persönliche Kontaktaufnahme, um den Patienten kennenzulernen und besser zu verstehen. Ist der Patient nicht in der Lage dazu, können Gespräche mit Angehörigen oder vertrauten Personen einen ersten Überblick verschaffen. Ist für den nächsten Tag eine elektive Herzkatheteruntersuchung geplant, erfolgt am Vortag die Aufklärung über den ärztlichen Dienst. In der Regel werden Aufklärungsbögen zur Hilfe genommen, die Arzt und Patient nach dem Gespräch gemeinsam ausfüllen und unterschreiben. Dies beinhaltet auch eine Ablehnung der Untersuchung.

Aufklärungsbögen:
- Herzkatheter
- PTCA
- Stent
- IVUS
- FFR Messung
- Rotablation

Eine Ausnahme von dieser Regel stellt eine Notfallsituation dar, wie z. B. ein akuter Myokardinfarkt oder ein kardiogener Schock. In diesen Situationen reichen eine mündliche Aufklärung und auch die Zustimmung von Zeugen. Ist der Patient mit der Herzkatheteruntersuchung einverstanden, erfolgt die Anmeldung im Herzkatheter Labor (Arzt/Pflege). Sollten Besonderheiten beim Patienten vorliegen, wie z. B. Klappen oder ACVB-Operationen, schwierige Zugangswege, neurologische Auffälligkeiten, KM-Allergien oder Infektionen, muss dies angegeben werden und in der Patientenakte sichtbar dokumentiert sein.

Vorab muss nochmals evaluiert werden, welche Risikofaktoren bei dem Patienten bestehen könnten:
- Allergien
- Gefäßerkrankungen
- Niereninsuffizienz
- Diabetes mellitus (Metformin)
- Hyperthyreose
- Gerinnungsstörungen, ggf. in Behandlung mit Marcumar, Blutungsneigungen

Vor dem Eingriff erfolgt eine dokumentierte körperliche Untersuchung mit Erhebung des peripheren Pulsstatus an den typischen Punktionsorten (femoral/radial) und der pulmonalen und kardialen Ausgangssituation. Vor der Punktion beim Herzkatheter erfolgt die Vorbereitung der gewünschten Punktionsstelle, das kann am Untersuchungstag oder schon am Vortag erfolgen. Dies beinhaltet eine Inspektion und Rasur des vorgesehenen Areals. Sollten sich infizierte Areale zeigen, z. B. Pilzinfektionen, muss der ärztliche Dienst unterrichtet werden. Alle Patienten sollen und müssen einen intakten und überprüften venösen Zugang besitzen. Vorzugsweise sollte der Zugang am Untersuchungstag neu gelegt sein. Es gibt Patienten, die einen sehr schlechten Gefäßstatus besitzen; bei ihnen ist zu überlegen, ob sie für den Eingriff einen ZVK erhalten, damit ein sicherer venöser Zugang vorhanden ist.

Bei bekannter Blasenschwäche, Inkontinenz oder zu vermutenden Harnverhalt, sollten die Patienten einen Blasenkatheter gelegt bekommen. Es kann bei der Untersuchung zu einem längeren Zeitintervall kommen.

Zur Vervollständigung der Patientenakte gehört:
- Patienten-Aufkleber
- Unterschriebener Aufklärungsbogen
- Aktuelles EKG
- Aktuelles Labor
- Bei elektiven Untersuchungen Belastungs-EKG
- Befunde wie Stress-MRT, Stressecho oder SPECT (Myokardszintigrafie)

In der Regel ist keine spezielle Prämedikation vorgesehen, jedoch kann bei sehr unruhigen oder ängstlichen Patienten auf Wunsch und nach Arztanordnung z. B. Diazepam verabreicht werden. Wird die Herzkatheteruntersuchung über die Radialis-Arterie durchgeführt, wird dem Patienten im Herzkatheterlabor routinemäßig zur Vasospasmusprophylaxe ein Benzodiazepin verabreicht.

Am Untersuchungstag darf der Patient (je nach Klinik kann das variieren) ein kleines Frühstück zu sich nehmen und sollte pro Stunde ein Glas Wasser trinken. Das Rauchen sollte 6 Stunden vor dem Eingriff eingestellt werden. Herausnehmbarer Zahnersatz, Kontaktlinsen, Ringe, Schmuck, künstliche Haarteile, Makeup und Nagellack sind zu entfernen oder abzulegen. Medikamente können am Untersuchungstag normal eingenommen werden, bis auf Metformin. Dies kann Wechselwirkungen mit dem Röntgenkontrastmittel verursachen und zu einer akuten Verschlechterung der Nierenfunktion mit Ausbildung einer lebensbedrohlichen Laktatazidose führen.

■ Nachbetreuung

Nach erfolgter Herzkatheteruntersuchung wird vom zuständigen Untersucher über das weitere Vorgehen und über die Liegedauer der Schleuse entschieden. Es besteht die Möglichkeit, die Punktionsstelle mit einem AngioSeal-Verschlusssystem zu verschließen. Ist der Patient damit versorgt worden, muss er das Bein gerade halten und für 4 Stunden Bettruhe einhalten. Das Pflegepersonal kontrolliert in regelmäßigen Abständen die Leiste, die Fußpulse und die Vitalzeichen des Patienten. Der Vorteil bei solch einem Verschlusssystem liegt darin, dass die Zeit der Bettruhe für die Patienten deutlich verkürzt wird.

Patienten mit einer liegenden Schleuse müssen das Bein gerade halten, um Nachblutungen oder Einblutungen zu vermeiden. Die Einstichstelle wird mit einem Pflasterverband und Kompressen versorgt. Dieser muss so angelegt sein, dass eine sichere Lage der Schleuse gewährleistet ist. Das Pflegepersonal kontrolliert regelmäßig den Verband und die Fußpulse. Bekommen die Patienten eine erneute Herzkatheteruntersuchung, nennt man das second look. Wird der Patient zur Überwachung auf eine IMC oder Intensivstation gelegt, wird ein arterielles Drucksystem zur Überwachung angeschlossen. Bevor die Schleuse später entfernt wird, muss darauf geachtet werden, dass die Einnahme von Heparin, welches der Patient in der Regel bekommt, um thromboembolische Komplikationen zu vermeiden, vorher unterbrochen wurde. Diese Patienten werden vor Entfernen der Schleuse nüchtern gelassen. Nach der Entfernung kann die arterielle Punktionsstelle mit einem Angio Seal, durch manuelle oder mechanische Kompression (FemoStop) mit anschließender Anlage eines Druckverbandes versorgt werden. Schleusen werden vom ärztlichen Dienst gezogen, das Pflegepersonal assistiert. Der Patient erhält für mehrere Stunden einen Druckverband und muss solange Bettruhe einhalten. Der Druckverband, die Einstichstelle und die Fußpulse bedürfen auch hier einer regelmäßigen Kontrolle durch das Pflegepersonal. Je nach Klinik bestehen unterschiedliche hausinterne Standards, wie lange der Druckverband verbleiben muss.

Bei jedem Patienten ist eine Übergabe vom Pflegepersonal oder zuständigen Arzt erforderlich, wenn der Patient vom Herzkatheterlabor abgeholt wird. Dies beinhaltet die Art der Untersuchung, den Verlauf, aufgetretene Besonderheiten und Komplikationen. Der Rücktransport auf die Station erfolgt erst, wenn alle Patientendokumente inklusive Herzkatheterbericht fertiggestellt sind. Bei instabilen Patienten oder schwierigen Eingriffen hat der Arzt den Transport zu begleiten. Je nach Untersuchungsergebnis und Intervention ist es möglich, dass der Patient auf eine IMC oder Intensivstation zur Überwachung muss. Sollte alles gut verlaufen sein, geht der Patient auf die periphere Station zurück. Hier ist zu beachten:

- Ggf. Überwachung an der Telemetrie
- Engmaschige Kontrolle der Vitalzeichen
- Auf Arztanordnung Kontroll-EKG, je nach Intervention ist dies standardmäßig vorgesehen
- Kontrolle des Druckverbandes, Position, Einblutungen/Verfärbungen, Trockenheit
- Veränderung des Umfanges, Hautverfärbungen
- Kontrolle der Punktionsstelle, Hämatome, Schwellungen, Schmerzempfindlichkeit
- Kontrolle der Pulse, Sensibilität, Motorik
- Schmerzsymptomatik, AP-Symptomatik

- Kontrolle der Einfuhr, ist der Patient nicht in der Lage zu trinken, muss eine Infusion verabreicht werden
- Kontrolle der Diurese, ggf. der Einfuhr
- Krankenbeobachtung auf Atmung, allergische Reaktion, Juckreiz, Übelkeit
- Auf Arztanordnung Laborkontrollen
- Dokumentation
- Cave: Psychische Unterstützung

Vor- und Nachsorge nach Applikation von Röntgenkontrastmittel

Die Gabe von Röntgenkontrastmittel ist häufiger Bestandteil der kardiologischen Diagnostik (Koronarangiografie, Herz-CT) und ist bei Beachtung folgender Faktoren ein risikoarmes Verfahren:

1. **Prophylaxe der Überempfindlichkeitsreaktion auf iodierte Röntgenkontrastmittel** (Lasser et al. 1994)

Zu empfehlen ist die Gabe einer Prophylaxe bei allen Patienten, bei denen in der Anamnese eine Überempfindlichkeitsreaktion gegen iodierte Röntgenkontrastmittel besteht sowie bei Patienten mit schweren polyvalenten Allergien, die noch kein iodiertes Kontrastmittel erhalten haben, nach diesem Schema:

Notfalluntersuchung:
- Vor der Untersuchung Applikation von:
  - i.v.-Gabe von 250 mg Prednisolon
  - i.v.-Gabe von 8 mg Fenistil oder 4 mg Tavegil [H1-Antagonist]
  - i.v.-Gabe von 400 mg Cimetidin oder 100 mg Ranitidin [H2-Antagonist]

Elektive Untersuchung:
- Vortag der Untersuchung (mind. 12 h vor Kontrastmittelgabe):
  - Entweder 40 mg Methylprednisolon (z. B. Urbason) oder 50 mg Prednisolon oral
- Untersuchungstag (mind. 2 h vor Untersuchung):
  - Entweder 40 mg Methylprednisolon (z. B. Urbason) oder 50 mg Prednisolon oral
  - H1-Antagonist, z. B. 2 mg Tavegil oder 2 mg Fenistil oral
  - H2-Antagonist, z. B. 400 mg Cimetidin oral oder 300 mg Ranitidin oral

2. **Interaktion iodierter Röntgenkontrastmittel mit Metformin**

Die gefährlichste Interaktion zwischen Metformin und Röntgenkontrastmittel sowie weitere Faktoren (Niereninsuffizienz, Gewebshypoxie) ist die lebensbedrohlichen Laktatazidose. Folgendes Vorgehen sollte beachtet werden.

Notfalluntersuchung:
- Nierenfunktion normal (GFR ≥ 60 ml/min):
  - Metformin nicht absetzen
  - Kontrolle der Nierenfunktion 48 h nach Kontrastmittelgabe, falls Kreatininwert sich verschlechtert (kontrastmittelinduzierten Nephropathie) Metformin absetzen und erst wieder ansetzen nach Normalisierung der Nierenfunktion
- Nierendysfunktion (GFR < 60 ml/min):
  - Metformin zum Zeitpunkt der Kontrastmittelgabe absetzen
  - Ausreichende Flüssigkeitszufuhr
  - Postinterventionell sollte auf Symptome einer Laktatazidose (pH-Wert < 7.25, Laktat > 5 mmol/l) wie Übelkeit, Somnolenz, epigastrische Schmerzen, Hyperpnoe, Lethargie, Diarrhö, Durst geachtet werden
  - Wiederaufnahme der Metformin-Medikation erst 48 h nach Kontrastmittelgabe und Kontrolle der Nierenretentionsparameter (Kreatinin), ggf. Wechsel auf andere Diabetestherapie

Elektive Untersuchung:
- Nierenfunktion normal (GFR ≥ 60 ml/min):
  - Metformin nicht absetzen
  - Kreatinin-Kontrolle 48 h nach Kontrastmittelgabe
- Nierendysfunktion (GFR < 60 ml/min):
  - Metformin zum Zeitpunkt der Kontrastmittelgabe absetzen (am besten 48 h vorher)
  - Volumenzufuhr
  - Auf Symptome einer Laktatazidose (pH-Wert < 7.25, Laktat > 5 mmol/l) achten wie Übelkeit, Somnolenz, epigastrische Schmerzen, Hyperpnoe, Lethargie, Diarrhö, Durst
  - Erneute Gabe von Metformin erst 48 h nach Kontrastmittelgabe nach Kreatininkontrolle, ggf. Wechsel auf andere Diabetestherapie

3. **Prophylaxe der kontrastmittelinduzierten Nephropathie (KIN)**

Die Prophylaxe zur Verhinderung eines Nierenversagens nach Kontrastmittelgabe ist ein kontrovers diskutiertes Thema, nicht nur in der Kardiologie. Zur Vermeidung dieser auch die Krankenhausmortalität bestimmenden Erkrankung empfiehlt sich die Beachtung folgender Punkte:

- Evaluierung des Risikopotentials:
  - Bei allen Patienten mit GFR < 60 ml/min
  - Bei allen Patienten mit anamnestisch Z. n. KIN
  - Patienten mit Sepsis oder Hypotonie unabhängig vom Serum-Kreatinin
- Grundsätzliche Therapieüberlegungen: Eine optimale Behandlung des kontrastmittelinduzierten Nierenversagens ist nicht bekannt. Zu beachten sind jedoch folgende Punkte:
  - Vermeidung einer Hypovolämie → ggf. prä-prozedurale Volumen/-Infusionstherapie (z. B. 1000 ml NaCl 0,9 %)
  - Minimierung der Kontrastmitteldosis
  - Vermeidung wiederholter Kontrastmittelgaben an aufeinander folgenden Tagen, falls möglich
  - Mindestintervall 72 h und vorheriger Ausschluss einer KIN
  - Absetzen spezifischer Medikamente falls möglich 24 h vor geplanter KM-Gabe wie nichtsteroidale Antirheumatika, z. B. Ibuprofen, ACE-Hemmer, Angiotensin-II-Rezeptor-Antagonisten

4. **Prophylaxe der kontrastmittelinduzierten Hyperthyreose (Becker 2007)**

Bei einer diagnostischen Herzkatheteruntersuchung werden etwa 60–80 ml eines nichtionischen jodhaltigen Kontrastmittels appliziert. Die Menge an freiem Jod übersteigt bei weitem die übliche Jodzufuhr mit der Nahrung und kann daher bei entsprechend ausgeprägter funktioneller Autonomie eine Hyperthyreose induzieren. Insgesamt ist das Risiko einer Hyperthyreose nach Applikation jodhaltiger Kontrastmittel als gering einzustufen. Trotzdem kann eine Hyperthyreose oder gar die thyreotoxische Krise im Rahmen einer Jodgabe, vor allem bei älteren und kardial vorbelasteten Patienten, ein lebensbedrohendes Krankheitsbild darstellen.

Zur Prophylaxe werden typischerweise empfohlen:

- 3 × 20 Tropfen (= 900 mg) Perchlorat/Tag
- Zusätzlich fakultativ (bei hohem Risiko) 20 mg Thiamazol/Tag
- Beginn der Therapie: spätestens 2–4 h vor Kontrastmittelapplikation
- Dauer der Therapie: 14 Tage

> **Im Alltag ist vor allem die Krankenbeobachtung entscheidend, um eine mögliche Hyperthyreose oder thyreotoxische Krise frühzeitig erkennen zu können.**

- **Klinische Zeichen und Stadieneinteilung einer thyreotoxische Krise**
- **Stadium I (Letalität ca. 10 %):** Tachykardie > 150/min, Herzrhythmusstörungen, Hyperthermie (> 41°C), Adynamie, schwere Durchfälle, Dehydratation, verstärkter Tremor, Unruhe, Agitiertheit, Hyperkinesien, bei etwa 60 % der Fälle zusätzlich Zeichen einer Myopathie (Schwäche der proximalen Muskulatur und des Schultergürtels oder Bulbärparalyse)
- **Stadium II:** Bewusstseinsstörungen, Stupor, Somnolenz, psychotische Zeichen, örtliche und zeitliche Desorientierung
- **Stadium III (Letalität ca. 30 %):** Koma

Literatur

Becker, C. (2007). Radiologisch praxisrelevante Prophylaxe und Therapie von Nebenwirkungen jodhaltiger Kontrastmittel. *Radiologie*, (47), 768–773.

Erbel, R., Plicht, B., Kahlert, P., & Konorza, T. (2012). *Herzkatheter-Manual* (1. Auflage.). Köln: Deutscher Ärzte-Verlag.

Erdmann, E. (2011). *Klinische Kardiologie: Krankheiten des Herzens, des Kreislaufs und der herznahen Gefäße* (8. Aufl.). Springer Verlag.

Hamm CW et. al. (2008). Leitlinienempfehlung Indikation Herzkatheteruntersuchung, 97(8), 475–512.

Lasser, E. C., Berry, C. C., Mishkin, M. M., Williamson, B., Zheutlin, N., & Silverman, J. M. (1994). Pretreatment with corticosteroids to prevent adverse reactions to nonionic contrast media. *AJR. American journal of roentgenology*, 162(3), 523–526. doi:10.2214/ajr.162.3.8109489

Latasch, L. (2004). *Latasch L (2004) Anästhesie, Intensivmedizin, Intensivpflege. Elsevier Urban & Fischer Verlag München. 2 Auflage* (2. Aufl.). München: Elsevier Urban & Fischer Verlag.

Löllgen, H. (2005). *Kardiopulmonale Funktionsdiagnostik.* Nürnberg: Novartis Pharma GmbH.

Löllgen, H., & Erdmann, E. (2000). *Ergometrie, Belastungsuntersuchungen in Klinik und Praxis* (2. Auflage.). Springer Verlag Berlin.

Mancia, G., Fagard, R., Narkiewicz, K., Redon, J., Zanchetti, A., Böhm, M., et al. (2013). 2013 ESH/ESC Guidelines for the management of arterial hypertension. *European Heart Journal, 34*(28), 2159–2219. doi:10.1093/eurheartj/eht151

Mewis, C., Riessen, R., & Spyridopoulos, I. (2006). *Kardiologie Compact.* Stuttgart: Thieme.

Tonino, P. A. L., De Bruyne, B., Pijls, N. H. J., Siebert, U., Ikeno, F., van't Veer, M., et al. (2009). Fractional Flow Reserve versus Angiography for Guiding Percutaneous Coronary Intervention. *New England Journal of Medicine, 360*(3), 213–224. doi:10.1056/NEJMoa0807611

Trappe, H. J., & Löllgen, H. (2000). Leitlinien zur Ergometrie. *Zeitschrift Für Kardiologie, 89*(9), 821–831.

Kardiale Erkrankungen – Pathologien verstehen

Saskia Gesenberg, Ingo Voigt

S. Gesenberg, I. Voigt, *Pflegewissen Kardiologie*,
DOI 10.1007/978-3-662-53979-8_3, © Springer-Verlag GmbH Deutschland 2017

3.1 Kardiale Risikofaktoren

Die allgemeingültigen Risikofaktoren der koronaren Herzerkrankung (KHK) können in beeinflussbare und nicht-beeinflussbare Faktoren unterteilt werden (Herold 2014).

1. Nicht beeinflussbare Risikofaktoren
   - Lebensalter
   - Geschlecht
   - Familiäre Prädisposition
2. Beeinflussbare Risikofaktoren I. Ordnung
   - Hyperlipidämie
   - Hypertonus
   - Diabetes mellitus
   - Nikotinabusus
3. Beeinflussbare Risikofaktoren II. Ordnung
- Übergewicht und Bewegungsmangel
- Psychosozialer Stress
- Lipoprotein-A-Erhöhung
- Hyperfibrinogenämie
- Hyperhomocysteinämie
- Antiphospholipidsyndrom

Da die KHK eine chronische Erkrankung darstellt und nicht kurativ angegangen werden kann, ist die positive Beeinflussung der kardiovaskulären Risikofaktoren die Grundlage der Therapie, um ein Fortschreiten der Erkrankung zu verhindern. Dabei ist nicht nur die ärztliche Kontrolle der medikamentös therapierten Risikofaktoren wichtig, sondern auch die Kontrolle der, vor allem durch den Patienten selbst, zu beeinflussenden Risikofaktoren wie etwa der Nikotinkonsum, mangelnde körperliche Bewegung und Nahrungsmittelgewohnheiten.

3.1.1 Hyperlipidämie

Die Hyperlipoproteinämie oder Hyperlipidämie bezeichnet eine erhöhte Konzentration des Cholesterins, der Triglyzeride und der Lipoproteine mit Verschiebung des relativen Anteils der LDL- bzw. VLDL-Fraktion im Blut.

Gemäß ihrer Dichte wird zwischen folgenden Lipoproteinen unterschieden:
- Chylomikronen
- Very Low Density Lipoproteine (**VLDL**)
- Low Density Lipoproteine (**LDL**)
- High Density Lipoproteine (**HDL**)

Triglyzeride finden sich vor allem in Chylomikronen und VLDL. 60–70 % des Gesamtcholesterins gehören unter normalen Bedingungen zum LDL-Cholesterin, HDL-Cholesterin macht typischerweise 20–30 % des Gesamtcholesterins aus.

Unterschieden wird zwischen primären und sekundären Hyperlipoproteinämien, wobei die primären Hyperlipoproteinämien genetisch bedingte Erkrankung darstellen, während die sekundären Folgeerscheinungen anderer Grunderkrankungen sind.

Für die Unterscheidung der primären Hyperlipidämien erfolgt die Klassifikation nach Fredickson, welche anhand spezifischer Werte (Gesamtcholesterin, LDL- und HDL-Cholesterin, Triglyzeride), der Färbung des Nüchternserums und dem Resultat der Gelelektrophorese bestimmt wird. Diese erfolgt in fünf Typen (HLP Typ 1 bis HLP Typ 5).

Ursachen für sekundäre Hyperlipidämien
- Alkoholismus
- Überernährung, Fehlernährung
- Nephrotisches Syndrom
- Pankreatitis
- Lebererkrankungen, Cholestase
- Endokrinologisch, hormonelle Ursachen:
  - Diabetes mellitus
  - Hyperurikämie
  - Hypothyreose
  - Akromegalie
  - Glykogenosen
  - Hyperkalzämie

Die Hyperlipidämie verursacht in den meisten Fällen anfangs keine Symptome oder bestimmte Beschwerden. So kann diese Erkrankung über einen längeren Zeitraum bestehen, ohne dass der Patient etwas davon bemerkt. Nur in wenigen Fällen sind sogenannte Xanthelasmen auf der Haut sichtbar. Häufig findet man sie auf beiden Gesichtshälften an der nasalen Seite der Augenlider (Herold 2014).

Diagnostik
- Gesamtcholesterin
- LDL-Cholesterin
- HDL-Cholesterin
- Triglyzeride
- Ggf. Bestimmung von Lipoprotein(a)

Die Empfehlungen zur Prävention und Therapie richten sich nach der Cholesterinmenge der Lipoproteine, d. h. dem LDL-Cholesterin und dem HDL-Cholesterin.

■ **Bedeutung für die Entstehung der Arteriosklerose**

Dass die Höhe des LDL-Cholesterins unabhängig von allen anderen Risikofaktoren mit dem Auftreten kardiovaskulärer Ereignisse assoziiert ist, konnte in epidemiologischen Studien und anhand von monogenen Erbkrankheiten aufgezeigt werden. Die Pathophysiologie der Arteriosklerose ist durch inflammatorische und gestörte metabolische Prozesse charakterisiert, in deren Verlauf es zu Endotheldysfunktionen, Plaqueformation und Plaquekomplikationen (z. B. Stenose, Plaqueruptur) kommt. Niedrige HDL-Cholesterinkonzentrationen sind ein eigenständiger Risikofaktor, wobei eine HDL-Verminderung in der Regel mit anderen Fettstoffwechselstörungen einhergeht, jedoch isolierte, z. B. genetisch bedingte, HDL-Verminderungen nicht mit einer erhöhten kardiovaskulären Mortalität in Verbindung stehen.

Für das HDL-Cholesterin werden verschiedene protektive Mechanismen im Rahmen der Pathogenese der Arteriosklerose diskutiert, für den Cholesterinrücktransport, aus den peripheren Gefäßen zur Leber zurück, liegen die meisten Befunde vor. Eine Reduktion kardiovaskulärer Ereignisse durch eine medikamentöse Anhebung der HDL-Cholesterinkonzentration ist jedoch bis dato nicht belegt (Karow und Lang-Roth 2015). Bezüglich der Triglyzeride können erhöhte Nüchternwerte oder postprandial länger persistierend erhöhte Werte auf verschiedene Störungen des Fettstoffwechsels hinweisen. Bislang konnte ein sicherer Zusammenhang von erhöhten Triglyzeriden und kardiovaskulärem Risiko jedoch nicht nachgewiesen werden. Auch ist eine Reduktion kardiovaskulärer Ereignisse durch medikamentöse Senkung der Triglyzeride nicht eindeutig belegt (Lasek et al. 2012).

3.1.2 Hypertonie

Die arterielle Hypertonie ist ein Krankheitsbild, bei dem der Blutdruck des arteriellen Gefäßsystems chronisch erhöht ist. Sie ist nach dem Zigaretten-

◘ Tab. 3.1 Blutdruckwerte

Bewertung	Systolisch (mmHg)	Diastolisch (mmHg)
Optimaler Blutdruck	< 120	< 80
Normaler Blutdruck	120–129	80–84
Hoch-normaler Blutdruck	130–139	85–89
Milde Hypertonie (Stufe 1)	140–159	90–99
Mittlere Hypertonie (Stufe 2)	160–179	100–109
Schwere Hypertonie (Stufe 3)	>180	> 110
Isolierte systolische Hypertonie	>140	< 90

rauchen der zweitwichtigste und zugleich der häufigste Risikofaktor für das Auftreten einer Herz-Kreislauf-Erkrankung.

Nach Definition der WHO gilt ein systolischer Blutdruck von mehr als 140 mmHg und/oder ein diastolischer Blutdruck von mehr als 90 mmHg als Hypertonie (Mancia et al. 2013) (◘ Tab. 3.1).

■ **Epidemiologie**

Die Häufigkeit des Bluthochdrucks steigt mit dem Lebensalter und mit dem Übergewicht. Die Ursachen der arteriellen Hypertonie können in primäre und sekundäre Ursachen eingeteilt werden:

Primäre Hypertonie

Bei bis zu 90 % der Patienten kann keine organische Ursache des erhöhten Blutdrucks nachgewiesen werden. Obwohl noch nicht abschließend geklärt, scheint eine multifaktorielle Genese zu bestehen. Zum einen scheint eine genetische Komponente mit verschiedenen Mutationen, die bei extrem seltenen Hypertonieformen gefunden wurden, eine Rolle zu spielen; auch die Beobachtung, dass Hypertoniker meist eine positive Familienanamnese bezüglich einer Hypertonie aufweisen unterstützt diese Theorie. Verschiedene externe Faktoren des Lebensstils (Übergewicht, Alkohol-, Tabakkonsum und übermäßiger Kochsalzkonsum, Stress, hormonelle Gründe) spielen zusätzlich eine stark begünstigende Rolle.

Die primäre Hypertonie ist eine Ausschlussdiagnose und darf erst gestellt werden, wenn andere sekundäre Ursachen der Hypertonie ausgeschlossen werden können (Herold 2014).

Sekundäre Hypertonie:
- Renale Hypertonie:
  - Hypertonie bei Nierentumoren
  - Nierenarterienstenose: verminderte Nierendurchblutung aktiviert das Renin-Angiotensin-Aldosteron-System (RAAS); dieses bewirkt eine Gefäßverengung und führt zur Aktivierung des sympathischen Nervensystems und einer verminderten renalen Salzeliminierung, was wiederum ein erhöhtes Blutvolumen zur Folge hat
  - Renoparenchymatöse Hypertonie: verminderte Fähigkeit zur Salzausscheidung und damit Erhöhung des Blutdrucks
- Endokrine Hypertonie:
  - Primärer Hyperaldosteronismus (Conn-Syndrom): erhöhte Aldosteron-Spiegel führen zu einer Aktivierung des Renin-Angiotensin-Aldosteron-Systems
  - Cushing-Syndrom: erhöhter Kortikoid-Spiegel führt zu einer vermehrten Salzresorption
  - Akromegalie
  - Adrenogenitales Syndrom
  - Phäochromozytom: exzessive Adrenalin- und Noradrenalin-Produktion durch eine Aktivierung des sympathischen Nervensystems oder einen hormonaktiven Tumor
- Schlafapnoesyndrom: die auftretenden sympathikotonen Weckreaktionen (Arousal) führen zu einer insbesondere nachts auftretenden Blutdruckerhöhung
- Aortenisthmusstenose
- Temporäre Blutdrucksteigerungen durch Erkrankungen des ZNS oder Einnahme von bestimmten blutdrucksteigernden Pharmaka (Kortikoide, NSAR, Ovulationshemmer), Ernährung (Lakritze) oder Drogen (Kokain, Amphetamine)
- Schwangerschaftshypertonie

■ **Klinische Symptomatik**

Die arterielle Hypertonie weist meist nur unspezifische Symptome auf:
- Frühmorgendlicher Kopfschmerz
- Schwindel
- Ohrensausen
- Palpitationen
- Belastungsdyspnoe
- Nasenbluten

Die Folgeschäden eines chronisch erhöhten Blutdrucks, wie die koronare Herzkrankheit mit der Folge von Herzinfarkten sowie Nierenversagen und Schlaganfall, sind allerdings für einen Großteil der Todesfälle in den Industrieländern verantwortlich.

■ **Komplikationen und Endorganschäden**
- Die hypertensive Krise bzw. der hypertensive Notfall ist eine plötzlich auftretende Fehlregulation des Blutdrucks im systemischen Kreislauf mit einem kritischen Blutdruckanstieg, meist auf über 230/130 mmHg. Dabei besteht die Gefahr von akuten Endorganschäden, wie die eines zerebralen Schadens, eines akuten Herzversagens, eines Lungenödems, eines Herzinfarktes oder selten einer Aortendissektion.
- Herz:
  - Konzentrische Druckhypertrophie des linken Ventrikels
  - Hypertensive Kardiomyopathie (diastolische Dysfunktion bei Relaxationsstörung)
  - Koronare Herzerkrankung: Angina pectoris, Myokardinfarkt, Linksherzinsuffizienz, Herzrhythmusstörungen (Vorhofflimmern), plötzlicher Herztod
  - Koronare Mikroangiopathie: Endotheldysfunktion mit verminderter NO-Bildung
- Gehirn:
  - Zerebrale Ischämien und Hirninfarkt
  - Hirnmassenblutung
  - Enzephalopathie
- Niere:
  - Hypertensive Nephropathie mit Albuminurie und im Verlauf Schrumpfnieren mit Niereninsuffizienz
- Bauchaortenaneurysma
- Aortendissektion

- **Klinische Stadien der Hypertonie nach WHO-Definition**
- Hypertonie ohne Endorganschäden (WHO Grad I)
- Hypertonie mit Endorganschäden (WHO Grad II):
  - Hypertensive Herzerkrankung
  - Hypertensive Nephropathie
  - Fundus hypertonicus
  - Plaquebildung in den großen Gefäßen
- Hypertonie mit kardiovaskuären Folge-/Begleiterkrankungen (WHO Grad III)

- **Diagnostik**

Diagnostische Maßnahmen im Rahmen der arteriellen Hypertonie werden vor dem Hintergrund folgender Ziele durchgeführt:

1. Diagnosesicherung der arteriellen Hypertonie durch Blutdruckmessung
2. Evaluation möglicher Ursachen einer sekundären Hypertonie
3. Dokumentation von Folgeschäden und Ermittlung des kardiovaskulären Risikos

- **Therapie**

Wichtigstes therapeutisches Ziel ist die Verminderung des kardiovaskulären Risikos und der folgenden Endorganschädigungen. Im Falle sekundärer Hypertonien erfolgt zudem eine primäre Behandlung der Ursache (z. B. Beseitigung der Nierenarterienstenose, Aortenisthmusstenose oder endokrinologischer Ursachen). Desweitern stellen folgende Allgemeinmaßnahmen die Basis der Behandlung aller Hypertoniker dar:

- Gewichtsreduktion
- Nikotinverzicht, Alkoholkonsum reduzieren
- Entspannungsübungen und Anti-Stress-Training
- Weglassen hypertoniebegünstigender Medikamente (Kortison, Ovulationshemmer), Genussmittel (Lakritze) und Drogen (Kokain, Amphetamine)
- Dynamisches Ausdauertraining
- Mediterrane Kost
- Evaluation und Therapie anderer kardiovaskulärer Risikofaktoren

- **Medikamentöse Therapie**
- ▶ Abschn. 4.1.1

- **Interventionelle antihypertensive Therapie**

Bei der interventionellen renalen Sympathikusdenervation, auch renale Denervation genannt, werden selektiv afferente sympathische Nervenfasern in den Nierenarterien unter Einsatz minimalinvasiver Methoden (Katheterablation) verödet. Das Verfahren konnte jedoch die bislang angenommene Sicherheit und Effektivität in der sogenannte SYMPLICITY HTN-3-Studie (Vonend et al. 2015) nicht bestätigen.

Eine weitere invasive Methode bei schwer einstellbarer Hypertonie ist die Barorezeptorstimulation. Hierbei werden Druckrezeptoren im Bereich der Carotisgabel (Gabelung der Halsschlagader) über implantierte Elektroden gereizt. Aufgrund der noch geringen Datenlage werden entsprechende Devices nur in speziellen Zentren im Rahmen von Studien eingesetzt.

3.1.3 Diabetes mellitus

Etwa 70–80 % der Diabetiker versterben an vaskulären Komplikationen, insbesondere an Folgen der koronaren Herzerkrankung. Vaskuläre Erkrankungen, wie KHK, pAVK und cAVK bei Diabetikern, können sich etwa 10–20 Jahren vor dem Auftreten der Diabetes-Erkrankung manifestieren, ihre generelle Inzidenz ist 2–3-mal höher als bei Nichtdiabetikern. Die atherogene Potenz wird im Rahmen des Diabetes mellitus über die Hyperglykämie und den Hyperinsulinismus geprägt (Alexander et al. 1999).

Hyperglykämiewirkung:
- Schädigung und vermehrte Proliferation an Endothelzellen
- Verringerung der endothelgesteuerten Gefäßrelaxation
- Störung der Prostazyklinfreisetzung aus dem Endothel
- Erhöhung des arteriellen Blutdruckes
- Eine Schrankenstörung des Endothels führt zu einer vermehrten Permeabilität und Ausschüttung von Adhäsionsmolekülen
- Insulingetriggerte Förderung der LDL-Speicherung in der Gefäßwand
- Störung des Gerinnungssystems

■ **Folgeerkrankungen**

Die Koronarsklerose ist bei Diabetikern oft eher diffus ausgeprägt und im Vergleich zu Nichtdiabetikern finden sich häufig stumme Ischämien. Ursächlich für dieses Phänomen ist die diabetische Neuropathie, auf deren frühzeitige Erkennung großer Wert zu legen ist. Die Infarktmortalität bei Diabetikern ist zudem deutlich höher als bei anderen Patienten. Aufgrund der meist vorliegenden diffusen Mehrgefäßerkrankung sind schwere Linksherzinsuffizienzen und der kardiogene Schock nach Myokardinfarkt bei Diabetikern besonders häufig (Herold 2014).

Neben der KHK ist die kardiale autonome Neuropathie mit einem gehäuften Auftreten gefährlicher Herzrhythmusstörungen ein weiterer Grund für die höhere kardiovaskuläre Mobilität und Mortalität. Neben der diabetischen Makroangiopathie führt die Mikroangiopathie des Herzmuskels zu einer Störung der Ventrikelfunktion, welche zumindest teilweise für eine eingeschränkte Koronarreserve verantwortlich ist.

Zusammen mit der häufig begleitenden arteriellen Hypertonie wird durch die erhöhte Druckbelastung die Entstehung einer Linksherzhypertrophie und einer Myokardinsuffizienz gefördert.

Wegen des hohen KHK-Risikos sind regelmäßige Kontrollen bei Diabetikern zu empfehlen. Auch bei fehlender typischer Angina-pectoris-Symptomatik sollten alle anderen Symptome einer KHK (z. B. Rhythmusstörungen) oder einer Herzinsuffizienz (z. B. Belastungsdyspnoe) eine weitere kardiologische Diagnostik zur Folge haben.

Weitere typische Folgeerkrankungen des Diabetes sind:

- Diabetische Retinopathie
- Diabetische Nephropathie
- Diabetische Neuropathie (sensomotorische und autonome Form)
- pAVK
- cAVK
- Diabetische Fußsyndrom

■ **Langzeitbetreuung**

Nach der Erstdiagnose des Diabetes ist nur mit einem langfristigen interprofessionellen und interdisziplinären Betreuungskonzept und einer durchgehend guten Stoffwechselkontrolle eine adäquate

Verlängerung der Lebenswartung möglich. Neben der optimalen Schulung der Patienten und der systematischen Evaluierung weiterer kardiovaskulärer Risikofaktoren ist vor allem auch eine sinnvolle Abstimmung zwischen dem Allgemeinmediziner, betreuenden Diabetologen und anderen beteiligten Fachrichtungen (Kardiologie, Nephrologie, Ophthalmologie, Gefäßchirurgie usw.) essentiell. Verlaufskontrollen sollten alle 3 Monate erfolgen, um die Folgeerkrankungen rasch diagnostizieren zu können (Alexander et al. 1999).

Regelmäßige Verlaufskontrollen:
- Einmal pro Quartal:
  - Gewicht, Blutdruck, Bauchumfang
  - Hb_{a1c} –Bestimmung (Kontrolle der BZ-Einstellung der letzten 4–12 Wochen). Ein im Normbereich liegender HbA1c-Wert schließt einen Diabetes mellitus nicht aus. Werte über 6 % können jedoch den Verdacht auf einen Diabetes erhärten. Zielwerte unter der Therapie sollten unter 7–8 % bleibt, um Spätfolgen dieser Erkrankung möglichst lange zu vermeiden
  - Urinuntersuchung auf Mikroalbuminurie: das früheste Anzeichen einer diabetischen Nephropathie ist der Nachweis einer erhöhten Ausscheidung von Albumin im Urin
  - Inspektion der Füße auf pathologische Veränderungen (Mykosen, Ulzera, Verletzungen)
  - Bei insulinpflichtigen Diabetikern Kontrolle der Spritzstellen auf Lipodystrophien
- Jährliche Kontrolle:
  - Klinische und neurologische Untersuchung (Polyneuropathie?)
  - Bestimmung der Blutfettwerte, Nierenretentionsparameter, Elektrolyte
  - Augenhintergrund
  - EKG
  - Kontrolle der Ernährungsgewohnheit und ggf. unterstützende Ernährungsberatung
  - Kontrolle der Selbstinjektion bei insulinpflichtigen Patienten

◘ Tab. 3.2 BMI

BMI	Bewertung
< 18,5	Untergewicht
18,5–24,9	Normalgewicht
25,0–29,9	Übergewicht
30,0–34,9	Adipositas Grad I
35,0–39,9	Adipositas Grad II
> 40,0	Adipositas Grad III

3.1.4 Adipositas

Im Gegensatz zu anderen kardiovaskulären Risikofaktoren nimmt die Adipositas weltweit zu. Dazu tragen sowohl die abnehmende körperliche Betätigung als auch die ungesunde Ernährungsweise in Form von »fast-food« bei. Nach dem aktuellen Wissenstand ist besonders das viszerale Körperfett, das als endokrines Organ fungiert und über unterschiedliche Botenstoffe Einfluss auf das kardiovaskuläre Risiko haben kann, entscheidend. Die Reduktion des Körpergewichts bei adipösen Probanden wird aktuell als eine Klasse-IA-Empfehlung formuliert. Die Adipositas kann auf verschiedene Weise eingeteilt werden.

Nach dem Body Mass Index (BMI) [Gewicht (kg)/Größe (m)²], der sich einfach aus dem Körpergewicht und der Körpergröße ableiten lässt (◘ Tab. 3.2).

Bei der klinischen Bewertung des BMI ist zu beachten, dass das Verhältnis von Muskel- zu Fettmasse, also die qualitative Zusammensetzung des Körpers, nicht beurteilt wird. Ein Bodybuilder mit einem Fettanteil von < 10 % kann auch einen hohen BMI haben, ohne im ursprünglichen Sinne adipös zu sein.

Mit der Messung des Taillenumfangs wird der Verteilung des Fettgewebes Rechnung getragen. Nach der WHO-Empfehlung sollte im Falle eines Taillenumfangs von:

- ≥94 cm bei Männer und
- ≥80 cm für Frauen

zwar noch keine Gewichtsreduktion eingeleitet, aber eine Gewichtszunahme vermieden werden.

Eine Empfehlung zur gezielten Gewichtreduktion besteht bei Umfänge von

- ≥102 cm bei Männer und
- ≥88 cm bei Frauen

3.1.5 Nikotinabusus

Tabakrauch enthält über 4000 Inhaltsstoffe, von denen mehr als 50 als möglicherweise krebserregend bekannt sind. So ist das Rauchen für bis zu 95 % aller Fälle von Lungenkrebs im Alter zwischen 35 und 69 Jahren und für bis zu 45 % aller Krebstodesfälle überhaupt verantwortlich. Rauchen steigert den Sauerstoffbedarf des Herzens, gleichzeitig kann das Blut aber nur weniger Sauerstoff transportieren, da während des Rauchens der Sauerstoffanteil der Atemluft durch das Inhalieren von Kohlenmonoxid (CO) minimiert wird. Zudem erschwert Kohlenmonoxid die Sauerstoffaufnahme, weil es sich sehr viel leichter mit den roten Erythrozyten verbindet als der Sauerstoff. Nach dem Rauchen einer Zigarette finden sich in der Blutgasanalyse 2–15 % der roten Blutkörperchen mit CO besetzt im Vergleich zu Nichtrauchern mit 1 %. Durch die kompetitive Hemmung können diese Erythrozyten keinen Sauerstoff ins Gewebe transportieren.

Auch der Rauch nikotinarmer Zigaretten kann viel CO enthalten. Zudem lagern sich vermehrt Thrombozyten an die Wand der Blutgefäße an, was zur Verengung des Gefäßes führen kann. Der somit bestehende myokardiale Sauerstoffmangel mit den möglichen Folgen Herzinfarkt und Herzrhythmusstörungen ist die Konsequenz. Rauchen erhöht somit das Risiko für Durchblutungsstörungen des Herzens auf das Doppelte und führt zu einem vierfach erhöhten Risiko, am plötzlichen Herztod zu versterben (Mewis et al. 2006). Das Rauchen ist für mehr als 50 % der Herzinfarkte im frühen Lebensalter (unter 45 Jahren) verantwortlich. Bei über 80 % dieser Patienten ist das Rauchen der einzige nachweisbare Risikofaktor. Auch das Passivrauchen erhöht das Herzinfarktrisiko deutlich. Wer wöchentlich mehr als 21 Stunden Zigarettenrauch ausgesetzt ist, hat ein um 60 % erhöhtes Risiko.

3.2 Koronare Herzerkrankung und Herzinfarkt

Kardiovaskuläre Erkrankungen sind in industrialisierten Ländern die führende Todesursache. Die koronare Herzerkrankung (KHK) nimmt die höchste Prävalenz innerhalb der kardiovaskulären Erkrankungen ein und bedingt eine hohe Morbidität und Mortalität. Die klinischen Manifestationen der KHK reichen von der stummen Ischämie über die stabile Angina pectoris, den verschiedenen Formen des akuten Koronarsyndroms (instabile Angina pectoris, Nicht-ST-Hebungsinfarkt und ST-Hebungsinfarkt) bis zum plötzlichen Herztod. In den Notaufnahmen der Krankenhäuser bilden Patienten mit Thoraxschmerz einen bedeutsamen Anteil der vorliegenden Notfalldiagnosen.

■ Definition der KHK

Als Folge einer generalisierten Arteriosklerose auf dem Boden der verschiedenen kardiovaskulären Risikofaktoren entsteht eine zunehmende Koronarsklerose. Ab einer Lumeneinengung von ca. 60 % können klinisch manifeste Symptome der koronaren Herzerkrankungen entstehen (◘ Abb. 3.1). Neben einem stummen Verlauf kann die KHK sich in Form von Angina pectoris, Dyspnoe, Herzrhythmusstörungen, Herzinsuffizienz, akutem Myokardinfarkt oder im plötzlichen Herztod manifestieren.

Geringe Lumeneinengungen können jedoch durch Ruptur der arteriosklerotischen Plaques mit Ausbildungen von Thromben durch Thrombozytenaggregation und Bildung eines Fibrinthrombus ebenfalls zu einem akuten Koronarsyndrom (ACS) führen.

■ Ätiologie der Arteriosklerose

Als koronare Herzerkrankung bezeichnet man die Manifestation der Arteriosklerose an den Herzkranzgefäßen, wobei sich diese im Rahmen akuter oder chronischer Störungen in einem Missverhältnis von Sauerstoffangebot und Sauerstoffverbrauch äußert. In der überwiegenden Anzahl der Fälle wird dieses Missverhältnis durch eine arteriosklerotische Stenose oder einen Gefäßverschluss bedingt. Die Entstehung der Arteriosklerose ist eine komplexe Störung, die sich abhängig von typischen Risikofaktoren im Laufe mehrerer Jahrzehnte zu den klinisch relevanten Gefäßverengungen oder -verschlüssen entwickelt. Im Rahmen mehrerer epidemiologischer Studien konnten einzelne Risikofaktoren (► Abschn. 3.1.1) identifiziert werden, deren vermehrtes oder vermindertes Vorkommen das allgemeine Arterioskleroserisiko bestimmen.

■ Pathophysiologie der Koronardurchblutung

Mit zunehmender myokardialer Arbeit steigt auch der myokardiale Sauerstoffbedarf um das 3–4-Fache. Da die Sauerstoffextraktion aus dem Blut nur minimal gesteigert werden kann, besteht die einzige Möglichkeit zur Verbesserung des Sauerstoffangebotes darin, den Koronarfluss zu erhöhen.

Da die Koronardurchblutung in der Diastole stattfindet, führt eine Verkürzung durch eine Tachykardie zu einem verminderten Fluss in den Herzkranzgefäßen. Der notwendige Perfusionsdruck

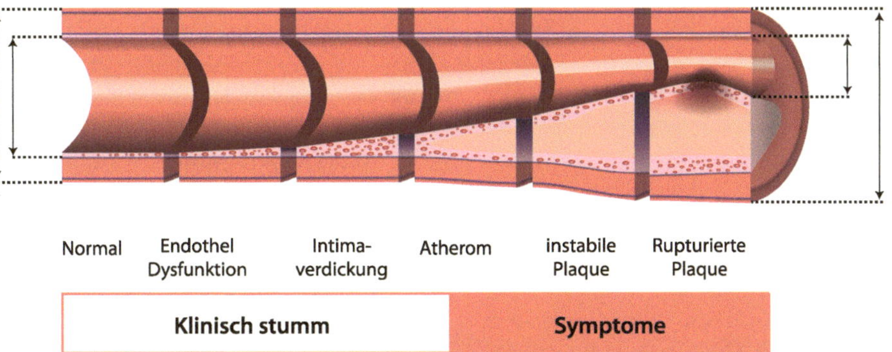

◘ Abb. 3.1 Zeitlicher Verlauf der Atherogenese und klinische Korrelation (aus Steffel/Lüscher, Herz-Kreislauf, Springer, 2014)

liegt bei einem MAD > 65 mmHg bzw. einem diastolischen Mindestdruck von 45 mmHg. Durch systolische Kompression der Koronarien im Rahmen einer Myokardhypertrophie (z. B. HOCM) oder eines deutlich erhöhten linksventrikulären Blutdruckes (z. B. Aortenklappenstenose) kann der Fluss ebenfalls verringert werden. Weitere Faktoren, die eine Beeinflussung ermöglichen sind z. B. neurohumoraler Genese über eine Dysfunktion der Autoregulation des Koronarflusses oder metabolischer Faktoren. Bei gestörter Autoregulation, bedingt durch externe Ursachen (Arteriosklerose, Nikotin, Hyperlipidämie, arterielle Hypertonie, Diabetes mellitus), kommt es zu einer endothelialen Dysfunktion, die zu einer verminderten Koronardilatation und in der Folge zu Myokardischämien führen kann (Alexander et al. 1999).

Das aus Thrombozyten freigesetzte Serotonin führt nicht wie beim Koronargesunden zur Koronardilatation, sondern kann bei arteriosklerotisch veränderten Koronarien sogar eine Vasokonstriktion bedingen.

Eine Verbesserung der endothelialen Dysfunktion ist für ACE-Hemmer und CSE-Hemmer beschrieben, weshalb diese auch einen wichtigen Baustein der KHK-Medikation darstellen.

■ **Sekundäre Koronarinsuffizienz**

Sie tritt in der Regel bei hochgradiger Verengung (> 70 %) einer der drei großen Koronararterien auf. Auch eine Klappenstenose, ein schlecht eingestellter arterieller Hypertonus oder eine HOCM können eine Angina-pectoris-Symptomatik bedingen.

Die »Prinzmetal-Angina« ist bedingt durch einen Vasospasmus trotz normaler Koronargefäße, kann aber ohne weitere Diagnostik nicht von der stenotisch bedingten Angina pectoris unterschieden werden. Auch andere Erkrankungen müssen in die Differenzialdiagnosen der Angina pectoris inkludiert werden.

- Erkrankungen mit erniedrigtem O_2-Angebot:
  - **Kardiale Erkrankungen:** Aortenklappenstenose, HOCM, Cor hypertensivum, Koronarstenose
  - **Nichtkardiale Erkrankungen:** Anämien, Hypoxämie (COPD, Asthma, Pneumonie, pulmonale Hypertonie, Lungenembolie)

- Erkrankungen mit erhöhtem myokardialen O_2-Verbrauch:
  - **Kardiale Erkrankungen:** Aortenklappenstenose, HOCM, DCM, Tachykardie
  - **Nichtkardiale Erkrankungen:** Hyperthyreose, Hypertonie, Hyperthermie, AV-Fisteln

■ **Klinische Manifestation der KHK**

Klinisch präsentiert sich die koronare Herzerkrankung mitunter in verschiedenen Symptomen. Der durch die Sauerstoffunterversorgung des Herzmuskels hervorgerufene **Brustschmerz** ist das führende klinische Bild, das in seiner Ausprägung von der stabilen Angina pectoris über das akute Koronarsyndrom (instabile Angina, NSTEMI, STEMI) bis zum **plötzlichen Herztod** reicht. Ein weiteres von Patienten geäußertes Beschwerdebild ist die Luftnot (**Dyspnoe**) im Rahmen einer fortschreitenden Herzinsuffizienz. Auch **Herzrhythmusstörungen** können als Erstmanifestation einer KHK auftreten.

Das genaue Ausmaß der Verengung der Koronararterien kann röntgenologisch mit Hilfe der Koronarangiografie erhoben werden. Man unterscheidet je nach Anzahl der betroffenen Koronargefäße:
- Eingefäßerkrankungen
- Zweigefäßerkrankungen
- Dreigefäßerkrankungen

Neben der invasiven Bildgebung mittels Herzkatheteruntersuchung existieren auch nichtinvasive Verfahren, wie das Kardio-CT oder das Kardio-MRT, die Aussagen über vorhande Koronarstenosen oder ihre hämodynamische Relevanz treffen können.

3.2.1 Angina pectoris (AP)

 **Die typischste aber nicht unbedingt spezifischste Symptomatik der Myokardischämie ist die Angina pectoris (= Brustschmerz).**

Dabei berichten die Patienten in der Regel von einem retrosternalen Druckgefühl das anfallsartig auftritt und meist nach einigen Minuten wieder sistiert. Begleitet werden können die Schmerzen durch Dyspnoe oder eine vegetative Symptomatik wie Übelkeit und Erbrechen. In der Regel treten die

Beschwerden unter körperlichen oder psychischen Belastungen auf und bilden sich in Ruhe zurück.

Die durch Belastung auslösbare thorakale Missempfindung kann sich jedoch insbesondere bei Frauen auf verschiedenste Weise zeigen und auch an anderen Körperstellen manifestieren. Häufig zeigt sich eine Ausstrahlung der Schmerzen in den Unterkiefer, die Arme oder den Rücken. Im Falle eines Hinterwandinfarktes können sich die Beschwerden auch auf den Oberbauch projizieren und eine falsche Primärdiagnose wie eine Gastroenteritis angenommen werden. Der dumpfe Charakter der Missempfindung wird von den meisten Patienten beschrieben, als würde jemand auf ihrem Brustkorb sitzen.

Ausgelöst oder verstärkt werden können die Beschwerden durch Kälte, Mahlzeiten, psychische und physische Belastung. Meist sistieren die Beschwerden nach Reduktion der Belastung spontan. Das Ansprechen auf eine Nitrattherapie ist nicht immer zwangsläufig hinweisend für eine KHK und kann auch bei gastroenterologischen Erkrankungen (z. B. Ösophagusspasmus) zur Beschwerdelinderung führen und sollte deshalb nicht als beweisende Diagnostik aufgefasst werden.

Die Canadian Cardiovasculuar Society (CCS) hat in den siebziger Jahren eine Klassifikation zur Stadieneinteilung von Angina-pectoris-Beschwerden entwickelte.

- **CCS I**: bei sehr hoher und anstrengender Belastung auftretende Beschwerden; keine Belastung bei normaler Belastung, Gartenarbeit, Sport möglich
- **CCS II**: geringe Beeinträchtigung bei normaler Aktivität, AP beim Bergaufgehen, Treppensteigen
- **CCS III**: deutliche Beeinträchtigung bei normaler Aktivität, AP beim Gehen auf flachem Grund, beim An- und Ausziehen, leichter Last
- **CCS IV**: Angina bei geringster Belastung oder in Ruhe

Unterschieden wird zudem die **stabile** und **instabile** Form der Angina pectoris.

■ Stabile Angina pectoris

Sind die thorakalen Missempfindungen in Schmerzcharakter, -intensität und -dauer über Monate gleichbleibend, spricht man von einer stabilen Angina pectoris. Die Beschwerden zeigen sich, falls durch eine höhergradige Verengung eines der drei Koronargefäße ein Missverhältnis von Sauerstoffangebot und -verbrauch innerhalb der Herzmuskelzellen besteht. Auslösende Faktoren können sein:

- Körperliche oder psychische Belastungen
- Hitze über Steigerung der Herzfrequenz
- Kälte über Vasokonstriktion
- Reichhaltige Nahrungsaufnahme durch Umverteilung der abdominalen Blutverteilung

Die Gabe von Nitraten oder Ruhe führt bei diesen Patienten innerhalb kurzer Zeit zur Beschwerdebesserung.

■ Instabile Angina pectoris

Folgende Faktoren charakterisieren die instabile Form der Angina pectoris:

- Beschwerden, die erstmalig auftreten
- Zunahme der Häufigkeit und Dauer der Angina-pectoris-Beschwerden (Crescendo-Angina)
- Angina-pectoris-Beschwerden in Ruhe.

Obwohl die Symptomatik der instabile Angina pectoris, wenn auch verzögert, mittels antianginöser Therapie zu behandeln ist, kann es innerhalb weniger Tage zu einer deutlichen Verminderung der Leistungsfähigkeit kommen.

> ❯ **Die instabile AP kann erster Vorbote eines drohenden Infarktes (NSTEMI, STEMI) oder maligner Herzrhythmusstörungen (ventrikuläre Tachykardie, Kammerflimmern) mit konsekutivem plötzlichem Herztod sein.**

Aus diesem Grund sollte die umgehende stationäre Einweisung in eine **Chest Pain Unit** zur weiteren Diagnostik erfolgen, da die Mortalitätsrate bei diesen Patienten um bis zu 25 % im Vergleich zur stabilen Angina pectoris erhöht ist.

■ Sonderformen der Angina pectoris

Die Prinzmetal-Angina, benannt nach dem Erstbeschreiber Myron Prinzmetal (1908–1987), bezeichnet ein thorakales Schmerzsyndrom, welches durch eine Minderdurchblutung des Myokards, ohne Bezug zu körperlichem oder emotionalem

Stress, ausgelöst wird. Zugrunde liegt eine Fehlfunktion der NO-Produktion oder eine Dysfunktion des Gefäßtonus, wodurch ein plötzlicher Spasmus der Koronargefäße ausgelöst wird. Im EKG können ebenfalls ST-Streckenveränderungen auftreten und sich das klinische Bild eines akuten Myokardinfarkts ergeben. Begleiten bedrohliche Herzrhythmusstörungen (z. B. höhergradige AV-Blockierungen, ventrikuläre Tachykardien) die Prinzmetal-Angina, können diese auch zu Synkopen bis hin zum plötzlichen Herztod führen. Häufig sind jüngere Patienten ohne die klassischen Risikofaktoren – außer dem **Nikotinkonsum** – betroffen. Weitere Risikofaktoren für die Prinzmetal-Angina sind:

- Rauchen
- Hypomagnesiämie
- Alkoholentzug
- Therapie mit 5-FU oder Cyclophosphamid

Die Diagnostik einer Prinzmetal-Angina erfolgt über einen Provokationstest mit Ergonovin während einer Koronarangiografie. Durch den vasokonstriktiven Effekt auf glatte Muskelzellen ergibt sich nach intrakoronarer Applikation das typische angiografische Bild eines Koronarspasmus.

Therapie der Wahl sind Medikamente wie Nitrate oder Kalziumantagonisten, die eine Vasodilatation der Koronargefäße bedingen. Im Gegensatz zur klassischen Angina pectoris bei koronarer Herzerkrankung sind nichtkardioselektive Betablocker sowie Acetylsalicylsäure (ASS) unbedingt zu vermeiden, da diese die ischämischen Episoden verstärken können.

Stumme Myokardischämie

In einigen Fällen können die typischen Brustschmerzen als wegweisendes Symptom fehlen. In diesem Falle spricht man von stummen Myokardischämien. Etwa 5 % der Patienten, vor allem Diabetiker aufgrund der generalisierten Polyneuropathie, sind gefährdet, da die stummen Myokardischämien als Vorboten für einen manifesten Myokardinfarkt nicht entsprechend wahrgenommen werden. Sogar akute Myokardinfarkte zeigen sich nicht mit ihrer typischen Klinik und oftmals bestehen nur vegetative Symptome, wie etwa Übelkeit und Erbrechen, die ohne weitere kardiologische Differenzialdiagnostik, wie EKG und Bestimmung der kardialen Biomarker, z. B. als akute Gastroenteritis fehlgedeutet werden können.

> **Patienten mit stummen Myokardischämien sind besonders gefährdet für das Auftreten des plötzlichen Herztodes. Neben der Tatsache, dass bei leichten oder fehlenden Beschwerden nicht der Arzt aufgesucht wird, erfolgt auch keine Einschränkung der Belastung, was eine koronare Ischämie verschlimmern kann.**

Diagnostik
EKG

Das 12-Kanal-Ruhe-EKG ist das primäre Untersuchungsverfahren in der Diagnostik von Patienten mit Verdacht auf ein akutes Koronarsyndrom (ACS). Ein EKG sollte innerhalb von 10 Minuten nach dem ersten medizinischen Kontakt abgeleitet und sofort von einem qualifizierten Arzt beurteilt werden. Abhängig vom EKG wird die Gruppe in

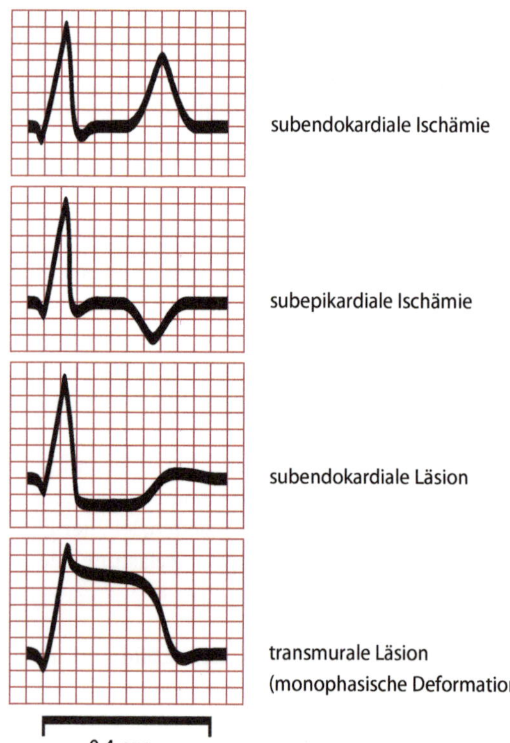

■ **Abb. 3.2** EKG-Veränderungen im Rahmen einer myokardialen Ischämie

EKG-Ableitung	Vorderwandinfarkt	anteroseptaler Infarkt	apikaler Infarkt	anterolateraler Infarkt	inferolateraler Infarkt	posteriorer Infarkt	inferiorer Infarkt
I	leichte Veränderungen	leichte Veränderungen		leichte Veränderungen			
II					deutliche Veränderungen		deutliche Veränderungen
III					deutliche Veränderungen		deutliche Veränderungen
aVR							
aVL	leichte Veränderungen	leichte Veränderungen		leichte Veränderungen			
aVF					deutliche Veränderungen		deutliche Veränderungen
V1	leichte Veränderungen	leichte Veränderungen				deutliche Veränderungen (invers)	
V2	deutliche Veränderungen	deutliche Veränderungen				deutliche Veränderungen (invers)	
V3	deutliche Veränderungen	deutliche Veränderungen	deutliche Veränderungen				
V4	deutliche Veränderungen		deutliche Veränderungen				
V5	leichte Veränderungen		deutliche Veränderungen	deutliche Veränderungen	deutliche Veränderungen		
V6	leichte Veränderungen			deutliche Veränderungen	deutliche Veränderungen		
Gefäßverschluss	RIVA LAD	RSA, mittlere RIVA	mittlerer RIVA distaler RIVA RD II	RD I RD II	PLA I, PLA II oder distale RCA	distaler RCX PLA II	RCA RIVP distaler RCX

Abb. 3.3 Infarktlokalisation anhand der EKG-Ableitungen

den akuten ST-Hebungsinfarkt (STEMI) bzw. den Nicht-ST-Hebungsinfarkt (NSTEMI) und die instabile Angina pectoris eingeteilt. Abhängig von dem EKG gestaltet sich auch die weitere Diagnostik und Therapie (■ Abb. 3.2, ■ Abb. 3.3).

3.2.2 STEMI

Die typischen zur Diagnose »STEMI« führenden EKG-Veränderungen bestehen aus ST-Hebungen in zwei zusammengehörigen Ableitungen, wobei diese erst bei einer Erhöhung >0,1 mV signifikant sind. In einigen Fällen bestehen Ausnahmen, die im Folgenden aufgeführt sind:

- Männer < 40 Jahre: ST-Streckenhebung in V2–V3 ≥ 0,25 mV
- Männer > 40 Jahre: ST-Streckenhebung in V2–V3 ≥ 0,2 mV
- Frauen: ST-Streckenhebung in V2–V3 ≥ 0,15 mV
- Seitenwandinfarkt: ST-Streckenhebung in V7–V9 ≥ 0,05 mV (Männer < 40 Jahre ≥ 0,1 mV)

In einigen Fällen ist die Primärdiagnose eines STEMI aufgrund nicht vorhandener bzw. schwer beurteilbarer EKG-Veränderungen zu stellen:

- Linksschenkelblock mit infarkttypischer Symptomatik
- Schrittmacherstimulation
- Ventrikuläre Tachykardie
- Isolierte ST-Hebung in avR
- Streng posteriorer Infarkt

- Patienten mit infarkttypischen persistierenden Beschwerden ohne direkte ST-Hebungen im 12-Kanal-EKG (Steg et al. 2012)

> **Praxistipp**
>
> Sind die Patientenbeschwerden typisch für eine myokardiale Ischämie, ist eine ST-Hebung im 12-Kanal-EKG jedoch nicht sicher nachweisbar, sollte eine erweiterte EKG-Diagnostik in Form der Ableitungen V7–V9 sowie der rechtspräkordialen Ableitungen VR3 und VR4 erfolgen, um die diagnostische Sicherheit zu erhöhen.

Unterschieden werden zudem direkte und indirekte EKG-Kriterien für einen Myokardinfarkt. Während des akuten Myokardinfarktes durchlaufen die EKG-Veränderungen zumeist mehrere charakteristische Phasen:

- **Stadium I:** akuter Infarkt (»frischer Infarkt«, a, b)
  Die QRS-Veränderungen bleiben meist dauerhaft bestehen, während die ST-Strecken-Veränderungen teilweise nur kurzfristig vorhanden sind:
  - »Erstickungs-T«: initial kurzfristige ST-Strecken-Hebung, wegen kurzer Dauer dem EKG-Nachweis häufig entgehend
  - »monophasische Deformierung«: ST-Strecken-Hebung mit unmittelbarem Übergang in die T-Welle
  - »R-Verlust/-Reduktion«: R-Zacken-Amplitude nimmt ab oder geht verloren
  - Vergrößerte Q-Zacken (tief und breit): eintretende Myokardnekrose
- **Stadium II:** Zwischenstadium (»subakuter Infarkt«)
  Tage bis Wochen andauernd; Rückbildung der ST-Strecken-Elevation. Ausnahme: Ventrikelaneurysma mit persistierender ST-Strecken-Hebung (oft verbunden mit R-Verlust und breiten Q-Zacken oder QS-Komplexen)
- **Stadium III:** Endstadium (»chronischer Infarkt«) Wochen bis Monate dauernd; meist vollständige Rückbildung der ST-Strecken-Veränderungen, Persistenz der QRS-Veränderungen. Das Ausmaß (»Tiefe«) der Q-Zacken kann im Verlauf erheblich abnehmen

Die Lokalisationsunterscheidung beim Myokardinfarkt lässt sich anhand des 12-Kanal-EKGs festlegen und die Lokalisation der »schuldigen« (culprit) Läsion innerhalb des Koronarsystems vermuten. Auch beim Vorliegen mehrere Stenosen die angiografisch ähnlich ausgeprägt sind, hilft das EKG, die primäre Zielläsion (culprit lesion) für ein interventionelles Verfahren anzuzeigen.

3.2.3 NSTEMI

Typische EKG-Veränderungen beim NSTEMI sind ST-Streckensenkungen oder transiente ST-Streckenhebungen und/oder Veränderungen der T-Welle. Das initial »normale« EKG schließt einen NSTEMI jedoch nicht aus.

> **Praxistipp**
>
> Ein einmalig durchgeführtes EKG kann selbst eine schwere KHK nicht ausschließen, da sich in bis zu 50 % der Fälle ein nach EKG-Kriterien normaler Befund zeigt. Erst eine serielle Dokumentation ermöglicht eine Sicherung der Diagnose. Deshalb ist ein zweites EKG oder eine telemetrische Überwachung der ST-Strecke Bestandteil der Empfehlung zur Diagnostik des akuten Koronarsyndroms in der **Chest Pain Unit**.

- **Labordiagnostik**

Da die EKG-Veränderungen gelegentlich transient sind und nicht detektiert werden, erfolgt gleichzeitig zur Diagnostik die Bestimmung kardialer Enzyme (CK, CK-MB, GOT, LDH, Troponin). Den größten Stellenwert innerhalb der Labordiagnostik nimmt das Troponin ein. Das kardiale Troponin spielt nicht nur beim Myokardinfarkt eine zentrale Rolle für die Diagnosestellung und Risikoabschätzung, sondern auch für andere lebensbedrohliche Erkrankungen (z. B. Lungenarterienembolie, Sepsis). Troponine weisen eine höhere Sensitivität und Spezifität als die traditionellen Herzenzyme auf, wie z. B. die Creatinkinase (CK) oder das Isoenzym MB (CK-MB). Der Troponin-Test ermöglicht es mit seiner hohen Aussagekraft, eine insta-

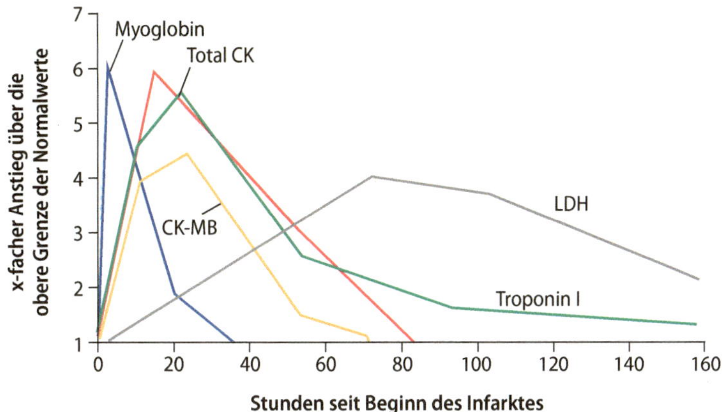

Abb. 3.4 Verlauf der Herzenzyme nach Myokardinfarkt (mod. nach Braunwald's Heart Disease, 8th Edition)

bile Angina pectoris von einem NSTEMI zu unterscheiden.

Bei einem NSTEMI bilden sich leichte Troponin-Erhöhungen in der Regel innerhalb von 48–72 Stunden zurück. Es gibt keinen grundlegenden Unterschied zwischen der Bestimmung des Troponin T oder des Troponin I. Durch die kürzlich eingeführten hochsensitiven Troponin-Nachweise kann ein Myokardinfarkt bei Patienten mit akutem Thoraxschmerz häufiger und früher nachgewiesen werden, was ein schnelles Ausschlussprotokoll (je nach Labortest nach 1 bzw. 3 Stunden) ermöglicht. Um akute Troponin-Erhöhungen im Rahmen eines Myokardinfarktes von chronischen Troponin-Erhöhungen bei anderen kardialen und nichtkardialen Erkrankungen zu unterscheiden, ist insbesondere bei grenzwertig erhöhten Serumspiegeln das Ausmaß der Veränderung in Abhängigkeit vom Ausgangswert von Bedeutung (**Abb. 3.4**).

Mittels kardialer Biomarker können verschiedene pathophysiologische Aspekte des ACS, wie z. B. der myokardiale Zellschaden, die Inflammation, Thrombozytenaggregation und die neurohumorale Aktivierung, beurteilt werden. Die Troponine (Trop T/Trop I) sind die bevorzugten Biomarker zur Identifizierung eines erhöhten 30-Tage-Risikos bezüglich Myokardinfarkt und Tod. Jede Troponin-Erhöhung (auch bei nicht direkt kardialer Ursache) ist mit einer schlechteren Prognose assoziiert. Allerdings sollten die Troponin-Werte nicht als alleiniges Entscheidungskriterium gesehen werden. Insbesondere ist eine einzelne Troponin-Bestimmung

zum Ausschluss eines akuten Myokardinfarktes unzureichend. Daher werden wiederholte Messungen nach 1–4 Stunden je nach vorhandenem Troponin-Assay empfohlen (Abu-Assi et al. 2010).

> **Die Diagnose NSTEMI sollte niemals allein auf der Basis kardialer Biomarker gestellt werden, sondern immer in Zusammenhang mit anderen klinischen Befunden.**

Differenzialdiagnosen erhöhter Troponin-Werte

Kardiale Ursachen:
- Schwere Herzinsuffizienz
- Hypertensive Krise oder chronisch arterielle Hypertonie
- Tachy- oder Bradyarrhythmien
- Lungenembolie, schwere pulmonale Hypertonie
- Entzündliche Erkrankungen, z. B. Myokarditis
- Tako-Tsubo-Kardiomyopathie
- Infiltrative Myokarderkrankungen wie Amyloidose, Hämochromatose, Sarkoidose, Sklerodermie
- Aortendissektion, Aortenklappenerkrankungen oder hypertrophe Kardiomyopathie
- Herzkontusion, Ablationstherapie, Schrittmacherstimulation, Kardioversion oder Endomyokardbiopsie
- Medikamententoxizität, z. B. Adriamycin, 5-Fluorouracil, Herceptin, Schlangengifte

Extrakardiale Ursachen:
- Hypothyreose
- Verbrennungen, wenn> 30 % der Körperoberfläche betroffen sind
- Rhabdomyolyse kritisch erkrankter Patienten, vor allem mit respiratorischer Insuffizienz und Sepsis
- Chronische oder akute Niereninsuffizienz
- Akute neurologische Erkrankungen, z. B. Schlaganfall oder Subarachnoidalblutung (Mewis et al. 2006)

Andere Biomarker sind hilfreich für die Klärung möglicher Differenzialdiagnosen:
- D-Dimere (Lungenembolie)
- Natriuretische Peptide BNP oder NT-proBNP (Dyspnoe, Herzinsuffizienz), Hämoglobin (Anämie)
- Leukozytose (Entzündung)
- Marker der Nierenfunktion (Kreatinin, Harnstoff)

Neben der Labordiagnostik im Rahmen des akuten Infarktes sollte zur Abklärung und Therapiekontrolle der kardiovaskulären Risikofaktoren folgendes Labor bestimmt werden:
- Blutbild
- Blutzucker, Hba1c, Triglyceride, Cholesterin, LDL, HDL, Lp(a)
- Kreatinin
- TSH
- Serumelektrophorese

Therapie
Akuttherapie
Allgemeine Maßnahmen:
- Wenn die periphere Sauerstoffsättigung < 90 % beträgt ggf. Gabe von Sauerstoff
- Eine analgetische Behandlung sollte nicht nur unter der Vorstellung durchgeführt werden, dass der Patienten weniger Schmerzen hat, sondern auch mit dem Ziel, durch Reduktion von Herzfrequenz und Blutdruck und damit des schmerzbedingten Stresses den myokardialen Sauerstoffverbrauch zu verringern
- Beruhigend auf den Patienten einwirken, Sicherheit vermitteln

Medikamentöse Basistherapie:
Die medikamentöse Therapie der akuten Koronarischämie beruht auf 3 pharmakologischen Säulen. Den sogenannten antiischämischen Substanzen, die entweder die myokardiale Sauerstoffversorgung verbessern oder den myokardialen Sauerstoffverbrauch reduzieren, den Thrombozytenaggregationshemmern und den Antikoagulanzien

Antiischämische Substanzen
Ansatzpunkte für einen verminderten myokardialen Sauerstoffverbrauch sind etwa die Reduktion der Herzfrequenz mit Verlängerung der Diastole, die Senkung des Blutdruckes mit Verminderung der Wandspannung und kardialen Nachlast sowie die Verminderung der myokardialen Kontraktilität.

Thrombozytenaggregationshemmer
Die Thrombozytenaktivierung und nachfolgende Aggregation spielt eine Schlüsselrolle beim Fortschreiten der arteriellen Thrombose und ist aus diesem Grund ein zentraler therapeutischer Angriffspunkt beim akuten Koronarsyndrom. Die Therapie mit Thrombozytenaggregationshemmern sollte so früh wie möglich nach Diagnosestellung eines ACS begonnen werden, um das Risiko sowohl thrombotischer Komplikationen wie auch rezidivierender arteriothrombotischer Ereignisse zu reduzieren. Die Plättchenhemmung kann durch drei Substanzklassen erfolgen: Acetylsalicylsäure, P2Y12-Inhibitoren und Glykoprotein IIb/IIIa-Inhibitoren (► Abschn. 4.1.2)

Antikoagulation
Antikoagulanzien werden bei der Behandlung des akuten Koronarsyndroms verwendet, um die Thrombinbildung und/oder Aktivität zu inhibieren und auf diese Weise thrombotische Ereignisse zu verhindern. Die Antikoagulation ist zusätzlich zur Thrombozytenaggregationshemmung nachweislich wirksam und die Kombination beider Therapien effektiver als jede der beiden alleine. Diverse Antikoagulanzien, die an unterschiedlicher Stelle in der Gerinnungskaskade angreifen, werden oder sind hinsichtlich der Therapie des ACS untersucht (► Abschn. 4.1.2)

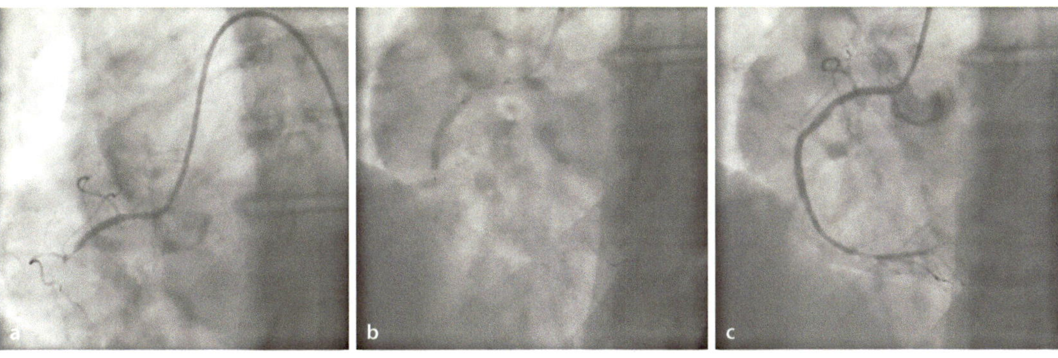

Abb. 3.5 Koronarangiografie (Verschluss und Rekanalisation) **a)** Hinterwandinfarkt bei akutem RCA-Verschluss **b)** Stentimplantation in die proximale RCA **c)** Abschlussergebnis

Koronarrevaskularisation

Im Rahmen einer myokardialen Ischämie ist die zügige und effektive Verbesserung des Koronarflusses essenzieller Bestandteil der therapeutischen Bemühungen. Die Revaskularisation mittels PCI oder ACB-Operation bei NSTE-ACS ist symptomatisch wirksam, verkürzt den Krankenhausaufenthalt und verbessert die Prognose. Die Indikation und der Zeitpunkt einer Myokardrevaskularisation sowie die Auswahl des bevorzugten Verfahrens (PCI vs. ACB-Operation) hängt von mehreren Faktoren, wie dem klinischen Zustand des Patienten, dem Vorliegen von Risikofaktoren, Komorbiditäten und dem Ausmaß und Schweregrad koronarer Läsionen, ab.

Zur Koronarrevaskularisation stehen folgende Verfahren zur Verfügung

- **Thrombolyse:** Zur Thrombolyse eingesetzte Medikamente bestehen aus Wirkstoffen, die den thrombotischen Verschluss aktiv abbauen können oder das körpereigene Abbauenzym Plasminogen aktivieren und somit die Blutbahn eröffnen. In der Regel erfolgt dies intravenös als systemische Lyse. Die Indikation für eine Thrombolyse im Rahmen eines **akuten ST-Hebungsinfarktes** besteht, falls ein Herzkatheterlabor nicht zeitnah (binnen 120 Minuten) erreichbar ist (Steg et al. 2012)
- **Interventionelle PCI mit Stentimplantation:** Die therapeutische Herzkatheteruntersuchung ist als der aktuelle »Goldstandard« in der Versorgung eines akuten Myokardinfarktes anzusehen (□ Abb. 3.5). Vor allem durch den flächendeckenden Einsatz von Herzkatheterlaboren mit Möglichkeit einer 24/7 Versorgung von akuten Myokardinfarkten konnte die Mortalität dieser Erkrankung in den letzten Jahren deutlich reduzieren werden
- **ACB-OP mit Bypassversorgung:** Obwohl die therapeutische Herzkatheteruntersuchung in den meisten Fällen eine rasche Rekanalisation des okkludierten Koronargefäßes ermöglicht, ist in vereinzelten Fälle die Versorgung durch einen Herzchirurgen indiziert, vor allem wenn neben der Koronarpathologie relevante Klappenvitien oder ein ischämischer VSD vorliegt und diese ebenfalls zeitnah versorgt werden müssen. Die Entscheidung fällt im interdisziplinären Konsens zwischen interventionell tätigen Kardiologen und Herzchirurgen

3.3 Herzinsuffizienz

> **Unter einer Herzinsuffizienz versteht man die Unfähigkeit des Herzens, trotz adäquatem Blutvolumen und Füllungsdrücken, den Organismus mit ausreichend Blut und Sauerstoff zu versorgen und den venösen Rückstrom wiederaufzunehmen.**

Die systolische oder diastolische Funktionsstörung schränkt den Gewebestoffwechsel bereits in Ruhe (Ruheinsuffizienz) oder bei Belastung (Belastungsinsuffizienz) ein. Die Herzinsuffizienz ist keine Primärerkrankung, sondern immer eine Folge von bestehenden Herz- und Lungenerkrankungen (Latasch 2004). Die Herzinsuffizienz wird unterschieden in:

- **Rechtsherzinsuffizienz:** Schädigung des rechten Ventrikels, sprich Blutrückstau in den großen Kreislauf
- **Linksherzinsuffizienz:** Schädigung des linken Ventrikels, sprich Blutrückstau in den kleinen Kreislauf
- **Globalinsuffizienz** (biventrikuläre Herzinsuffizienz): Schädigung beider Ventrikel

- **Einteilung**

Nach dem klinischen Verlauf wird in eine akute und eine chronische Herzinsuffizienz unterschieden:

- **Akute Herzinsuffizienz:** Entwicklung innerhalb von Minuten bis Stunden, z. B. nach einem Myokardinfarkt, Lungenembolie, Arrhythmien oder bei einer Dekompensation bei einer vorhandenen chronischen Herzinsuffizienz. Dringende Therapie erforderlich!
- **Chronische Herzinsuffizienz:** Entwicklung innerhalb von Wochen bis Monaten mit Ausbildung von Adaptionsmechanismen des Körpers, z. B. bei Klappenerkrankungen oder arterieller Hypertonie (Knipfer und Kochs 2012).

Die Herzinsuffizienz kann weiterhin nach pathophysiologischen Gesichtspunkten unterschieden werden:

- **Vorwärtsversagen** (»forward-failure«): reduzierte Kontraktilität des Herzens führt bei erniedrigtem Herzzeitvolumen (HZV) zu einer Minderperfusion der Organe
- **Rückwärtsversagen** (»backward-failure«): reduzierte Kontraktilität und erhöhte Füllungsdrücke führen zu Stauungssymptomen vor der betroffenen Herzhälfte (Leberstauung bei Rechtsherz- und Lungenödem bei Linksherzinsuffizienz)

Neben der Unterteilung in sogenannte Low-output-failure-Zustände kann auch von einer Herzinsuffizienz gesprochen werden, wenn ein High-output-failure vorliegt. Ein Beispiel wäre eine septische Kardiomyopathie, die einen eher hyperkontraktilen Ventrikel mit einem hohen HZV aufweist. Trotzdem reicht das durch das Herz bereitgestellte Sauerstoffangebot nicht aus, um die Organe adäquat zu versorgen.

- **Klinische Unterteilung**

Neben der Unterteilung der Herzinsuffizienz nach dem klinischen Schweregrad des Patienten in kompensierte und dekompensierte Herzinsuffizienz gibt es die sogenannte NYHA-Klassifikation (◘ Tab. 3.3). Diese teilt die Herzinsuffizienz in vier funktionelle Stadien ein (Mewis et al 2006).

Basierend auf der Risikokonstellationen im Vorfeld der manifesten Herzinsuffizienz, aktuellen Konzepten zur Pathogenese und der weiteren Progression, erfolgte die aktuelle Stadieneinteilung nach der American College of Cardiology/American Heart Association (ACC/AHA)-Klassifizierung mit Per-

◘ **Tab. 3.3** NYHA-Klassifikation

Stadium	Symptome
Stadium I	Keine körperlichen Beschwerden bei normaler Belastung, aber Nachweis einer beginnenden Herzerkrankung im EKG oder Echo
Stadium II	Leichte Einschränkung bei der körperlichen Belastbarkeit und Leistungsminderung; körperliche Belastungen verursachen Erschöpfung, Rhythmusstörungen, Luftnot oder Angina pectoris Keine Beschwerden in Ruhe
Stadium III	Höhergradige Einschränkung der körperlichen Leistungsfähigkeit bei gewohnter Tätigkeit; geringe körperliche Belastungen führen oder verursachen Erschöpfung, Rhythmusstörungen, Luftnot oder Angina pectoris Keine Beschwerden in Ruhe
Stadium IV	Beschwerden bei jeglichen körperlichen Aktivitäten und in Ruhe; Bettlägerigkeit

---

> ◘ **Tab. 3.4** Stadieneinteilung der Herzinsuffizienz

Stadium A	Hohes Herzinsuffizienzrisiko, da Faktoren vorliegen, die stark mit der Entstehung einer Herzinsuffizienz assoziiert sind; keine strukturelle Herzerkrankung, noch nie Herzinsuffizienzsymptome **Beispiele:** arterielle Hypertonie, koronare Herzerkrankung, Diabetes mellitus, kardiotoxische Substanzen oder Alkoholabusus, rheumatisches Fieber, familiäre Disposition
Stadium B	Strukturelle Herzerkrankung, die eng mit der Entstehung einer Herzinsuffizienz assoziiert ist, bisher keine Herzinsuffizienzsymptome **Beispiele:** linksventrikuläre Hypertrophie oder -fibrose, linksventrikuläre Dilatation oder Hypokontraktilität, asymptomatischer Herzklappenfehler, früherer Myokardinfarkt
Stadium C	Frühere oder aktuelle Herzinsuffizienzsymptome bei struktureller Herzerkrankung **Beispiele:** Dyspnoe, Erschöpfung bei systolischer Dysfunktion; asymptomatischer Patient unter Herzinsuffizienztherapie
Stadium D	Fortgeschrittene strukturelle Herzerkrankung und schwere Herzinsuffizienzsymptome in Ruhe trotz maximaler medikamentöser Therapie **Beispiele:** gehäufte Hospitalisierung, Indikation zur Herztransplantation, Implantation eines LVAD, präfinale Konstellation

spektive auf primär- und sekundärpräventive Therapiemaßnahmen (Bauriedel et al. 2005) (◘ Tab. 3.4).

Unter einer **kompensierten Herzinsuffizienz** versteht man, dass das Herz seine Pumpleistung über die Anpassungsmechanismen des Körpers noch aufrechterhalten kann. Somit treten die Beschwerden nur bei körperlicher Belastung auf. Obwohl es also nicht mehr »in den fünften Gang schalten kann«, gelingt es dem Herzen noch, genügend Blut durch den Körper zu pumpen.

Bei einer **dekompensierten Herzinsuffizienz** treten bei geringer körperlicher Belastung und selbst schon in Ruhe Beschwerden auf. Die sogenannten Kompensationsmechanismen reichen für die Pumpleistung im Körper nicht mehr aus. Hierbei kann es zur Atemnot bis hin zum Herzstillstand kommen.

■ **Ursachen**

Folgende Ursachen und Faktoren nehmen Einfluss auf die Vorlast, Nachlast, Herzfrequenz und Kontraktilität des Herzens. Diese können einzeln oder in Kombination eine Herzinsuffizienz verursachen:

- Koronare Herzkrankheit (KHK): Bei der KHK kommt es zu Kalkablagerungen in den Herzkranzgefäßen. Dadurch kann die Versorgung der Herzmuskulatur unter Belastung eingeschränkt sein. Dies ist meist von einem arteriellen Hypertonus begleitet. Die KHK ist die häufigste Ursache der Herzinsuffizienz

- Arterielle oder pulmonale Hypertonie
- Erkrankungen der Herzklappen, z. B. Aortenstenose, Aortenklappeninsuffizienz, Mitralklappeninsuffizienz, Trikuspidalklappeninsuffizienz
- Akuter Myokardinfarkt
- Kardiomyopathien (dilatativ, hypertroph, restriktiv, arrhythmogen, rechtsventrikulär): Sie können genetisch bedingt sein, aber z. B. auch durch Alkohol, Drogen oder bestimmte Medikamente ausgelöst werden
- Herzmuskelentzündungen/Perikarderkrankungen
- Herzfehler, wie z. B. ein Atriumseptumdefekt (ASD) oder ein Ventrikelseptumdefekt (VSD)
- Herztumore
- Herzrhythmusstörungen
- Medikamenteninduziert, wie z. B. durch Chemotherapeutika oder kardiotoxische Substanzen
- Bedingt durch ein erhöhtes HZV, wie bei Fieber, Anämie oder Infektionen
- Vorausgegangenes Rechtsherzversagen bei pulmonaler Hypertonie, Lungenembolie oder einem Cor pulmonale

■ **Kompensationsmechanismen (Circulus vitiosus)**

Der Körper schafft es, den Blutdruck und das zirkulierende Blutvolumen mithilfe struktureller und neurohormoneller Kompensationsmechanismen über eine gewisse Zeit aufrechtzuerhalten und erreicht eine vorübergehende Steigerung der Herzleistung. Dies hat allerdings zur Folge, dass es zu einer weiteren Beeinträchtigung der Pumpfunktion und zur Progression der Herzinsuffizienz führt. Zu nennen sind folgende Kompensationsmechanismen (Alexander et al. 1999):

- Frank-Sterling- Mechanismus: durch die Zunahme des Füllungsdrucks des Herzens durch Flüssigkeitseinlagerung, steigt das Schlagvolumen und die Auswurfleistung
- Stimulation des sympathischen Katecholamineigenen Systems zur Steigerung der Herzfrequenz und Myokardkontraktion
- Aktivierung des Renin-Angiotensin-Aldosteron-Systems zur Vorlasterhöhung und Anstieg des Schlagvolumens. Das Renin-Angiotensin-Aldosteron-System ist ein Regelkreislauf, welcher den Flüssigkeits- und Elektrolythaushalt des Körpers reguliert und somit in entscheidender Weise auf den Blutdruck einwirkt
- Senkung der Nachlast durch erhöhte Freisetzung des atrialen natriuretischen Peptids (ANP) mit resultierender Vasodilatation. Das ANP ist ein Hormon, das vor allem im rechten Vorhof gebildet wird und den Salz- und Wasserhaushalt und somit letztlich den Blutdruck reguliert. Je nach Klinik wird das verwandte BNP (Brain Natriuretic Peptide) oder NTproBNP im Labor bestimmt, um die Höhe des Hormonspiegels zu evaluieren

3.3.1 Linksherzinsuffizienz

Die Linksherzinsuffizienz zeigt sich durch eine Insuffizienz des linken Ventrikels mit eingeschränkter Pumpfunktion und resultierendem Rückwärtsversagen (= Rückstau des Blutes in die Lungengefäße, sog. Stauungslunge). Damit kommt es zur Dyspnoe als Leitsymptom bis hin zum Asthma cardiale und zur Atemnot bis hin zum Lungenödem.

Die eingeschränkte Pumpleistung (Low-output) führt zu verminderter Belastbarkeit und Schwäche des Patienten, hierbei spricht man von einem Vorwärtsversagen (= Minderperfusion der Organe).

- **Symptome**
- Belastungsdyspnoe
- Ruhedyspnoe/paroxysmale nächtliche Dyspnoe
- Orthopnoe/Tachypnoe
- Zyanose
- Leistungsabfall und Schwäche
- Asthma cardiale, Reizhusten, Stauungsbronchitis
- Ggf. Hämoptysen
- Rasselgeräusche über der Lunge
- Lungenödem
- Pleuraerguss
- Ödeme
- Nykturie
- Blutdruckabfall mit Tachykardie
- Unruhe und Angst
- Gestörter Tag-Nacht-Rhythmus, Schlafstörungen, Verwirrtheit, Somnolenz, kardiale Kachexie
- Symptome der kardialen Grunderkrankungen wie z. B. AP-Symptomatik, Schwindel, Herzrhythmusstörungen, Synkopen (Knipfer und Kochs 2012).

> **Praxistipp**
>
> Sofort Maßnahmen beim Asthma cardiale:
> - Ruhe vermitteln und wenn möglich Fenster öffnen
> - Sauerstoff verabreichen
> - Oberkörper hoch lagern oder Herzbettlagerung durchführen (◘ Abb. 3.6)
> - Umgehend den Arzt benachrichtigen!

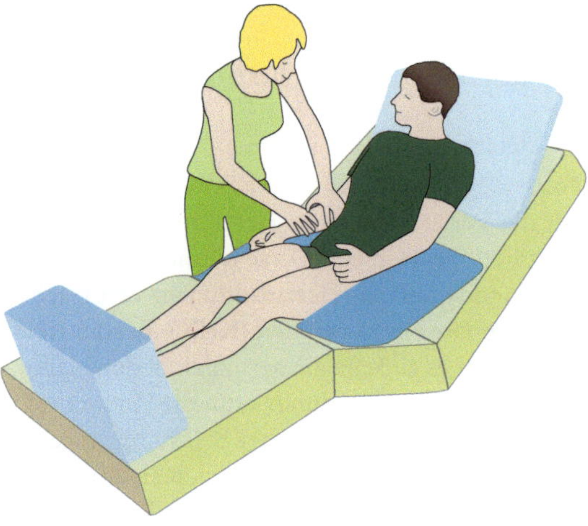

◘ **Abb. 3.6** Herzbettlagerung

■ Ursachen einer akuten Linksherzinsuffizienz
- Ausgeprägter Myokardinfarkt mit kardiogenem Schock
- Ausgeprägte Lungenembolie
- Hämodynamisch relevante Herzrhythmusstörungen
- Perikardtamponade

Die akute Linksherzinsuffizienz entsteht innerhalb von Minuten bis Stunden und führt mit zunehmendem Abfall des Herzzeitvolumens zum kardiogenen Schock bis hin zur Reanimation des Patienten. Therapieziel ist die Kreislaufstabilisierung mit ggf. notwendiger Intubation, Kreislaufstabilisierung mittels Katecholamine und Versorgung auf einer IMC oder Intensivstation.

Praxistipp

Bei Patienten mit einer schweren Linksherzinsuffizienz kann es mit eingeschränkter Pumpfunktion und resultierendem Rückwärtsversagen zu einem akuten Lungenödem kommen, deshalb bedürfen diese Patienten einer genauen Krankenbeobachtung! Es muss besonders auf die Vitalzeichen geachtet werden! Zur Krankenbeobachtung gehört in diesem Fall aber auch, auf die Atmung (Dyspnoe) zu achten, ob der Patient Ödeme/Beinödeme entwickelt oder die Halsvenen gestaut sind. Patient psychisch stabilisieren und Ruhe vermitteln!

▣ Abb. 3.7

3.3.2 Rechtsherzinsuffizienz

Eine Rechtsherzinsuffizienz ist durch den Rückstau des Blutes in den venösen Kreislauf aufgrund einer eingeschränkten rechtsventrikulären Pumpfunktion des Herzens gekennzeichnet. Bedingt durch die Insuffizienz kommt es zur generalisierten venösen Stauung vor dem rechten Herzen. Die isolierte Rechtsherzinsuffizienz ist eher selten und Folge einer vorangegangenen Erkrankung, wie z. B. Cor pulmonale, Pulmonalstenose, Lungenembolie oder Trikuspidalklappeninsuffizienz. Häufig tritt die Rechtherzinsuffizienz infolge einer Linksherzinsuf-

fizienz auf, da die pulmonale (postkapilläre) Hypertonie eine Druckbelastung des rechten Ventrikels bewirkt (Knipfer und Kochs 2012).

■ Symptome
- Prall gefüllte Halsvenen im Liegen, Anstieg des ZVD
- Pfortaderstauung mit Leberstauung
- Stauungsgastritis, infolge einer Stauung der Magenvenen
- Periphere Ödeme
- Anasarka (Ödeme des Körperstamms)
- Störung der Nierenfunktion, Nykturie, Oligurie, Albuminurie
- Pleuraergüsse
- Aszites
- Übelkeit, Erbrechen
- Gewichtszunahme, Inappetenz, Obstipation
- Leistungsminderung, Abgeschlagenheit, Müdigkeit
- (Lippen-)Zyanose
- Symptome der kardialen Grunderkrankungen, wie z. B. AP-Symptomatik, Schwindel, Herzrhythmusstörungen, Synkopen
- Atemnot tritt häufig nur bei Beteiligung des linken Herzens durch gestaute Linksherzinsuffizienz auf

■ Ursachen
- Lungenembolie
- Rechtsventrikulärer Myokardinfarkt
- Perikardtamponade
- Aorten- und Mitralklappeninsuffizienz
- Chronische Lungenkrankheiten, wie Bronchitis, Emphysem, Bronchialasthma
- Linksherzinsuffizienz

■ Gemeinsame Symptome der Links- und Rechtsinsuffizienz
- Herzrhythmusstörungen
- Tachykardie in Ruhe und bei Belastung
- Nykturie
- Herzvergrößerung
- Pleura- und Perikarderguss
- Kaltschweißigkeit, Blässe
- Eingeschränkte Leistungsfähigkeit
- Müdigkeit und Ermattung
- Im Spätstadium Blutdruckabfälle

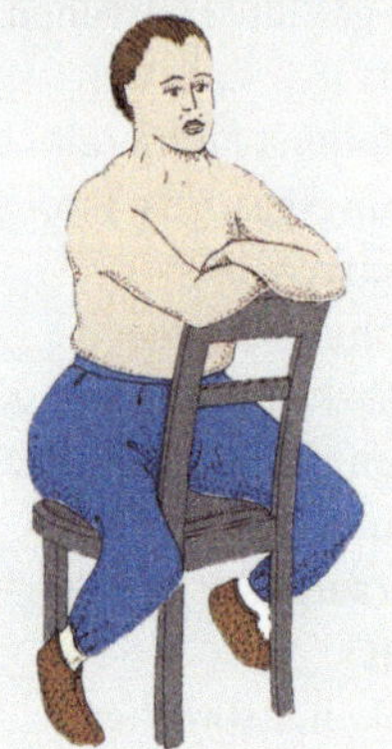
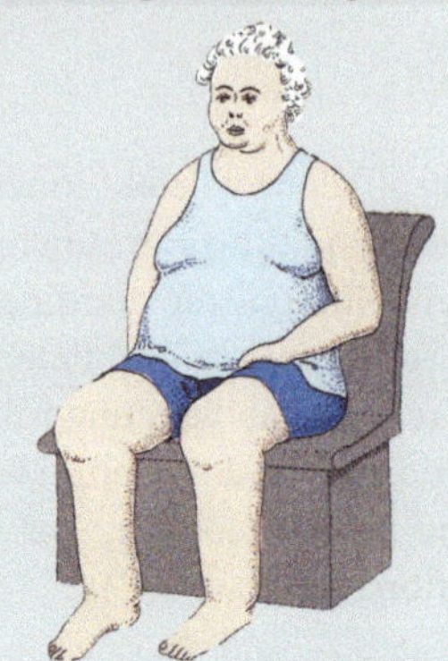

Abb. 3.7 Klinisches Erscheinungsbild der Herzinsuffizienz (aus Menche, Pflege heute, mit freundlicher Genehmigung Elsevier GmbH, Urban & Fischer)

Allgemeine Diagnostik

- Klinische Untersuchung mit genauer Anamnese des Patienten inklusive Risikofaktoren
- Körperliche Untersuchung (Ödeme, Halsvenen, Zyanose ?)
- Ermittlung des NYHA Stadiums (■ Tab. 3.3)
- Röntgen Thorax (Lungenödem ?)
- EKG, Echo, TEE (Herzfehler, Auswurfleistung des Herzens, Infektionen ?)
- Laborparameter
- Herzkatheter Untersuchung mit Rechtsherzkatheter (Infarkt ?)
- Kardio-MRT (Klappenstrukturen, Wandverdickung des Herzen ?)

Therapie

Die Therapie der Herzinsuffizienz richtet sich nach dem vorliegenden Schweregrad und dem angestrebten Behandlungsziel:

- Verbesserung der Lebensqualität des Patienten
- Verbesserung der Organdurchblutung durch medikamentöse Therapien, um die Herzleistung zu steigern
- Senkung der Hospitalisationsrate
- Verminderung nachteiliger Effekte einer evtl. Begleiterkrankung
- Bei der kausalen Therapie steht die Behandlung der Grunderkrankung im Vordergrund
- Senkung des Mortalitätsrisikos

Bei der Therapie der chronischen Herzinsuffizienz stehen folgende Aspekte ärztlicher- wie pflegerischerseits im Vordergrund:

- Ausführliche Information an den Patienten über die Erkrankung und dessen Stellenwert in der präventiven Therapie
- Kontrolliertes körperliches Training, physische und psychische Belastungen sollten vermieden werden Hilfestellung durch Psychologen, Selbsthilfegruppen
- Meidung kardiotoxischer Substanzen, Alkoholbegrenzung und Nikotinverzicht
- Gewichtsreduktion, ausgewogene kochsalzarme Ernährung, Diätberatung
- Trinkmengenbeschränkung und Gewichtskontrollen
- Atemerleichternde Therapien und Maßnahmen, ggf. Sauerstofftherapie
- Behandlung der belastenden Begleitfaktoren, wie z. B. Hypertonus oder hormonelle Dysfunktion
- Medikamentöse Therapie nach Schweregrad der Herzinsuffizienz (Betablocker, ACE-Hemmer, kaliumsparende Diuretika, Antikoagulation, Digitalisglykosoide, Antiarrhythmika, positiv inotrope Substanzen)

Weitere invasive Therapien:
- Implantation eines biventrikulären SM (CRT-P, CRT-D)
- Bei schwerer Dekompensation intensivmedizinische Behandlung mit differenzierter Katecholamin- und Respiratortherapie und ggf. Einsatz von kardialen Assist-Devices
- Im terminalen Stadium: Herztransplantation, VAD-Implantation

Komplikationen, die im Rahmen einer akuten Herzinsuffizienz auftreten können und die Prognose wesentlich mitbestimmen sind:
- Lungenödem/kardiale Dekompensation
- Ventrikuläre Herzrhythmusstörungen
- Venöse Thrombosen
- Kardiogener Schock

- **Pflegerische Maßnahmen**
- **Vitalzeichenkontrolle** → Puls, RR, Atmung, Gewichtskontrollen
- **Auf Infektionszeichen achten** → Temperaturkontrollen

- **Atemerleichternde Maßnahmen** → zur Senkung der Vorlast Oberkörperhochlagerung, Beintieflagerung (Herzbettlage ▣ Abb. 3.6), beengte Kleidung entfernen
- **Patienten psychisch stabilisieren** und für Ruhe und genug Schlaf sorgen → z. B. Entspannung durch Autogenes Training, optimale Schlafbedingungen schaffen
- **Anstrengung vermeiden** → kontrollierte Belastung anstreben
- **Hautbeobachtung** → Turgor, Kolorit, Feuchtigkeit (Beobachtung von ggf. vorhandenen Ödemen auf Verringerung oder Zunahme)
- **Hilfestellung bei Pflegemaßnahmen**
- **Hilfestellung bei der Nahrungsaufnahme** (wenn notwendig Diätberatung einschalten, kochsalzarme und kalorienreduzierte Kost, auf blähende oder stopfende Speisen verzichten)
- **Ein- und Ausfuhr Kontrolle** → Flüssigkeitsbilanzierung, wenn notwendig Anlegen eines BDK
- Hilfestellung und Anpassung bei allen Grundbedürfnissen (ATL's/ ADELs)!
- Darmtätigkeit beobachten
- Überwachung der medikamentösen Therapie, Wirkung und Nebenwirkungen
- Bettruhe nach ärztlicher Anordnung
- Mobilisation mit geringer Belastbarkeit, Rücksprache mit dem ärztlichen Dienst halten und ein gemeinsames Konzept mit der Krankengymnastik anstreben
- **Regelmäßige Prophylaxen durchführen** → Pneumonie-, Dekubitus-, Thrombose-, Kontraktur- und Obstipationsprophylaxe
- Medizinischer Thromboseprophylaxestrumpf (MTS) nur nach ärztlicher Anordnung, Beine nicht wickeln, da die Gefahr einer Abschnürung mit konsekutiver Minderperfusion der Füße besteht und die Vorlast erhöht wird

Zielsetzung der Therapie ist es, den Patienten zu entlassen und in sein bisheriges gewohntes Lebensumfeld wieder einzugliedern. Dazu gehört, sein vorhandenes Umfeld mit einzubinden, dieses zu unterstützen oder notwendige Hilfestellungen zu ermöglichen. Eine kompetente und situative Beratung sowie eine adäquate Schulung des Patienten (über evtl. notwendige Änderungen des Lebensstils) sind genauso wichtig wie die medikamentöse

Therapie, um der Progression der Erkrankung aktiv entgegenzuwirken.

Intensivtherapie bei Herzinsuffizienz

Patienten mit einer akuten Herzinsuffizienz benötigen eine intensive ärztliche und pflegerische Überwachung und in akuten Fällen (z. B. beim akuten Lungenödem) die Verlegung auf eine IMC oder Intensivstation. Die dortige Therapie und Versorgung wird nachfolgend kurz aufgelistet:

- Das erweiterte Monitoring und die Krankenbeobachtung stehen an erster Stelle
- Patient psychisch stabilisieren, über alle notwendigen Schritte und Maßnahmen aufklären (Arzt und Pflege!), für Ruhe sorgen
- Monitorüberwachung: EKG, RR-Messung (invasiv oder nicht- invasiv), Pulsoxymetrie, Temperatur- und Atemfrequenzkontrolle
- Ggf. Versorgung des Patienten mit einem ZVK
- Ggf. invasives hämodynamisches Monitoring mittels Thermodilutionskatheter zur Bestimmung des Herzzeitvolumens sowie der Gefäßwiderstände
- BGA-Kontrollen
- Sauerstofftherapie ggf. nichtinvasive Beatmung einleiten oder invasive Respiratortherapie nach endotrachealer Intubation
- Ein- und Ausfuhrkontrollen, BDK-Anlage zur Überwachung und Kontrolle des Stundenurins
- Auf Vigilanz des Patienten achten
- Hautbeobachtung: Turgor, Kolorit, Feuchtigkeit (Beobachtung der ggf. vorhandenen Ödeme auf Verringerung oder Zunahme)
- Bettruhe bei dekompensierter Herzinsuffizienz
- Oberkörper zur Unterstützung der Atemhilfsmuskulatur (Herzbettlage) hoch lagern

Je nach notwendigen und bereits eingeleiteten Maßnahmen müssen diese zusätzlich unterstützt werden durch:

- Gabe von Sedativa/Anxiolytika zur Toleranz und Unterstützung der Therapie, z. B. Beatmungssituation
- Gabe von Diuretika zum Volumenentzug
- Sauerstofftherapie
- Sicherung der Atemwege ggf. notwendig mit Hilfe von Absaugmaßnahmen
- Evtl. Dialysetherapie einleiten

- Weitere notwendige Assistenz bei Therapie und Diagnostikverfahren

Zu beachten nach erster Stabilisierung:
- Psychische und psychische Betreuung, mit Einbeziehung der Angehörigen
- Atemerleichternde Lagerungen
- Ein- und Ausfuhrbilanzierung
- Krankenbeobachtung!
- Prophylaxen: Pneumonie-, Dekubitus-, Thrombose-, Kontraktur-, Obstipationsprophylaxe (!)
- Aufklärung und kompetente wie situative Beratung, adäquate Schulung für das weitere Leben unter Einbeziehung der Angehörigen

Herzbettlagerung

Indikationen für eine Herzbettlagerung:
- Herzinsuffizienz mit Lungenödem
- Kardiogener Schock
- Akutes Koronarsyndrom

Die Herzbettlagerung ist eine kardioprotektive Patientenlagerung im Krankenbett, die Beschwerden lindern soll. Der Patient wird durch Hochlagerung des Oberkörpers (❑ Abb. 3.6) in eine halbsitzende Position gebracht, gleichzeitig werden die Beine tief gelagert. Durch diese Oberkörperhochposition kann der Patient seine Atemhilfsmuskulatur einsetzen. Sinnvoll ist es, beide Arme auf ein Kissen oder eine Armschiene hochzulegen. Gleichzeitig wird durch das Absenken der Beine der venöse Rückstrom zum Herzen verringert, dadurch versackt das Blut in die Beinvenen, was ebenso zu einer Entlastung des Herzens führt.

> **Die Tieflagerung der Beine grenzt die Herzbettlagerung von einer einfachen Oberkörperhochlagerung ab! Da diese Position nicht lagestabil ist, muss der Patient gegen ein Verrutschen gesichert sein!**

Praxistipp

Zu beachten ist hierbei, dass bei bestehender Hypotonie oder drohendem kardiogenen Schock aufgrund einer akuten Rechtsherzinsuffizienz (z. B. Myokardinfarkt) eine Vorlastsenkung kontraindiziert ist (Menche 2011)!

3.4　Herzrhythmusstörungen

3.4.1　Störung der Sinusknotenfunktion

Die Sinusknotendysfunktion, auch Sick-Sinus-Syndrom genannt, beinhaltet eine Vielzahl unterschiedlicher elektrokardiografischer und elektrophysiologischer Pathologien (Mewis et al. 2006):

- Sinusarrhythmie
- Sinusbradykardie
- Sinusarrest
- SA-Block
- Bradykardie-Tachykardie-Syndrom
- Chronotrope Inkompetenz

Pathophysiologisch kann eine zunehmende Fibrosierung des Sinusknotens im Rahmen eines degenerativen Alterungsprozesses zu einer Störung der Erregungsbildung im Sinusknoten (Sinusarrest) oder einer verzögerten Weiterleitung zum umliegenden Vorhofmyokard (SA-Block) führen. Am häufigsten sind die degenerativen Veränderungen in Zusammenhang mit:

- Kardiomyopathien
- Inflammatorischen Erkrankungen
- Kongenitalen Herzerkrankungen
- Herzchirurgischen Eingriffen (z. B. Atriotomien bei MAZE-Prozedur, ASD-Verschluss, Herztransplantation)
- Fortgeschrittenem Alter
- Neuromuskulären Erkrankungen

Weiter gibt es positive Assoziationen mit der arteriellen Hypertonie und pulmonalen Erkrankungen. Eine koronare Herzerkrankung ist zwar oftmals eine Begleiterkrankung, einen kausalen Zusammenhang gibt es jedoch nicht. Neben den o. g. intrinsischen lassen sich jedoch auch extrinsische Ursachen im Sinne von Medikamentenwirkungen (Beta-Blocker, Kalziumantagonisten, Antiarrhythmika, Digitalis) oder Einflüsse des autonomen Nervensystems abgrenzen. Bei Sportlern z. B. kann es im Rahmen der ausgeprägten Vagotonie zu Sinusknotenfunktionsstörungen (Sinusarrest, SA-Block) kommen. Differenzialdiagnostisch sollte auch eine mögliche Hypothermie, Hypothyreose, Elektrolytentgleisung oder ein erhöhter Hirndruck in Betracht gezogen werden.

■ **Symptome und klinische Manifestation**

Das klinische Bild der Sinusknotenfunktionsstörungen ergibt eine breite Streuung von absoluter Symptomfreiheit bis zur lebensbedrohlichen Asystolie mit Adam-Stokes-Anfall. Häufig sind eher unspezifische Symptome wie:

- Müdigkeit und Abnahme der Leistungsfähigkeit
- Dyspnoe
- Angina pectoris
- Schwindel
- Palpitationen
- Synkopen

■ **Sinusbradykardie**

Eine Sinusbradykardie ist definiert als eine Herzfrequenz < 60/min bei regelmäßigem Sinusrhythmus mit normaler P-Wellen-Morphologie. Eine physiologische Sinusbradykardie lässt sich z. B. bei Sportlern insbesondere während Ruhe- und Schlafphasen nachweisen. Unter Belastung steigt die Herzfrequenz jedoch regelrecht an. Im Gegensatz hierzu besteht bei einer pathologischen Sinusbradykardie neben der Herzfrequenz < 60/min ein unzureichender Anstieg der Herzfrequenz unter körperlicher Belastung. Man spricht dann von einer chronotropen Inkompetenz.

■ **Sinusarrest**

Während des Sinusarrests liegt eine Verlangsamung oder ein Pausieren (> 2–3 Sekunden) der automatischen Depolarisation der Sinusknotenzellen vor, wobei repetitive Pausen unterschiedlich lang andauern können.

■ **SA-Blockierungen**

Der SA-Block entsteht bei verzögertem oder partiellem Ausfall einer Erregungsleitung vom Sinusknoten zum umliegenden Vorhofmyokard. Beim SA-Block I° ist die Erregungsleitung verzögert, aber nicht unterbrochen. Da die Erregung des Sinusknotens jedoch im Oberflächen-EKG nicht erkennbar ist, lässt sich dieser Block nur mittels invasiv gemessener intrakardialer Ableitungen diagnostizieren.

Charakteristisch für einen SA- Block II° ist die verzögerte oder partiell unterbrochene Erregungsleitung. Dabei werden zwei Formen unterschieden:

Während es beim Typ 1 (Wenckebach) im Verlauf mehrerer Herzaktionen zu einer Zunahme der Leitungsverzögerung zwischen Sinusknoten und Vorhof kommt, bis eine Überleitung komplett ausfällt, ist die Erregungsleitung beim Typ 2 (Mobitz) intermittierend vollständig unterbrochen.

Eine vollständige Unterbrechung der Erregungsleitung wird als SA-Block III° bezeichnet. Ersatzrhythmen erhalten in diesem Falle die Herzerregung. Klinisch kann ein vermehrtes Auftreten von Schwindel, Synkopen und ein erhöhtes Risiko von Adam-Stokes-Anfällen beobachtet werden.

- **Tachykardie-Bradykardie-Syndrom**

Besteht ein Wechsel zwischen bradykarden Phasen (Sinusbradykardien oder Sinusarrest) sowie tachykarden Phasen (meistens Vorhofflimmern), spricht man von einem Tachykardie-Bradykardie-Syndrom. Das plötzliche Sistieren einer Tachyarrhythmie kann wegen der angehaltenen Suppression des Sinusknotens zu einer Asystolie oder ggf. zu einem junktionalen Ersatzrhythmus führen. Führende klinische Symptomatik ist das Verspüren von Palpitationen und infolge der Suppression des Sinusknotens Schwindel oder das Auftreten einer Synkope.

Eine antiarrhythmische oder frequenzlimitierende medikamentöse Therapie der tachykarden Herzrhythmusstörungen gestaltet sich oftmals schwierig, da diese ebenfalls eine Sinusknotendysfunktion oder AV-Überleitungsstörungen bedingen. Dies erfordert zumeist die zeitgleiche Implantation eines permanenten Schrittmachersystems. Alternativ besteht die Möglichkeit, mittels elektrophysiologischer Untersuchung eine Katheterablation bei geeigneten Tachykardien (Vorhofflattern, Vorhofflimmern) durchzuführen. Dies kann zu einer dauerhaften Erholung des Sinusknotens führen und eine Schrittmacherimplantation wäre vermeidbar. Ultima Ratio bei nicht beherrschbaren Tachykardien ist die Schrittmacherimplantation gefolgt von einer **AV-Knotenablation**.

3.4.2 Atrioventrikuläre Leitungsstörungen

In diesem Fall ist die Störung der Erregungsweiterleitung zwischen Vorhof und Ventrikel lokalisiert

und führt zu einer pathologischen Verzögerung oder Blockierung der Impulsübertragung. Ausgelöst werden diese durch Schädigungen des Myokards, z. B. im Rahmen einer koronaren Herzerkrankung oder nach einem Myokardinfarkt, einer Myokarditis oder Stoffwechselerkrankungen mit myokardialer Beteiligung (z. B. Amyloidose). Des Weiteren können medikamentöse (Antiarrhythmika, Digitalis, KCl-Infusionen, Betablocker) oder postoperative Ursachen (z. B. nach operativem Aortenklappenersatz) vorliegen.

In Abhängigkeit vom 12-Kanal-EKG, ggf. inklusive eines langen Rhythmusstreifens, lassen sich die Störungen wie folgt klassifizieren (◨ Abb. 3.8): Der AV-Block I° zeigt nur eine Leitungsverzögerung ohne Unterbrechung der Erregungsüberleitung. Im EKG sind durchgehend P-Wellen, die von einem regelmäßigen Kammerkomplex gefolgt werden, sichtbar. Die PQ-Zeit ist länger als 200 ms. Bei klinisch weitgehend asymptomatischen Patienten ist eine weitergehende Diagnostik nicht indiziert. Klinisch relevante Symptome wie Synkopen können mittels Belastungs-EKG bzw. EPU (elektrophysiologische Untersuchung) weiter untersucht werden. Der AV-Block II° wird ähnlich wie der SA-Block II° in einen Typ 1 (Wenkebach) und einen Typ 2 (Mobitz) unterteilt. Merkmale eines typischen AV-Block II° Typ 1 sind:

- Zunehmende Verlängerung der PQ-Zeit
- PQ-Intervall-Verlängerung verkürzt sich von Schlag zu Schlag
- Nicht übergeleitete P-Welle führt zu einer Pause, die kürzer als das vorhergehende PP-Intervall sein sollte
- Kurzes PQ-Intervall nach der Pause

Klinisch bleibt diese Form ebenfalls meist asymptomatisch. Einzig ein fehlender Herzfrequenzanstieg unter Belastung kann zu Dyspnoe, Müdigkeit und Schwindel führen. Nur selten manifestiert sich diese Störung in Form einer Synkope.

Die weitere Diagnostik beinhaltet die Durchführung eines Belastungs-EKGs, um einen Anstieg der Sinusknotenfrequenz bei ausbleibendem Anstieg der Kammerfrequenz nachzuweisen. Ein LZ-EKG hilft, höhergradige AV-Blockierungen auszuschließen bzw. eine Korrelation zwischen Symptomen und EKG-Veränderungen zu erkennen. Asymptomatische Patienten ohne Nachweis einer strukturel-

AV-Blockierungen

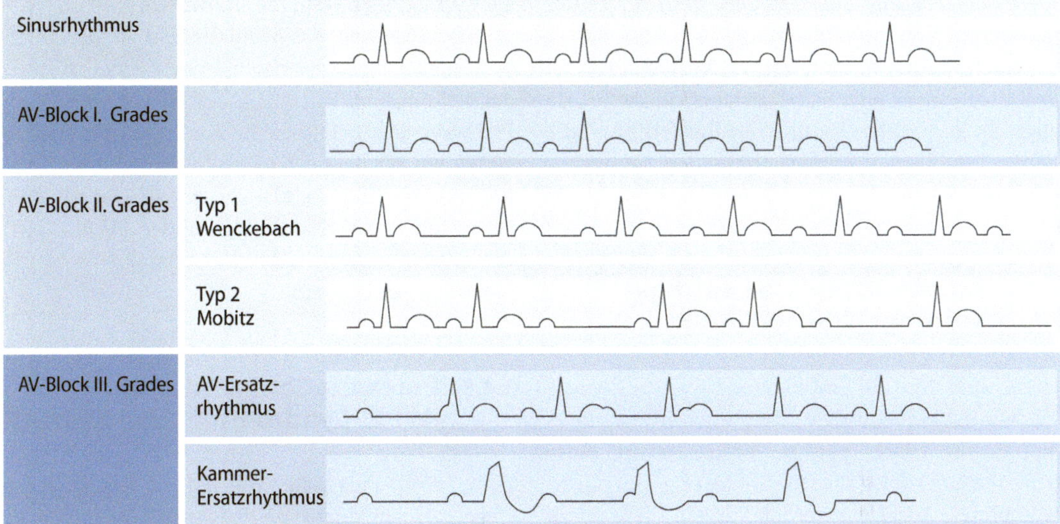

Abb. 3.8 Atrioventrikläre Blockierungen

len Herzerkrankung erfordern keine therapeutische Maßnahme. Kritisch überprüft werden sollte jedoch die Indikation einer bestehenden medikamentösen Therapie mit Wirkung auf die AV-Überleitung.

Der AV-Block II° Typ 2 (Mobitz) zeigt folgende typische EKG-Merkmale:

- Sinusrhythmus
- Oftmals konstante Blockierung im Verhältnis von 2:1 oder 3:1
- Konstante PP- und PQ-Intervalle
- Konstante PQ-Intervalle vor und nach Auftritt eines Blockes
- Pause entspricht der Länge von zwei vorhergehenden PP-Intervallen

Im Vergleich zum Typ 1 kommt es häufiger zu symptomatischen Ereignissen wie Schwindel, Synkopen, verminderte Belastbarkeit wegen der Herzfrequenzreduktion sowie zu Adam-Stokes-Anfällen, da das Fortschreiten in einen AV-Block III° nicht selten ist. Grundsätzlich sollten alle Medikamente, die auf die AV-Überleitung wirken (Betablocker, Kalziumantagonisten, Antiarrhythmika), abgesetzt werden. Bei symptomatischer Bradykardie besteht die Indikation zur Implantation eines Herzschrittmachers.

Ist die Erregungsleitung zwischen Vorhof und Ventrikel vollständig unterbrochen, liegt ein AV-Block III° vor. Im EKG bestehen folgende Änderungen:

- Komplette AV-Dissoziation
- Meist regelmäßige PP-Intervalle bei normofrequentem oder tachykardem Sinusrhythmus
- Regelmäßiger Ersatzrhythmus, wobei die Frequenz des Ersatzrhythmus abhängig von der Lokalisation der Erregungsbildung ist:
  - Schmaler QRS Komplex: hochsitzender Ersatzrhythmus im AV-Knoten, Kammerfrequenz meist normal
  - Breiter QRS-Komplex: Ersatzrhythmus unterhalb des AV-Knotens mit Kammerfrequenzen von 30–60/min; je niedriger die Frequenz, desto weiter entfernt vom AV-Knoten liegt das Ersatzzentrum

Die klinische Manifestation zeigt ein breites Spektrum und kann von vollständiger Symptomfreiheit bis zum plötzlichen Herztod bei Asystolie reichen. Asymptomatisch präsentieren sich häufig kongenitale AV-Blöcke im Erwachsenenalter und machen sich eher durch die Leistungseinschränkung im Rahmen einer chronotropen Inkompetenz bemerkbar. Der erworbene AV-Block III° (z. B. post-Myokardinfarkt, post-AKE-Operation, medikamentöse bradykardisierende Therapie) führt zu typischen

Symptomen wie Schwindel, Synkopen, Verminderung der Leistungsfähigkeit oder dem Bild einer manifesten Herzinsuffizienz.

Auch ein asymptomatischer AV-Block III° ist praktisch immer eine Schrittmacherindikation, da auch beim hohen Kammerersatzrhythmus die Langzeitstabilität des übernehmenden Ersatzzentrums unklar ist.

3.4.3 Intraventrikuläre Leitungsstörungen (Schenkelblöcke)

Ursächlich für die Entwicklung von Schenkelblöcken ist eine gestörte Erregungsleitung innerhalb der Ventrikel. Typisches EKG-Merkmal eines Schenkelblocks ist die Verbreiterung des QRS-Komplexes. Ausgelöst werden können diese durch die koronare Herzerkrankung, den Myokardinfarkt, Myokarditiden und Kardiomyopathien. Sie treten aber auch oft ohne diagnostizierbaren Grund auf. Unterteilt werden können sie in einen Rechtsschenkel- oder Linksschenkelblock. Die trifaszikuläre Struktur des linksventrikulären Reizleitungssystems ermöglicht zudem die Einteilung in einen linksanterioren oder linksposterioren Hemiblock. Wichtige Differenzialdiagnose ist das Auftreten gelegentlicher Schenkelblockierungen im Rahmen einer Extrasystole oder ein frequenzabhängiger Block (Phase 4-Block).

3.4.4 AV-nodale Reentry-Tachykardie (AVNRT)

Die AV-Knoten-Reentrytachykardie ist die häufigste regelmäßige supraventrikuläre Tachykardie. Pathophysiologische Grundlage ist eine sogenannte duale AV-Knoten-Physiologie. Dies bedeutet, dass der AV-Knoten nicht wie üblich aus nur einer Leitungsbahn besteht, sondern aus zwei oder noch mehreren Leitungsbahnen mit unterschiedlichen Leitungseigenschaften. Bei atrialen oder ventrikulären Extrasystolen kann eine der Leitungsbahnen noch unerregbar (= refraktär) sein, während die andere den Extraschlag weiterleiten kann. Dadurch kann es zu einer Kreiserregung im AV-Knoten kommen, der AVNRT, was mit einer hohen Herzfrequenz von meist 150–250/min einhergeht und dann als Palpitationen wahrgenommen wird.

Die Therapie der Wahl besteht in der interventioneller elektrophysiologischen Ablation einer der Leitungsbahnen, meist des sogenannten Slow Pathways. Die Erfolgsaussichten liegen bei nahezu 100 %, ein Wiederauftreten nach erfolgreicher Ablation ist selten (unter 5 %). Relevanteste Komplikation ist bei totaler AV-Knotenablation der AV-Block III° mit Schrittmacherabhängigkeit. Das Risiko ist mit unter 1 % jedoch gering.

3.4.5 Präexzitationssyndrome (WPW-Syndrom)

Beim Wolff-Parkinson-White-Syndrom liegt im Gegensatz zum dualen AV-Knoten bei einer AVNRT neben dem AV-Knoten eine weitere, sogenannte akzessorische Leitungsbahn vor, die eine elektrische Verbindung zwischen Vorhof und Herzkammer ermöglicht. Diese Bahnen können **antegrad**, d. h. vom Vorhof in den Ventrikel, **retrograd**, also vom Ventrikel in den Vorhof, oder in beide Richtungen leiten. Wenn diese Bahnen die Erregung antegrad leiten, kann sich im 12-Kanal-EKG eine Präexzitation (= vorzeitige Erregung der Herzkammer) in Form einer Delta-Welle zeigen. Eine Extrasystole kann wie bei einer AVNRT eine Kreiserregung zwischen Vorhof und Ventrikel induzieren, eine sogenannten AV-Reentry-Tachykardie (**AVRT**). Klinisch manifest wird die AVRT als Palpitationen durch den Patienten wahrgenommen. Mehrheitlich sind akzessorische Leitungsbahnen zwischen linkem Vorhof und linker Herzkammer lokalisiert, seltener sind rechtseitige Bahnen und sogenannte paraseptale Bahnen, die im Bereich des Vorhofseptums lokalisiert sind.

■ Atriale Tachykardie

Bei der atrialen Tachykardie (AT) bestehen einzelne oder mehrere umschriebene Bereiche im rechten oder linken Vorhof, die durch regelmäßige Entladungen oder kleine Kreiserregungen zu einer hohen Herzfrequenz und damit der Wahrnehmung von Herzrasen führen.

3.4.6 Typisches Vorhofflattern

Typisches Vorhofflattern ist eine relativ häufige Rhythmusstörung, bei der die Erregung im rechten Vorhof um die Trikuspidalklappe – die Herzklappe zwischen rechtem Vorhof und rechter Herzkammer – kreist. Durch diese Kreiserregung kommt es zu einer hohen Herzfrequenz im Vorhof von 200–300/min, welche dann über den AV-Knoten meist mit einer 2:1- bis 3:1-Überleitung an die Herzkammern weitergeleitet wird. Im EKG werden sogenannte Flatterwellen erkennbar. Neben den Beschwerden durch die meist hohe Herzfrequenz birgt das Vorhofflattern die Gefahr eines Schlaganfalls. Daher ist in der Regel eine Therapie mit Gerinnungshemmern, wie z. B. Marcumar, erforderlich.

Die Therapie der Wahl bei typischem Vorhofflattern ist die Katheterablation, die sogenannte cavotrikuspidale Isthmusablation. Bei der Kreiserregung um die Trikuspidalklappe muss die Erregung durch eine relativ schmale Muskelbrücke, den cavotrikuspidalen Isthmus, der zwischen der unteren Hohlvene und dem unteren Anteil des Trikuspidalklappenrings liegt. An dieser Stelle wird durch die Katheterablation ein Leitungsblock erzeugt, wodurch die Kreiserregung und damit das Vorhofflattern unterbrochen werden (Abb. 3.9).

◾ Atypisches Vorhofflattern

Als atypisches Vorhofflattern wird jedes Vorhofflimmern bezeichnet, das nicht »Isthmus-abhängig« ist, also nicht den cavotrikuspidalen Isthmus durchläuft. Dabei handelt es sich um Kreiserregungen (»Makro-Reentry«) im rechten oder linken Vorhof, wobei die Kreiserregung um eine bestimmte Struktur herum kreist (z. B. Narbe, Pulmonalvenen, Mitralklappe). Die meist schnelle Vorhoferregung mit Frequenzen zwischen 200 und 350/min wird im Regelfall durch den AV-Knoten in einem 2:1- bis 3:1-Verhältnis in die Herzkammer übergeleitet.

Die Katheterablation ist möglich, jedoch im Vergleich zum typischen Vorhofflattern deutlich schwieriger. Im Regelfall ist ein 3D-Mapping-Verfahren notwendig, bei Vorliegen einer linksatrialen Lokalisation muss durch eine transseptale Punktion die Vorhofscheidewand punktiert werden, um mit dem Katheter in den linken Vorhof zu gelangen.

Schenkelblock

typisch für beide Blockbilder ist eine M-förmige QRS-Deformierung
beim RSB in Ableitung in V1 und V2
beim LSB in Ableitung in V5 und V6

Rechtsschenkelblock   **Linksschenkelblock**

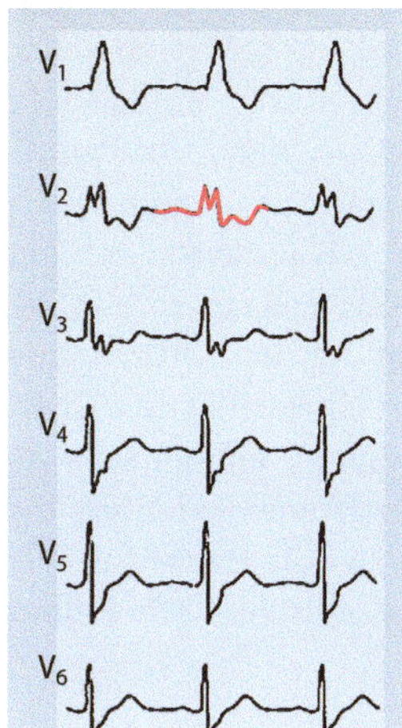
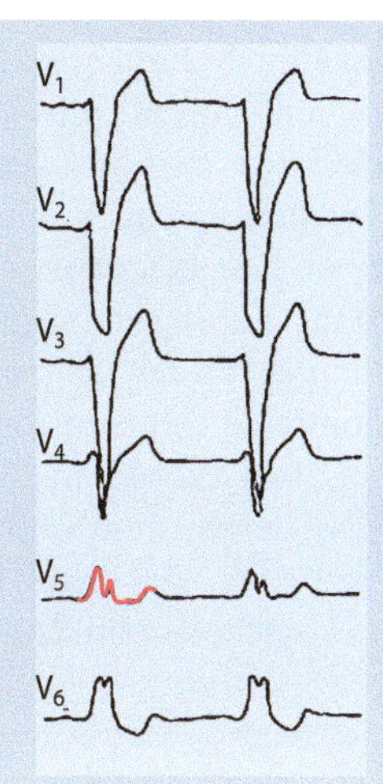

◾ **Abb. 3.9** EKG-Morphologie bei Schenkelblöcken

3.4.7 Vorhofflimmern

Beim Vorhofflimmern handelt es sich um die häufigste anhaltende Herzrhythmusstörung. Nahezu 1 % der Bevölkerung ist von Vorhofflimmern betroffen. Im Rahmen dieser Erkrankung kommt es zu einer sehr schnellen und unregelmäßigen Erregung der Vorhöfe, die unbehandelt im Regelfall auch schnell und unregelmäßig über den AV-Knoten auf die Herzkammer übergeleitet wird. Die Beschwerden reichen von Herzklopfen über störend wahrgenommenen unregelmäßigen Herzschlag bis zu Luftnot, Leistungsschwäche und Schwindel. Eine gefürchtete Komplikation des Vorhofflimmerns ergibt sich daraus, dass die schnelle Erregung der Vorhöfe einen geordneten Weitertransport des Blutes verhindert. Dadurch kommt der Blutfluss in Teilen des linken Vorhofs, v. a. dem sogenannten Vorhofohr, zum Erliegen, es können sich Blutgerinnsel mit der Gefahr eines Schlaganfalls bilden. Deshalb muss zum Schutz vor Schlaganfällen in der Regel mit einem Gerinnungshemmer (z. B. Marcumar) oder neuen Gerinnungshemmern (z. B. Pradaxa oder Xarelto) behandelt werden. Falls eine Gerinnungshemmung aufgrund eines erhöhten Blutungsrisikos nicht möglich ist, kann auch ein Vorhofohrverschluss zum Schutz vor Schlaganfällen implantiert werden.

Das Ziel der Therapie des Vorhofflimmerns besteht in der Beschwerdefreiheit des Patienten. Wird dies durch eine einfache Senkung der Herzfrequenz (»Frequenzkontrolle«) z. B. durch einen Betablocker erreicht, ist dies ausreichend. Bleiben die Beschwerden auch unter optimaler Frequenzkontrolle bestehen, muss eine Wiederherstellung und Stabilisierung des normalen Herzrhythmus, des Sinusrhythmus, angestrebt werden (»Rhythmuskontrolle«). Hierzu stehen einerseits antiarrhythmisch wirkende Medikamente, andererseits die Katheterablation (Pulmonalvenenisolation) zur Verfügung. Bei dieser werden die Pulmonalvenen elektrisch vom linken Vorhof isoliert. Die Pulmo-

nalvenen, also die Lungenvenen, enthalten oft sogenannte Trigger, die das Vorhofflimmern auslösen. Werden die Pulmonalvenen durch eine Ablation, entweder durch Radiofrequenzstrom oder durch Vereisung, vom Vorhof elektrisch isoliert, können die Trigger aus den Pulmonalvenen kein Vorhofflimmern mehr auslösen. Für die Pulmonalvenenisolation ist eine transseptale Punktion erforderlich, das heißt, dass die Vorhofscheidewand mit einer Nadel punktiert wird, um die Ablationskatheter in den linken Vorhof zu platzieren.

3.4.8 Ventrikuläre Extrasystolie (VES)

Ventrikuläre Extrasystolen sind Zusatzschläge aus der Herzkammer. Diese sind im Regelfall harmlos, können aber, wenn sie gehäuft auftreten, sehr stö-

Tachykarde Rhythmusstörungen

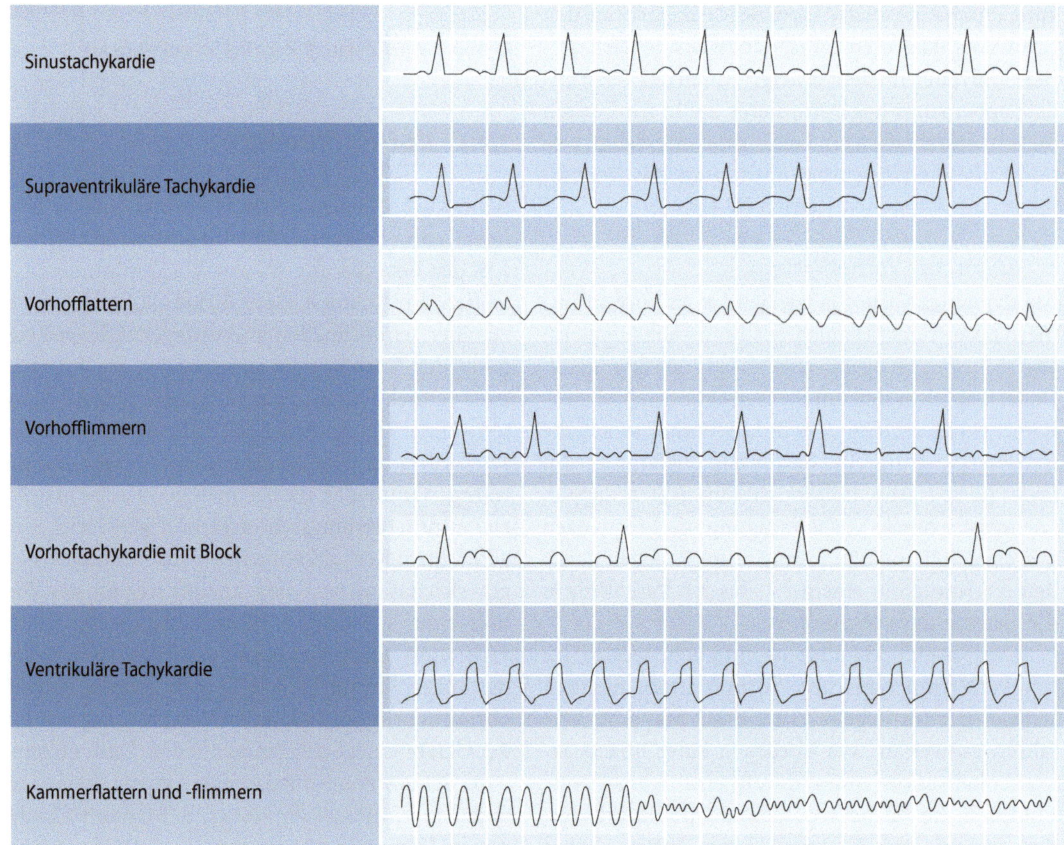

◻ Abb. 3.10 Übersicht tachykarde Herzrhythmusstörungen

Lown – Klassifikation ventrikulärer Extrasystolen

Klassifikation	ventrikuläre Extrasystolen VES	EKG
0	Keine	
I	< 30/h	
II	> 30/h	
IIIa	multiform	
IIIb	Bigeminus VES – normaler Komplex – VES – normaler Komplex im Wechsel	
IVa	Couplets zwei VES direkt hintereinander	
IVb	Salven > 2 VES hintereinander	
V	R-auf-T-Phänomen Gefahr von Kammerflimmern bei früh einfallenden Extrasystolen in die vulnerable Phase	

Abb. 3.11 Lown-Klassifikation

rend sein. Patienten empfinden diese oftmals als »Herzstolpern« (Palpitation) oder »als ob das Herz stehen bleibt«, da nach dem ventrikulären Extraschlag eine – wenn auch kurze – kompensatorische Pause folgt (Abb. 3.10).

Mit der Lown-Klassifikation (Abb. 3.11) werden die ventrikulären Extrasystolen anhand des Langzeit-EKG-Befundes in verschiedene Klassen eingeteilt:

- **Einfache ventrikuläre Extrasystolen:**
  - **Grad 0** → keine VES
  - **Grad I** → < 30 monomorphe VES pro Stunde
  - **Grad II** → > 30 monomorphe VES pro Stunde
- **Komplexe ventrikuläre Extrasystolen:**
  - **Grad IIIa** → Auftreten polymorpher VES
  - **Grad IIIb** → Auftreten eines Bigeminus
  - **Grad IVa** → Auftreten von Couplets
  - **Grad IVb** → Auftreten von Salven
  - **Grad V** → R-auf-T-Phänomen

Die Lown-Klassifikation hat eher deskriptiven und ordnenden Charakter. Prognostisch wichtig ist die alleinige Unterscheidung zwischen komplexen und einfachen VES. Vor allem das prognostisch bedeutsame Auftreten von ventrikulären Tachykardien bleibt in dieser Klassifikation unberücksichtigt.

Auch wenn ventrikulären Extrasystolen vor allem eine subjektive Missempfindung des Patienten bedingen, können sie in seltenen Fällen bei einer relevanten Häufung zu einer Verschlechterung der Pumpleistung des Herzens und damit zu einer progredienten Herzinsuffizienz führen. Die Therapiemöglichkeiten bestehen zum einen in einer Unterdrückung der Extraschläge durch Medikamente (z. B. Betablocker) und zum anderen in einer adaptierten Substitution von Elektrolytstörungen (insbesondere Kalium) in einen hochnormalen Bereich, wobei die Erfolgsaussichten hierfür begrenzt sind. An spezifischen »Rhythmus-Medikamenten« kommen bei Patienten mit strukturellen Herzerkrankungen meist nur Sotalol oder Amiodaron (Klasse III-Antiarrhythmika) in Frage. Ansonsten herzgesunden Menschen können primär auch mit einem Klasse I-Antiarrhythmikum (Flecainid oder Propafenon) behandelt werden, was in der Regel allerdings nur bei supraventrikulären Extrasystolen sinnvoll ist. Bei sehr häufigen Extraschlägen besteht auch die Möglichkeit einer Katheterablation im EPU-Labor. Dazu wird der Ursprungsort der Extraschläge in der rechten oder linken Herzkammer mit dem Katheter aufgesucht und an dieser Stelle durch Radiofrequenzstrom verödet. Die Erfolgsaussichten einer Katheterablation liegen je nach Lokalisation bei bis zu 90 %.

3.4.9 Ventrikuläre Tachykardie (VT)

Ventrikuläre Tachykardien sind tachykarde Arrhythmien des Herzens mit Ursprung distal des His-Bündels. Eine ventrikuläre Tachykardie ist stets als medizinischer Notfall anzusehen und bedarf schnellstmöglicher notfall- oder intensivmedizinischer Behandlung.

Folgenden Unterteilungen der VTs im EKG können durchgeführt werden:

- **Nach Gestalt (Morphologie):**
  - **Monomorphe VT**: der Kammerkomplex erscheint immer gleich
  - **Polymorphe VT**: der Kammerkomplex verändert sich von Herzschlag zu Herzschlag
- **Nach der Dauer:**
  - **Nichtanhaltende VT (nsVT von non-sustained)**: Dauer ≤ 30 Sekunden (> 5 hintereinander folgende Kammerkomplexe, Frequenz über 120/min)
  - **Anhaltende VT (sVT von sustained)**: Dauer > 30 Sekunden
- **Nach der klinischen Symptomatik:**
  - Je nach Frequenz und Dauer einer VT variieren die klinischen Symptome.

Geht die ventrikuläre Tachykardie noch mit einer ausreichenden Auswurfleistung des Herzens einher, kann sie in extrem seltenen Fällen sogar asymptomatisch verlaufen. Ansonsten ist das klinische Erscheinungsbild geprägt von:

- Herzrasen
- Luftnot
- Schwindel
- Synkope
- Angina pectoris
- Lungenödem
- Kardiogener Schock

Gewöhnlich toleriert das Herz eine solche Herzrhythmusstörung nur für eine sehr kurze Zeit. Der Herzrhythmus kann schnell in eine **pulslose ventrikuläre Tachykardie (Kammerflattern)** oder in ein **Kammerflimmern (VFib)** übergehen.

> **Bei einer pulslosen ventrikulären Tachykardie besteht keine effektive Pumpleistung des Herzens, es ist kein Puls tastbar. Diese Rhythmusstörung muss durch umgehenden Beginn von Reanimationsmaßnahmen und vor allem Früh-Defibrillation durchbrochen werden.**

Als **idiopathische ventrikuläre Tachykardie** wird die seltene Form von auftretenden Kammertachykardien bei sonst strukturell herzgesunden Patienten beschrieben. Als monomorphe VT ist sie mit einer verhältnismäßig geringeren Inzidenz des plötzlichen Herztodes assoziiert.

■ **Ätiologie**

Häufigste Ursachen sind schwere organische Herzerkrankungen:

- Koronare Herzerkrankung, nach Myokardinfarkt
- Kardiomyopathien
- Myokarditis
- Rechtsherzbelastung (Cor pulmonale, Lungenembolie)
- Angeborene Herzfehler (z. B. Fallot-Tetralogie)
- Erworbene Herzfehler (z. B. Mitralklappenstenose)
- Behandlung der o. g. Herzerkrankungen:
  - Medikamentenintoxikation (z. B. Digitalisglykoside)
  - Elektrolytentgleisungen (z. B. Hypokaliämie unter Diuretikatherapie)
  - Proarrhythmogene Wirkung von Antiarrhythmika
- Primär elektrische Erkrankungen bei jüngeren Patienten: Long-QT-Syndrom, Short-QT-Syndrom, Brugada-Syndrom

Etwa 5 % der ventrikulären Tachykardien haben eine unklare Ätiologie. Sie werden daher als idiopathisch bezeichnet:

- Idiopathische linksventrikulär Tachykardie (**ILVT**)
- Idiopathische rechtsventrikuläre Tachykardie des Ausflusstraktes (**IRVT**)

■ **Pathogenese**

Abhängig vom klinischen Erscheinungsbild ergeben sich die pathophysiologischen Ursachen. Bei monomorphen VTs bestehen folgende Mechanismen:

- Automatizität (Erregungsbildung in der Kammer) eines einzelnen Areals im linken oder rechten Ventrikel
- Reentry (kreisende Erregung) aus dem Ventrikel oder von supraventrikulär durch eine myokardiale Narbe durch vorherigen Herzinfarkt

Polymorphe VTs hingegen werden am häufigsten durch eine Störung der Kammermuskel-Repolarisation verursacht. Dies zeigt sich in der Regel im

EKG in der Verlängerung der QT-Zeit. Eine Verlängerung der QT-Zeit kann entweder angeboren oder erworben sein:

- Medikamentös (Klasse-III-Antiarrhythmika, Erythromycin, Ketoconazol, trizyklische Antidepressiva, Chinidin) (s.a. www.qtdrugs.org)
- Elektrolytstörungen (Natrium, Magnesium, Kalzium)
- Myokardiale Ischämie
- Long-QT-Syndrom (Romano-Ward-Syndrom, Jervell- und Lange-Nielsen-Syndrom)
- Brugada- Syndrom
- CPVT (katecholaminerge polymorphe ventrikuläre Tachykardie; RYR2- oder CASQ2-Kanal-Mutation)

Die sicherlich bekannteste Form stellt die **Torsade-de-pointes-Tachykardie** (TdP-Tachykardie) dar.

■ Diagnostik

Die Diagnose einer ventrikulären Tachykardie wird mittels EKG gestellt. Typisch sind schenkelblockartig deformierte, breite Kammerkomplexe (QRS > 0,12s), die ohne Zusammenhang zur Vorhofaktion (AV-Dissoziation) in Erscheinung treten.

■ Therapie

Die VT ist eine lebensbedrohliche Erkrankung und muss umgehend therapiert werden, um das Fortschreiten in einen kardiogenen Schock oder eine Degeneration in ein Kammerflimmern zu verhindern.

- Bei Patienten ohne Herzinsuffizienz ist Ajmalin Mittel der ersten Wahl (50 mg i.v. langsam über 5 min).
- Herzinsuffizienzpatienten werden mit Amiodaron (300 mg i.v. langsam über 5 min) behandelt.
- Bei Versagen der Pumpfunktion infolge ventrikulärer Tachykardien ist die Kardioversion in Kurznarkose das Verfahren der Wahl.
- Bei Bewusstlosigkeit oder bereits bestehendem Kammerflattern/-flimmern sollte ohne EKG-Synchronisation sofort defibrilliert werden.

3.4.10 Kammerflattern/ Kammerflimmern

Kammerflattern ist charakterisiert durch eine ventrikuläre Tachykardie mit Frequenzen zwischen 250–300/min. Aufgrund des fließenden Übergangs bezüglich Degeneration in ein Kammerflimmern handelt es sich beim Kammerflattern um eine lebensbedrohliche Herzrhythmusstörung, die unverzügliches Handeln erfordert. Im EKG zeigt sich ein deformierter breiter Kammerkomplex mit nicht sichtbarer oder abgrenzbarer T-Welle bzw. sinusförmigen Schwingungen im Oberflächen-EKG.

Kammerflimmern ist die lebensbedrohlichste tachykarde Herzrhythmusstörung, die ohne umgehend initiierte Reanimationsmaßnahmen zum Tode führt. Es besteht eine hyperdyname (hypersystolische) Form des Kreislaufstillstandes durch unkoordinierte ineffektive Kontraktionen des Ventrikelmyokards mit konsekutiv faktisch fehlendem Herzzeitvolumen. Im Oberflächen-EKG zeigen sich arrhythmische hochfrequente Flimmerwellen mit Frequenzen > 320/min, die zu Beginn noch grob, später, wenn das Ventrikelmyokard durch die entstandene myokardiale Hypoxie geschädigt ist, als feines Kammerflimmern imponieren.

■ Ätiologie

Häufigste Ursachen sind schwere organische Herzerkrankungen:

- Koronare Herzerkrankung, nach Myokardinfarkt
- Bei 10–15 % der Patienten ist das Kammerflimmern die Erstmanifestation einer koronaren Herzerkrankung (KHK). Innerhalb der ersten 48 Stunden nach einem unbehandelten Herzinfarkt besteht eine 15 % Wahrscheinlichkeit, einen plötzlichen Herztod (PHT) zu erleiden. Dieses Risiko fällt in den nächsten Tagen auf 3 % ab. 80 % aller Episoden von Kammerflimmern ereignen sich in den ersten 6 Stunden nach Schmerzbeginn beim akuten Herzinfarkt
- Kardiomyopathien
- Myokarditis
- Stromunfälle
- Herztraumen (Contusio Cordis)

- Behandlung der o. g. Herzerkrankungen:
    - Medikamentenintoxikation (z. B. Digitalisglykoside)
    - Erworbenes Long-QT-Syndrom durch Medikamente, die den transmembranösen Kaliumstrom beeinflussen
    - Elektrolytentgleisungen (z. B. Hypokaliämie/-magnesiämie unter Diuretikatherapie)
- Primär elektrische Erkrankungen: Long-QT-Syndrom, Short-QT-Syndrom, Brugada-Syndrom

> **Akuttherapie:** Sofortige Reanimation und Defibrillation, da diese Maßnahmen wesentlich die Wahrscheinlichkeit eines guten neurologischen Outcomes beeinflussen.

- **Rezidivprophylaxe**

Bevor eine Entscheidung bezüglich einer Rezidivprophylaxe erfolgt, sollte bei Patienten, die ein Kammerflimmern überlebt haben, die primär ursächliche Grunderkrankung diagnostiziert und wenn möglich effektiv therapiert werden.

Rezidivierendes Kammerflimmern oder ventrikuläre Tachykardien, die nicht im Rahmen einer akuten myokardialen Ischämie oder eines Myokardinfarkes entstehen und medikamentös nicht sicher zu beherrschen sind, stellen eine Indikation zur Implantation eines internen Kardioverter-Defibrillators (ICD) dar. Dieser kann entweder durch Überstimulation oder interne Defibrillation die malignen VTs terminieren. Die primär-prophylaktische Implantation eines Defibrillators (ICD) ist die Therapie der Wahl bei Patienten mit erhöhtem Risiko für eine VT (z. B. EF < 35 %), um in Zukunft ein Versterben an der Rhythmusstörung zu verhindern. Regelmäßig auftretende, sogenannte monomorphe ventrikuläre Tachykardien können unter Umständen auch durch eine Katheterablation behandelt werden. Hierzu muss zunächst festgestellt werden, ob eine zugrundeliegende Herzerkrankung besteht.

Manchmal kann durch die Behandlung der Grunderkrankung auch die Rhythmusstörung mitbehandelt werden. Für die Katheterablation sind meist sogenannte 3D-Mappingverfahren erforderlich, um ein dreidimensionales Abbild der rechten und/oder linken Herzkammer zu erschaffen und

die elektrische Aktivierung während der Rhythmusstörung zu erfassen. Wenn es gelingt, dadurch den Mechanismus der ventrikulären Tachykardie aufzuklären, kann durch eine Radiofrequenz-Ablation die Entstehung der Tachykardie verhindert werden. Selten gibt es auch sogenannte idiopathische ventrikuläre Tachykardien, die ohne sonstige Herzerkrankung auftreten und einer Katheterablation meist relativ gut zugänglich sind.

3.5   Herzklappenerkrankungen

Neben der koronaren Herzerkrankung sind Herzklappenerkrankungen die häufigsten Erkrankungen des Herz-Kreislauf-Systems. Da die Trennung der vier Herzkammern durch die Herzklappen und Herzwände eine funktionelle Notwendigkeit ist, führt jede Veränderung oder Beschädigung zu mehr oder weniger dramatischen Störungen des Herz-Kreislauf-Systems. Dabei ist es gleichgültig, ob es sich um einen angeborenen oder um einen erworbenen Herzklappenfehler handelt. In der Kardiologie spielen die erworbenen Herzklappenfehler beim Erwachsenen die weit überwiegende Rolle.

Entzündungen der Herzklappen, die sogenannte Endokarditis, Verschleißerscheinungen oder die Auswirkungen anderer Herzerkrankungen, wie z. B. der Herzinfarkt, haben Einfluss auf die Herzklappen oder das umliegende Gewebe und führen zu Stenosierungen oder zu einem fehlerhaften Herzklappenschluss, der sogenannten Insuffizienz. Auch beide Zustände gleichzeitig sind möglich, man spricht dann von einem kombinierten Herzklappenfehler. Die erworbenen Herzfehler sind häufig Folge einer rheumatischen Endokarditis, können aber auch durch eine direkte bakterielle oder virale Infektion hervorgerufen werden.

> **Bei der Herzklappenstenose** sind die Herzklappen durch Verkalkung oder Vernarbung verengt, die Klappe öffnet sich nicht vollständig. Vor der Klappe staut sich das Blut und die Blutmenge, die durch den Körper gepumpt wird, reduziert sich. Das Herz muss mehr Pumpleistung aufbringen → Herzinsuffizienz.

> Bei der **Herzklappeninsuffizienz** schließt die Herzklappe nicht vollständig, dadurch kann das Blut zurückfließen, anstatt nur vorwärts zu fließen. Der Rückfluss des Blutes verringert die Pumpleistung des Herzens und es baut sich ein Druck auf Lunge und Herz auf → langfristig kommt es zur Herzinsuffizienz.

Kombinierte Herzklappenfehler haben Stenose- und Insuffizienzkomponenten.

Die Behandlungsstrategie hängt von der Art und der Schwere des Herzklappenfehlers ab. In der Regel erfolgt nach einer gewissen Zeit der konservativen Therapie eine Operation.

> **Übersicht der Herzklappenerkrankungen:**
> Klappenfehler des linken Herzens:
> — Aortenklappeninsuffizienz
> — Aortenklappenstenose
> — Mitralklappeninsuffizienz
> — Mitralklappenstenose
>
> Klappenfehler des rechten Herzens:
> — Pulmonalklappeninsuffizienz
> — Pulmonalklappenstenose
> — Trikuspidalklappeninsuffizienz
> — Trikuspidalklappenstenose

3.5.1 Aortenklappeninsuffizienz

Die Aortenklappeninsuffizienz ist ein Herzklappenfehler, bei dem in der Diastole ein pathologischer Blutrückfluss aus der Aorta in den linken Ventrikel des Herzens besteht. Es resultiert eine chronische Volumenbelastung des linken Ventrikels, was zur Folge hat, dass eine exzentrische Hypertrophie des linken Ventrikels besteht. Die zunehmende Dilatation des linken Ventrikels führt zur Herzinsuffizienz. Es wird eine chronische von einer akuten Verlaufsform der Aortenklappeninsuffizienz unterschieden. Des Weiteren wird eine Klassifizierung in eine leicht-, mittel- und hochgradige Aortenklappeninsuffizienz und dem Stadium der Dekompensation vorgenommen. Der Schweregrad der Aortenklappeninsuffizienz lässt sich durch die Regurgita-

tionsfraktion bestimmen, das heißt, durch den prozentualen Anteil des zurückfließenden Blutes durch die insuffiziente Aortenklappe am gesamten Schlagvolumen gesehen. Diese, als Regurgitationsvolumen bezeichnete Blutmenge, ist von folgenden Faktoren abhängig:

- Größe der Insuffizienzfläche
- Diastolischer Druckdifferenz zwischen Aorta und linkem Ventrikel
- Dauer der Diastole und damit verbundene Herzfrequenz

Es gibt vier Grad Einteilungen (Mewis et al. 2006):

- Grad I: Regurgitationsvolumen bis zu 30 % des Schlagvolumens
- Grad II: Regurgitationsvolumen von 30–50 % des Schlagvolumens
- Grad III: Regurgitationsvolumen ≥ 50 % des Schlagvolumens
- Grad IV: Dekompensation mit einer durch Kardiomegalie bedingten symptomatischen Herzinsuffizienz.

Ursachen der Aortenklappeninsuffizienz (Latasch 2004):

- Chronische:
  - Arterielle Hypertonie
  - Rheumatisches Fieber
  - Endokarditis
  - Myxomatöse Degeneration der Aortenklappe
  - Bindegewebserkrankungen, Dilatation der Aortenwurzel bzw. der Aorta ascendens (Arteriosklerose, Marfan-Syndrom, Ehlers-Danlos-Syndrom)
  - Bikuspide Anlage der Aortenklappe
  - Lues
  - Ventrikelseptumdefekt
  - Arthritische Erkrankungen
  - Reiter Syndrom
  - Sinus-Valsalva-Aneurysma (SVA)
  - Spondylarthritis Ankylopoetica
  - Appetitzügler
- Akute:
  - Bakterielle Endokarditis
  - Aortendissektion
  - Trauma
  - Komplikationen einer Ballonvalvuloplastie
  - Akute Prothesendysfunktion

Klinisches Erscheinungsbild bei einer chronischen Aortenklappeninsuffizienz:

- Je nach Schweregrad Belastungsdyspnoe bis hin zur Orthopnoe
- AP-Beschweren
- Verminderte Leistungsfähigkeit
- Schwindel, Synkopen
- Dekompensation

Klinisches Erscheinungsbild bei einer akuten Aortenklappeninsuffizienz:

- Dyspnoe, Orthopnoe, Tachypnoe
- Lungenödem
- Hypotonie
- Kardiogener Schock
- AP-Beschwerden, als Hinweis auf eine Aortendissektion

3.5.2 Aortenklappenstenose

Bei der Aortenklappenstenose (AS) besteht eine Verengung der linksventrikulären Ausstrombahn im Bereich der Aortenklappe durch narbige und/oder verkalkte Veränderungen. Es gibt angeborene und erworbene Aortenklappenstenosen.

Die Schweregradeinteilung erfolgt anhand der verbliebenen Klappenöffnungsfläche (KÖF) in drei Stadien (◘ Abb. 3.12a+b):

- Leichtgradige Aortenklappenstenose: KÖF: > 1,5 cm^2
- Mittelgradige Aortenklappenstenose: KÖF: 1,0–1,5 cm^2
- Hochgradige Aortenklappenstenose: KÖF: < 1,0 cm^2

Zu unterscheiden sind drei verschiedene anatomische Lokalisationen der kongenitalen Aortenklappenstenose:

- Valvuläre Aortenklappenstenose, häufigste Form
- Supravalvuläre Aortenklappenstenose, seltene angeborene Fehlbildung, bei der die Stenose oberhalb der Klappeneben im Bereich der Aorta ascendens liegt
- Subvalvuläre Aortenklappenstenose, linksventrikuläre Ausflussbahn (LVOT), ist unterhalb der Aortenklappe stenosiert (Drenckhahn und Zenker 1994)

Eine Sonderform der Einengung des linksventrikulären Ausstroms entsteht im Verlauf einer hypertroph obstruktiven Kardiomyopathie mit dynamischer Obstruktion (HOCM).

Die erworbene Aortenklappenstenose beruht in der überwiegenden Zahl auf einem degenerativen Vorgang, bei dem Kalkablagerungen die Elastizität der Klappensegel vermindern und diese immobilisieren. Eine andere Ursache kann eine Endokarditis oder ein rheumatisches Fieber sein, indem entzündliche Prozesse zu Veränderungen durch Fibrosierung und Verklebung an den Kommissuren führen. Die erworbene Aortenklappenstenose wird in der Regel erst nach dem 60. Lebensjahr symptomatisch.

Klinische Erscheinungsbilder bei einer Aortenklappenstenose:

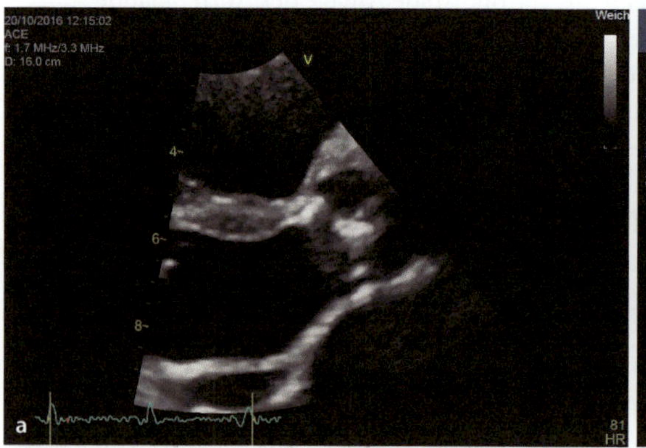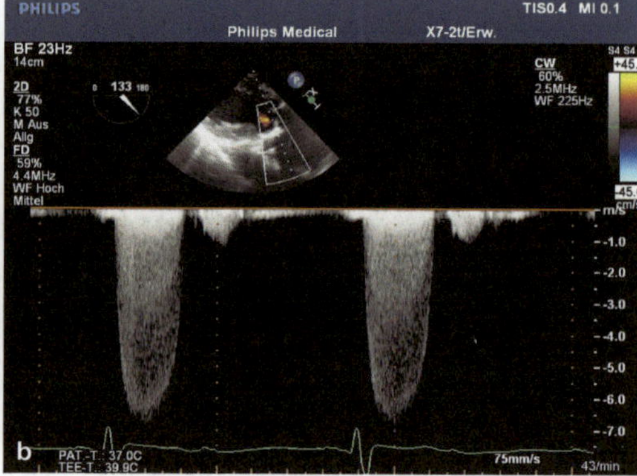

◘ **Abb. 3.12** Stark verkalkte Klappensegel bei hochgradiger Aortenklappenstenose **a)** B-Bild **b)** CW-Doppler

- Rasche Ermüdung
- Schwindel, Synkope
- AP-Beschwerden
- Herzrhythmusstörungen
- Linksherzinsuffizienz
- Ödeme
- Dyspnoe
- Hypotonie
- Periphere Zyanose
- Später Dekompensation

3.5.3 Mitralklappeninsuffizienz

Die Mitralklappeninsuffizienz (MI) bezeichnet die Schlussunfähigkeit der Mitralklappe, sodass während der Systole Blut aus dem linken Ventrikel in den linken Vorhof zurückfließt (Abb. 3.13). Das zwischen Vorhof und Kammer pendelnde Volumen führt zur Volumenbelastung des linken Ventrikels mit im weiteren Verlauf progradienter Dilatation des linken Ventrikels und des linken Vorhofes. Der Blutdruck in den Pulmonalvenen steigt, die entstehende pulmonale Hypertonie führt zum Lungenödem und einer weiteren Rechtsherzbelastung.

Die Klassifikation der Mitralklappeninsuffizienz wird aufgrund ständig neuer Überlegungen und Erkenntnisse nicht einheitlich vorgenommen. Die Echokardiografie ist dabei das diagnostische Verfahren der Wahl zur Schweregradbeurteilung. Eine primäre Mitralklappeninsuffizienz resultiert aus Anomalien der Mitralklappe. Die sekundäre

Mitralklappeninsuffizienz entsteht auf dem Boden vorbestehender Erkrankungen des Herzens (Mewis et al. 2006).

Ursachen einer chronischen Mitralklappeninsuffizienz:
- Degenerativ, z. B. Sehnenfadenabriss oder Mitralklappenprolaps
- Ischämisch, z. B. Papillarmuskeldysfunktion oder Papillarmuskelabriss
- Entzündlich, z. B. rheumatische Erkrankungen oder infektiöse Endokarditis
- Strukturell, z. B. Sehnenfadenruptur oder Mitralklappeninsuffizienz durch Dilatation des linken Ventrikels
- Kongenital, z. B. durch eine hypertrophe Kardiomyopathie (HCM), dilatative Kardiomyopathie (DCM) oder Mitralklappenabnormalitäten

Ursachen einer akuten Mitralklappeninsuffizienz:
- Ischämisch, z. B. nach einem Myokardinfarkt mit Papillarmuskelruptur
- Bakterielle Endokarditis
- Komplikationen nach Ballonvalvuloplastie
- Thoraxtraumen
- Paravalvuläres Leck nach Mitralklappenoperationen

Klinische Erscheinungsbilder bei einer Mitralklappeninsuffizienz:
- Belastungsdyspnoe
- Abnahme der Leistungsfähigkeit
- Pulmonale Hypertonie
- Embolien
- Dekompensation
- Kardiogener Schock

3.5.4 Mitralklappenstenose

Bei der Mitralklappenstenose (MS) liegt eine Verengung der Klappe zwischen dem linken Vorhof und dem linken Ventrikel vor, sodass eine Entleerung des linken Vorhofs im Rahmen der ventrikulären Füllung gestört ist. Es kommt zur Ausbildung eines Druckgradienten zwischen linkem Vorhof und linker Kammer. Daraus resultiert neben der Dilatation des linken Vorhofs durch die postkapilläre pulmo-

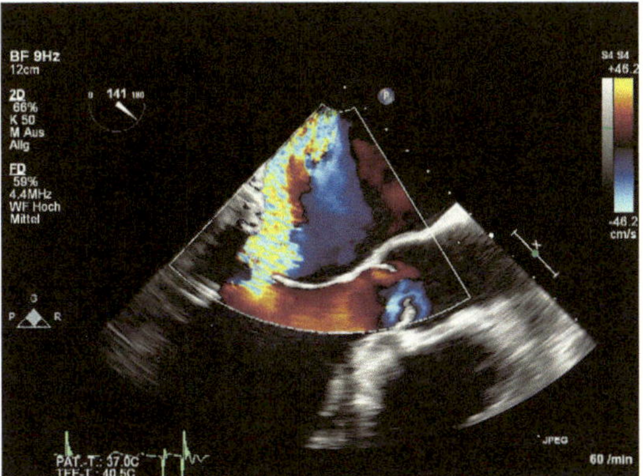
Abb. 3.13 Exzentrische hochgradige Mitralklappeninsuffizienz (Farbdoppler)

nale Hypertonie auch eine erhöhte Druckbelastung des rechten Ventrikels. Das Auftreten vor Vorhofflimmern wird dadurch ebenfalls begünstigt.

Eine Mitralklappenstenose kann nach Bestimmung des Druckgradienten und der Klappenöffnungsfläche (KÖF) in vier Schweregrade eingeteilt werden (Mewis et al. 2006).

- **Grad I:** leichtgradige Mitralklappenstenose, Klappenöffnungsfläche > 2,5 cm², Druckgradient < 5 mmHg
- **Grad II:** milde Mitralklappenstenose; Klappenöffnungsfläche zwischen 1,5 und 2,5 cm², Druckgradient > 5–10 mmHg
- **Grad III:** mittelgradige Mitralklappenstenose, Klappenöffnungsfläche zwischen 1,0 und 1,5 cm², Druckgradient > 10 mmHg
- **Grad IV:** hochgradige Mitralklappenstenose, Klappenöffnungsfläche < 1 cm², Druckgradient > 15–20 mmHg

Die mit Abstand häufigste Ursache einer Mitralklappenstenose ist das rheumatische Fieber und die damit verbundene Endokarditis. Sie tritt typischerweise mit einer Latenzzeit von 20 bis 30 Jahren nach der durchgemachten Fiebererkrankung auf, und trifft zweimal häufiger Frauen als Männer.

Ursachen einer Mitralklappenstenose:
- Abgeheilte infektiöse Endokarditis
- Rheumatisches Fieber
- Karzinoid
- Systemischer Lupus erythematodes und andere Autoimmunerkrankungen
- Vorhofmyxom
- Morbus Whipple
- Angeborene Mitraklappenstenose

Klinische Erscheinungsbilder bei einer Mitralklappenstenose:
- Dyspnoe, Orthopnoe
- Leistungsdefizit
- Palpationen
- Hämoptoe
- Vorhofflimmern
- Thrombenbildung, vor allem im linken Vorhof mit Embolisierung
- Rechtsherzinsuffizienz mit Jugularvenenstauung
- Dekompensation mit Lungenödem
- Zyanose

■ Mitralklappenprolaps

Beim Mitralklappenprolaps (MKP) handelt es sich um eine funktionelle Störung, bei der die Mitralklappe im Verhältnis zur Öffnungsfläche zu groß ist. Dadurch wölbt sich das Mitralsegel oder einzelne Segelanteile, während der Ventrikelsystole in den linken Vorhof vor. Hierbei wird der primäre vom sekundären Mitralklappenprolaps unterschieden. Bei der primären Form wird die Klappenanomalie aufgrund eines bisher nicht geklärten Gendefektes autosomal-dominant vererbt. Es kommt zur Insuffizienz des Halteapparats, zur Erweiterung des Klappenrings und zur Verdickung der Klappensegel mit Schädigung der Sehnenfäden. Dies wird unter dem Begriff myxomatöse Klappendegeneration zusammengefasst. Die sekundäre Form kann im Rahmen einer rheumatischen oder koronaren Herzerkrankung oder bei einer Sehnenfadenruptur, z. B. bei einer Endokarditis, vorkommen.

Mögliche Ursachen:
- Systemische Erkrankungen, z. B. Marfan-Syndrom
- HCM
- ASD
- Progressive Muskeldystrophie
- Magersucht

Der Mitralklappenprolaps kommt häufig vor und verläuft selten symptomatisch. Beschrieben sind unter anderem:
- Palpationen
- Dyspnoe
- Herzrhythmusstörungen, paroxysmale Tachykardien
- Müdigkeit, Gefühl der Unruhe
- Synkope
- AP-Beschwerden

3.5.5 Pulmonalklappeninsuffizienz

Bei der Pulmonalklappeninsuffizienz (PI) handelt es sich um einen Herzklappenfehler, der durch einen ungenügenden Verschluss der Pulmonalklappen gekennzeichnet ist. Dadurch kommt es während der Diastole zu einem Rückfluss von Blut (Regurgitationsvolumen, Pendelvolumen) aus den

Lungenarterien in den rechten Ventrikel. Die Folge ist eine Druck- und Volumenbelastung des rechten Ventrikels mit dadurch bedingter Rechtsherzinsuffizienz und bedingter exzentrischer Hypertrophie.

Eine Pulmonalklappeninsuffizienz kommt eher selten vor und kann aufgrund der niedrigen pulmonalen Wiederstände ohne große Symptomatik oder Komplikationen einhergehen. Sie tritt auf

- als Folge einer Endokarditis oder bei postrheumatischen Veränderungen,
- bei pulmonaler Hypertonie unterschiedlicher Genese,
- als Folge eines Thoraxtraumas,
- nach interventionellen oder chirurgischen Eingriffen oder
- bei kongenitalen Herzfehlern

Die Therapie erfolgt konservativ oder selten durch einen chirurgischen Eingriff.

Symptome einer Pulmonalklappeninsuffizienz:

- Leistungsminderung
- Belastungsdyspnoe
- Ggf. Zyanose

Bei fortgeschrittener Rechtsherzinsuffizienz können periphere Ödeme auftreten oder es kann zu einer oberen Einflussstauung, wie gestaute Jugularvenen, kommen (Erdmann 2011).

3.5.6 Pulmonalklappenstenose

Unter einer Pulmonalklappenstenose (PS) versteht man eine Einengung der rechtsventrikulären Ausflussbahn im Bereich der Pulmonalklappe. Eine Stenose ist meist angeboren und nur selten erworben und tritt sehr häufig in Kombination mit anderen kongenitalen Vitien auf.

Die Pulmonalklappenstenose wird je nach Lokalisation aufgeteilt:

- Die valvuläre Pulmonalstenose, sprich die Stenose der Pulmonalklappe selbst, tritt am häufigsten auf. Ursachen dafür können rheumatische Erkrankungen, kongenitalen Vitien, Pulmonalklappendysplasie oder erworbenen Pulmonalklappenstenosen z. B. durch Tumorerkrankungen sein

- Die subvalvuläre Pulmonalstenose betrifft den unteren muskulären rechtsventrikulären Ausflusstrakt
- Die supravalvuläre Pulmonalstenose betrifft eine Stenose oberhalb der Klappe und eine Stenose im Hauptstamm der Arteria pulmonales. Dies ist eher selten
- Selten ist auch die periphere Pulmonalstenose, die Stenosen der Pulmonalarterienäste betreffen

Die Einteilung der Schweregrade erfolgt in leicht-, mittel- und hochgradig und wird durch den Druckgradienten zwischen rechtem Ventrikel und der Pulmonalarterie bestimmt. Leichte Stenosen verursachen in der Regel keine Beschwerden. Folgende Symptome können ab einer mittelgradigen PS auftreten:

- Leistungsminderung und schnelle Ermüdbarkeit
- Belastungsdyspnoe
- Zyanose
- Schwindel, Synkope
- AP-Beschwerden
- Zeichen einer Rechtsherzinsuffizienz

3.5.7 Trikuspidalklappeninsuffizienz

Bei der Trikuspidalklappeninsuffizienz (TI) handelt es sich um einen Herzklappenfehler, bei dem eine Schlussunfähigkeit der Trikuspidalklappe besteht. Dadurch kommt es während der Systole zu einem Blutrückfluss aus der rechten Herzkammer in den rechten Vorhof. Der Druck im venösen System steigt, wodurch Flüssigkeit aus dem Gefäßsystem über die Gefäßwand in das umliegende Gewebe gepresst wird. Es erfolgt eine Einteilung in eine primäre und eine sekundäre Trikuspidalklappeninsuffizienz. Darüber hinaus kommt diese als einzelner angeborener Herzfehler vor, tritt in Begleitung anderer angeborener Herzfehler auf oder als Folge anderer angeborener Krankheiten des Bindegewebes.

Bei der primären Trikuspidalklappeninsuffizienz liegt eine eigenständige Erkrankung zugrunde und kann folgende Ursachen haben:

- Lungenembolie
- Thoraxtrauma

- Bakterielle und nicht-bakterielle Endokarditis (z. B. durch Drogenzufuhr, Dialysepatienten, Alkoholiker)
- Rheumatisches Fieber
- Kongenitale Trikuspidalklappeninsuffizienz
- Nach interventionellen oder chirurgischen Eingriffen

Eine sekundäre Trikuspidalklappeninsuffizienz ist meist Folge einer Überdehnung des Halteringes der Trikuspidalklappe oder eines zu hohen Drucks in der rechten Herzkammer. Die Klappe selbst wäre noch ausreichend funktionstüchtig. Gründe dafür können sein:
- Rechtsherzinfarkt
- Primär pulmonale Erkrankungen
- Dilatation und Druckbelastung des rechten Ventrikels
- DCM
- VSD
- Pulmonalklappenvitien

Jede Volumen- oder Druckbelastung des rechten Herzens kann über kurz oder lang zu einer Trikuspidalklappeninsuffizienz führen. Leichtere Formen werden vom Betroffenen in der Regel nicht bemerkt. Typische Symptome:
- Leistungsminderung
- Ermüdungserscheinungen und Gewichtsverlust
- Beinödeme, Leber- und Halsvenenstauung
- Herzrhythmusstörungen

3.5.8 Trikuspidalklappenstenose

Die Trikuspidalklappenstenose (TS) beschreibt die isolierte Stenose der Trikuspidalklappenöffnung, die den Blutfluss vom rechten Vorhof in den rechten Ventrikel während der Diastole behindert. Eine Trikuspidalklappenstenose kann in den seltensten Fällen angeboren sein, ist aber häufig Folge eines rheumatischen Fiebers und tritt in Kombination mit einem Mitralklappenvitium auf.

Eine Trikuspidalklappenstenose kann folgende Ursachen haben:
- Rheumatische Erkrankungen
- Infektiöse Endokarditis

- Lokalisierte konstriktive Perikarditis
- Primäre oder metastasierende Tumore
- Systemischer Lupus erythematodes
- Rechtsatriales Myxom
- Karzinoidsyndrom
- Kongenitale Malformationen
- Thromben

Die isolierte Trikuspidalklappenstenose kann häufig über Jahre symptomlos verlaufen. Die einzigen Zeichen der schweren Trikuspidalklappenstenose sind ein flatterndes Unwohlsein im Hals, Müdigkeit und kalte Haut aufgrund des niedrigen HZV, Ödeme und ein abdominelles Unwohlsein im rechten oberen Quadranten (Aszites, ausgeprägte Hepatomegalie). Im dekompensierten Stadium finden sich Zeichen einer Rechtsherzinsuffizienz. Eine Korrektur der Trikuspidalklappenstenose ohne Behandlung der gleichzeitig vorhandenen Mitralklappenstenose kann ein Linksherzversagen hervorrufen.

3.6 Kardiomyopathien

Unter dem Oberbegriff Kardiomyopathie werden alle Erkrankungen zusammengefasst, die mit einer Funktionseinschränkung des Myokards einhergehen. Nach der WHO-Klassifikation (Elliott et al. 2008) werden die Kardiomyopathien in 5 Gruppen mit den dazugehörigen funktionellen Pathologien eingeteilt (◙ Abb. 3.14):
- **Dilatative Kardiomyopathie (DCM):** systolische Funktionsstörung und ventrikuläre Dilatation
- **Restriktive Kardiomyopathie (RCM):** diastolische Compliancestörung und Fibrosierung des Myokards
- **Hypertrophe Kardiomyopathie ohne (HCM) oder mit (HOCM) Obstruktion:** diastolische Compliancestörung und Obstruktion des LV-Ausfluss
- **Arrhythmogene rechtsventrikuläre Kardiomyopathie (ARVC):** elektrische Funktionsstörung überwiegend des rechten Ventrikels mit Kombination aus ventrikulären Tachykardien und systolischer Funktionsstörung
- **Unklassifizierte Kardiomyopathien**

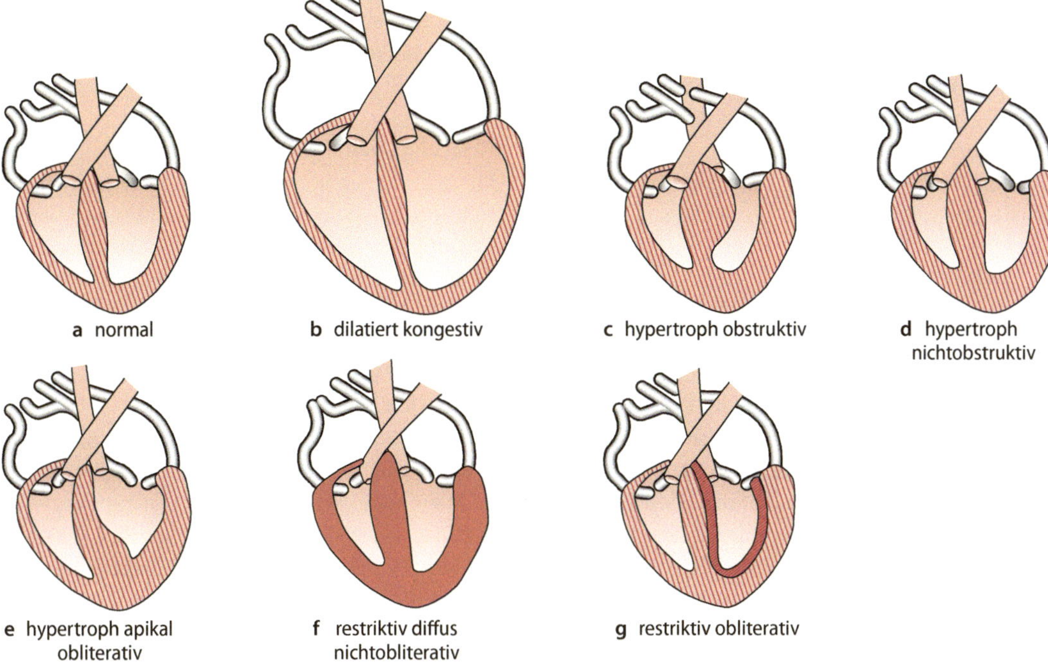

Abb. 3.14 Übersicht Kardiomyopathien

Zu unterscheiden sind diese Erkrankungen von der durch eine KHK, einen Myokardinfarkt oder eine Herzklappenerkrankung resultierenden Myokardschädigung. Viele verschiedene Pathologien nicht ischämischer Genese können eine Kardiomyopathie auslösen, wobei sich diese am häufigsten im klinischen Bild einer dilatativen Kardiomyopathie zeigen. Weitere Unterteilung:

- Primäre Kardiomyopathien, die durch vererbbare Funktionsstörungen kardialer Moleküle entstehen:
  - Muskeldystrophien
  - Neuro-muskulären Erkrankungen (Friedrich-Ataxie)
  - Speichererkrankungen (M. Fabry)
  - Erkrankungen der Sarkomere oder Kern-Hüllen (DCM, HCM)
- Sekundäre Kardiomyopathien, die durch erworbene kardiale und nicht-kardiale Ursachen zu einer Funktionseinschränkung des Myokards führen:

- Alkoholische und medikamentös-toxische Kardiomyopathie
  - Post-Radio-, Chemotherapie
  - Tachymyopathie bei länger bestehendem tachykardem Vorhofflimmern
  - Stress (Tako-tsubo-Kardiomyopathie)
  - Peripartale Kardiomyopathie
  - Myokarditis (Viral)
  - Eosinophilie bei Churg-Strauss-Syndrom
  - Kardiomyopathien bei Systemerkrankungen (Vaskulitiden, Kollagenosen, Sarkoidosen)
  - Metabolische Kardiomyopathien
  - Speichererkrankungen (Amyloidose)
  - Endokrine Erkrankungen (Hypothyreose)
  - Elektrolytentgleisung (Hypophosphatämie, -kalziämie)

Bleiben Pathogenese und Ätiologie der Kardiomyopathie trotz umfangreicher Diagnostik unter Beachtung der Differenzialdiagnosen unbekannt, spricht man von einer idiopathischen Form der Kardiomyopathie.

3.6.1 Dilatative Kardiomyopathie (DCM)

Die DCM hat eine Prävalenz von ca. 1:2500 in der Bevölkerung und ist mit 50–60 % der Fälle die häufigste Form der Kardiomyopathien. Eine genetische Disposition bzw. eine familiär vererbbare Form wird in etwa 20 % der Fälle beobachtet.

■ Leitsymptome

Primäre Leitsymptome sind die Zeichen einer progredienten Herzinsuffizienz, wie Leistungsminderung, Belastungsdyspnoe oder Orthopnoe. Häufig wird die Diagnose erst im NYHA-Stadium III–IV gestellt. Mit Angina-pectoris-Beschwerden stellen sich etwa 30 % der Patienten vor, wobei eine stenosierende KHK als Ursache oftmals nicht nachweisbar ist und die Beschwerden subendokardiale Ischämien aufgrund des erniedrigten koronaren Blutflusses repräsentieren. Relevantestes klinisches Symptom ist jedoch das Auftreten ventrikulärer Arrhythmien, welche die häufigste Todesursache in der Gruppe der DCM-Patienten sind.

■ Diagnostik

Die Diagnose einer idiopathischen DCM ist vornehmlich eine Ausschlussdiagnose. Neben einer ausführlichen Anamnese zur Evaluation eventueller genetischer, toxischer oder struktureller Risikofaktoren einer DCM ist die Echokardiografie das diagnostische Verfahren mit dem höchsten Stellenwert. Zusätzlich zur Beurteilung der Kontraktilität des Herzmuskels können relevante Herzklappenvitien oder z. B. ein Perikarderguss bei Perimyokarditis als Ursache ausgeschlossen werden. Die Co-Faktoren Herzrhythmusstörungen (z. B. Tachymyopathie), koronare Ischämien und alte Myokardinfarkte lassen sich mittels 12-Kanal-EKG bzw. Langzeit-EKG bewerten.

Durch den Einsatz der erweiterten kardialen Bildgebung insbesondere des MRT ergibt sich die Möglichkeit, anhand typischer Veränderungen des Herzmuskels auf Speichererkrankungen oder Myokarditiden als pathophysiologische Genese der DCM zu schließen, sodass in den meisten Fällen auf eine invasive Myokardbiopsie verzichtet werden kann. Da eine stenosierende KHK grundsätzlich für die eingeschränkte Herzfunktion in Betracht gezogen werden sollte, ist auch im Hinblick auf die weiteren therapeutischen Möglichkeiten invasiv mittels Koronarangiografie eine KHK auszuschließen. Charakteristisch zeigt sich im Röntgen des Thorax eine Lungenstauung.

■ Grundsätze der Therapie

Wurde eine spezifische Erkrankung als Ursache der DCM diagnostiziert, ist die Behandlung dieser der Grundpfeiler der weiteren medikamentösen und ggf. invasiven oder operativen Therapie. Die Basistherapie der DCM besteht aus den Prinzipien der chronischen Herzinsuffizienzbehandlung:

- Kochsalzreduktion, Gewichtskontrolle und Alkoholkarenz
- Adaptiertes körperliche Training (z. B. Herzsportgruppe) im kompensierten Stadium
- Pneumokokken- und Influenza-Impfung
- Medikamentöse Therapie mittels ACE-Hemmer/AT-I-Antagonisten, Betablocker, Diuretika, Aldosteronantagonisten, Digitalis
- Antikoagulationstherapie (INR 2–3) bei Vorhofflimmern/-flattern
- Erhalt des Sinusrhythmus bei Vorhofflimmern medikamentös mittels Antiarrhythmika-Therapie oder invasiv mittels Ablation im EPU-Labor
- Devicetherapie: ggf. biventrikuläres Schrittmachersystem zur Verbesserung der Herzfunktion und/oder Defibrillator zur Prävention des plötzlichen Herztodes
- Ggf. Herztransplantation oder Implantation eines LVAD

■ Verlauf und Prognose

Der Verlauf und die Prognose sind abhängig vom Grad der Herzinsuffizienz. Jeder 5. Patient zeigt nach Beginn der Herzinsuffizienztherapie eine um etwa 10 % verbesserte linksventrikuläre Pumpfunktion. Trotzdem handelt es sich generell um eine prognostisch äußerst ungünstige Erkrankung. Die jährliche Mortalität beträgt etwa 10 %, wobei ventrikuläre Tachykardien bei 20–50 % der Patienten todesursächlich sind.

■ Pflegerische Besonderheit bei Patienten mit DCM

Die pflegerischen Basismaßnahmen entsprechen denen der Empfehlungen bei herzinsuffizienten Patienten.

▬ Erstmaßnahmen zur Minderung der Dyspnoe
- Oberkörperhochlagerung oder Herzbettlagerung
- Keine Beinhochlagerung → Herzbelastung durch Wassereinschüsse ins Herz
- Sauerstoffgabe über Gesichtsmaske oder Sauerstoffbrille
- Patienten beruhigen und nicht alleine lassen, ggf. Hilfe anfordern
- Anleitung zur Atemtechnik
- Beengende Kleidung entfernen
- Ggf. Gabe ärztlich verordneter Bedarfsmedikation

▬ Trinkmenge

Das Durstgefühl ist für viele Patienten ein limitierender Faktor einer bestehenden Diuretikatherapie, trotzdem ist insbesondere im Stadium der Dekompensation auf eine negative Nettobilanz zu achten. Bei der Gabe von Getränken ist zu beachten:
- Gleichmäßige Verteilung über den Tag
- Exaktes Einhalten und Protokollieren ärztlich vorgegebener Flüssigkeitsbeschränkungen
- Anbieten von Eiswürfeln bei starkem Durst

▬ Ernährung
- Bei Appetitlosigkeit Wunschkost ermöglichen
- Auf niedrigen Kochsalzgehalt achten
- Mehrere kleine, eiweißreiche Mahlzeiten
- Auf blähende, fettreiche und schwer verdauliche Nahrungsmittel verzichten

▬ Tag-Nacht-Rhythmus einhalten
- Mit erhöhtem Oberkörper lagern (besonders bei Patienten mit Orthopnoe)
- Ggf. zusätzliches Kissen anbieten, wenn vorhanden elektrische Bedienung des Kopfteils erklären
- Für frische Luft und angenehme Raumtemperatur sorgen
- Dunkelheit herstellen, ggf. kleines Orientierungslicht im Raum für den nächtlichen Toilettengang
- Einhalten einer Nachtruhe (z. B. keine unnötigen Blutdruck- oder Pulsmessungen in der Nacht)
- Keine schweren Mahlzeiten vor dem Schlafen

▬ Prophylaxen

Abhängig vom Erkrankungsstadium des Patienten sind folgende Prophylaxen zu beachten:
- Pneumonie
- Thrombose
- Dekubitus
- Kontrakturen
- Obstipation

3.6.2 Restriktive Kardiomyopathie (RCM)

Die Gruppe der restriktiven Kardiomyopathien beinhaltet Erkrankungen, die charakteristisch mit einer eingeschränkten Füllung und einem verminderten diastolischen Volumen bei normaler systolischer linksventrikuläre Funktion und Wandstärke einhergehen. Auch diese Gruppe kann in eine primäre Form, bezeichnend für die ideopathische RCM und die Endokardfibrose, sowie in eine sekundäre Form im Rahmen von Systemerkrankungen unterteilt werden. In westlichen Ländern ist die RCM ein eher seltenes Krankheitsbild und am häufigsten mit einer Amyloidose vergesellschaftet. In tropischen Ländern jedoch sind Endomyokardfibrosen häufig und können in manchen Ländern für bis zu 20 % der kardiovaskulären Todesursachen verantwortlich sein.

■ Leitsymptome
- Dyspnoe, Müdigkeit, Ödeme
- Atriale Tachykardien, Vorhofflimmern
- AV-Blockierungen bei Beteiligung des Reizleitungssystems
- Ventrikuläre Tachykardien bei Amyloidose und Sarkoidose
- Selten Angina pectoris

■ Diagnostik

Neben der Anamneseerhebung spezifischer Grunderkrankungen (Amyloidose, Sarkoidose, Hämochromatose) nimmt die Echokardiografie auch bei diesem Krankheitsbild eine entscheidende Rolle im diagnostischen Portfolio ein. Es zeigt sich bei der reinen RCM eine normale Größe und Funktion der Ventrikel. Mittels Dopplermessung über der Mitralklappe kann jedoch ein restriktives Füllungsmuster (z. B. E/A-Verhältnis > 1,5, verkürzte E-Wellen Dezelerationszeit < 125 ms) als wichtigstes Zeichen abgeleitet werden. Das kardiale CT dient vor allem zur Unterscheidung einer wichtigen Differenzialdiagnose, der konstriktiven Perikarditis. Das MRT ermöglicht durch die gute Beurteilbarkeit des Myokards, vor allem Speichererkrankungen wie Amyloidosen, Sarkoidosen oder Hämochromatosen zu diagnostizieren. Da eine Beteiligung der Koronargefäße für die reine RCM nicht ursächlich ist, spielt die Koronarangiografie eine untergeordnete Rolle zur Diagnostik, wohingegen die invasiven Druckmessungen mittels Rechtsherzkatether wichtige Information über die hämodynamischen Zustände liefert.

■ Therapie
- Behandlung der Grunderkrankung, wenn möglich
- Wiederherstellung eines Sinusrhythmus bei Vorhofflimmern bzw. bei persistierendem Vorhofflimmern Frequenzlimitierung mittels Beta-Blockern oder Kalziumantagonisten sowie effektive Antikoagulation
- Vorsicht bei forcierter Diuretika-Gabe, da eine Hypovolämie eine klinische Verschlechterung herbeirufen kann
- Bei bradykarden Herzrhythmusstörungen oder ventrikulären Tachykardien Implantation eines Schrittmachers bzw. ICD
- Ultima Ratio Herztransplantation oder LVAD-Implantation (bei RCM kaum möglich)

3.6.3 Hypertrophe Kardiomyopathie (HCM und HOCM)

Die hypertrophe Kardiomyopathie gehört zu den häufigsten Erberkrankungen und entsteht durch eine genetisch bedingte regionale oder diffuse Hypertrophie der Herzmuskelzellen. In Abhängigkeit von der hämodynamischen Relevanz spricht man von einer nicht-obstruierenden (HCM) und einer obstruierenden (HOCM) Form. Die geschätzte Prävalenz beträgt bei jungen Erwachsenen etwa 1:500 (Mewis et al. 2006).

■ Leitsymptome
Die Mehrheit der Patienten, bei denen im Rahmen einer echokardiografischen Untersuchung nebenbefundlich eine HCM diagnostiziert wird, präsentiert sich im Alltag beschwerdefrei. Folgende Symptome zeigen sich im Rahmen der Erkrankung, korrelieren aber oft nicht mit anatomischen oder hämodynamischen Veränderungen:
- Dyspnoe (ca. 60 %), häufigstes Symptom aufgrund erhöhter pulmonal venöser Druckwerte
- Uncharakteristische Angina pectoris
- Palpitationen
- Synkopen
- Plötzlicher Herztod
- Embolien in Verbindung mit unbehandeltem Vorhofflimmern

■ Diagnostik
Erste Hinweise für eine HCM ergeben abnorme EKG-Befunde (ST-Streckenveränderungen und T-Negativierungen, pos. Sokolow-Lyon-Index, selten AV-Überleitungsstörungen), welche bei > 75 % der Patienten vorliegen können. Ein weiteres diagnostisches Kriterium der HOCM ist das raue crescendo-decrescendo-Systolikum links parasternal, das durch Erhöhung der Vorlast oder Nachlast (z. B. Valsalva-Manöver, Nitratgabe) verstärkt werden kann. Die wichtigste Untersuchung für die quantitative und qualitative Diagnostik ist die Echokardiografie.

In der Regel gilt bei Erwachsenen eine Septumdicke über 12 mm als pathologisch. Typische Befunde sind die Verdickung des Herzmuskels auf ca. 20 mm bei jedoch ausgeprägter Spannbreite (13–50 mm) der Messwerte. Ein erhöhtes Risiko für das Auftreten eines plötzlichen Herztodes besteht ab einer Septumdicke > 30 mm. Bei Obstruktion des linksventrikulären Ausflusstraktes kann die Darstellung des turbulenten, beschleunigten Flusses mittels cw-Doppler genau quantifiziert werden. Die Messung der Ausflussgeschwindigkeit kann auch dynamisch während oder nach einer Belastung erfolgen und ggf. mit dem Auftreten klinischer Beschwerden korreliert werden.

Prognostisch wichtig ist die Aufzeichnung eines Langzeit-EKGs, da selbstlimitierende ventrikuläre Tachykardien in etwa 20 % der erwachsenen HCM-Patienten nachgewiesen werden können und ein bis zu 8-fach erhöhtes Risiko für einen plötzlichen Herztod darstellen. Die invasive Diagnostik mit Links- und Rechtsherzkathether, Koronarangiografie, Lävokardiografie und Myokardbiopsie hat ihren Stellenwert insbesondere bei nicht eindeutigen Befunden der vorherigen nichtinvasiven Diagnostik oder zur genauen Evaluation des hämodynamischen Schweregrades (PA-Druck, Herzindex).

- **Therapie**

Behandlungsziele sind vor allem die Besserung der klinischen Symptomatik sowie die Reduktion der Komplikationen im Krankheitsverlauf mit Verbesserung der generellen Prognose. Eine Rückbildung durch medikamentöse Therapie konnte bis dato nicht bewiesen werden. Häufig werden negativ inotrope Medikamente wie Beta-Blocker oder der Kalziumantagonist Verapamil auch bei Patienten ohne Obstruktion des LVOT eingesetzt. Im Endstadium der Erkrankungen mit schwerer systolischer LV-Dysfunktion wird eine medikamentöse Therapie nach den Leitlinienempfehlungen der chronischen Herzinsuffizienz eingeleitet.

Die chirurgische Therapie mit Myotomie (Inzision) oder Myektomie (Exzision) des basalen Septums (Morrow-Prozedur) ist nur indiziert bei einer medikamentös nicht behandelbarer, schwer symptomatischer Herzinsuffizienz in Kombination mit einer schweren Obstruktion des LVOT (max. instanter Gradient > 50 mmHg in Ruhe oder > 80 mmHg unter Belastung/Provokation) auf dem Boden einer Septumhypertrophie von > 18 mm und einem SAM-Phänomen. Insgesamt ist eine OP-Indikation lediglich in ca. 5 % der HCM-Patienten indiziert. Postoperativ geben etwa 70 % der Patienten eine subjektive Besserung der Herzinsuffizienzbeschwerden an. Alternativ bietet sich bei geeigneter Anatomie der Koronarien die transkoronare Ablation der Septumhypertrophie (**TASH**) als minimal-invasive Möglichkeit an.

Zur Verhinderung des plötzlichen Herztodes sind einige allgemeine Maßnahmen zu empfehlen. Da etwa 60 % der Fälle eines plötzlichen Kreislaufstillstandes bei HCM im Rahmen einer körperlichen Belastung auftritt, muss eine körperliche Schonung empfohlen werden. Bei jungen Sportlern ist die HCM die häufigste Ursache des plötzlichen Herztodes (Mewis et al. 2006). Da auch eine medi-

kamentöse Therapie mit Beta-Blockern, Verapamil oder Antiarrhythmika einen plötzlichen Herztod nicht sicher verhindern kann, ist die Implantation eines ICD die effektivste präventive Maßnahme.

Wichtig für das Gespräch mit dem Patienten:
- Berücksichtigung der allgemeinen Empfehlung zur Belastbarkeit
- Unbedingt darauf hinweisen, bei Schwindelsymptomatik, Synkopen oder plötzlich verspürtem schnellen Herzschlag umgehend medizinische Hilfe anzufordern
- Familienangehörigen von HCM-Patienten sollte wegen der genetischen Prädisposition eine kardiologische Screening-Untersuchung (EKG, Echokardiografie) empfohlen werden

3.6.4 Arrhythmogene rechtsventrikuläre Kardiomyopathie (ARVC)

Die ARVC bezeichnet eine familiär gehäuft auftretende Herzmuskelerkrankung unklarer Ätiologie. Charakteristisch zeigt sich ein fibro-lipomatöser Umbau von Myokardgewebe vor allem im rechten Ventrikel. Die Veränderungen schreiten von epikardial nach endokardial fort und führen zur Abnahme der Wanddicken mit fast vollständigem Schwund des Myokards. Der Verlust der Myozyten führt zu Kontraktionsstörungen, vor allem im Bereich des Ausflusstraktes sowie den infero-basalen und apikalen Segmenten des rechten Ventrikels. Zusätzlich beeinträchtigt dieser Umbau die elektrische Kopplung und ermöglicht die Ausbildung eines arrhythmogenen Substrates, welches zu lebensbedrohlichen ventrikulären Arrhythmien oder zum plötzlichen Herztod durch Kammerflimmern führen können. Obwohl die meisten Fälle der ARVC sporadisch auftreten, ist auch eine familiäre Form mit autosomal-dominanter Vererbung beschrieben. Für diese konnten bisher 3 Gen-Loci (Chromosom 1 und 14) identifiziert werden.

- **Leitsymptome**

Eine ARVC sollte vor allem bei jungen Männern (< 40 Jahre) mit Synkopen, ventrikulären Tachykardien, erfolgter Reanimation und Herzinsuffizienz als ursächlich in Betracht gezogen werden. Ventrikuläre Tachykardien treten besonders unter körperlicher Anstrengung auf und können in ein Kammerflimmern degenerieren. Relevantester Risikofaktor für einen plötzlichen Herztod im Rahmen einer ARVC ist eine schlechte rechtsventrikuläre Pumpfunktion.

Typischerweise treten Symptome einer rechts- oder biventrikulären Herzinsuffizienz zwischen der dritten und vierten Lebensdekade auf. Hinweise auf eine pulmonale Hypertonie als Ursache der Rechtsherzinsuffizienz ergeben sich nicht.

■ **Diagnostik**

Mittels EKG können die typischen T-Negativierungen in V1 bis V3 nachgewiesen werden. Wichtigstes echokardiografisches Kriterium ist die Dilatation und Hypokontraktilität des rechten Ventrikels ohne Nachweis einer pulmonalen Hypertonie. Ein RV-Durchmesser/LV-Durchmesser Verhältnis von > 0,5 ist ein guter Hinweis für eine ARVC, besonders spezifisch sind lokalisierte Wandaneurysmen. Die kardiale MRT hat zunehmend an Bedeutung im Rahmen der Diagnostik gewonnen. Sie ermöglicht eine sehr gute Darstellung der rechtsventrikulären Morphologie und kann den Nachweis des strukturellen Umbaus mit vermehrtem Fettgewebe im Myokard erbringen, sodass eine Myokardbiopsie nur noch in seltenen Fällen notwendig ist. Zur Unterscheidung von Tachykardien mit einer Linksschenkelmorphologie sollte eine EPU zur Abgrenzung von supraventrikulären Tachykardien erfolgen. Häufig lässt sich bei Patienten die VT erst durch zusätzliche Gabe von Orciprenalin oder Isoproterenol auslösen.

■ **Therapie**

Im Vordergrund der Therapie steht die Verhinderung der symptomatischen, potenziell lebensbedrohlichen und letalen ventrikulären Rhythmusstörungen. Asymptomatische Patienten können unbehandelt bleiben, schwerste körperliche Belastungen oder beispielsweise Wettkampfsport sind allerdings nicht zu empfehlen. Vor jeglichem Therapiebeginn muss eine komplette invasive Diagnostik einschließlich elektrophysiologische Untersuchung erfolgen, um gegebenenfalls auch interventionelle Ablationsmöglichkeiten zu nutzen.

Aufgrund des komplex veränderten rechten Ventrikels und des damit verbundenen komplexen arrhythmogenen Substrates ist eine Katheterablation häufig nicht auf Dauer erfolgreich. Trotz einer intial hohen Erfolgsrate von bis zu 90 %, kommt es in ca. 60 % der Fälle zu Rezidiven mit meist veränderter Morphologie. Ein Ablationsversuch ist ggf. bei Patienten mit bereits implantiertem ICD und rezidivierenden adäquaten Schockabgaben indiziert.

Eine medikamentöse Behandlung im Sinne eines kontrollierten Behandlungsversuchs zur Limitierung gehäuft ventrikulärer Extrasystolen kann mit Betablocker oder Antiarrhythmika eingeleitet werden. Effektivster Schutz vor dem plötzlichen Herztod ist jedoch die Implantation eines Defibrillators. Eine klare Indikation für die Implantation eines ICD ist der überlebte plötzlich Herztod bei Kammerflimmern in dieser Patientengruppe.

Wichtig für das Gespräch mit dem Patienten:
- Berücksichtigung der allgemeinen Empfehlung zur Belastbarkeit (z. B. kein Wettkampfsport)
- Unbedingt darauf hinweisen, bei Schwindelsymptomatik, Synkopen oder plötzlich verspürtem schnellen Herzschlag umgehend medizinische Hilfe anzufordern
- Familienangehörigen von ARVC-Patienten wegen der genetischen Prädisposition kardiologischen Screening-Untersuchungen (EKG, Echokardiografie) empfehlen

3.6.5 Schwangerschafts-Kardiomyopathie

Die peri- oder postpartale Kardiomyopathie (PPCM), oft auch als Schwangerschafts-Kardiomyopathie bezeichnet, ist eine schwere Erkrankung, deren Genese bis heute nicht vollständig geklärt ist. Sie ist charakterisiert durch eine plötzlich einsetzende Herzinsuffizienz. Die PPCM entspricht in ihrem klinischen Erscheinungsbild einer dilatativen Kardiomyopathie (DCM), die sich innerhalb der letzten Schwangerschaftswochen bis 6 Monate nach der Geburt präsentiert. Dabei bestimmen die eingeschränkte myokardiale Kontraktilität und die linksventrikuläre Dilatation mit möglicher sekundärer schwerer Mitraklappeninsuffizienz durch Erweiterung des Mitralklappenanulus das morphologisch-funktionelle Krankheitsbild. Der Verlauf ist teilweise so foudroyant, dass innerhalb weniger Tage eine schwere Herzinsuffizienz bis hin zur Notwendigkeit einer kardialen Assist-Therapie oder Herztransplantation entsteht.

■ **Epidemiologie und Risikofaktoren**

Die Häufigkeit der PPCM scheint einer geografischen Abhängigkeit zu folgen und beträgt in den USA und in Europa circa 1:3.500 bis 1:1.400, in Südafrika 1:1.000 und auf Haiti circa 1:299 Geburten (Sliwa et al. 2006). Folgende Risikofaktoren scheinen die Wahrscheinlichkeit einer PPCM zu erhöhen:

- Genetische Faktoren
- Präeklampsie
- Bluthochdruck
- Tokolytische Medikamente
- Rauchen
- Zwillingsschwangerschaften
- Teenagerschwangerschaften und Schwangerschaften bei älteren Frauen

■ **Diagnose der PPCM**

Da primär klinisch gesunde, junge, erstgebärende Frauen betroffen sind, wird das Krankheitsbild oft zu spät diagnostiziert. Dyspnoe und Husten können initial als Pneumonie imponieren, die ausgeprägten Beinödeme als physiologische Anpassung im Rahmen der Schwangerschaft fehlgedeutet werden. Auch andere Symptome der PPCM, wie subjektive Herzrhythmusstörungen, mitunter aber auch ein Schlaganfall oder periphere Embolien, werden nicht mit einer PPCM in Verbindung gebracht, sondern häufig als Symptome der postpartalen Phase interpretiert. Ein 12-Kanal-EKG ergibt oftmals keinen wegweisenden Befund, nur die Durchführung einer transthorakalen Echokardiografie ermöglicht eine Visualisierung des dilatierten linken Ventrikels mit bereits eingeschränkter systolischer LV-Funktion.

■ **Therapie**

Bei echokardiografischem Nachweis einer PPCM besteht die Indikation zur Herzinsuffizienztherapie. Bei noch bestehender Schwangerschaft sollte die medikamentöse Therapie in enger Zusammenarbeit von Gynäkologen und Kardiologen erfolgen. Generell besteht die Empfehlung, nicht zu stillen, da viele in der Herzinsuffizienz gebräuchlichen Medikamente über die Muttermilch an den Säugling weitergegeben werden und dort toxische Spiegel erreichen können.

■ **Verlauf und Prognose**

Circa 80 % der symptomatischen Patientinnen erholen sich, obwohl bei weniger als 30 % der Fälle eine komplette Heilung mit Normalisierung der linksventrikulären Funktion und der Herzkammergröße beobachtet wird. Die Letalität beträgt etwa 15 % (Sliwa et al. 2006).

3.6.6 Tako-Tsubo-Kardiomyopathie

Bei der Tako-Tsubo-Kardiomyopathie (syn.: Stress-Kardiomyopathie) handelt es sich um eine akut einsetzende seltene Erkrankung des Herzmuskels, die meistens bei postmenopausalen Frauen (90 % aller beschriebenen Fälle) nach einem heftigen emotionalen Ereignis auftritt. Dies kann beispielsweise der Tod einer nahestehenden Person, ein Unfall, die Trennung vom Partner, ein heftiger Streit oder die Diagnose einer schweren Erkrankung sein (broken-heart-syndrom). In vereinzelten Fällen sind aber auch positive Überraschungen, wie die Nachricht von einem Lottogewinn, als Auslöser der Stress-Kardiomyopathie beschrieben. Das Synonym Tako-Tsubo-Kardiomyopathie, welches erstmalig 1991 in Japan beschrieben wurde, leitet sich von einer japanischen Tintenfischfalle in Form eines Kruges mit kurzem Hals (Tako-Tsubo) ab. Typischerweise besteht eine apikale Akinesie mit Normo- bis Hyperkinesie der basalen Segmente, weshalb die Form der linken Herzkammer am Ende der Systole wie die o. g. Tintenfischfalle imponiert. Diese Aufdehnung wird auch als »apical ballooning« bezeichnet.

■ **Klinische Symptome**

Primär erinnern Beschwerden an ein akutes Koronarsyndrom, welches die wichtigste Differenzialdiagnose der Tako-Tsubo-Kardiomyopathie ist:

- Plötzlich einsetzende linksventrikuläre Dysfunktion
- »apical ballooning«
- EKG-Veränderungen (ST-Streckenhebung, QT-Verlängerung, Veränderungen der T-Welle)
- Anstieg der Herzenzyme (Troponin-T)
- »Myocardial stunning« im Herzecho

Die Koronarangiografie ergibt, in Abgrenzung zum Myokardinfarkt, ein normales Gefäßsystem ohne hämodynamisch relevante Stenosen.

■ Pathophysiologie

Die pathophysiologischen Vorgänge der Erkrankung sind bis dato nicht vollständig geklärt. Aufgrund des Nachweises deutlich erhöhter Blutspiegel der körpereigenen Stresshormone Adrenalin, Noradrenalin, Metanephrine (Metanephrin und Normetanephrin) und Vanillinmandelsäure werden diese als Ursache der Stress-Kardiomyopathie diskutiert. Ähnliche Einzelfallbeobachtungen von Tako-Tsubo-ähnlichen Ereignissen konnten auch bei Patienten mit Phäochromozytom (katecholaminproduzierender Tumor der Nebenniere) ein ähnliches Bild nachweisen. Die stark erhöhte Katecholaminkonzentration kann die Aktivität des Herzmuskels dahingehend verändert, dass es zu einem Koronarspasmus oder zu einer Überladung mit Kalzium kommt. Für die vor allem apikal lokalisierte Beteiligung des Herzmuskels wird die unterschiedliche Verteilung von Beta-Adrenorezeptoren angenommen. Des Weiteren werden auch hormonelle (Sympathikusaktivierung durch Östrogendefizit), genetische sowie virale (Zytomegalievirus) Ursachen des Tako-Tsubo-Syndrom vermutet.

■ Diagnostik

Wegweisend für die Diagnostik ist die genaue klinische Anamnese, welche den Zusammenhang zwischen dem Auftreten der Beschwerden und einem emotional belastenden Ereignis in Verbindung bringt. Im Weiteren sollten primär die lebensbedrohlichen Erkrankungen durch gezielte Diagnostik ausgeschlossen werden.

- Routinelabor mit Herzenzymen, Nierenretentionsparametern, Schilddrüsenwerten
- Echokardiografie und Sonografie des Abdomens
- 12-Kanal-EKG
- Röntgen-Thorax
- Invasive Koronarangiografie meist unverzichtbar, da in der Regel eine Troponinaktivierung sowie ST-Hebungen im EKG bestehen und somit ein akuter Myokardinfarkt nicht ausgeschlossen werden kann

- Lävokardiografie mit Darstellung der typischen Tako-Tsubo-Form des linken Ventrikels
- Kardio-MRT zumeist zur Bestätigung der Verdachtsdiagnose nach Ausschluss einer ischämischen Genese des »apical-ballooning« und zum Ausschluss myokardialer Vernarbungen (z. B. nach Myokarditis) (■ Abb. 3.15)

■ Komplikationen

Akutphase: Die Symptome der Stress-Kardiomyopathie gleichen denen eines Herzinfarktes. Charakteristisch sind plötzlich beginnende heftige Brustschmerzen (Angina pectoris) und Luftnot (Dyspnoe). Im Akutstadium ist eine Unterscheidung zum Herzinfarkt ohne Herzkatheteruntersuchung unmöglich, sodass das unter der Verdachtsdiagnose zunächst als akutes Koronarsyndrom bezeichnet und behandelt wird.

> **Auch wenn die akute Symptomatik nicht im Rahmen einer akuten Myokardinfarktes entstanden ist, ist die Tako-Tsubo-Kardiomyopathie nicht ungefährlich.**

Vor allem in den ersten Stunden ist die Gefahr von ernsthaften Komplikationen hoch. Ein kardiogener Schock tritt bei etwa 15 %, eine maligne Herzrhythmusstörung (ventrikuläre Tachykardie oder Kammerflimmern) bei etwa 9 % der Patienten auf. Die Überwachung eines Patienten mit einer Tako-Tsubo-Kardiomyopathie richtet sich somit nach dem klinischen Beschwerdebild. Eine telemetrische Überwachung, wenn nicht sogar eine Überwachung auf einer IMC oder Intensivstation muss immer in Erwägung gezogen werden

■ Verlauf und Prognose

Die Prognose der Erkrankung scheint, wenn die Akutphase überstanden ist, gut. Die Veränderungen am Herzmuskel bilden sich in der Regel innerhalb von Wochen vollständig zurück und die linksventrikuläre Funktion normalisiert sich. Die aktuell angegebene Mortalität beträgt etwa 3,2 %. Die Wahrscheinlichkeit eines Rezidivs nach überstandener Akutphase scheint gering zu sein.

■ Therapie

Eine kausale Therapie der Tako-Tsubo-Kardiomyopathie ist nicht bekannt. Primär erfolgt die Behand-

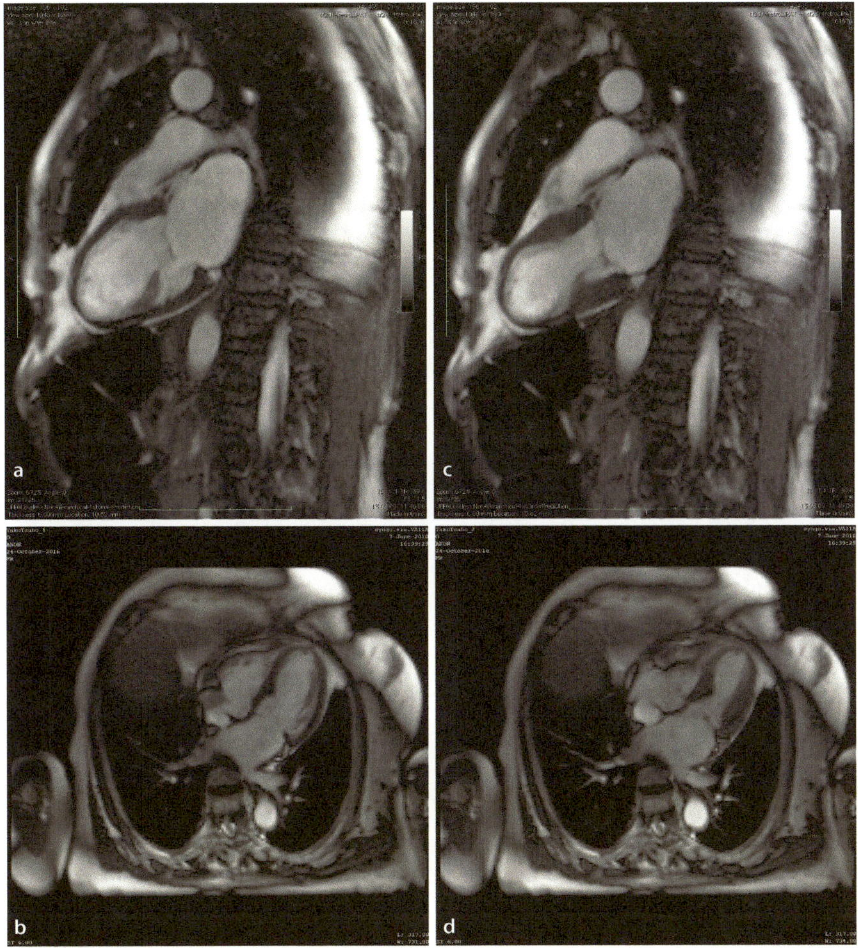

◘ Abb. 3.15 Tako-Tsubo-Kardiomyopathie **a** und **b**) enddiastolisch **c** und **d**) endsystolisch (MRT)

lung der Patienten nach den Grundsätzen der Therapie der akuten Herzinsuffizienz. Da die hohen Katecholaminspiegel als Ursache der Erkrankung angesehen werden, scheint eine weitere Zufuhr von Katecholaminen nicht zielführend zu sein. Analog zur Therapie des Phäochromozytoms, abhängig von der hämodynamischen Situation, scheint eine Therapie mit Alphablockern sinnvoll. Neben einer supportiven Therapie unter intensivmedizinischem Monitoring kann ggf. bei Patienten im kardiogenen Schock der Einsatz kardialer Assist-Devices als »bridge-to-recovery« eingeleitet werden (Donohue und Movahed 2005).

3.7 Myokarditis, Perikarditis, Endokarditis

3.7.1 Myokarditis

Die Myokarditis ist eine akute oder chronisch verlaufende entzündliche Herzmuskelerkrankung, die die Herzmuskelzellen, das Interstitium und die Herzkranzgefäße betreffen kann.

- **Ätiologie**
- **Infektiöse Myokarditis:**
  - Viral: Enteroviren, Coxsackie A und B, Parvovirus B19, Herpes-, Adeno-, Echoviren, HIV

- Bakteriell:
  - Septische Erkrankungen, z. B. Endokarditis (Staphylokokken)
  - Betahämolysierende Streptokokken der Gruppe B (Scharlach, Erysipel, Angina tonsillaris)
  - Borrelia Burgdorferi (Borelliose)
  - Diphterie
- Pilze
- Protozoen: Toxoplasmose, Chagas-Erkrankung
- Parasiten: Echinokokken, Trichinen
- **Nichtinfektiöse Myokarditis**
  - System- und Autoimmunerkrankungen: Sklerodermie, M. Crohn, Sarkoidose, Lupus erythematodes
  - Myokarditis nach Bestrahlung des Mediastinums
  - Medikamentös toxische Genese

■ Klinisches Erscheinungsbild

Der klinische Verlauf der Myokarditis hat einen äußerst variablen Verlauf und reicht vom asymptomatischen bis zum fulminanten Verlauf mit tödlichem Ausgang. Im Rahmen einer Virusmyokarditis führt die Schädigung oder komplette Zerstörung der Myokardzellen zu einem fibrotischen Gewebeumbau des Herzmuskel, was einen deutlichen Verlust der myokardialen Kontraktilität bedeutet (Mewis et al. 2006).

Im Anfangsstadium präsentieren sich die Patienten mit eher unspezifischen Grippesymptomen:
- Fieber
- Abgeschlagenheit, Müdigkeit
- Gliederschmerzen

Im weiteren Verlauf imponiert eine klinisch manifeste Myokarditis-Symptomatik wie:
- Herzrhythmusstörungen (Tachykardie, AV-Blockierungen, ventrikuläre Tachyarrhythmien)
- Angina pectoris
- Zeichen der zunehmenden Herzinsuffizienz

In seltenen Fällen kann eine Virusmyokarditis einen so fulminanten Verlauf nehmen, dass der Patient innerhalb kürzester Zeit (Stunden bis Tage) an der massiven Herzinsuffizienz versterben kann, wenn nicht rechtzeitig eine Herzunterstützungstherapie

mittels extrakorporaler oder parakorporaler Assistsysteme eingeleitet wird.

Bilden sich die Herzrhythmusstörungen sowie die eingeschränkte Pumpfunktion nicht im Verlauf der nächsten 6 Monate zurück, spricht man von einer chronischen Myokarditis bzw. einer inflammatorischen Kardiomyopathie (vergleichbar mit einer DCM).

■ Diagnostik

- **Klinische Symptome**: häufig unspezifisch.
- **EKG:** Nachweis von Herzrhythmusstörungen (Sinustachykardie, AV-Blockierungen, SVES, VES); zusätzlich ergibt sich das EKG-Bild eines »Innenschichtschadens« mit ST-Senkungen, T-Abflachungen oder T-Negativierungen
- **Röntgen Thorax:** Zeichen der zunehmenden Herzinsuffizienz mit pulmonaler Stauung, Vergrößerung der Herzsilhouette bei begleitendem Perikarderguss
- **Labordiagnostik:** Neben der Erhöhung typischer Entzündungsparameter (CRP, Leukozyten, BSG) zeigt sich ggf. auch eine Aktivierung myokardialer Enzyme wie dem Troponin. Je nach vermuteter Ursache erfolgt die spezifische Untersuchung auf virale, autoimmune oder bakterielle Erkrankungen. Bei Virusmyokarditis eventueller Nachweis von zirkulierenden Antikörpern (AMLA, ASA). Bestimmung der natriuretischen Peptide (z. B. NT-proBNP) zur Evaluierung bzw. Verlaufskontrolle der Herzinsuffizienz
- **Echokardiografie:** Initial häufig unauffällige Befunde, ggf. kleiner Perikarderguss oder regionale Wandbewegungsstörungen. Bei fulminanter oder chronischer Myokarditis deutliche Reduktion der linksventrikulären Pumpfunktion oder ventrikuläre Dilatation
- **MRT:** Die kardiale MRT kann mit Hilfe mehrerer verschiedener Sequenzen als einziges Verfahren direkt entzündliche Myokardveränderungen visualisieren. Im Rahmen der klinischen Routine kommt die kardiale MRT daher immer früher und häufiger zur Myokarditisabklärung zum Einsatz (■ Abb. 3.16)
- **Koronarangiografie ggf. mit Myokardbiopsie:** Zum Ausschluss einer koronaren Herzerkrankung erfolgt zumeist zu Anfang eine invasive

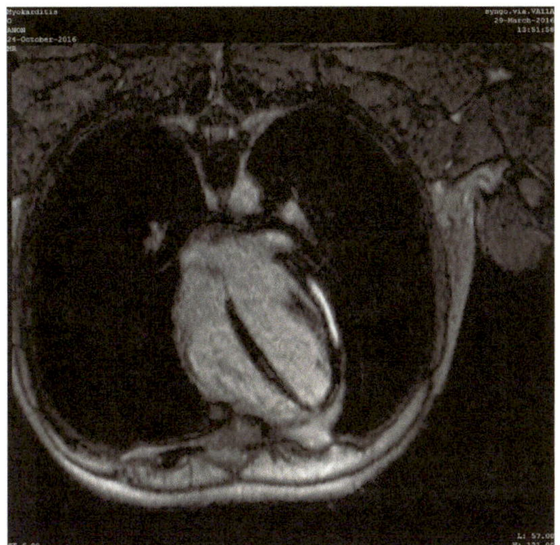

Abb. 3.16 MRT-Befund einer linksventrikulären Myokarditis

Darstellung der Koronargefäße. Die Myokardbiopsie hat aufgrund der deutlich höheren Komplikationsrate im Vergleich zu den zunehmend besseren nichtinvasiven diagnostischen Verfahren wie dem MRT an Wertigkeit verloren

- **Therapie**
- Unbedingt körperliche Schonung über mehrere Wochen (Arbeitsunfähigkeit)
- Ggf. Pausieren toxischer Medikamente
- Kausale Therapie der Grunderkrankung
- Regelmäßige echokardiografische Verlaufskontrollen zur Evaluierung der LV-Funktion
- Stadienadaptierte Herzinsuffizienztherapie inklusive einer eventuellen ICD/CRT-Implantation
- Behandlung der Rhythmusstörungen mit B-Blockern
- Bei terminaler Herzinsuffizienz und fehlenden Kontraindikationen Implantation eines LV-Assist-Device oder Herztransplantation

3.7.2 Perikarditis

Die Perikarditis ist eine entzündliche Erkrankung des Herzbeutels, wobei eine strenge Trennung zwischen einer Perikarditis sowie einer Myokarditis aufgrund der Beschwerdesymptomatik nicht immer erfolgen kann. Dies hat zur Bezeichnung der Perimyokarditis geführt. Klinische Manifestationen können eine akute, chronische und konstriktive Form sein.

- **Ätiologie**
- Infektiöse Perikarditis häufig durch Viren (Coxsackie A/B, Adeno-, Echoviren, HIV u. a.) ausgelöst. Die als »idiopathisch«, also ohne nachgewiesenen auslösenden Faktor, bezeichneten Perikarditisfälle sind in der Mehrzahl viraler Genese (Herold 2014). Durch Bakterien (z. B. Mykobakterien) oder septische Erkrankungen bedingte Perikarditisfälle sind selten
- Immunologische bedingte Perikarditis bei entzündlichen Autoimmunerkrankungen (z. B. systemischer Lupus erythematodes)
- Postmyokardinfarktsyndrom (Dressler-Syndrom): ca. 1–6 Wochen nach Herzinfarkt bzw. herzchirurgischer Operation klinisch imponierende Perikarditis/Pleuritis mit Leukozytose, BSG-Erhöhung und Nachweis von Antikörpern gegen Herzmuskelgewebe
- Perikarditis bei Urämie
- Tumor bedingte Perikarditis durch infiltratives Wachstum oder Metastasierung
- Perikarditis durch Bestrahlung des Thorax/Mediastinums im Rahmen einer Strahlentherapie

- **Klinisches Erscheinungsbild**

Unterschieden werden kann eine **trockene** und eine **feuchte bzw.** exsudative Form der Perikarditis.

Die **akute Perikarditis** manifestiert sich durch ihren schnellen und plötzlichen Verlauf. Abhängig vom Ausmaß der Ergussmengen im Perikard wirken die Patienten schwerkrank und zeigen typischerweise folgende Symptome:

- Stärkste thorakale Schmerzen durch das Perikardreiben mit Zunahme im Liegen, bei tiefer Inspiration und beim Husten
- Husten bei ggf. bestehender Begleitpleuritis
- Tachykardie
- Fieber und Schweißausbrüche

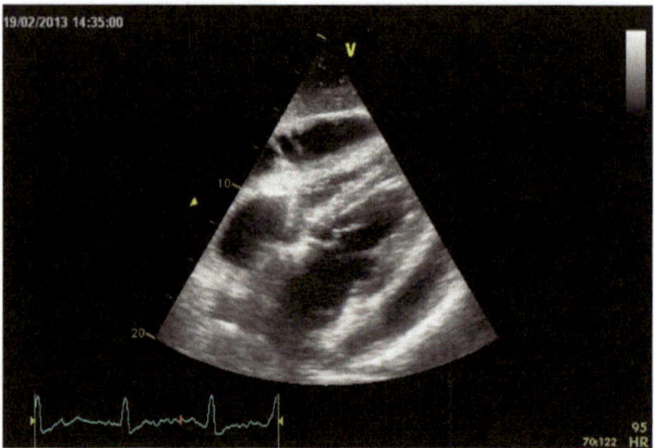

Abb. 3.17 Perikarderguss mit Kompression des rechten Ventrikels

- Manifester Perikarderguss mit Gefahr der Perikardtamponade (■ Abb. 3.17)
  - Rückstau des Blutes vor dem rechten Herzen
  - Prall gefüllte Jugularvenen
  - Rechtsseitige Oberbauchschmerzen bei Leberkapselspannung
  - Low-output mit Hypotonie, Dyspnoe und Kollaps

Die **chronische Perikarditis** kann weitgehend asymptomatisch verlaufen und bei sich langsam entwickelndem Perikarderguss lange unerkannt bleiben. Die Symptome sind dabei abhängig von der hämodynamischen Kompromittierung der diastolischen Füllung des Herzens. Es zeigen sich:

- Müdigkeit und Leistungsminderung
- Zeichen der chronischen Rechtsherzinsuffizienz (z. B. Beinödeme)
- Kardiale Kachexie mit Verminderung der allgemeinen Muskel- und Körpermasse bei verminderter Durchblutung
- Angina pectoris durch zunehmende Koronarinsuffizienz

Die chronisch konstriktive Perikarditis beschreibt den Folgezustand der akuten Perikarditis mit Kompression des Herzens durch den post-entzündlichen Schrumpfungsprozess des Perikards mit ggf. zusätzlicher Kalkeinlagerung des Herzbeutels. Dieses sogenannte »Panzerherz« führt zu einer Behinderung der diastolischen Ventrikelfüllung, Symptomen der Einflussstauung des rechten Ventrikels und einer zunehmenden myokardialen Atrophie.

- **Diagnostik**
- **Klinische Symptome** (s.o.)
- **Auskultation:** herzsynchrones Reibegeräusch (Perikardreiben).
- **EKG:** Da das Perikard nicht an der Erregungsüberleitung des Herzens beteiligt ist, sind EKG-Veränderungen nicht durch die Perikarditis, sondern durch die Beteiligung des Myokards im Sinne einer Perimyokarditis zu werten. Im Akutstadium zeigen sich Veränderungen wie bei einem akuten Myokardinfarkt, jedoch sind diese nicht einem bestimmten Koronargebiet zuzuordnen, sondern können sich in vielen oder auch allen Ableitungen zeigen und nehmen eher einen konkavförmigen Verlauf aus dem aufsteigenden Schenkel der S-Zacke. Im Verlauf sind die ST-Hebungen rückläufig und es zeigt sich eine Negativierung der T-Welle in vielen oder allen Ableitungen
- **Labordiagnostik:** Neben der Erhöhung typischer Entzündungsparameter (CRP, Leukozyten, BSG) zeigt sich ggf. auch eine Aktivierung myokardialer Enzyme wie dem Troponin. Je nach vermuteter Ursache erfolgt die spezifische Untersuchung auf virale, autoimmune oder bakterielle Erkrankungen. Die mikrobiologische und histologische Untersuchung des Perikardergusses kann eine maligne Ursache evaluieren. Äußerst selten ist eine Biopsie des Perikards indiziert
- **Echokardiografie:** Neben dem direkten visuellen Nachweis des Perikardergusses kann dessen hämodynamische Relevanz bestimmt sowie bereits vorhandene Kalzifizierungen dargestellt werden
- **Röntgen-Thorax:** Vergrößerung der Herzsilhouette in Form eines Dreiecks oder eines Bocksbeutels. Ggf. Kalzifikationen des Perikards. Zur exakteren Beurteilung der Verkalkungen kann ein Kardio-CT durchgeführt werden
- **Herzkatheteruntersuchung:** Zum Ausschluss einer KHK und Diagnosesicherung einer konstriktiven Perikarditis durch Messung intrakardialer Drücke

- **Therapie**
- Perikardpunktion und Anlage einer Perikarddrainage
- Perikardfensterung
- Körperliche Schonung
- Analgetische und antiphlogistische Therapie (NSAR, evtl. Kortikoide, Colchicin)
- Therapie der Grunderkrankung, wenn möglich (Antibiotika bei bakterieller Genese, ggf. Dialyse bei Urämie)

3.7.3 Endokarditis

Die chronische oder akute Entzündung der Herzinnenhaut wird als Endokarditis bezeichnet. Zumeist sind dabei die Herzklappen vor allem an den Schließungsrändern einer Klappe betroffen; seltener die Sehnenfäden, Papillarmuskel oder die Innenwände des Vorhof- oder Kammermyokards. Der Befall der Herzklappen geht generell mit einer Destruktion der Klappensegel einher, die sich in Klappendysfunktionen präsentieren. Akute oder subakute Verlaufsformen sind beschrieben, wobei die akute Form rasch einen vital bedrohlichen Zustand annehmen kann.

- **Ätiologie**
- **Infektiöse Endokarditis:** bakterielle oder mykotische Endokarditis
  Typische Erreger:
    - Streptokokken 45–65 %
    - Staphylokokken 30–40 %
    - Enterokokken 10 %
    - Seltene Erreger (Coxiella burneti, Chlamydien, Mykoplasmen, Legionellen, HACEK-Gruppe (H. influenza, Actinobacillus, Cardiobakterium, Eikenella und Kingella)
    - Pilze 1 %
  In ca. 10 % der Fälle kann trotz mehrfacher Blutkulturgewinnung kein auslösender Erreger gefunden werden.
  Durch die zunehmende Verwendung von prothetischem Material (Herzschrittmacher, Venenkatether und Endoprothesen) sowie die Ausweitung intensivmedizinischer Therapien nimmt das prozentuale Auftreten von Staphylokokken-Endokarditiden in den letzten Jahren tendenziell zu. Ein weiterer Risikofaktor ist der i.v.-drogenabhängige Patient.
- **Abakterielle Endokarditis:** Antigen-Antikörper-Reaktion bedingt, z. B. E. rheumatica, E. Libmann-Sacks bei systemischem Lupus erythematodes
- **Mischform:** bakterielle Endokarditis auf eine abakterielle Endokarditis
- **Endokard-myokardiale Fibrose**

- **Prädisponierende Faktoren**

Die wichtigsten Faktoren, die das Risiko für eine Endokarditis bestimmen, sind zum einen die z. B. durch Arteriosklerose, kongenitale Herzfehler, frühere Endokarditis oder rheumatisches Fieber vorgeschädigte Herzklappe als auch ein schlechter Immunstatus, wie bei Patienten mit Diabetes mellitus, höherem Lebensalter, chronischer Alkoholkrankheit oder Drogenkonsum. Die hämatogene Streuung der Erreger im Rahmen der Bakteriämie sowie die Virulenz der Erreger spielen ebenso eine große Rolle. Staphylokokken verursachen zumeist ein akutes Krankheitsbild, Streptokokken eher eine subakute Form. Schon eine kurz andauernde Bakteriämie, z. B. nach kleinen Eingriffen wie Tonsillektomien oder auch beim normalen Zähneputzen, kann im Bereich von Läsionen des Endokards mit thrombotischen Auflagerungen einen Absiedelungsort für die Erreger induzieren.

- **Klinische Symptomatik**

Die Ausprägung der klinischen Symptomatik ist von der Verlaufsform der Endokarditis abhängig. Die chronische Form der Endokarditis wird häufig auf Grund ihres zögerlichen Verlaufes mit vielfältigen und eher unspezifischen Allgemeinsymptomen erst nach mehreren Monaten diagnostiziert.

Symptome einer Endokarditis:
1. Fieber, Tachykardie, evtl. Schüttelfrost
2. Allgemeinsymptome: Gewichtsverlust, Schwäche, Schweißneigung, Arthralgien
3. Kardiale Symptome:
    - Pathologische Herzgeräusche durch die Klappendestruktion
    - Zunehmende Herzinsuffizienz

4. Kutane Symptome:
   - Petechien
   - Osler-Knötchen: schmerzhafte linsengroße rötliche Knötchen der Finger und Zehen
   - Janeway-Läsionen: hämorrhagische nicht schmerzhafte Läsionen der Handinnenflächen und Fußsohlen
5. Bakterielle Mikro-/Makroembolien:
   - Niereninfarkte (Hämaturie, Proteinurie)
   - Periphere Embolien in Arm- oder Beinarterien
   - Embolischer Hirninfarkt

Diagnostik

Der Verdacht auf eine Endokarditis ist immer dann berechtigt, wenn seit mehreren Wochen eine entsprechende Symptomatik (s.o.) besteht, der Zustand eines Patienten sich trotz scheinbar effektiver antibiotischer Therapie klinisch nicht verbessert, wenn Patienten typische Risikofaktoren (Gefäßprothesen, Herzschrittmacher, Herzklappen o. Ä.) aufweisen oder eine i.v.-Drogenabhängigkeit besteht. Eine sorgfältige körperliche Untersuchung und eine achtsame Anamneseerhebung sind notwendig, um einen ggf. verursachenden Bakterienherd zu lokalisieren. EKG-Zeichen im 12-Kanal-EKG (Rhythmusstörungen, AV-Block, Infarkt-EKG bei Koronarembolisation, T-Negativierung bei Begleitperikarditis) sind eher unspezifisch, geben aber einen wichtigen Hinweis auf mögliche Komplikationen der Endokarditis.

Die Labordiagnostik beinhaltet folgende Parameter:

- **Infektparameter**: CRP, PCT, Blutbild und Differenzialblutbild, Nieren- und Leberwerte sowie die Gerinnungsparameter
- **Rheumafaktoren**
- **Blutkulturen:** Um einen entsprechenden Erreger zu sichern und im Anschluss eine gezielte antibiotische Therapie durchzuführen, sollten insgesamt 3 × 2 Blutkulturpaare (aerob und anaerob) jeweils an verschiedenen Stellen unbedingt vor Einleitung einer antibiotischen Therapie entnommen werden. Bei liegenden Gefäßkathetern (ZVK, Dialysekatheter, Port-Katheter) kann ergänzend ebenfalls noch ein Blutkulturpaar abgenommen werden

Echokardiografie

Mit Hilfe der Echokardiografie können direkte Veränderungen an den Herzklappen (flottierende Vegetationen) oder dem umliegenden Gewebe (Abszessbildungen oder Fistelung) visualisiert werden. Des Weiteren können die aus den entzündlichen Veränderungen entstandenen funktionellen Beeinträchtigungen für das Herz, wie etwaige Klappeninsuffizienzen oder -stenosen, und die globale linksventrikuläre Kontraktilität abgeschätzt werden. Auch wenn ein TTE schon eine entsprechende Aussage treffen kann, wird die TEE aufgrund der besseren Bildqualität und der besseren Detektion von Pathologien als »Goldstandard« angesehen (▣ Abb. 3.18).

Weitere Diagnostik

Im Falle einer bestätigten Endokarditis wird eine Abdomensonografie, CT oder auch MRT durchgeführt, um etwaige septische Embolien nachzuweisen. Die Koronarangiografie erfolgt im Rahmen der präoperativen Vorbereitung zum Ausschluss einer koronaren Herzerkrankung. Im Falle einer Aortenklappenendokarditis kann die KHK-Diagnostik

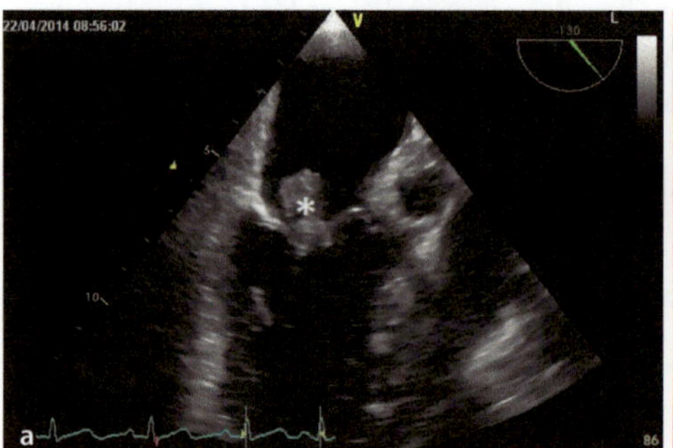

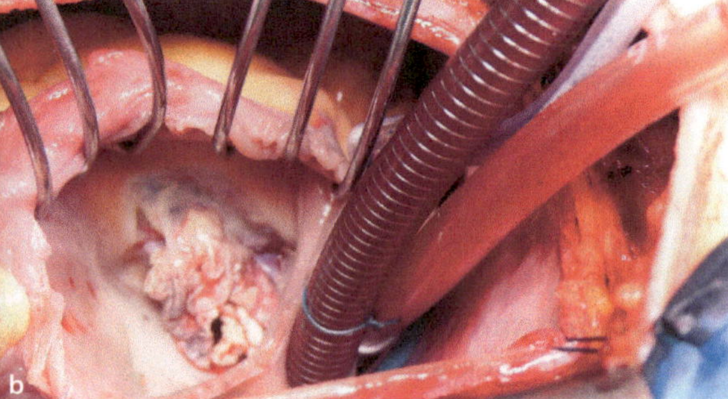

▣ **Abb. 3.18** **a)** Mitralklappenendokarditis mit blumenkohlartiger Vegetation (*) **b)** intraoperative Darstellung

aber ggf. auch mit einem Herz-CT erfolgen, um im Rahmen der Kathetermanipulation zur Sondierung der Ostien eine Embolisation der Vegetationen zu verhindern.

■ Therapie

Neben der allgemeinen körperlichen Schonung ist eine zügige antibiotische Therapie einzuleiten. Diese erfolgt jeweils nach den Leitlinienempfehlungen der Fachgesellschaften (Habib et al. 2015). Bei akutem Verlauf erfolgt der Therapiebeginn unmittelbar nach Gewinnung der mikrobiologischen Diagnostik (3 × 2 Blutkulturen) noch vor dem schriftlichen Erregernachweis anhand einer empirischen Therapie. Anhand des Antibiogramms kann dann die Therapie an den spezifischen Erreger angepasst werden. Grundsätzlich erfolgt die antibiotische Therapie intravenös und über einen Zeitraum von mindestens 4 Wochen. Regelmäßige klinische, laborchemische und echokardiografische Verlaufskontrollen sind notwendig, um den Therapieerfolg zu beurteilen und etwaige Komplikationen wie embolische Ereignisse, Klappendysfunktionen oder intrakardiale Abszesse frühzeitig zu entdecken.

Heilt die Endokarditis unter der antibiotischen Therapie vollkommen aus, ist eine operative Sanierung nicht indiziert. In einigen Fällen wird ein zweizeitiges, einer initialen antibiotischen Therapie folgendes operatives Therapieregime gewählt.

Folgende Befunde erfordern eine sofortige operative Versorgung:

- Zunehmende Herzinsuffizienz bei Klappendestruktion
- Rezidivierende septische Embolien
- Große flottierende Klappenvegetationen
- Kardiale Abszesse
- Therapieversager
- Pilzendokarditiden

■ Endokarditisprophylaxe

In den aktuelle Guidelines (Habib et al. 2015) werden nur noch vier Indikationen für eine Endokarditisprophylaxe angegeben:

- Zustand nach prothetischem Ersatz einer Herzklappe
- Bereits zuvor durchgemachte infektiöse Endokarditis
- Kongenitale Herzerkrankung

- Empfänger von Herztransplantaten mit nachfolgend sich entwickelnder Herzklappenproblematik

Die Endokarditis ist ein lebensbedrohliches Krankheitsbild, das eine gute interprofessionelle und interdisziplinäre Zusammenarbeit erfordert. Zielführend sind die rasche und zielgerichtete Diagnostik und die anhand der Leitlinien empfohlene antibiotische Therapie.

> **Trotz frühzeitiger Diagnosestellung und optimaler Therapie besteht je nach verursachendem Erreger immer noch eine hohe Mortalität von 15–70 %. Ohne Behandlung ist die infektiöse Endokarditis letal.**

3.8 Lungenembolie

Unter einer Lungenembolie versteht man eine plötzliche oder schrittweise Verlegung der Pulmonalarterien durch einen Thrombus. In > 90 % der Fälle stammt die Embolie aus dem venösen System der unteren Körperhälfte und ist Folge einer (möglicherweise nicht endeckten) tiefen Bein- oder Beckenvenenthrombose (TVT). Bis zu 50 % der Patienten mit einer proximalen TVT können bereits eine asymptomatische jedoch szintigrafisch nachweisbare Lungenembolie aufweisen (Herold 2014).

Löst sich ein Thrombus aus dem venösen Gefäßsystem, so gelangt er über die untere Hohlvene und das rechte Herz in die Lungenarterie und bliebt dort aufgrund des kleineren Gefäßdurchmessers hängen. Eine Lungenembolie ist nach wie vor eine der häufigsten »plötzlichen« Todesursachen überhaupt. In Autopsien findet sich in bis zu 10 % aller Untersuchten eine Lungenembolie als Todesursache. Neben der venösen Thromboembolie können auch noch Luftembolien, Fettembolien, Embolien durch eingebrachten »Knochenzement« oder Fruchtwasserembolien eine Lungenembolie verursachen. Auslösende Faktoren einer Lungenembolie können Mobilisation des Patienten nach längerer Liegedauer, morgendliches Aufstehen nach der Nachtruhe oder aber auch erhöhter Druck im Bauchraum bei starkem Pressen, z. B. während des Stuhlgangs, sein.

Die Lungenembolie hat pathophysiologisch betrachtet sowohl hämodynamische als auch respiratorische Auswirkungen. Symptome zeigen sich in Abhängigkeit von der Größe des Thrombus und der damit verbundenen hämodynamischen Beeinflussung. So können bei kleineren Embolien auch keine oder nur geringfügige Beschwerden auftreten, sodass diese fälschlich übersehen werden können, obwohl sie häufig Vorboten größerer Embolien sind. Ebenso ist es möglich, je nach Ablösung des Blutgerinnsels, dass Beschwerden und Symptome schubweise auftreten. Bei einem schweren Verlauf der Lungenembolie leiden die Patienten unter akuter und stärkster Atemnot, diese kann innerhalb von Sekunden bis Stunden zum Atemstillstand führen und es kommt zum Herz-Kreislauf-Versagen.

Die mechanische Verlegung der Lungenstrombahn führt zu einer akuten Nachlasterhöhung im Lungenkreislauf mit folgender Rechtsherzbelastung (akutes Cor pulmonale). Ebenso bedingt der pulmonalarterielle Verschluss ein Perfusions-/Ventilationsmismatch, d. h., dass bestimmte Lungenareale zwar ventiliert sind, aber aufgrund der fehlenden Durchblutung des nachgeschalteten Gefäßbettes nicht am Gasaustausch teilnehmen. Dies führt zur arteriellen Hypoxie. Durch den dilatierten rechten Ventrikel mit akuter Druckbelastung verschiebt sich das interventrikuläre Septum zum linken Ventrikel hin und vermindert die ventrikuläre Füllung. Im Rahmen der akuten Rechtsherzdekompensation ergibt sich das Bild eines Vorwärtsversagens mit erniedrigtem HZV sowie ein hypotoner und tachykarder Kreislaufschock (Konstantinides et al. 2014).

Symptome einer Embolie können je nach Ausmaß sein:

- Plötzliche Dyspnoe, Hyperventilation, Zyanose, Tachypnoe, Orthopnoe
- Husten, Hämoptysen
- Atemabhängige thorakale Schmerzen, vor allem bei der Inspiration
- Angst, Unruhe, Erstickungsgefühl
- Tachykardie, Hypotonie, kardiogener Schock
- Schweißausbrüche, Kaltschweißigkeit, Schwindel
- Jugularvenenstauung
- Ggf. Beinschwellung oder Beinschmerzen als Emboliequelle

Komplikationen im Rahmen einer Lungenembolie:

- Rechtsherzversagen
- Herzrhythmusstörungen
- Infarktpneumonie
- Lungenabszess
- Pleuraerguss
- Chronisch rezidivierende Mikroembolien
- Chronisches Cor pulmonale, pulmonale Hypertonie (CTEPH)

■ Diagnostik

Da es sich bei der Lungenembolie um eine potentiell lebensbedrohliche Erkrankung handelt, muss eine schnelle und zielgerichtete Diagnostik eingeleitet werden.

- Anamnese mit Evaluation der klinischen Wahrscheinlichkeit einer TVT mittels Wells-Score
- EKG: typische Veränderungen nur in etwa 25 % der Fälle nachweisbar:
  - Sinustachykardie
  - S_I,Q_{III}-Typ oder $S_I S_{II} S_{III}$-Typ durch Dilatation des rechten Ventrikels und Rotation der elektrischen Achse
  - Inkompletter Rechtsschenkelblock
  - ST-Veränderungen III oder T-Negativierungen V_{1-3}
  - P-pulmonale
- Echokardiografie: wichtigste bettseitige Untersuchung, um die hämodynamische Relevanz anhand von rechtsventrikulärer Dilatation und Kontraktilität zu beurteilen und mögliche Differenzialdiagnosen (Herzinsuffizienz, Aortendissektion, Perikardtamponade) auszuschließen (◘ Abb. 3.19); kleinere Lungenembolien können mittels Echo **nicht** ausgeschlossen werden!

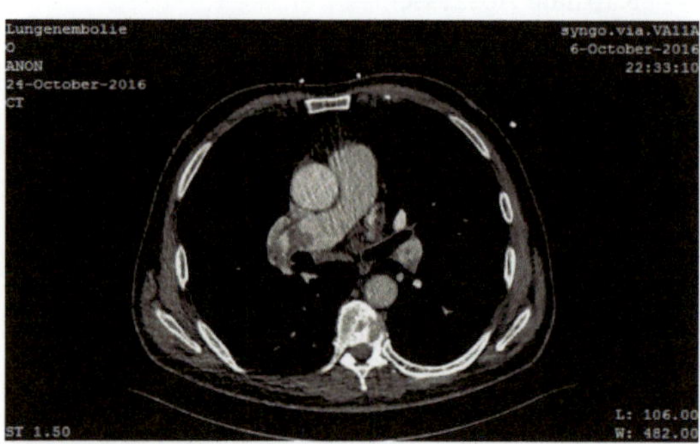

◘ **Abb. 3.19** Akute rechtsseitige Lungenembolie (CT-Pulmonalisangiografie)

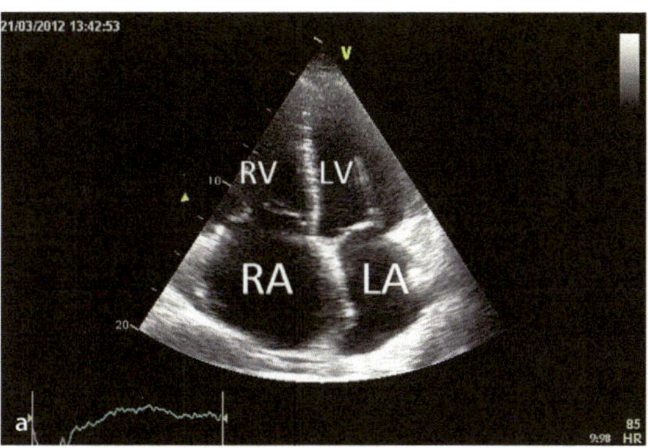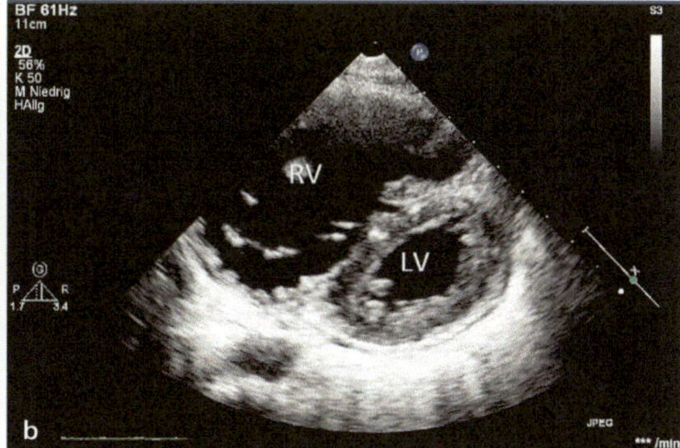

◘ Abb. 3.20 Echokardiografische Rechtsherzbelastungszeichen (dilatierte rechtsventrikuläre Kavitäten mit Kompression des linken Ventrikels und linken Atrium) RV = rechter Ventrikel, LV = linker Ventrikel, RA = rechter Vorhof, LA = linker Vorhof

- CT-Angiografie oder MRT-Angiografie: Methode der 1. Wahl mit Darstellung der A. pulmonalis bis in die Subsegmente (◘ Abb. 3.20)
- Ventilations-/Perfusionsszintigrafie: selten zur Akutdiagnostik, da nicht überall verfügbar; sinnvoll zur Abklärung unklarer Befunde bei COPD, pulmonaler Hypertonie (CTEPH)
- Pulmonalisangiografie: im Akutfall selten notwendig, ggf. vor operativer Thrombendarteriektomie bei chronisch thromboembolischer pulmonaler Hypertonie (CTEPH)
- Farb-Duplex-Sonografie: zur Diagnostik einer TVT
- Laborabnahme mit D-Dimer, BGA, Troponin und NT-proBNP zu diagnostischen und prognostischen Zwecken

Die Therapie einer Lungenembolie richtet sich nach dessen Schweregrad (Konstantinides et al. 2014) (◘ Tab. 3.5).

Die zwei wichtigsten Therapieziele bei der akuten Lungenembolie sind:

- **Verhinderung einer weiteren Embolisierung** Nach Diagnosestellung der LE oder TVT und Fehlen von Kontraindikationen ist eine effektive Antikoagulation einzuleiten. Diese soll neben weiterer Embolisation eine Zunahme des Thrombus durch Appositionsthromben verhindern. Eine aktive Verkleinerung des Embolus findet durch die Gabe von Antikoagulanzien nicht statt. Dies geschieht durch spontane fibrinolytische Aktivitäten in den Lungengefäßen, die innerhalb von Tagen bis Wochen zu einer Wiedereröffnung der verschlossenen Gefäße führen. Alternativ zum häufig primär benutzten Heparin ist die Gabe von niedermolekularen Heparinen (z. B. Enoxaparin), die bei vorgegebener Dosierung anhand des Körpergewichtes eine adäquate Antikoagulation ermöglichen, ohne 2–3 × tgl.

◘ Tab. 3.5 Frühsterblichkeit

	niedrig (< 1 %)	mittel (3–15 %)	hoch (> 15 %)
Schock oder Hypotonie	nein	nein	ja (triggert Therapie)
RV-Dysfunktion	nein	nein/ja*	möglich
Troponin erhöht	nein	nein/ja*	möglich
Therapie	ambulante Therapie mit oraler Antikoagulation möglich	Krankenhausbehandlung mit Einleitung der Antikoagulanzientherapie möglich	Thrombolyse oder Embolektomie

* mind. eines der beiden Kriterien

eine Steuerung der Heparintherapie mittels PTT-Bestimmung durchzuführen. Als weitere Therapieoption stehen die neuen oralen Antikoagulanzien (NOAK), wie Rivaroxaban, Dabigatran oder Apixaban, zur Verfügung. Nach dem akuten stationären Aufenthalt wird die weitere ambulante Therapie in Form von oralen Antikoagulanzien (Marcumar oder NOAK) in Abhängigkeit von Risikofaktoren oder Rezidivereignissen fortgeführt

- **Stadienabhängige Therapie zur Reduktion der Mortalität**
  Bei hämodynamisch stabilen Patienten ist die effektive Antikoagulation Therapie der Wahl. Im Falle einer schweren hämodynamischen Einschränkung wird die Durchführung einer Thrombolyse mit dem Ziel einer schnellen Auflösung des Thrombus und damit Verbesserung der hämodynamischen Situation empfohlen. Voraussetzung für die Durchführung ist das Fehlen von Kontraindikationen (hohes Blutungsrisiko!). Alternativ besteht in einigen Fällen die Indikation einer kathetergesteuerten Ultraschall-Thrombolyse oder einer operativen pulmonalen Embolektomie mit oder ohne Herzlungenmaschine – jedoch mit einer hohen intraoperativen Letalität – als Ultima-Ratio-Option (Konstantinides et al. 2014)

- **Pflegerische Maßnahmen**

> **Praxistipp**
>
> Pflegerische Erstmaßnahmen bei V. a. auf eine Lungenembolie oder bei einer klinischen Verschlechterung eines Patienten mit bereits diagnostizierter Lungenembolie ist, neben der sofortigen Verständigung des Arztes, den Patienten zu beruhigen und Hektik zu vermeiden. Der Patienten darf in der Akutphase nicht alleine gelassen werden!

- Ruhe und Sicherheit vermitteln!
- Vitalzeichenkontrolle, Krankenbeobachtung, besonders auf die Atmung achten
- Dokumentation
- Sauerstofftherapie mit Sauerstoffbrille, Nasensonde oder Sauerstoffmaske einleiten

- Absolute Ruhigstellung des Patients/Bettruhe, Oberkörperhoch lagern
- Pulsoxymetrie und Monitor anschließen
- Venösen Zugang legen, Medikamente vorbereiten (Antikoagulationstherapie, z. B. Heparin 10.000 IE als Bolusgabe, Heparinperfusor zur Vollheparinisierung vorbereiten)
- Notfallkoffer bereithalten, Notfallmedikamente vorbereiten (positiv-inotrope Medikamente, β-Mimetikum) und nach Notwendigkeit Notfallalarm auslösen
- Schmerzbekämpfung und Sedierung mit Analgetika (Patienten haben Todesängste, daher darf die Sedierung nicht vergessen werden!)
- Bei fulminanter Lungenembolie mit Kreislaufstillstand Reanimationsmaßnahmen einleiten
- Bei möglicher oder vorgenommener Lysetherapie keine i. m.-Injektionen vornehmen! Sollte der Patient von extern ins Krankenhaus kommen, nachfragen, ob dieser in der letzten Zeit eine i. m.-Injektion erhalten hat, dann Einstichstelle regelmäßig kontrollieren

Im Verlauf der weiteren stationären Behandlung stehen die folgenden pflegerelevanten Maßnahmen bei einer Lungenembolie im Vordergrund:
- Vitalzeichenkontrolle: Puls, Blutdruck, Bewusstsein, Temperatur
- Besonders auf die Atmung achten (Frequenz, Rhythmus, Tiefe)
- Hautfarbe und Allgemeinbefinden beobachten
- Überwachung der Lysetherapie, Nebenwirkungen, Blutungen, Schleimhäute, Temperatur, Schmerzen
- Übernahme oder Unterstützung bei der Körperpflege, besonders wenn Bettruhe angeordnet ist
- Atemtherapie und Pneumonieprophylaxe durchführen
- Bei Bettruhe → Dekubitusprophylaxe
- Ernährungsberatung, blähende und stopfende Speisen vermeiden → Obstipationsprophylaxe
- Bilanzierung und Flüssigkeitsrestriktion wenn notwendig, ggf. Ein- und Ausfuhrprotokoll (Rechtsherzbelastung)

- Thromboseprophylaxe, wenn notwendig Kompressionsverbände oder Kompressionsstrümpfe anlegen, ggf. Beinhochlagerung mit Hilfe einer Schiene durchführen
- Bei operativer Embolektomie postoperative Pflege durchführen
- Nach ärztlicher Rücksprache Krankengymnastik und Mobilisation, vor allem ist die Belastbarkeit des Patienten zu beachten!

Patienten, die nach einer therapierten Lungenembolie entlassen werden, sollten genauestens darüber informiert werden, wie man sich vor einer nochmaligen Thrombose schützen kann und welche Risikofaktoren vermieden werden müssen. Es ist sinnvoll, dem Patienten und seinen Angehörigen dazu eine schriftliche Aufklärung der Thromboseprophylaxe auszuhändigen. Des Weiteren muss der Patient genauestens darüber aufgeklärt werden, welche Maßnahmen er zu ergreifen hat, wenn ein erneuter Thromboseverdacht oder eine längere Immobilisation besteht, z. B. sofort den Hausarzt aufsuchen. Patienten und deren Angehörige benötigen auch eine Ernährungsberatung, um zu wissen, worauf sie im Alltag zu achten haben. Wichtig ist außerdem eine Beratung und Schulung zur Therapie mit Vitamin-K-Antagonisten und den NOAK (Knipfer und Kochs 2012; Latasch 2004; Menche 2011).

3.9 Pulmonale Hypertonie

Der normale, in den Pulmonalarterien gemessene Mitteldruck (PA mean) beträgt 12–16 mmHg. Von einer pulmonalen Hypertonie (PH, syn. Lungenhochdruck) wird gesprochen, wenn der mittlere Blutdruck auf 25 mmHg oder mehr in Ruhe ansteigt. Die Messung muss invasiv mittels Rechtsherzkatheter erfolgen, eine primäre Abschätzung ist aber auch mittels transthorakaler Echokardiografie mit Bestimmung des Druckgradienten zwischen rechtem Ventrikel und rechtem Vorhof möglich (Simonneau et al. 2013).

Die Ursachen für eine PH sind multifaktoriell, weshalb ein diagnostischer Algorithmus entwickelt wurde, um eine entsprechende Klassifizierung vorzunehmen. In Abhängigkeit von der verursachenden Grunderkrankung gibt es ausgeprägte therapeutische Unterschiede. Die Einteilung der pulmonalen Hypertonie erfolgt aktuell nach den Leitlinien der ESC aus dem Jahre 2015 in fünf Klassen (Simonneau et al. 2013):

Gruppe 1: pulmonalarterielle Hypertonie (PAH)
1. Idiopathische pulmonalarterielle Hypertonie (IPAH)
2. Hereditäre pulmonalarterielle Hypertonie (HPAH)
3. Arzneimittel- und toxininduziert

◻ Tab. 3.6 Hämodynamische Definitionen der pulmonalen Hypertonie

Definition	Charakteristika	Klinische Gruppen
Pulmonale Hypertonie	PAPm ≥ 25 mmHg	Alle
Präkapilläre PH	PAPm ≥ 25 mmHg PWP ≤15 mmHg HZV normal oder erniedrigt	Pulmonal arterielle Hypertonie - PH bei Lungenerkrankungen - CTEPH - PH mit unklarem oder multifaktoriellen Mechanismus
Postkapiläre PH	PAPm ≥ 25 mmHg PWP >15 mmHg HZV normal oder erniedrigt	- PH infolge Linksherzerkrankungen - PH mit unklarem oder multifaktoriellen Mechanismus
Isoliert post-kapilläre PH (Ipc-PH)	DPG < 7 mmHg und/oder PVR ≤ 3 WE	
Kombiniert post-kapilläre und prä-kapilläre PH (Cpc-PH)	DPG ≥ 7 mmHg und/oder PVR > 3 WE	

4. Assoziierte pulmonalarterielle Hypertonie (APAH) bei:
   a. Kollagenosen
   b. HIV-Infektion
   c. Portaler Hypertonie
   d. Angeborenen systemisch-pulmonalen Shunts (u. a. Herzfehler)
   e. Bilharziose

Gruppe 2: pulmonale Hypertonie bei Erkrankungen des linken Herzens
1. Systolische Dysfunktion
2. Diastolische Dysfunktion
3. Herzklappenerkrankungen (Mitral- oder Aortenklappenfehler)

Gruppe 3: pulmonale Hypertonie bei Lungenerkrankung und/oder Hypoxie
1. Chronisch obstruktive Lungenerkrankung
2. Interstitielle Lungenerkrankung
3. Andere restriktiv und obstruktiv gemischte pulmonale Erkrankungen
4. Schlafapnoe-Syndrom
5. Alveoläre Hypoventilation
6. Chronische Höhenkrankheit
7. Anlagebedingte Fehlbildungen

Gruppe 4: pulmonale Hypertonie aufgrund chronischer Thromboembolien (CTEPH)

Gruppe 5: pulmonale Hypertonie mit unklaren multifaktoriellen Mechanismen
1. Hämatologische Erkrankungen: chronisch hämolytische Anämie, myeloproliferative Erkrankungen, Zustand nach Splenektomie
2. Systemische Erkrankungen: Sarkoidose, pulmonale Langerhanszellenhistiozytose, Lymphangioleiomyomatose, Neurofibromatose, Vaskulitis
3. Metabolische Erkrankungen: Glykogenspeicherkrankheit, Morbis Gaucher, Schilddrüsenerkrankungen
4. Andere: Obstruktion durch Tumore, fibrosierende Mediastinitis, chronischer Nierenausfall mit Dialyse

■ Pathophysiologie

In Abhängigkeit der Grunderkrankung der pulmonalen Hypertonie führen verschiedene Pathomechanismen zu einer Druckerhöhung innerhalb der Pulmonalgefäße. Dabei kann eine Verdickung der Gefäßmuskulatur mit Reduktion des Gefäßdurchmessers genauso zu einer Erhöhung des pulmonalarteriellen Widerstandes führen wie ein akuter Verschluss einer Pulmonalarterie im Rahmen einer akuten Lungenembolie. Im Verlauf der chronischen pulmonal-arteriellen Hypertonie nimmt die Gefäßmuskulatur an Umfang zu und ein langsamer bindegewebiger Umbau der Muskulatur reduziert die Fähigkeit der Gefäßmuskulatur zur Regulation des Blutdruckes über die sonst flexible Relaxation. Durch den zusätzlichen sklerotischen Umbauprozess verlängert sich die Diffusionstrecke des arterio-alveolären Übergangs, was über den verschlechterten Gasaustausch zur arteriellen Hypoxie führt.

■ Klinische Symptomatik

Die Symptome der PH sind zunächst unspezifisch und es dauert häufig mehrere Monate, bis die Diagnose einer pulmonalen Hypertonie gestellt wird. Erste klinische Symptome, insbesondere unter Belastung, treten bei pulmonalarteriellen Mitteldrücken von 30–40 mmHg auf. Im Bereich von 50–70 mmHg nimmt – bedingt durch die chronische Druckbelastung des rechten Ventrikels – die Herzauswurfleistung kontinuierlich ab. Folgende Symptome treten auf:
- Stark eingeschränkte körperliche Leistungsfähigkeit und Müdigkeit
- Kreislaufstörungen einschließlich Synkopen
- Angina pectoris
- Periphere Ödeme

■ Diagnostik

Bedingt durch die multiplen pathophysiologischen Ursachen einer pulmonal-arteriellen Hypertonie wird eine adaptierte und zielgerichtete Diagnostik durchgeführt.
- Anamnese, klinische Symptome (Dyspnoe, Synkopen, Angina pectoris)
- EKG (Zeichen der Rechtsherzbelastung)
- Röntgen-Thorax (pulmonale Erkrankungen, COPD, Emphysem)

- Echokardiografie (Rechtsherzbelastungszeichen und Rechtsherzfunktion, Linksherzpathologien, Klappenvitien)
- Computertomografie der Lunge mit Pulmonalisangiografie (Lungenembolie, strukturelle pulmonale Erkrankungen)
- Lungenszintigrafie mit Ventilations-/Perfusionsdarstellung (CTEPH)
- Rechtsherzkatheteruntersuchung: Die direkte Messung des pulmonal-arteriellen Blutdrucks erfolgt bei einer Rechtsherzkatheteruntersuchung mit Hilfe des Swan-Ganz-Katheters. Ab einem mittleren pulmonalarteriellen Druck (PAP) von $\geq$ 25 mmHg liegt eine PH vor. Ebenso kann anhand der Messwerte unterschieden werden, ob eine prä- oder postkapilläre Form vorliegt. Während der Untersuchung wird ggf. ein sogenannter »Vasoreagibilitätstest« durchgeführt, um zu evaluieren, ob sich die pulmonalen Druckwerte unter inhalativem NO oder Iloprost vermindern
- 6-Minuten-Gehtest, Spiroergometrie: Evaluation der Leistungsfähigkeit
- Arterielle BGA zur Beurteilung des Gasaustausches
- BNP/NtProBNP als Verlaufsparameter der kardialen Insuffizienz

■ Therapie

Eine dauerhaft erfolgreiche Behandlung setzt voraus, dass eine zur PH führende Grunderkrankung rechtzeitig beseitigt wird, bevor eine fixierte pulmonale Hypertonie eingetreten ist. Geschieht das zu spät oder ist es medizinisch nicht möglich, sind lediglich eine palliative Behandlung mit Medikamenten oder eine Lungen- oder Herz-Lungen-Transplantation möglich. Deshalb sollten Diagnostik und Therapie in spezialisierten Zentren erfolgen. Im Vordergrund steht die Behandlung der ursächlichen Grunderkrankung der PAH.

Adjuvante Therapie:
- **Sauerstoff:** kontinuierliche O_2-Therapie zur Verbesserung der Dyspnoe-Symptomatik (Ziel Sättigung $\geq$ 92 %) Indikation pO_2 < 60mmHg
- **Antikoagulation:** dringliche Indikation bei CTEPH mit großzügiger Indikationsstellung

bei allen Patienten mit erhöhtem Thromboembolierisiko
- **Diuretika:** zur Therapie der begleitenden Rechtsherzinsuffizienz
- **Körperliches Training,** gezielt und ärztlich überwacht
- **Grippeschutzimpfung**
- **Nikotinverzicht des Patienten**
- **Reduzierung eines vorhandenen Übergewichtes**

Gezielte Therapie der PAH (Karow und Lang-Roth 2015):
- **Kalziumantagonisten** (z. B. Nifedipin oder Diltiazem): nur bei positivem Vasoreaktivitätstest (eine signifikante Abnahme des Lungenarteriendrucks in der RHK-Messung mit Stickstoffmonoxid)
- **Prostanoide** (z. B. Iloprost)
- **Endothelin-Rezeptor-Antagonisten** (z. B. Bosentan, Ambrisentan, Macitentan): Hemmung der Endothelin-vermittelten Vaskonstriktion, Proliferation und Fibrose
- **PDE5-Inhibitoren** (z. B. Sildenafil, Tadalafil): pulmonale (und genitale) Vasodilatation
- **Stimulation der löslichen Guanylatcyclase** (z. B. Riociguat): neue Wirkstoffgruppe mit vornehmlicher Indikation bei CTEPH

Die medikamentöse Therapie des pulmonalen Hochdrucks ist schwierig und zudem sehr kostenintensiv (jährliche Therapiekosten € 40.000–60.000). Für andere Formen der pulmonalen Hypertonie, z. B. bei Linksherzinsuffizienz, besteht keine Arzneimittelzulassung. Eine Behandlung kann ggf. im Rahmen eines individuellen Therapieversuchs (off-label-use) nur in Expertenzentren und, wenn möglich, im Rahmen von Studien eingeleitet werden.

■ Prognose

Die Prognose ist abhängig vom:
- pulmonalarteriellen Mitteldruck (PAPm, mittlerer arterieller Blutdruck in der Lungenstrombahn, normal 12–16 mmHg)
- Ausmaß einer Hypoventilation mit Hypoxämie,
- Schweregrad der bronchialen Obstruktion sowie von der
- Kompensationsfähigkeit der rechten Herzhälfte

Die durchschnittliche Lebenserwartung ohne Therapie beträgt weniger als drei Jahre ab Diagnosestellung. Todesursache ist die meist akut einsetzende rechtskardiale Dekompensation (Rechtsherzversagen) mit malignen Herzrhythmusstörungen (Herold 2014).

3.10   Kardiale Tumore

■ Epidemiologie

Primäre Herztumoren sind mit einer Inzidenz von 0,002–0,1 % sehr selten. 75 % der primären Herztumoren sind benigne, 25 % maligne. Häufig lassen sich in ca. 10–15 % der Fälle Metastasen statt primärer Herztumore nachweisen. Der häufigste gutartige primäre Herztumor des Erwachsenen ist das Myxom. Bei Kindern tritt am häufigsten ein Rhabdomyom auf.

■ Klinische Symptome

Typische Allgemeinsymptome bei Herztumoren sind:
- Subfebrile Temperaturen
- B-Symptomatik (Gewichtsverlust, Nachtschweiß, Myalgien, Abgeschlagenheit)
- Husten
- In Abhängigkeit von der Lokalisation der Tumore ggf. Zeichen einer Herzinsuffizienz oder einer hämodynamischen Kompromittierung

Tumore im Bereich der Vorhöfe oder AV-Klappen können durch Obstruktion das Bild wie bei einer Mitral- oder Trikuspidalklappenstenose zeigen. Maligne Herztumor präsentieren sich häufig in Form eines blutigen Perikardergusses. Herzrhythmusstörungen können durch Infiltration der Leitungsbahnen oder des Myokards entstehen. Embolisierende Tumoranteile können zu Schlaganfällen, arteriellen Gefäßverschlüssen oder Lungenembolien führen.

■ Myxome

Der größere Anteil der Myxome tritt sporadisch auf, allerdings wird auch eine familiäre Häufung (autosomal dominanter Erbgang) angenommen. Frauen erkranken häufiger an einem Myxom als Männer. Lokalisiert sind diese überwiegend in den Vorhöfen

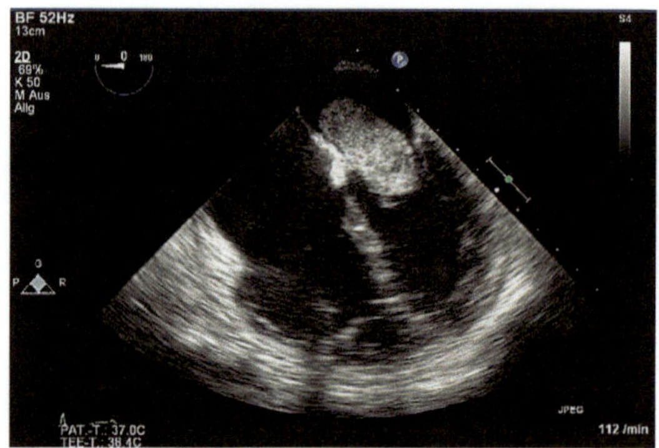

■ **Abb. 3.21** Vorhofmyxom mit Prolaps über die Mitralklappe

(ca. 80 % im linken Vorhof). Ventrikuläre oder multifokale Lokalisationen sind eher selten. Gewöhnlich inserieren die Tumore am interatrialen Septum, nahe der Fossa ovalis, und sind überwiegend durch ein gestieltes Aussehen sowie ein rasches Wachstum charakterisiert. Sie können dabei Größen von über 6 cm erreichen. Mehrheitlich haben die Myxome eine gallertartige Beschaffenheit, können allerdings auch eine bröcklige Konsistenz aufweisen und so zur Embolisation führen (■ Abb. 3.21).

■ Diagnostik

- **Auskultatorisch** sind variable Geräusche oder Änderungen in Abhängigkeit der Lage des Patienten typisch für ein atriales Myxom
- **Echokardiografie** (TTE/TEE) als Methode der Wahl bei der Diagnostik von intrakardialen Tumoren. Sie erlaubt Aussagen über Lokalisation, Wandanheftung, Mobilität, Konsistenz sowie hämodynamische Beeinträchtigung der Klappenfunktion
- **CT und MRT** erlauben Aussagen über die Ausdehnung des Tumors in die atriale und ventrikuläre Wand bzw. über die Organgrenzen (Perikard/Mediastinum) hinaus. Auch kann eine Vaskularisierung des Tumors beurteilt werden
- **Herzkatheter** vor herzchirurgischer Resektion indiziert, zum Ausschluss einer Beteiligung der Koronarien an der Blutversorgung des Tumors. Durch verbesserte Auflösung der nichtinvasiven Methoden (Echokardiografie, CT, MRT) in der Primärdiagnostik nimmt die invasive Diagnostik eine eher untergeordnete Rolle ein

■   **Therapie**

Bei sicherem Nachweis eines Tumors ist die operative Entfernung des Myxoms durch eine offene Herzoperation vor dem Hintergrund drohender embolischer Ereignisse Therapie der Wahl. Um ein erneutes Rezidiv zu verhindern, ist es notwendig, den Tumor im gesunden Gewebe zu entfernen, weshalb häufig neben dem Myxom auch das anhaftende Vorhofseptum exzidiert und mit einer Patchplastik im Anschluss verschlossen wird. Regelmäßige echokardiografische Kontrollen sollten erfolgen, um ein Rezidiv frühzeitig zu sichern.

Weitere als benigne klassifizierte Herztumore:

- Lipom
- Papilläres Fibroelastom
- Fibrom
- Angiom
- Rhabdomyom (häufigster Tumor bei Kindern)
- Teratom

■   **Maligne Tumore**

Die überwiegende Anzahl (75 %) der primären malignen Herztumoren lassen sich den Sarkomen zuordnen. Der Ursprung liegt häufig im rechten Vorhof, prinzipiell können sie jedoch in jeder Herzhöhle entstehen.

- Angiosarkom
- Rhabdomyosarkom
- Mesotheliom
- Metastasen

Nahezu alle metastasierenden Tumoren können sich lymphogen, hämatogen oder direkt im Herzen absiedeln. Am häufigsten ist das Perikard (52 %), seltener das Myokard (42 %) oder das Endokard (6 %) betroffen. Häufigster Primärtumor im Rahmen einer kardialen Metastasierung sind das Bronchialkarzinom, Mammakarzinom oder das Ösophaguskarzinom.

■ ■   **Therapie maligner Herztumore**

Kardiale Tumorerkrankungen sollten in enger Zusammenarbeit von Kardiologen, Herzchirurgen, Onkologen und Strahlentherapeuten an spezialisierten Zentren behandelt werden. Eine Standardtherapie ist aufgrund der geringen Fallzahlen nicht evidenzbasiert festgelegt, dabei ist die Spannbreite der herzchirurgischen Optionen von einer lokalen Resektion bis zum Total Artifiziell Heart (TAH) oder bis zur Herztransplantation (HTX) sehr weit.

■ ■   **Prognose**

Die 5-Jahres-Überlebensrate beträgt bei benignen Tumoren 83 %, bei malignen 30 % und bei kardialen Metastasen 26 %.

3.11   Angeborene Herzfehler

In Deutschland kommen im Jahr etwa 1 % der Lebendgeborenen mit einer Fehlbildung der Herzens oder der großen Gefäße zur Welt. Unbehandelt versterben etwa 55 % der Kinder innerhalb der ersten beiden Lebensjahre. Etwa 15 % erreichen unbehandelt das Erwachsenenalter. Aufgrund vielfältiger medizinisch-technischer Neuerungen und guter medikamentöser, chirurgischer und interventioneller Behandlungsmöglichkeiten erreichen mittlerweile in Ländern mit entsprechenden Interventionsmöglichkeiten etwa 90 % aller Patienten mit einem angeborenen Herzfehler das Erwachsenenalter. Da angeborene Herzfehler vornehmlich in der Pädiatrie bzw. Kinderkardiologie, erwachsene Patienten jedoch in der Erwachsenenkardiologie behandelt werden, ergab sich in der Vergangenheit ein Zuständigkeitsproblem. Durch die Etablierung von speziellen Zentren für Erwachsene mit angeborenem Herzfehler (EMAH-Zentrum) konnte eine adäquate Lösung geschaffen werden. Da diese Zentren jedoch noch nicht flächendeckend in Deutschland vorhanden sind, ist es durchaus üblich, dass sich Patienten bei akuten Problemen in der lokalen kardiologischen Klinik vorstellen.

■   **Ätiologie**

Die für die Herz- und Gefäßbildung kritische Phase der Schwangerschaft liegt zwischen dem 14. und 60. Tag der Schwangerschaft. Äußere Einflüsse können, wenn sie nicht gleich zum Abort führen, Missbildungen an o. g. Organen begünstigen.

- **Teratogene Schädigung:**
  - **Alkoholabusus:** Alkohol-Embryopathie mit geistiger Behinderung sowie VSD, ASD, PDA
  - **Infektionen,** z. B. Rötelviren
  - **Medikamente,** z. B. Phenytoin, 4-Hydroxycumarine, Lithium, Neuroleptika

Tab. 3.7 Unterteilung in zyanotische und azyanotische Vitien

Azyanotische Vitien		Zyanotische Vitien
Obstruktion an Klappen/Gefäßen	Primärer Links-Rechts-Shunt	Primärer Rechts-Links-Shunt
- Pulmonalstenose (13 %) - Aortenisthmusstenose (7 %) - Aortenstenose (6 %)	- Ventrikelseptumdefekt (VSD) (~20 %) - Vorhofseptumdefekt (ASD) (10 %) - Persistierender Ductus arteriosus Botalli (10 %)	- Fallot-Tetralogie (14 %) - Komplette Transposition der großen Gefäße (5 %)

> **Verschiedene Medikamente können in der Schwangerschaft zu Embryopathien führen. Es ist explizit auf die Herstellerangaben zu achten!**

- **Krankheiten der Mutter**, z. B. Diabetes mellitus
- **Chromosomenaberationen:**
  - Trisomie 21 (Down-Syndrom)
  - Trisomie 13 (Pätau-Syndrom)
  - Trisomie 18 (Edwards-Syndrom)
  - Marfan-Syndrom
  - Pierre-Robin-Sequenz
  - Williams-Beuren-Syndrom
  - DiGeorge-Syndrom (Deletion 22q11)

Die Möglichkeiten der Fehlbildungen sind recht vielfältig. 85 % aller Herzfehler sind jedoch auf 8 verschiedene Variationen zurückzuführen. Die Unterteilung erfolgt primär in zyanotische und azyanotische Vitien (Tab. 3.7) und weiter in Fehlbildungen ohne Shunt (d. h. arterio-venöser Kurzschluss im seriell geschalteten Blutstrom) mit Obstruktion an Gefäßen oder Klappen, Fehlbildungen mit Rechts-links-Shunt bzw. mit Links-rechts-Shunt (Herold 2014).

3.11.1 Azyanotische Vitien

Abb. 3.22
Pulmonalstenose, Aortenstenose ▶ Abschn. 3.5 Herzklappenerkrankungen

Aortenisthmusstenose

Aortenisthmusstenose (syn. Coarctatio aortae) bezeichnet eine Einengung der Aorta im Bereich des Aortenbogens. Sie ist eine Gefäßfehlbildung, die alleinstehend, aber auch in Verbindung mit anderen angeborenen Herzfehlern (VSD, bikuspide Aortenklappe, Mitralklappenanomalien) vorkommt. Sie macht etwa 6–8 % aller angeborenen Herzfehler aus und tritt häufig beim Vorliegen des Turner-Syndroms (Monosomie X0) auf. Männliche Neugeborene sind etwa doppelt so häufig von einer Aortenisthmusstenose betroffen wie weibliche.

Unterschieden wird die Aortenisthmusstenose in Abhängigkeit von ihrer Lage zum Ductus arteriosus in eine **präduktale** (infantile) und eine **postduktale** (adulte) Form. Die infantile Aortenisthmusstenose macht sich bereits früh nach Geburt durch eine Linksherzinsuffizienz mit schwerer Dyspnoe des Neugeborenen sowie bei weiter offenem Ductus arteriosus durch eine Zyanose (venöser Blutfluss vom RV → PA → PDA → Aorta descendens) der unteren Körperhälfte rasch bemerkbar. Unbehandelt versterben 90 % innerhalb des ersten Lebensjahres.

Die postduktale oder adulte Form hat eine niedrigere Mortalität in den ersten Lebensjahren, kann jedoch in Abhängigkeit vom Stenosegrad auch bis ins Erwachsenalter asymptomatisch bleiben. Problematisch im Rahmen einer unbehandelten Aortenisthmusstenose sind:
- Linksherzversagen
- Aortenrupturen
- Frühzeitig auftretende KHK
- Bakterielle Endokarditiden
- Blutungen durch Ruptur zerebraler Aneurysmen

- **Diagnostik**
- **Klinik (3 typische Leitsymptome):**
  - Hoher Blutdruck der oberen Körperhälfte
  - Niedriger Blutdruck der unteren Körperhälfte (Gradient > 20 mmHg zur oberen Körperhälfte)

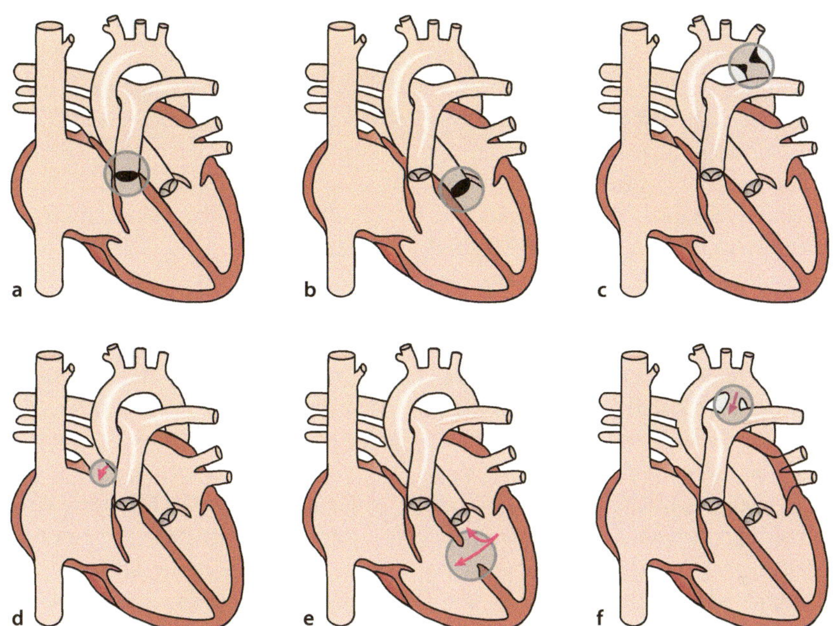

Abb. 3.22 Azyanotische Vitien **a)** PK-Stenose **b)** Aortenklappenstenose **c)** Aortenisthmusstenose **d)** ASD **e)** VSD **f)** persistierender Ductus Botalli (mit freundlicher Genehmigung aus Menche, Pflege heute, Elsevier, 2014)

- Symptome des Hypertonus (Schwindel, Cephalgien, Nasenbluten)
- **EKG:** Linkherzhypertrophiezeichen
- **Blutdruckmessung:** Messung an allen vier Extremitäten zum Nachweis eines Druckgradienten (CAVE bei vorliegender pAVK nicht verwertbar), 24-Stunden-Blutdruckmessung als Verlaufsbeobachtung
- **Echo:** Aortenisthmusregion bei Erwachsen oftmals nicht adäquat beurteilbar, Zeichen der Linksherzhypertrophie, LV-Funktionseinschränkung, im TEE Darstellung der Stenose und Lage zum Ductus möglich, Ausschluss assoziierter kardialer Erkrankungen (z. B. bikuspide Aortenklappe)
- **CT/MRT:** Darstellung von Aorta mit direkter Stenoselokalisation, Gradienten- und Flussberechnung über der Stenose, Beurteilung von Aneurysmen und Kollateralen möglich
- **Herzkatheter:** Darstellung der Stenose in der Aortografie mit Lagebeziehung zu den supraaortalen Ästen, Direktmessung des Druckgradienten, Ausschluss einer begleitenden KHK, Ballonangioplastie als therapeutisches Verfahren

- **Therapie**

Da die Lebenserwartung insbesondere bei der infantilen Form ohne operative Versorgung erheblich reduziert ist, muss nach Diagnosestellung umgehend eine herzchirurgische Intervention erfolgen. Diese kann durch Resektion des Aortenisthmus mit End-zu-End-Anastomose der Aorta oder durch Anlage bzw. Interposition einer Gefäßprothese bzw. Patchplastik erfolgen. Alternativ besteht die Möglichkeit der Implantation eines Stents in ausgewählten Fällen (z. B. hohes OP-Risiko). Auch bei erwachsenen Patienten (adulte Aortenisthmusstenose) sollte frühestmöglich bei folgenden Indikationen eine Operation erfolgen (Baumgartner et al. 2010):

- Druckgradient zwischen oberer und unterer Körperhälfte > 20 mmHg und
  - Bluthochdruck oder
  - Gradientenzunahme unter körperlicher Belastung oder
  - Signifikanter linksventrikulärer Hypertrophie
- Patienten mit arterielle Hypertonie und einer ≥ 50% Stenose

Atriumseptumdefekt (ASD)

Der Atriumseptumdefekt (Vorhofseptumdefekt) ist einer der häufigsten angeborenen Herzfehler (~10 %) und durch einen Substanzdefekt im Vorhofseptum mit Blutübertritt aus dem linken in den rechten Vorhof gekennzeichnet (Links-Rechts-Shunt). Klinisch relevant sind ASDs bei Rechtsherzbelastungszeichen bzw. ab einem Shunt-Verhältnis von > 1,5:1, das üblicherweise invasiv in der Stufenoxymetrie bestimmt wird. Unbehandelt entsteht eine vermehrte Volumenbelastung des Pulmonalkreislaufs, die über die Entwicklung eines pulmonalen Hypertonus in der 3. und 4. Lebensdekade zu einer progredienten Rechtsherzinsuffizienz führen kann. Im Falle eines weiter zunehmenden rechtsatrialen Drucks kann, nachdem der Links-Rechts-Shunt zuerst verringert ist, auch ein Rechts-Links-Shunt (Shunt-Umkehr) entstehen. Dieser Zustand wird auch **Eisenmenger-Syndrom** genannt.

Anatomisch können die ASDs je nach Lokalisation in 4 Formen unterteilt werden.

- Persistierendes Foramen ovale (= PFO) 5 %
- Ostium-primum-Defekt (ASD I) 20 %
- Ostium-secundum-Defekt (ASD II) 75 %
- Sinus-venosus-Defekt

Etwa ⅓ aller ASDs werden erst im Erwachsenenalter entdeckt, vor allem kleinere Defekte und Defekte vom Secundum-Typ (ca. 75 % aller ASDs), bei denen keine Klappenbeteiligung der AV-Klappen vorliegt. Frauen sind im Verhältnis von 2:1 häufiger als Männer betroffen (Herold 2014).

■ Klinische Zeichen

- Das Hauptsymptom ist die Belastungsdyspnoe, die infolge der Volumenbelastung des rechten Herzens mit konsekutiver pulmonaler Hypertonie auftritt
- Leistungsminderung, rasche Ermüdbarkeit
- Palpitationen
- Hirnembolien durch paradoxe Embolien aus dem venösen System über den ASD ins arterielle System. Bei bis zu 40 % der ischämischen Insulte kann trotz ausführlicher Emboliequellensuche keine therapierbare Ursache (z. B. Vorhofohrthrombus bei Vorhofflimmern, thrombogene Aorta, Carotisstenose) gefunden werden (kryptogener Schlaganfall). Bei Patien-

ten mit kryptogenem Apoplex findet sich ein offenes Foramen ovale (patent foramen ovale – PFO) etwa 3-mal häufiger als in altersgleichen Kontrollgruppen ohne Insult. Es wird angenommen, dass ein wesentlicher Teil der kryptogenen Insulte auf paradoxe Embolien auf Basis subklinischer Thrombosen zurückzuführen ist
- Angina pectoris

■ Diagnostik

- **EKG:** Rechtslagetyp, Steiltyp, AV-Block I°, p-dextroatriale, Rechtsschenkelblockierungen, Rechtsherzhypertrophie, Vorhofarrhythmien, Vorhofflimmern, -flattern
- **Echokardiografie (TTE, TEE):** direkte Darstellung des Substanzdefektes mit dopplersonografischer Bestimmung der Shunt-Richtung sowie der abgeschätzten rechtsventrikulären Druckwerte, ggf. Echokontrastübertritt (Valsalva-Manöver), Erweiterung des RA, RV und der Pulmonalarterie
- **MRT:** ASD sowie Shuntflüsse quantifizierbar
- **Herzkatheter:** nur wenn die zuvor durchgeführte nichtinvasive Diagnostik keine eindeutigen Befunde ergeben hat, ggf. Bestimmung der Defektgröße durch Ballonsizing sowie direkte Messung der rechtsventrikulären und pulmonalarteriellen Druckwerte, Ausschluss einer KHK vor operativem Verschluss

■ Therapie

Interventioneller oder chirurgischer ASD-Verschluss (Baumgartner et al. 2010).

Ventrikelseptumdefekt (VSD)

Eine oder mehrere unterschiedlich große Verbindungen zwischen den beiden Ventrikeln aufgrund eines Substanzdefektes. Ein VSD ist mit ca. 20 % einer der häufigsten angeborenen Herzfehler. Das Geschlechtsverhältnis bei diesem Defekt ist zwischen Männern und Frauen ausgeglichen. Anhand anatomischer Kriterien und vor allem durch die Größe der Shunt-Menge können die VSDs in verschiedene Gruppen eingeteilt werden. Diese ist zum einen abhängig von der Defektgröße sowie den Widerstandsverhältnisse in den beiden Kreisläufen.

Qp/Qs = Lungenzeitvolumen/Körperzeitvolumen

- Kleiner VSD (Qp/Qs < 1,5:1)
  - Keine wesentliche Dilatation der Herzhöhlen
  - Zumeist nur geringer Druckanstieg im rechten Ventrikel und den Pulmonalarterien
  - Durchgehender Links-Rechts-Shunt
  - Klinisch: häufig asymptomatisch
- Mittelgroßer VSD (Qp/Qs 1,5–2:1)
  - LA und LV deutlich dilatiert, RV noch normalgroß
  - Druck im RV steigt auf ⅓ bis ½ des Systemdrucks
  - Klinisch: Wachstums- und Entwicklungsverzögerung bzw. -störung, eingeschränkte Belastbarkeit, Belastungsdyspnoe, Palpitationen, rezidivierende bronchopulmonale Infekte, Herzinsuffizienz
- Großer VSD (Qp/Qs > 2:1)
  - Vergrößerung des rechten Ventrikels
  - Im Verlauf kommt es im Rahmen eines irreversiblen Umbaus der Lungengefäße zu einer deutlichen Druckerhöhung im RV → Shunt-Umkehr (Rechts-Links-Shunt), Eisenmenger-Syndrom
  - Klinisch (Eisenmenger-VSD): Zyanose, Belastungs- und Ruhedyspnoe, Hämoptoe, Rechtsherzinsuffizienz, Synkopen, Hirnabszesse

- **Diagnostik**
- **Inspektion:** Eisenmenger-VSD mit Zyanosezeichen, Uhrglasnägeln/Trommelschlegelfinger
- **EKG:**
  - Kleiner VSD: Normalbefund
  - Mittelgroßer VSD: Linksherzhypertrophiezeichen, Links-Steiltyp, p-sinistroatriale
  - Eisenmenger-VSD: Rechtstyp, Rechtherzhypertrophie, Steil-Rechtstyp
- **Echokardiografie (TTE, TEE):** Größe, Lage und Anzahl der VSD, Abschätzung der hämodynamischen Signifikanz mittels Bestimmung der Größe der Herzhöhlen sowie dopplersonografisch des Shunt-Flusses, der interventrikulären Druckgradienten und der Shunt-Richtung
- **MRT:** VSD und Shunt-Fluss quantifizierbar

- **Herzkatheter:** Bestimmung der intrakardialen Druckverhältnisse, sowie der Shunt-Größe und des pulmonalen Widerstandes, Darstellung der Koronarien vor operativer Therapie

- **Therapie**
Die herzchirurgische Operation ist indiziert bei (Baumgartner et al. 2010):
- jedem symptomatischen VSD und
- jedem hämodynamisch relvanten VSD, bestimmt anhand von Shunt-Verhältnis, pulmonalarteriellem Druck sowie Verschlechterung der ventrikuären Funktion

Die Versorgung des Defektes erfolgt je nach Lokalisation und Größe anhand einer Direktnaht oder einer Patchplastik. Ein interventioneller VSD-Verschluss ist durch neuere Implantate für geeignete Defekte eine vielversprechende, schonende Therapiealternative für Patienten jeden Alters (Ewert et al. 2004).

- **Nach VSD-Verschluss persistierende Befunde**
- Herzrhythmusstörungen (AV-Blockierungen, ventrikuläre Arrhythmien)
- Fortschreitende pulmonale Hypertonie durch Obstruktion der Lungengefäße
- Links-/rechtsventrikuläre Funktionsstörung
- Plötzlicher Herztod
- Verbliebener Shunt bzw. Shunt-Rezidiv
- Erhöhtes Endokarditisrisiko

Persistierender Ductus arteriosus Botalli (PDA)

Im fetalen Kreislauf leitet der Ductus arteriosus das vom rechten Ventrikel kommende Blut fast vollständig an den Pulmonalarterien vorbei in die Aorta um. Es besteht somit ein Shunt zwischen Lungen- und Körperkreislauf, bei dem der Körperkreislauf große Mengen Blutes aus dem Lungenkreislauf erhält. Da die Lungen vor der Geburt noch nicht ihre Funktion als Atmungsorgan übernommen haben, würde sonst das Blut ohne Grund durch die Lungen gepumpt. Nach der Geburt mit Anstieg des pO_2 im Blut verschließt sich in der Regel der Ductus arteriosus innerhalb der ersten drei Tage durch einen kontraktionsbedingten funktionellen Verschluss, der im Verlaufe zu einer Obliteration führt. Lungen-

und Körperkreislauf sind nun nur noch durch das Kapillarnetzwerk der Lungen miteinander verbunden. Von einem PDA spricht man wenn der Ductus nach 3 Monaten noch nicht verschlossen ist.

■ **Klinische Symptomatik**
- Kleinere PDAs bleiben meistens asymptomatisch, neigen jedoch zur Endarteriitis mit evtl. septischen Embolien und Lungenabszessen
- Größere PDAs können einen relevanten Links-Rechts-Shunt ausbilden, inklusive pulmonaler Hypertonie und Belastung des rechten Ventrikels; im schwersten Fall kann eine **Eisenmenger-Symptomatik** entstehen

■ **Diagnostik**
- **Auskultation:** typisches »Maschinengeräusch« durch kontinuierlichen Blutfluss
- **EKG:** kleiner PDA meist mit unauffälligem EKG, mittelgroßer PDA mit Linkshypertrophie, großer PDA mit Rechtsherzhypertrophie
- **Echokardiografie:** Bestimmung von Größe des PDA, Größe der Herzhöhlen, Funktionseinschränkung der Ventrikel, Shunt-Richtung
- **MRT/CT:** indiziert zur Quantifizierung der LV-Volumina oder Evaluation der PA-Anatomie
- **Herzkatheter:** mit Aortografie; meist nur im Erwachsenenalter zum Ausschluss einer KHK oder assoziierter Herzfehler, direkte Messung der intrakardialen Drücke

■ **Therapie**
- **Medikamentöse Therapie:** Gabe von Prostaglandin-Inhibitoren zur Unterstützung des Spontanverschlusses (nur bei Früh- oder Neugeburten), z. B. Ibuprofen oder Indometacin (off-label-use), Endokarditisprophylaxe
- **Interventionelle Therapie:** Okklusion des PDA mit Coils oder Schirmchensystemen
- **Operative Therapie:** Durchtrennung des Ductus arteriosus mit beidseitiger Ligatur, Kontraindikation einer OP bei Eisenmenger-Situation, dann nur noch kombinierte Herz-/Lungentransplantation (selten)

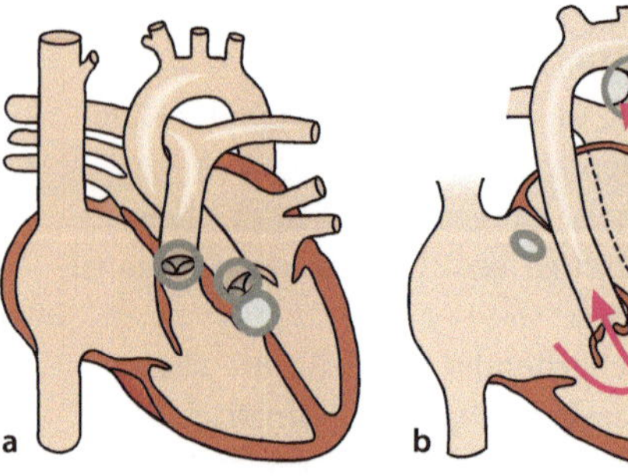
⬛ Abb. 3.23 Zyanotische Vitien **a** Fallot-Tetralogie **b** Transposition der großen Gefäße (mit freundlicher Genehmigung aus Menche, Pflege heute, Elsevier, 2014)

3.11.2 Zyanotische Vitien

⬛ Abb. 3.23

Fallot-Tetralogie

Diese komplexe Herzfehlbildung besteht aus einer **Pulmonalstenose**, einem **Ventrikelseptumdefekt**, einer über dem Ventrikelseptum »**reitenden Aorta**« und einer konsekutiven **Rechtsherzhypertrophie**. Die Bezeichnung dieses Herzfehlers geht auf den französischen Pathologen Étienne-Louis Arthur Fallot als Erstbeschreiber (1888) zurück. Sie ist der häufigste angeborene zyanotische Herzfehler (65 % aller zyanotischen Herzfehler) und betrifft tendenziell mehr männliche als weibliche Neugeborene (m:w 1,4:1). Die Schwere der klinischen Symptomatik wird vornehmlich durch den VSD sowie die Obstruktion des rechtsventrikulären Ausflusstraktes bestimmt.

Das über den rechten Vorhof einströmende sauerstoffarme (venöse) Blut fließt aufgrund der Stenosierung des pulmonalen Ausflusstraktes nur teilweise über die Pulmonalarterie in die Lunge, um dort oxygeniert zu werden. Ein größerer Anteil des sauerstoffarmen Blutes strömt über den großen Ventrikelseptumdefekt unter Umgehung des Lungenkreislaufes direkt in die Aorta ascendens. Es besteht somit ein Rechts-Links-Shunt, dessen klinische Relevanz abhängig vom Verhältnis zwischen dem durch die Lungen und dem VSD geflossenen Blutanteil ist. Durch die Mischung von sauerstoffarmem und sauerstoffreichem Blut entsteht eine Zyanose, welche vor allem an Haut und Schleimhäuten hauptsächlich an Mund und Händen/Füßen sichtbar wird. Teilweise ist die Blaufärbung bei betroffenen Kindern erst sichtbar, wenn eine Belastung (z. B. Schreien oder Trinken) besteht.

■ Prognose

Die Prognose ist im Wesentlichen von der Lungendurchblutung abhängig. Kinder mit azyanotischer Form bei geringer rechtsventrikulärer Obstruktion (pink Fallot) zeigen klinisch häufig erst eine Zyanose im 2. Lebensjahr. Die mittlere Lebenserwartung liegt bei 12 Jahren. Ohne Operation erreichen nur etwa 5 % das 30. Lebensjahr. Mit operativer Versorgung erreichen 90 % das 30. Lebensjahr und 75 % das 40. Lebensjahr (Herold 2014).

■ Therapie

Die frühe operative Korrektur ist die Therapie der Wahl. Folgende Korrekturmaßnahmen werden in der Regel durchgeführt:

- Verschluss des VSD durch einen Ventrikelpatch
- Erweiterungsplastik der verengten rechtsventrikulären Ausstrombahn
- Kommissurotomie der Pulmonalklappe
- Ggf. Myektomie (Entfernung von Myokardgewebe) in Abhängigkeit von der rechtsventrikulären Hypertrophie

Die intraoperative Letalität beträgt etwa 3 % im Erwachsenenalter bis 9 %. Bei sehr kleinen Kindern mit stark reduziertem Allgemeinzustand wird ggf. erst eine »palliative« Operation mittels Anlage eines **Blalock-Taussing-Shunt** durchgeführt. Dabei wird eine Anastomose zwischen dem Truncus brachiocephalicus und der rechten Pulmonalarterie oder der Aorta und der Pulmonalarterie hergestellt. Dies führt zu einer verbesserten Durchblutung der Lungen und damit zur Oxygenierung des in den Körperkreislauf gelangenden Blutes.

Rest- oder Folgezustände erwachsener Patienten nach operativer Korrektur der Fallot-Tetralogie sind:

- Ventrikuläre Arrhythmien (50%) mit erhöhtem Risiko des plötzlichen Herztodes
- Supraventrikuläre Arrhythmien (Vorhofflimmern,-flattern, Sinusknotendysfunktion)
- AV-Block III°
- Pulmonalklappeninsuffizienz

- Re-Obstruktion oder Aneurysma des rechtsventrikulären Ausflusstraktes
- Persistierender oder Re-VSD
- Aortenklappeninsuffizienz
- Erhöhtes Endokarditisrisiko

Transposition der großen Gefäße (TGA)

Die Transposition der großen Gefäße ist eine angeborene Fehlbildung, bei der die Aorta mit dem rechten und die Pulmonalarterie mit dem linken Ventrikel des Herzens verbunden ist. Somit sind der Lungen- und der Körperkreislauf voneinander getrennt. Beim Fötus im Mutterleib wird das Blut in der Plazenta oxygeniert, daher hat die Lunge noch keine gasaustauschende Funktion. Verschließen sich nach der Geburt die fetalen Querverbindungen, kommt das Kind in einen lebensbedrohlichen Zustand, weil Körper- und Lungenkreislauf jetzt tatsächlich getrennt sind und somit die Sauerstoffversorgung des Körpers unterbunden ist. Das Krankheitsbild ist, wenn nicht andere Fehlbildungen mit Verbindung zwischen Lungen- und Körperkreislauf (beispielsweise ein Vorhofseptumdefekt) vorliegen und der Ductus arteriosus Botalli geschlossen ist, mit dem Leben nicht vereinbar. Die TGA tritt mit 5 % der angeborenen Herzfehler sowohl als alleinige Fehlbildung als auch in Verbindung mit einem Ventrikelseptumdefekt (VSD) oder anderen komplexen Fehlbildungen auf. Männliche Neugeborene sind etwa dreimal häufiger von dieser Erkrankung betroffen.

■ Prognose

Gesamtletalität 95 % in den ersten 2 Jahren ohne Therapie. In Abhängigkeit von den Begleitfehlbildungen und durchgeführter Operationen sehr variable Überlebenszeiten möglich.

■ Klinische Symptome beim Neugeborenen

- Zyanose in Abhängigkeit von der Größe vorhandener Rechts-Links-Shunts
- Bei großem VSD klinisch schwere Herzinsuffizienz mit Lungenödem, Halsvenenstauung, Tachypnoe, Hepatomegalie

■ Diagnostik

- **EKG:** Rechtstyp, p-dextrokardiale, Rechtsherz-hypertrophiezeichen
- **Echokardiografie:** diagnostische Schlüssel-methode, direkter Nachweis des Ursprungs von Aorta und Pulmonalarterie, Nachweis assoziierter Anomalien (ASD,VSD), ventrikuläre Funktion
- **CT/MRT:** Anatomie von Herz und Gefäßen, Shunt-Bestimmung
- **Herzkatheter:** zur Diagnostik bei guter nichtinvasiver Bildgebung meist verzichtbar, ggf. zur Bestimmung des Koronarstatus vor Operationen, palliative Arterioseptotomie beim Neugeborenen/Säuglingen

■ Therapie

Medikamentöse und interventionelle Therapie

Sobald sich Ductus arteriosus und Foramen ovale im Rahmen der normalen nachgeburtlichen Entwicklung verschließen, ist der Übergang des sauerstoffreichen Blutes aus der Lungen in den Körperkreislauf unterbunden. Um diesen lebensbedrohlichen Zustand zu vermeiden, kann mit der Gabe von Prostaglandinen versucht werden, den Ductus arteriosus Botalli offen zu halten. Eine interventionelle primär palliative Therapie besteht darin, das Foramen ovale mit dem **Rashkind-Manöver** (Einreißen des interatrialen Septums mit einem Ballonkatheter) zu erweitern, wodurch ein künstlicher Atriumseptumdefekt (ASD) entsteht. So gelangt weiterhin sauerstoffreiches Blut in den Körperkreislauf.

Operative Therapie:

1. **Arterielle Switch-Operation:**
   - Sie kann nur in den ersten Lebenstagen oder -wochen durchgeführt werden
   - Aorta und Lungenschlagader werden kurz oberhalb der Herzklappen abgetrennt und vertauscht wieder angenäht
   - Die Koronarien müssen ebenfalls verpflanzt werden
   - Ein bestehender VSD wird verschlossen
   - Die Kinder entwickeln sich in der Regel ganz komplikationslos und normal
2. **Vorhofumkehr nach Senning oder Mustard:**
   - Das interatriale Septum wird entfernt und auf Vorhofebene ein künstlicher ASD ge-

schaffen, sodass das sauerstoffreiche Blut in den Körperkreislauf gelangt
   - Aorta und Pulmonalarterie bleiben an der »verkehrten« Stelle
   - Bei begleitenden VSD wird dieser verschlossen

De facto besteht nun ein Zustand entgegen dem natürlichen Kreislauf, in dem das rechte Herz in den Körperkreislauf auswirft und das linke in den Lungenkreislauf.

3. **Rastelli-Operation bei einer TGA mit VSD und Pulmonalstenose:**
   - Pulmonalarterie vom LV abtrennen
   - Verschluss des VSD mit Patch, der linken Ventrikel mit der Aorta verbindet
   - Verbindung des RV mittels klappentragendem Conduit
   - Das Conduit muss je nach Alter und Zeitpunkt der Operation später ausgetauscht werden

Weil nach dieser Operation die linke Herzkammer den Körperkreislauf und die rechte Herzkammer den Lungenkreislauf pumpt, handelt es sich ebenfalls um eine **anatomische Korrektur.**

■ Rest- und Folgezustände erwachsener Patienten mit TGA

Vielen nach diesen Methoden operierten Patienten geht es heute gut. Beim erwachsenen Patienten nach operativer Behandlung einer TGA ist neben dem erhöhten Risiko einer Endokarditis auf folgende Spätkomplikationen zu achten:

1. **Vorhofumkehr-Operation:**
- Dysfunktion des als Systemventrikel arbeitenden RV
- Trikuspidalklappeninsuffizienz
- Obstruktion der Vena cava superior oder inferior
- Pulmonalvenöse Obstruktion
- Herzrhythmusstörungen
- Plötzlicher Herztod
2. **Arterial Switch-Operation:**
- Aorten-, Pulmonalklappenstenosen/-insuffizienzen
- Herzrhythmusstörungen
- Koronarischämien

3. **Rastelli-Operation:**
- Conduit-Degeneration
- Herzrhythmusstörungen und plötzlicher Herztod
- Rest-VSD
- Aortenklappenstenose/-insuffizienz

Seltene zyanotische angeborene Herzfehler

1. **Single Ventricle:** Nur ein funktionell wirksamer Ventrikel. Zu unterscheiden ist die Fehlbildung im Hinblick auf den dominanten (noch funktionstüchtigen) Ventrikel
- **Linksdominante Form** (die rechte Herzkammer ist demnach nicht ausreichend ausgebildet)
  - **Double inlet left ventricle (= DILV):** beide AV-Klappen oder eine gemeinsame AV-Klappe münden in die linke Herzkammer
  - **Double outlet left ventricle (= DOLV):** Aorta und Lungenarterie verlassen vollständig oder zu mehr als 50 % die funktionell wirksame linke Herzkammer
  - **Pulmonalatresie:** Verschluss/Nichtanlage der Pulmonalklappe
  - **Trikuspidalatresie:** Verschluss/Nichtanlage der Trikuspidalklappe
- **Rechtsdominante Form** (die linke Herzkammer ist also nicht ausreichend ausgebildet)
  - **Double outlet right ventricle (= DORV):** Fehlabgang der Aorta aus der rechten Kammer
  - **Hypoplastisches Linksherz-Syndrom (= HLHS):** komplexe Herzfehlbildung mit Atresie der Mitral- und Aortenklappe und der Aorta; lebensnotwendig ist ein VSD bzw. offener Ductus botalli; unbehandelt nach Geburt nicht mit dem Leben vereinbar
2. **Korrigierte Transposition der großen Arterien (= CTGA oder ccTGA):** die Ventrikel sind vertauscht, aber es ist im Gegensatz zur TGA ein funktionierender Kreislauf vorhanden
3. **Truncus arteriosus communis (= TAC):** Aorta und Lungenarterie sind nicht vollständig getrennt, die Aortenklappe fehlgebildet als »Trunkusklappe«, VSD

4. **Ebstein-Anomalie:** Fehlbildung der Trikuspidalklappe zwischen rechtem Vorhof und rechter Kammer mit Verlagerung der Klappenebene nach unten

3.12 Kardiale Traumen

Kardiale Traumen sind durch Gewalteinwirkung entstandene Verletzung des Herzens. Hierbei können alle kardialen Strukturen betroffen sein. Geprägt sind diese durch die Art, Schwere und Lokalisation der Verletzung. Man unterscheidet zwischen stumpfen, penetrierenden, iatrogenen und elektrischen kardialen Traumen. Während elektrische Unfälle Schädigungen am Reizleitungssystem verursachen, z. B. Kammerflimmern mit Todesfolge, können stumpfe und penetrierende Verletzungen direkt auf das Herz (Perikard, Myokard, Endokard, Herzklappenapparat) oder die Herzkranzgefäße Auswirkungen haben. Hierbei kann es sich um offene wie geschlossene Thoraxverletzungen handeln. In der Regel sind schwere Traumen durch Verkehrs-, Freizeit- und Berufsunfälle bedingt und verlaufen zu 25 % tödlich. In Abhängigkeit der zugrundeliegenden Gewalteinwirkung können darüber hinaus bei einer Brustkorbverletzung noch folgende Organe beteiligt sein:
- Thoraxwand
- Zwerchfell
- Lunge, Trachea, Bronchen
- Mediastinum
- Ösophagus
- Aorta

Unterscheidung der kardialen Traumata:
- **Penetrierende Verletzungen:** Es kommt zu einer direkten Herzverletzung durch hohe Geschwindigkeit, wie z. B. durch Geschosse, oder durch niedrige Geschwindigkeit, wie z. B. bei einer Pfahl- oder Messerverletzung.
Therapie: Die Erst- oder Grundversorgung erfolgt nach den Grundsätzen der notärztlichen Leitlinien. Die Entfernung des penetrierenden Gegenstandes erfolgt in der Klinik chirurgisch unter HLM Bereitschaft mit Thorakotomie.
- **Stumpfe Verletzungen:** Infolge von Druck-, Stoß- und Schlageinwirkungen kommt es oft

zu schwerwiegenden kardialen Verletzungen. Dezelerations- oder Akzelerationstrauma, die z. B. bei Verkehrs-, Fahrrad- oder Flugzeugsunfällen entstehen können. Verletzungen die bei einer Thoraxkompression entstehen können, wie z. B. bei einem Sturz, Detonation oder der Herz-Thorax-Massage. Verletzungen bei plötzlicher Kompression von Abdomen und/oder den unteren Extremitäten mit transdiaphragmaler Druckübertragung.
Therapie: Die Erst- oder Grundversorgung erfolgt nach den Grundsätzen der notärztlichen Leitlinien. Je nach Verletzung muss eine stationäre Überwachung erfolgen, die eine neuerliche Verlaufskontrolle nach der ersten klinischen kardialen Untersuchung notwendig macht. Weitere therapeutische Interventionen sind symptomabhängig und können auch eine invasive oder chirurgische Intervention beinhalten

- **Iatrogene Verletzungen:** die im Rahmen von Therapiemaßnahmen, z. B. von invasiven Eingriffen, Operationen, Anlage von Implantaten oder bei Reanimationen, entstehen.
Therapie: Je nach Ausmaß der Verletzung ist meistens eine symptomatische Therapie ausreichend. Offene, aktive Blutungen werden chirurgisch oder allenfalls per Katheter technisch therapiert
- **Elektrische Verletzungen:** Verletzungen, die auf Nieder- oder Hochspannungsstrom zurückzuführen oder durch Blitzeinschlag entstanden sind. Das Ausmaß der Verletzung ist von der Art des Stromes, der Stromspannung, dem Gewebswiederstand, der Kontaktdauer und der Eintrittspforte abhängig.
Therapie: Die Erst- oder Grundversorgung erfolgt nach den Grundsätzen der notärztlichen Leitlinien. Auch wenn die Verletzungen nur klein sind und der Patient über keine weiteren Beschwerden klagt, muss eine klinische kardiale Untersuchung im Krankenhaus stattfinden. Durch das Auftreten von Herzrhythmusstörungen kann es zu einer nachfolgenden Reanimationssituation kommen. Regelmäßige EKG-Kontrollen sind notwendig. Von der Schwere des Stromunfalls ist abhängig, ob und welche weiteren Behandlungsschritte notwendig sind. Dazu gehören auch die Wundver-

sorgung bei Verbrennungen und die Therapie mit Analgetika

Die Schwierigkeiten bei kardialen Traumata bestehen häufig darin, dass die Schwere der Verletzung richtig eingeschätzt werden muss, besonders wenn keine äußeren Anzeichen sichtbar sind, keine lebensbedrohliche Situation oder entstandene Verletzungen anderer Organe vorliegen. Oft stellen sich Veränderungen erst später in wiederholten EKG-Ableitungen dar, weil die pathologischen Vorgänge eine gewisse Zeit brauchen (Erdmann 2011).

- **Folgen traumatischer Herzschädigung**

Perikard:
- **Perikarditis:** Nach stumpfen Traumen oder begleitend bei einer Myokardkontusion kann sich eine Perikarditis unterschiedlichsten Ausmaßes entwickeln. Wichtigste Komplikation einer Perikarditis ist die Perikardtamponade
- **Perikardtamponade:** Bei einer Perikardtamponade handelt es sich um eine Kompression des Herzens mit Störung der Herzaktion durch eine Flüssigkeitsansammlung im Perikardbeutel, sie wird meist durch eine Perikard- und/oder Myokardlazeration/-ruptur verursacht, kann aber auch Folge von Verletzungen der Koronararterien oder von Verlegungen einer Thoraxdrainage nach Herzoperationen sein
- **Perikardlazeration/-ruptur:** kann bei penetrierenden oder stumpfen Thoraxverletzungen auftreten und ist selten eine isolierte Verletzung. Folge kann ein Hämatothorax sein. Bei einer gedeckten Perikardverletzung durch andere Strukturen kann eine Herztamponade resultieren

Myokard:
- **Commotio cordis:** Dies bezeichnet die Erschütterung des Herzens im Rahmen eines stumpfen Thoraxtraumas, wodurch es zu funktionellen Störungen ohne sichtbare Veränderungen oder Verletzungen kommen kann. Die Herzrhythmusstörungen sind meist nicht behandlungsbedürftig
- **Contusio cordis:** Unter dem Begriff versteht man die Kontusion (Prellung) des Herzens. Sie ist gekennzeichnet durch morphologische

Veränderungen im Sinne eines Infarktes und kann selten zu einer Perikardtamponade führen. Es können Herzrhythmusstörungen auftreten, die ohne sofortige Behandlung tödlich verlaufen können

- **Compressio cordis:** Damit ist die Quetschung des Herzmuskels bezeichnet, bei der es zur Einblutung in das Myokard und evtl. auch in das Perikard kommen kann. Durch die Folge der plötzlichen Drucksteigerung kann es zum Abriss von Teilen der Herzklappen und des Papillarmuskeln kommen, sowie zur Ruptur der Herzwand oder der Aorta. Dies kann zu einem tödlichen Verlauf führen
- **Septumdefekte:** Defekte des Septums können durch stumpfe und penetrierende Verletzungen entstehen. Diese können auch erst nach Tagen oder Jahren durch Nekrosen bzw. durch Narbenruptur entstehen und behandlungsbedürftige Auswirkungen haben
- **Myokardinfarkt**
- **Aneurysma:** Bei einem Aneurysma handelt es sich um eine örtlich begrenzte Erweiterung einer Arterie oder der Herzhöhlen. In diesem Fall handelt es sich um das thorakale Aortenaneurysma, das den Brustabschnitt der Aorta betrifft. Im betreffenden Gefäßabschnitt bildet sich eine Aussackung, die dauerhaft bestehen bleibt und alle Wandschichten des Gefäßes betrifft

Herzklappenverletzungen oder Herzklappendefekte nach einem stumpfen Thoraxtrauma sind sehr seltenen und kommen meistens bei bereits vorgeschädigten Herzklappen vor. Schäden des Herzklappenapparats können sein:

- Herzklappenabriss, Klappenperforation, Klappeninsuffizienzen
- Papillarmuskelabriss, Papillarmuskelnekrose
- Abriss der Chordae tendineae

Das klinische Bild und der protrahierte Verlauf sind abhängig vom Ausmaß der Schädigung und der Lokalisation des erstandenen Defektes. Es zeigen sich Symptome, die das Gesamtbild einer akuten Herzinsuffizienz mit hämodynamischer Auswirkung bis hin zur Dekompensation bzw. zum akuten Lungenödem zeigen (Bolanz et al. 2008).

Kardiale Traumata können Auswirkungen auf die Koronargefäße haben, bedingt durch die Gewalteinwirkung sind alle Gefäßwandschichten betroffen. Besonders betroffen sind Menschen mit einer vorbestehenden KHK. Folge davon kann sein:

- Fisteln, Ruptur, Lazerationen
- Kompressionen, Hämatome, Ödeme
- Okklusion, Thrombose, Spasmus, Embolien

Literatur

Abu-Assi, E., Gracía-Acuña, J. M., Ferreira-González, I., Peña-Gil, C., Gayoso-Diz, P., & González-Juanatey, J. R. (2010). Evaluating the Performance of the Can Rapid Risk Stratification of Unstable Angina Patients Suppress Adverse Outcomes With Early Implementation of the ACC/AHA Guidelines (CRUSADE) bleeding score in a contemporary Spanish cohort of patients with non-ST-segment elevation acute myocardial infarction. Circulation, 121(22), 2419–2426. doi:10.1161/CIRCULATIONAHA.109.925594

Alexander, K., Daniel, W., Diener, H., Freund, M., Köhler, H., Matern, S., et al (Hrsg.). (1999). TIM (1. Auflage.). Georg Thieme Verlag.

Baumgartner, H., Bonhoeffer, P., Groot, N. M. S. D., Haan, F. de, Deanfield, J. E., Galie, N., et al. (2010). ESC Guidelines for the management of grown-up congenital heart disease (new version 2010). European Heart Journal, 31(23), 2915–2957. doi:10.1093/eurheartj/ehq249

Bauriedel, G., Skowasch, D., & Lüderitz, B. (2005). Chronische Herzinsuffizienz. Deutsches Ärzteblatt, 102(9), A592–A601.

Bolanz, H., Oßwald, P., & Ritsert, H. (2008). Pflege in der Kardiologie/ Kardiochirurgie. Urban&Fischer Verlag.

Drenckhahn, D., & Zenker, W. (Hrsg.). (1994). Benninghoff, Anatomie. Makroskopische Anatomie,Embryologie und Histologie des Menschen. (15. Auflage., Bd. 1. Band). Urban&Schwarzberg.

Erdmann, E. (2011). Klinische Kardiologie: Krankheiten des Herzens, des Kreislaufs und der herznahen Gefäße (8. Aufl.). Springer Verlag.

Elliott, P., Andersson, B., Arbustini, E., Bilinska, Z., Cecchi, F., Charron, P., et al. (2008). Classification of the cardiomyopathies: a position statement from the european society of cardiology working group on myocardial and pericardial diseases. European Heart Journal, 29(2), 270–276. doi:10.1093/eurheartj/ehm342

Ewert, P., Kretschmar, O., Peters, B., Khaliq, H. A., Nagdyman, N., Schulze-Neick, I., et al. (2004). Interventioneller Verschluss angeborener Ventrikelseptumdefekte. Zeitschrift für Kardiologie, 93(2), 147–155. doi:10.1007/s00392-004-1040-x

Habib, G., Lancellotti, P., Antunes, M. J., Bongiorni, M. G., Casalta, J.-P., Zotti, F. D., et al. (2015). 2015 ESC Guidelines for the management of infective endocarditis. European Heart Journal, 36(44), 3075–3128. doi:10.1093/eurheartj/ehv319

Herold, G. (2014). Innere Medizin2015. Herold, Gerd.

Karow, T., & Lang-Roth, R. (2015). Pharmakologie und Toxikologie (24. Auflage.). Thomas Karow.

Knipfer, E., & Kochs, E. (2012). Klinikleitfaden Intensivpflege (5. Aufl.). Urban & Fischer Verlag.

Konstantinides, S. V., Torbicki, A., Agnelli, G., Danchin, N., Fitzmaurice, D., Galiè, N., et al. (2014). 2014 ESC Guidelines on the diagnosis and management of acute pulmonary embolism. European Heart Journal, 35(43), 3033–3073. doi:10.1093/eurheartj/ehu283

Lasek R et al. (2012, Mai). Empfehlungen zur Therapie von Fettstoffwechselstörungen. http://www.akdae.de/Arzneimitteltherapie/TE/A-Z/PDF/Fettstoffwechsel-stoerungen.pdf

Latasch, L. (2004). Latasch L (2004) Anästhesie, Intensivmedizin, Intensivpflege. Elsevier Urban & Fischer Verlag München. 2 Auflage (2. Aufl.). München: Elsevier Urban & Fischer Verlag.

Mancia, G., Fagard, R., Narkiewicz, K., Redon, J., Zanchetti, A., Böhm, M., et al. (2013). 2013 ESH/ESC Guidelines for the management of arterial hypertension. European Heart Journal, 34(28), 2159–2219. doi:10.1093/eurheartj/eht151

Menche, H. (2011). Pflege Heute (5. Auflage.). Urban&Fischer Verlag/Elsevier GmbH.

Mewis, C., Riessen, R., & Spyridopoulos, I. (2006). Kardiologie Compact. Stuttgart: Thieme.

Simonneau, G., Gatzoulis, M. A., Adatia, I., Celermajer, D., Denton, C., Ghofrani, A., et al. (2013). Updated Clinical Classification of Pulmonary Hypertension. Journal of the American College of Cardiology, 62(25, Supplement), D34–D41. doi:10.1016/j.jacc.2013.10.029

Sliwa, K., Fett, J., & Elkayam, U. (2006). Peripartum cardiomyopathy. The Lancet, 368(9536), 687–693. doi:10.1016/S0140-6736(06)69253-2

Steg, P. G., James, S. K., Atar, D., Badano, L. P., Lundqvist, C. B., Borger, M. A., et al. (2012). ESC Guidelines for the management of acute myocardial infarction in patients presenting with ST-segment elevation. European Heart Journal, 33(20), 2569–2619. doi:10.1093/eurheartj/ehs215

Vonend, O., Böhm, M., Eckert, S., Hausberg, M., Rittger, H., Rump, L.-C., et al. (2015). Renale Denervation bei nichtkontrollierter arterieller Hypertonie. DMW – Deutsche Medizinische Wochenschrift, 140(05), 363. doi:10.1055/s-0041-100835

Kausale und symptomatische Therapie

Saskia Gesenberg, Ingo Voigt

S. Gesenberg, I. Voigt, *Pflegewissen Kardiologie*,
DOI 10.1007/978-3-662-53979-8_4, © Springer-Verlag GmbH Deutschland 2017

4.1 Medikamentöse Therapie in der Kardiologie

Die medikamentöse Therapie bildet die Grundlage der Behandlung kardiologischer Patienten. Neben Medikamenten, die in der Akutversorgung z. B. im Rahmen einer akuten kardialen Dekompensation oder eines Myokardinfarktes essenziell sind, gibt es noch eine Vielfalt von Medikamentengruppen, die die kardiovaskulären Risikofaktoren günstig beeinflussen. Häufig ist eine Wirkstoffkombination nötig, um in Notfallsituation zu agieren, um Beschwerden zu lindern sowie ein Fortschreiten der Krankheit und Komplikationen zu verhindern. Neben der therapeutischen Indikation können Medikamente auch unerwünschte oder sogar schädliche Nebenwirkungen haben. Dennoch sind sie notwendig und müssen mit richtiger Indikation und in richtiger Dosierung angewandt werden.

4.1.1 Sympathomimetika

Katecholamine sind eine Klasse von körpereigenen oder künstlichen Substanzen mit einer kurzen Halbwertzeit, die an den sympathischen Alpha- und Beta-Rezeptoren des Herz-Kreislauf-Systems eine starke anregende Wirkung haben. Die Wirkungsweise auf diese Rezeptoren ist unterschiedlich und dosisabhängig.

> **Bezeichnungen der Wirkungsweise**
> - Positiv inotrop → Steigerung der Kontraktionskraft
> - Positiv chronotrop → Steigerung der Herzfrequenz
> - Positiv dromotrop → Steigerung der Reizleitungsfähigkeit
> - Positiv bathmotrop → Herabsetzung der Reizschwelle und Steigerung der Erregbarkeit

Katecholamine werden in körpereigene, wie z. B. Noradrenalin, Adrenalin und Dopamin, und in synthetische Stoffe, wie z. B. Dobutamin oder Isoprenalin, unterschieden (◘ Tab. 4.1). Die Durchführung einer differenzierten Katecholamintherapie sollte auf einer Intensivstation oder IMC durchgeführt

werden. Die Gabe von Katecholaminen auf der peripheren Normalstation ergibt sich sonst nur im Rahmen einer kardiopulmonalen Reanimation.

Typische Nebenwirkungen bei der Gabe von Katecholaminen:
- Tachykardien
- Herzrhythmusstörungen
- Ventrikuläre Extrasystolen bis hin zum Kammerflimmern
- Angina pectoris, es kann zu einem Missverhältnis von koronarer Perfusion und myokardialem Sauerstoffverbrauch kommen
- Hypertonus
- Minderdurchblutung viszeraler Organsysteme
- Anstieg des Blutzuckers

> ❯ **Bei der Verabreichung von Katecholaminen sind Bolusgaben, z. B. durch Abknicken der Infusionsleitung, oder die simultane Gabe von Bolusmedikamenten (z. B. Furosemid) oder Kurzinfusionen (z. B. Antibiotika) über denselben Infusionsschenkel dringend zu vermeiden. Bei Erhöhung oder Verminderung der Dosisrate kann es zu extremen Kreislaufschwankungen kommen!**

Praxistipp

Bei Patienten die diese Substanzen als dauerhafte Behandlung erhalten, sind bedingt durch die Einschränkung der Mikrozirkulation insbesondere die Dekubitusprophylaxen zu beachten. Desweitern ist auf Rhythmusstörungen zu achten und regelmäßige Blutzuckerkontrollen sind durchzuführen.

4.1.2 Gerinnungsaktive Substanzen

Substanzen, die in den Blutgerinnungsprozess in unterschiedlicher Weise eingreifen, sind regelmäßiger Bestandteil der kardiologischen Medikation.

Es wird unterschieden in:
- **Hemmung der Gerinnungsaktivität**, z. B. Fibrinolytika, Antikoagulanzien oder Gerinnungsinhibitoren

Tab. 4.1 Wirkung der Katecholamine

Wirkstoff	Inotropie	Herzfrequenz	RR	SVR	HZV
Dobutamin	+++	0 bis +	0 bis +	– bis 0	++
Dopamin	+++	+	+	–/+ (dosisabhängig)	++
Adrenalin	++	+	++	++	+
Noradrenalin	++	0 bis +	++	++	+

– = negativer Effekt
0 = kein Effekt
+ = positiver Effekt
++ = ausgeprägter positiver Effekt
RR = Blutdruck, SVR = systemisch vaskulärer Widerstand, HZV = Herz-Zeit-Volumen

— **Steigerung der Gerinnungsaktivität**, z. B. Gerinnungsfaktoren, Antifibrinolytika oder Vitamin K

Man unterscheidet zwischen Medikamenten, die direkt die Blutgerinnung bzw. die Blutgerinnungsfaktoren beeinflussen, und Medikamenten, die ihre Wirkung an den Thrombozyten entfalten und deren Aggregation (Haftfähigkeit) verändern. Hier wird unterteilt in:

— **Direkte Antikoagulanzien**, wie z. B. Heparin, hemmen die Aktivität einzelner zirkulierender Gerinnungsfaktoren direkt. Wirkstoffe treten in Konkurrenz zueinander

— **Indirekte Antikoagulanzien,** wie z. B. Vitamin-K-Antagonisten, Cumarine und Fibrinolytika, hemmen die Vitamin-K-abhängige Synthese von Gerinnungsfaktoren und von Antigerinnungsfaktoren wie Protein C. Das Antidot der Cumarine ist Vitamin K, z. B. Konakion®

— **Thrombozytenaggregationshemmer,** wie z. B. Clopidogrel oder Aspirin®, verhindern die Aggregation von Thrombozyten

— **Indirekte Faktor-Xa-Hemmer:**
  – Danaparoid (z. B. Orgaran®) kommt aus der Gruppe der Heparine und wird zur Vorbeugung und Therapie von Thrombosen eingesetzt und beispielsweise bei einer Heparinunverträglichkeit (HIT)
  – Fondaparinux (z. B. Arixtra®) wird sowohl prophylaktisch als auch therapeutisch zur Hemmung der Blutgerinnung eingesetzt. Es wird vorwiegend bei der Therapie von Patienten mit tiefer Venenthrombose, Thrombophlebitis, akuter Lungenembolie und zur Präventivbehandlung der venösen Thromboembolien eingesetzt. Die Dosierung erfolgt gewichtsadaptiert

— Niedermolekulares Heparin (z. B. Clexane® oder Fraxiparin®) dient der Prophylaxe und Therapie von Gerinnungsstörungen, vor allem zur Vorbeugung von Thrombosen und Embolien

Thrombozytenaggregationshemmer (Plättchenhemmer)

Die Thrombozytenaggregationshemmer verhindern die Verklumpung von Blutplättchen (Thrombozytenaggregation) und sind damit ein elementarer Bestandteil der medikamentösen Therapie im Rahmen verschiedensten Koronarinterventionen. Ihre Wirkung erfolgt über verschieden Mechanismen.

■ Acetylsalicylsäure (ASS)

Acetylsalicylsäure (ASS) ist ein irreversibler Hemmer der Cyclooxygenase der Thrombozyten und hemmt somit den aggregationsverstärkenden Thromboxan-Weg der Blutplättchen. Die Wirkung tritt bereits bei einer niedrigen Dosierung von ~ 50 mg auf. In höheren Dosen besteht zudem eine analgetische, antipyretische und antiphlogistische Potenz.

Indikationen:
- Akuter Myokardinfarkt
- Nach interventionellen (z. B. PTCA) oder operativen (z. B. ACB-OP) kardiologischen Eingriffen
- pAVK, cAVK
- Antipyretikum, Analgetikum, Antiphlogistikum

Nebenwirkungen:
- Magen-Darm-Ulzerationen inklusive Magenblutungen
- Dyspepsie, Erbrechen und Durchfall
- Asthmaanfälle, Bronchospasmus
- Reye-Syndrom

> **Der thrombozytenhemmende Effekt kann durch eine gleichzeitige Gabe von Ibuprofen blockiert werden**

Praxistipp

Durch die irreversible Thrombozytenhemmung hält die antithrombozytäre Wirkung für 5–7 Tage an. Aus diesem Grund sollte ein entsprechender Abstand zwischen der letzten Einnahme eines Thrombozytenaggregationshemmers und einer elektiven Operation bestehen, um das Blutungsrisiko zu minimieren. **ABER:** Die Pausierung der Plättchenhemmer ist nur nach Rücksprache mit dem behandelnden Kardiologen unter Abwägung von Risiko (z. B. Stentverschluss) und Nutzen (z. B. Blutungsreduktion) durchzuführen.

- **Thienopyridine**
- **Clopidogrel** (z. B. Plavix®)
- **Prasugrel** (z. B. Efient®)

Thienopyridine sind Inhibitoren des Adenosindiphosphat-(ADP)-Rezeptors vom Typ P2Y12 und hemmen die auf der Oberfläche der Thrombozyten (Blutplättchen) ADP-induzierte Thrombozytenaggregation irreversibel. Die Thrombozyten bleiben somit während ihrer gesamten Lebensdauer beeinträchtigt. Die Gerinnungsfähigkeit stellt sich erst mit der Neubildung von Thrombozyten im Laufe von 5–7 Tagen nach Pausieren wieder ein. Die oral verfügbaren Thienopyridine sind Prodrugs, die erst im Körper in ihre aktiven Metabolite verstoffwechselt werden. Dies geschieht beim Prasugrel deutlich schneller, weshalb die Wirkung insgesamt früher einsetzt. Prasugrel wird aus diesem Grund vor allem im Rahmen des akuten ST-Hebungsinfarktes eingesetzt, Clopidogrel bei elektiven Koronarinterventionen.

Indikationen:
- Akutes Koronarsyndrom
- Akuter Myokardinfarkt
- Stentverschlussprophylaxe nach PCI
- pAVK
- Z. n. Apoplex
- Thrombozytenaggregationshemmung nach kardialen Interventionen (TAVI, Mitraclip, LAA-Okkluder, ASD-Verschluss)

Nebenwirkungen:
- Erhöhte Blutungsneigung
- Hautausschläge
- Leberfunktionsstörungen
- Blutbildveränderungen

- **Ticagrelor (z. B. Brilique®)**

Ticagrelor blockiert im Gegensatz zu den Thienopyridinen den thrombozytären Adenosinrezeptor P2Y12 über eine eigene Bindungsstelle **reversibel**. Die Thrombozytenaggregationshemmung erfolgt vergleichbar schnell und ausgeprägt wie bei Prasugrel (innerhalb von 2 h). Ticagrelor hat eine Halbwertszeit von 7–8 Stunden und wird über die Nieren eliminiert. Die Hemmung der Blutplättchen klingt nach 1–3 Tagen ab.

Indikation:
- Akutes Koronarsyndrom
- Akuter Myokardinfarkt
- Stentverschlussprophylaxe nach PCI

Nebenwirkungen:
- Blutungsneigung
- Gastrointestinale Blutungen
- Dyspnoe
- Bradykarde Herzrhythmusstörungen

Die duale Plättchenhemmung, auch »doppelte Plättchenhemmung« genannt, bedient sich der Ausnutzung zweier Wirkprinzipien zur Thrombozytenaggregationshemmung, meistens ASS (irreversibler

COX-Hemmer) und Clopidogrel (irreversibler ADP-Rezeptor-Antagonist). Diese Kombination ist zur Vorbeugung gegen einen Verschluss nach Stentimplantation in ein arterielles Gefäß obligat (Tab. 4.2).

Glykoprotein-IIb/IIIa-Rezeptor-Hemmer

Eine Blockade der Glykoprotein-IIb/IIIa-Rezeptoren auf der Thrombozytenoberfläche mit Hilfe der Arzneistoffe Abciximab, Tirofiban oder Eptifibatid verhindert eine Bindung von Fibrinogen und hemmt damit unabhängig vom Aktivierungsreiz die Thrombozytenaggregation. Diese ist abhängig von der Dosis und der Pharmakokinetik der unterschiedlichen Präparate: Tirofiban und Eptifibatid sind durch ihre kürzere Halbwertzeit besser steuerbar (z. B. als Überbrückung im Rahmen eines nicht-kardialen Eingriffs), Abiximab erzielt laut Studienlage jedoch besser Langzeitergebnisse.

Die Gabe der Glykoprotein-IIb/IIIa-Rezeptor-Hemmer erfolgt heutzutage im Rahmen folgender Indikationen (Zeymer et al. 2013):

- Bail-out-Therapie bei Patienten mit angiografischem Nachweis einer hohen Thrombuslast, bei »slow« oder »no-reflow« oder bei thrombotischen Komplikationen
- Ggf. bei Patienten ohne Kontraindikation bei primärer PCI in Kombination mit unfraktioniertem Heparin
- Ggf. als Upstream-Therapie bei Hochrisikopatienten beim Transport zur primären PCI

Nebenwirkungen:
- Erhöhte Blutungsneigung
- Übelkeit, Erbrechen
- Fieber
- Kopfschmerzen
- Thrombozytopenie

> **Praxistipp**
>
> Hinweise zur Verabreichung:
> - Die Gabe erfolgt ausschließlich intravenös
> - Gabe in der Regel über 48 h (Tirofiban, Eptifibatid) bzw. 24 h (Abiximab), nach erfolgter PCI jedoch maximal über 12 h
> - Keine intramuskulären Injektionen wegen der erhöhten Blutungsneigung!

Drugmonitoring

Da die Wirkung dieser Medikamente für jeden Menschen individuell verschieden ist, kann die Stärke der Hemmung beispielsweise mit Hilfe der Thrombozytenaggregometrie im Labor bestimmt werden. Besonders im Fall von Clopidogrel ist dies die im Augenblick bevorzugte Methode. Hier steht aber nicht die Frage einer pathologisch gesteigerten Blutungsneigung an erster Stelle, sondern die Frage nach der eigentlichen Wirksamkeit der Thrombozytenfunktionshemmung. 20–30 % der mit Clopidogrel behandelten Patienten sind **Non-Responder**, d. h., dass die Wirkung des Clopidogrel nicht ausreichend ist, um die Thrombozyten in ihrer Funktion effektiv zu hemmen. Akute Stentthrombosen mit konsekutivem Verschluss des Koronargefäßes können zu akuten Myokardinfarkten führen und lebensbedrohlich sein.

Zur Bestimmung der Thrombozytenfunktion wird eine sogenannte Impedanzaggregometrie durchgeführt. Hierbei wird die Thrombozytenaggregation nach Zugabe verschiedener Induktoren in vitro ausgelöst und grafisch in Form von Kurven dargestellt, anhand deren Verlauf und Reaktion auf die verschiedenen Induktoren auf die Thrombozytenfunktion geschlossen werden kann.

Angeborene und erworbene (z. B. medikamentöse induzierte) Thrombozytopathien sowie die Wirksamkeit der Therapie mit Thrombozytenfunktionshemmern können somit diagnostiziert werden.

Indikationen für die Durchführung eines Thrombozytenfunktionstests:
- Kontrolle der Wirksamkeit einer Therapie mit Thrombozytenfunktionshemmern (ASS®, Plavix®, ReoPro®)
- Präoperativ bei Patienten mit entsprechender Risikoanamnese (z. B. Blutungsneigung vom thrombozytären Typ, Petechien, Thrombozytenfunktionshemmer)
- V. a. angeborene Thrombozytopathien (z. B. v. Willebrand-Syndrom)
- V. a. erworbene Thrombozytopathien (z. B. bei Autoimmunerkrankungen oder myelodysplastischem Syndrom)

Folgende Punkte sind zur qualitativ exakten Bestimmung der Thrombozytenfunktion notwendig:

◘ Tab. 4.2 Liste der handelsüblichen Antikoagulanzien (modifiziert nach Haverkamp et al. 2009 und Karow 2015)

Präparate	Kritische Organfunktion	Laborkontrollen	Halbwertzeit in Stunden Angabe	Antidot
Orale Antikoagulanzien				
Phenprocoumon, z. B. Marcumar®		INR	120–170 h	Vitamin K, PPSB
Warfarin, z. B. Coumadin®		INR	33–45 h	Vitamin K, PPSB
Heparine				
Unfraktioniertes Heparin		aPTT, Thrombozyten	Dosisabhängig 1–5 h	Protamin
Niedermolekulare Heparine				
Certoparin, z. B. Monoembolex®	Niere Krea-Cl < 30ml/min KI	Anti-Xa-Aktivität, Thrombozyten In der Regel keine Routinemessung der Gerinnungsparameter (nur bei Niereninsuffizienz, Schwangerschaft und Kindern)	3–4 h	Protamin Anti-Xa-Aktivität nur teilweise neutralisiert ggf. Mehrfachinjektion nach Anti-Xa-Spiegelbestimmung
Dalteparin, z. B. Fragmin®				
Enoxaparin, z. B. Clexane				
Nadroparin, z. B. Fraxiparin®				
Reviparin, z. B. Clivarin®				
Tinzaparin, z. B. Innohep®				
Heparinoid				
Danaparoid, z. B. Orgaran®	Niere Krea-Cl < 30ml/min KI	Anti-Xa-Aktivität	8 h	Kein Antidot verfügbar
Pentasaccharid, synthetisches Antithrombotikum				
Fondaparinux, z. B. Arixtra®	Niere Krea-Cl < 30ml/min KI	Anti-Xa-Aktivität	15 h	Dialyse
Thrombininhibitoren				
Bivalirudin, z. B. Angiox®	Niere Krea-Cl < 30ml/min KI	ACT	35 min	Dialyse
Argatroban, z. B. Argatra®	Leber	aPTT	50 min	Plasmapherese
Direkte (neue) orale Antikoagulanzien (NOAK)/(DOAK)				
Dabigatran z. B. Pradaxa®	Niere Krea-Cl < 30 ml/min KI	Für Rivaroxaban (Xarelto®) und Apixaban (Eliquis®) basiert die Spiegelbestimmung auf einer auf das Medikament kalibrierten Anti-Faktor Xa-Messung. Für Dabigatran (Pradaxa®) auf einer modifizierten Thrombinzeit (Hemoclot®) Bis dato noch nicht in der Routine-/Notfalldiagnostik verfügbar!	12–17 h	Idarucizumab (Praxbind®)
Apixaban z. B. Eliquis®	Niere Krea-Cl < 15 ml/min KI		9–14 h	Kein Antidot verfügbar
Rivaroxaban z. B. Xarelto®	Niere Krea-Cl < 15 ml/min KI		5–13 h	Kein Antidot verfügbar

- Laboranforderung: »Thrombozyten-Funktionsdiagnostik«
- Anmerkung auf dem Anforderungsschein mit Angaben zur Blutungsanamnese, aktuellen thrombozytenfunktionshemmenden Medikation (Dosis, Indikation etc.), Begleiterkrankungen des Patienten und Entnahmezeitpunkt
- Untersuchungsmaterial (Nativblut) in der Regel ein Hirudin-Blutentnahmeröhrchen 4,5 ml
- Blutentnahme nur nach leichter und kurzer Venenstauung (idealerweise nach Punktion Venenstauung sofort lösen) und ohne zu starken Sog; nach Blutabnahme umgehend ins Labor bringen
- Probe nicht schütteln, sondern zur Durchmischung vorsichtig schwenken (**nicht** über Rohrpost oder ähnliche Systeme versenden)!

Abhängig vom Ergebnis kann dann die Dosis entweder gesenkt oder erhöht werden, um die Wirkung zwischen Blutungsneigung (Dosis zu hoch) und Thromboseneigung (Dosis zu niedrig) bestmöglich einzustellen.

Antikoagulanzien

■ Heparin

Heparin verstärkt in Verbindung mit Antithrombin III die antikoagulatorische Wirkung des AT III. Deshalb ist die Wirkung des Heparins an das Vorhandensein von AT III gebunden. Im Falle eines AT-III-Mangels (z. B. Leberzirrhose) kann Heparin seine Wirkung demnach nicht entfalten.

Wirkung:
- Antikoagulatorischer Effekt
- Lipolytischer Effekt
- Hemmung der Thrombozytenfunktion
- Erhöhung der Gefäßpermeabilität
- Hemmung der Proliferation von Gefäßmuskelzellen

Nebenwirkungen:
- Blutungen (Anstieg des Blutungsrisiko mit Tagesdosis und Verlängerung der Gerinnungsparameter PTT, TZ)
- Thrombozytopenie mit und ohne Thrombosen:
    - Heparin-induzierte Thrombozytopenie (HIT I:) klinisch milder Verlauf
    - HIT II: Gefahr von thrombembolischen v. a. arteriellen Gefäßverschlüssen mit schwerem Krankheitsverlauf
- Allergische Reaktion
- Anstieg der Transaminasen
- Reversibler Haarausfall
- Hautnekrosen
- Osteoporose nach hochdosierter Dauertherapie (> 3–6 Monate)

Indikation:
- High-Dose (PTT 50–70 s)
    - Therapeutisch bei TVT und Lungenembolie
    - Vorhofflimmern
    - Prophylaxe von Thrombose bei extrakorporalen Kreisläufen (z. B. Dialyse, ECMO, Herzlungenmaschine, LVAD)
    - Akuter Myokardinfarkt
- Low-Dose:
    - Thromboseprophylaxe

Kontraindikationen: Erkrankungen, die mit einer erhöhten Blutungsbereitschaft einhergehen, oder während oder kurz vor bzw. nach operativen Eingriffe, geplanten Biopsien, gastrointestinalen Blutungen oder Punktion nicht komprimierbarer Gefäße.

Im Falle einer unabdingbaren Antikoagulation, z. B. bei Patienten mit LVAD oder mechanischem Klappenersatz, ist im Rahmen interdisziplinärer Besprechungen unter Abwägung des individuellen Risikos über die Fortführung der Antikoagulation zu entscheiden. Eine weitere wichtige Kontraindikation ist eine bekannte HIT II in der Anamnese.

> **Heparin sollte nicht über denselben i.v.-Zugang mit Nitraten oder Dobutamin gegeben werden, da es hierdurch zu einer Abschwächung der Wirkung kommen kann.**

■ Niedermolekulare Heparine
- Enoxaparin
- Fraxiparin

Wirkung:
Enoxaparin wirkt neben der AT II-Aktivierung über eine direkte Hemmung des Faktor Xa. Monitoring

deshalb nicht über die Bestimmung der PTT wie beim Heparin, sondern über die Bestimmung der AntiXa-Aktivität.

Indikationen:
- Thromboseprophylaxe
- Instablie AP
- Therapie der TVT und der Lungenembolie
- Antikoagulation bei Vorhofflimmern

Nebenwirkungen:
- Allergische Reaktionen
- HIT I und HIT II (seltener als bei unfraktioniertem Heparin)

Kontraindikationen:
- Endokarditis
- Neoplasien
- Leber- und Pankreaserkrankungen
- Ulzera des GI-Traktes

Neue orale Antikoagulanzien (NOAK)

Die NOAKs oder auch im Hinblick auf ihren Wirkmechanismus sogenannten direkten oralen Antikoagulanzien (DOAK) bezeichnen eine Gruppe von gerinnungshemmenden Arzneistoffen, die direkt die Wirkung bestimmter Gerinnungsfaktoren beeinflussen.

Unterschieden werden können die verschiedenen Medikamente anhand ihres Wirkortes:
- Anti-FIIa-Typ (Thrombinhemmer)
  - Dabigatran (Pradaxa®)
- Anti-FXa-Typ (Faktor-Xa-Hemmer)
  - Apixaban (Eliquis®)
  - Edoxaban (Lixiana®)
  - Rivaroxaban (Xarelto®)

Als Hauptvorteile der DOAK sind die einfache orale Anwendung (immer die gleiche Dosis) und der Wegfall regelmäßiger Gerinnungskontrollen zu nennen. Die aktuelle Studienlage bestätigt die gute Verträglichkeit und gute Effektivität im Vergleich mit dem »Goldstandard« Marcumar. Vor allem konnte eine bessere Effektivität, d. h. eine Vermeidung von thromboembolischen Ereignissen wie Schlaganfällen, aufgezeigt werden, wenn sich der angestrebte INR-Wert häufig außerhalb des Zielbereichs befindet.

Wesentliche Nachteile sind, dass labordiagnostische Methoden, die eine Restwirkung oder Akkumulation von DOAK nachweisen könnten, nicht weit verbreitet sind, und bis vor kurzem das Fehlen eines spezifischen Antidots, das zur Normalisierung der Gerinnung bei Blutungskomplikationen oder vor Notfalleingriffen verwendet werden kann. Das neuerdings verfügbare Antidot Idarucizumab (Praxbind®) kann jedoch nur die Wirkung von Dabigatran (Pradaxa®) aufheben. Da die Substanzen kurze Halbwertzeiten haben, kann bei nicht bedrohlichen Blutungen zugewartet werde, bei schweren Blutungen wird versucht, das Gerinnungspotenzial durch Gabe von Prothrombinkomplex-Konzentraten (PPSB) oder gerinnungsaktivem Plasma anzuheben.

Für Wirkungskontrollen der DOAK eignen sich Routine-Gerinnungstests (INR, QUICK, PTT) nur wenig. Empfohlen werden:
- DOAK vom Anti-FIIa-Typ: die Ecarin-Clotting-Time (ECT) oder eine auf das jeweilige Medikament kalibrierte, verdünnte Thrombinzeit
- DOAK vom Anti-FXa-Typ: eine auf das jeweilige Medikament kalibrierte Anti-Faktor Xa-Aktivität

4.1.3 Antihypertensiva

Antihypertensiva wirken über verschiedene Mechanismen blutdrucksenkend.

Substanzklassen
- Betablocker
- Kalziumantagonisten
- ACE-Hemmer
- AT1-Rezeptor-Antagonisten
- Alphablocker
- Diuretika

Angiotensinkonversionsenzym-Hemmer (ACE-Hemmer)

ACE-Hemmer sind eine Gruppe von Substanzen mit einem breiten Indikationsspektrum. Neben der Therapie einer arteriellen Hypertonie sind ACE-Hemmer Standardsubstanzen der chronischen Herzinsuffizienz sowie der medikamentösen Behandlung nach einem Myokardinfarkt. Sie haben Einfluss auf das kardiovaskuläre System und auf die Nieren. Sie können die Aktivität des Angiotensin Converting Enzyms kompetitiv blockieren und sind gleichzeitig auch für den Abbau des Bradykinins verantwortlich. Somit wird die Umwandlung von Angiotensin I in Angiotensin II im Renin-Angiotensin-Aldosteron-System verhindert. Ziel ist es, den peripheren Gefäßwiderstand durch Vasodilatation zu senken und somit den Blutdruck zu senken. Des Weiteren führt die ACE-Hemmung zu einer Verminderung von Aldosteron und ADH, was eine vermehrte Ausscheidung von Natrium und Wasser mit sich bringt. Besonders in Kombination mit Diuretika haben ACE-Hemmer eine gute Wirkung. Präparat-Beispiele:

- Ramipril (z. B. Ramipril®, Delix®)
- Captopril (z. B. Captopril®, Lopirin®, Tensobon®)
- Enalapril (z. B. Enalapril®, Xanef®)
- Lisinopril (z. B. Lisinopril®, Acerbon®)

Wichtige Hinweise zur Interaktion mit anderen Medikamenten:
- ACE-Hemmer verstärken die blutzuckersenke Wirkung von Insulin
- In Kombination mit einem kaliumsparenden Diuretikum kann es zu schweren Hyperkaliämien kommen
- Bei prädisponierten Patienten kann es bei Hypovolämie und Kontrastmittelgaben (Cardio-CT, Koronarangiografie) unter ACE-Hemmern zu einem akuten Nierenversagen kommen

Wichtige Nebenwirkungen der ACE-Hemmer-Therapie:
- Trockener Reizhusten
- Allergische Hautausschläge
- Muskel- und Gelenkschmerzen
- Angioneurotisches Ödem (Quincke-Ödem)
- Akutes Nierenversagen
- Blutbildveränderungen

■ AT1-Rezeptor-Antagonisten

Ähnlich wie die ACE-Hemmer wirken die AT1-Rezeptor-Antagonisten blutdrucksenkend. Dabei wird jedoch nicht die Bildung von Angiotensin II blockiert, sondern die Wirkung des Angiotensin II über eine direkte Blockade an den AT1-Rezeptoren vermindert. Dies führt analog zu den ACE-Hemmern zu einer Senkung des peripheren Widerstands und damit des Blutdrucks. Ebenso erfolgt eine vermehrte Natrium- und Wasserausscheidung. Im Gegensatz zu den ACE-Hemmern tritt der typische Reizhusten unter Therapie mit AT1-Rezeptor-Antagonisten nicht in Erscheinung. Die AT1-Rezeptor-Antagonisten werden allgemein deutlich besser vertragen, sind jedoch etwas teurer als vergleichbare ACE-Hemmer. Beispiele sind:

- Candesartan (z. B. Atacand®, Blopress®)
- Irbesartan (z. B. Aprovel®)
- Lorsartan (z. B. Lorzaar®)
- Telmisartan (z. B. Micardis®)
- Valsartan (z. B. Diovan®)

Indikationen:
- Antihypertensive Therapie
- Chronische Herzinsuffizienz im Stadium II–IV
- Diabetische Nephropathie
- Bei ACE-Hemmer-Unverträglichkeit (Reizhusten)

Nebenwirkungen:
- Schwindel, Müdigkeit
- Orthostatische Reaktion
- Hyperkaliämie

Die gleichzeitige Gabe von einem ACE-Hemmer und einem AT1-Rezeptor-Antagonisten wird nicht empfohlen da dadurch nicht die Wirksamkeit gesteigert wird.

■ Alphablocker

Alphablocker sind Substanzen, die durch ihre blockierende Wirkung an Alpharezeptoren zu einem Wirkungsverlust von Adrenalin und Noradrenalin auf den Gefäßtonus führen. In der Folge kommt es zu einer Vasodilatation und damit zu einer Blutdrucksenkung. Eine weitere Indikation für Alphablocker ist die Prostatahyperplasie.

Nebenwirkungen:
- Orthostatische Reaktion durch übermäßige Vasodilatation, tritt vor allen bei erster Gabe des Präparates auf (First-dose-Synkope)

- Reflektorische Tachykardie, Palpitationen
- Verstopfte Nase durch Schleimhautschwellung
- Schwäche, Müdigkeit, Kopfschmerzen

> **Praxistipp**
>
> Bei einem orthostatischen Kollaps infolge einer Alphablocker-Einnahme sowie bei Überdosierung oder Intoxikationen darf **keine** Adrenalingabe erfolgen. Durch die bestehende Alphablockade induziert Adrenalin am Gefäßsystem eine weitere Dilatation über den β_2-Rezeptor. Therapie der Wahl deshalb: Schocklagerung, Volumensubstitution und – wenn notwendig – Vasokonstriktion mit Dopamin oder Noradrenalin.

- **Clonidin (Catapresan®)**

Das vor allem in der Intensivmedizin sowie postoperativen Therapie der sympathoadrenergen Hyperaktivität (Tachykardie, Unruhe, Tachypnoe, hypertensive Entgleisung) z. B. im Rahmen eines akuten Alkoholentzugs eingesetzte Clonidin wirkt über folgende Mechanismen:

- Clonidin führt über die Stimulation zentraler postsynaptischer α2-Rezeptoren zu einer Senkung des Sympathikotonus
- Die Stimulation von Imidazolrezeptoren führt zu einer Verringerung des systemischen Gefäßwiderstands
- Die Stimulation peripherer präsynaptischer α2-Rezeptoren bedingt eine verminderte Reninfreisetzung mit nur geringer Gegenregulation durch Natrium- und Wasserretention

In der Summe führt dies zu einer Reduktion des Herzzeitvolumens und des peripheren Gefäßwiderstandes und somit des Blutdrucks.

Nebenwirkungen:
- Selten klinisch relevante Bradykardie
- Schwere Rebound-Hypertonie nach plötzlichem Absetzen (immer Ausschleichen der Therapie)
- Zentraldämpfende Wirkung mit Müdigkeit und Sedierung (häufig gewünscht)

4.1.4 Diuretika

Diuretika sind Substanzen mit einer hohen therapeutischen Breite, die durch Hemmung der renalen Rückresorption eine vermehrte Mineral- und Wasserausscheidung fördern und somit das extrazelluläre Volumen verringern. Das hat eine Senkung des Blutdrucks zur Folge und führt zu einer Entlastung des Herzens. Deshalb werden Diuretika nicht nur zur Therapie bei Wasseransammlungen im Körper verwendet (z. B. beim Lungenödem, Beinödemen), sondern auch zur Therapie bei hohem Blutdruck und Herzschwäche angewendet.

Man unterscheidet kaliumsparende Diuretika und Schleifendiuretika.

Kaliumsparende Diuretika

- **Spironolacton**
- **z. B. Aldactone®**

Das kaliumsparende Spironolacton wirkt als Aldosteron-Antagonist und blockiert am distalen Tubulus in der Niere die Aldosteron-Rezeptoren. Dies führt zu einer Hemmung der Natriumrückresorption und der Kaliumsekretion.

Indikation:
- Arterielle Hypertonie
- Herzinsuffizienz
- Akuter Myokardinfarkt
- Fortgeschrittene Leberzirrhose mit Aszites
- Primärer und sekundärer Hyperaldosteronismus (Conn-Syndrom)

Nebenwirkungen:
- Hyperkaliämie, insbesondere bei chronischer Niereninsuffizienz
- Gastrointestinale Verdauungsprobleme
- Durch hormonelle Veränderungen:
    - Bei Männern: Gynäkomastie, Schmerzen in der Brustwarze und Potenzstörungen
    - Bei Frauen: Brustspannung, Hirsutismus, Amenorrhö

Hinweise zu Medikamenten-Interaktionen:
- In der Kombination mit einem ACE-Hemmer kann Spironolacton zu einem signifikanten Kaliumanstieg führen

- Bei gleichzeitiger Gabe von Antihypertensiva oder Digitalis-Präparaten kann es zu einer deutlichen Wirkungsverstärkung unter Spironolacton kommen

- **Thiaziddiuretika**
- **z. B. Hydrochlorothiazid (HCT)®**
- **Esidrix®**

Die Thiaziddiuretika wirken über eine reversible Hemmung eines Natrium-Chlorid-Carrier-Systems im proximalen Teil des distalen Tubulus in der Niere. Dies bedingt eine vermehrte Natrium- aber auch Kalium- und Magnesiumausscheidung.

Indikation:
- Chronische kardiale, renale und hepatogene Ödeme
- Arterielle Hypertonie
- Kombinationspräparat mit ACE-Hemmern oder kaliumsparenden Diuretika

Nebenwirkungen:
- Hyperkaliämie, Hypomagnesiämie, Hyponatriämie (häufig)
- Hyperkalzämie
- Hyperlipidämie, Hyperglykämie
- Hyperurikämie
- Allergische Reaktionen insbesondere auf Sulfonamide

Schleifendiuretika
- **Furosemid (Lasix®)**
- **Torasemid (Unat®)**

Schleifendiuretika sind durch ihre sehr schnelle und stark einsetzende Wirkung first-line-Medikament zur Therapie von Ödemen, bei akuter und chronischer Herzinsuffizienz und zur forcierten Diurese bei Intoxikationen. Sie wirken über eine reversible Hemmung des Natriumchlorid-Kalium-Carriers im aufsteigenden Ast der Henle Schleife. Ebenso führen sie im Rahmen der Therapie des akuten Lungenödems durch die günstige Eigenschaft einer frühen Vasodilatation zu einem venösen Pooling und damit zur Senkung der Vorlast.

Nebenwirkungen:
- Hypokaliämie, Hyperkalzämie und Hyponatriämie
- Hypovolämie, Dehydratation, Exsikkose
- Hyperglykämie
- Tachykardie gegebenenfalls mit Blutdruckabfall
- Hyperurikämie
- Hörschäden
- Allergische Reaktion
- Übelkeit, Erbrechen, Durchfall

> **Praxistipp**
>
> Furosemid ist mit zahlreichen anderen Medikamenten nicht kompatibel. Deshalb ist es ratsam, bei Patienten mit einer kontinuierlichen Furosemidgabe via Perfusor oder Infusomat keine anderen Medikamente über den entsprechenden Zugang zu verabreichen.

4.1.5 Lipidtherapie

- **Statine**
- **z. B. Lovastatin®**
- **Simvastatin®**
- **Pravastatin®**
- **Atorvastatin®**

Die Gruppe der Statine, welche der pharmakologischen Substanzklasse der 3-Hydroxy-3-Methylglutaryl-Coenzym-A-Reduktase-(H MG-CoA-Reduktase-)Inhibitoren angehören, hemmen die zelleigene Cholesterinbiosynthese und führen zusätzlich zu einer kompensatorischen Zunahme der LDL-Rezeptoren. Diese beiden Effekte bewirken eine deutliche Abnahme des Plasma-LDL. Aufgrund der insgesamt guten Verträglichkeit bei Beachtung der Nebenwirkungen sowie der stärksten LDL-senkenden Wirkungen und der in Studien dokumentierten Mortalitätssenkung sind Statine die Substanzen der 1. Wahl zur Behandlung der Hypercholesterinämie.

Nebenwirkungen:
- Kopfschmerzen
- Gastrointestinale Beschwerden
- Muskelschmerzen selten bis zur Rhabdomyolyse und akutem Nierenversagen
- Transaminasenanstieg

- **Azetidinone**
- **z. B. Ezetemib®**

Ezetemib bewirkt über die vollständige Inaktivierung eines Cholesteroltransporters eine Resorptionshemmung des Cholesterins im Dünndarm. Kompensatorisch erfolgt eine vermehrte endogene Cholesterinproduktion in der Leber. Der LDL-senkende Effekt ist in der Monotherapie geringer als unter Statinen zu bewerten. Als Kombinationspartner mit einem Statin ist eine zusätzliche LDL-Senkung möglich, falls angestrebte LDL-Werte unter Statinmonotherapie nicht erreichbar sind.

- **Austauschharze**
- **z. B. Cholestyramin (Quantalan®)**

Die Austauschharze entfalten ihre Wirkung über eine Unterbrechung des enterohepatischen Kreislaufs durch Bindung an Gallensäuren. Dies führt zu einer vermehrten Bildung von Gallensäuren aus körpereigenem Cholesterin, was letztendlich zu einer Zunahme der LDL-Rezeptoren und einer vermehrten LDL-Elimination führt.

Nebenwirkungen:
- Obstipation, Übelkeit und Steatorrhö in hoher Dosierung
- Geringer Anstieg der Transaminasen und der alkalischen Phosphatase

> **Praxistipp**
>
> Cholestyramin bindet neben Gallensäuren auch an einige Medikamente (Antikoagulationen, Digitalis, Schilddrüsenhormone), weshalb die Gabe zeitversetzt durchgeführt werden sollte. Die Hemmung der Resorption von Pharmaka macht man sich jedoch auch therapeutisch zunutze. Bei einer Digitalisüberdosierung kann die Gabe von Cholestyramin die Elimination deutlich beschleunigen.

- **Fibrate**
- **z. B. Bezafibrat (Cedur®)**

Die Substanzen der Fibrinsäurederivate (Fibrate) wirken über eine Aktivitätszunahme der Lipoproteinlipase und einer Minderung der VLDL-Synthese und sind Mittel der 1. Wahl vor allem bei erhöhten Triglyzeridwerten.

Nebenwirkungen:
- Gastrointestinale Beschwerden
- Muskelschmerzen mit Myositis und Anstieg der CK-Werte (vor allem bei Kombinationstherapie mit Statinen sowie Leber- und Niereninsuffizienz)
- Vermehrte Gallensteinbildung

- **PCSK9-Hemmer**
- **z. B. Evolocumab®**

Die PCSK9-Hemmer wirken als Inhibitor des PCSK9-Enzyms, das an der Regulation des Cholesterinstoffwechsels beteiligt und seit Juli 2015 für die Therapie der Hypercholesterinämie zugelassen ist. Das menschliche Enzym PCSK9 bindet an den LDL-Rezeptor und führt zu dessen Abbau, was eine Verminderung der LDL-Rezeptoren zur Folge hat. Evolocumab wirkt als monoklonaler Antikörper, bindet spezifisch an PCSK9 und deaktiviert dessen Wirkung an den LDL-Rezeptoren. Mehr LDL-Cholesterin kann so von den LDL-Rezeptoren aus dem Blut entfernt und in der Zelle abgebaut werden. Der monoklonale Antikörper wird in Form einer Injektionsspritze einmal monatlich bzw. bei Nichterreichen des angestrebten LDL-Zielwertes alle 2 Wochen s.c. verabreicht.

Eine wesentliche Indikation der Therapie mit Evolocumab ist, wenn eine Mono- oder auch Kombinationstherapie mit Statinen nicht zu dem gewünschten blutfettsenkenden Effekt führt oder eine Statintherapie aufgrund von Nebenwirkungen nicht möglich ist.

Nebenwirkungen:
- Nasopharyngitis
- Infektion der oberen Atemwege
- Rückenschmerzen
- Arthralgien

4.1.6 Nitrate

Nitrate bewirken über eine exogene Zufuhr von Stickstoffmonoxid (= NO) eine vermehrte Bildung des Botenstoffes cGMP, was letztendlich zu einer Relaxation der glatten Gefäßmuskelzellen führt und damit eine Vasodilatation bewirkt. Dieser Effekt ist vor allem in den Venen sowie den großen Koronararterien nachweisbar. Durch die Dilatation der Venen erfolgt ein venöses Pooling und somit eine Vorlastsenkung. Neben der Reduktion der myokardialen Wandspannung durch die Vorlastsenkung führt die Nachlastsenkung im Rahmen der Wirkung des NO auf die arteriellen Gefäße zu einer Minderung des kardialen Sauerstoffverbrauchs. Durch die Dilatation der Koronararterien wird zudem der Koronarfluss verbessert.

Nitrate werden vornehmlich zur akuten Anfalltherapie bei Angina-pectoris-Beschwerden verabreicht. Gegen AP-Anfälle stehen Nitropräparate, wie das Nitroglycerin Spray® oder sublingual die Coro-Nitro® Tablette, zur Verfügung. Die Wirkung tritt sehr schnell ein, hält aber nur wenige Minuten an. Bei kontinuierlicher Gabe über mehr als 24–48 h (z. B. als Perfusor) wird die Wirkung abgeschwächt (Nitrattoleranz). Vermieden werden kann dies durch die Einhaltung eines kurzen nitratfreien Intervalls (◘ Tab. 4.3).

Indikationen:
- Therapie akuter Angina-pectoris-Anfälle
- Chronisch antianginöse Therapie
- Akute kardiale Dekompensation (Vorlast- und Nachlastsenkung) mit Lungenödem
- Akuter Myokardinfarkt (Ausnahme: Hinterwandinfarkt mit rechtsventrikulärer Beteiligung auf Grund der in diesem Fall unerwünschten Vorlastsenkung)
- Hypertensive Krise

Nebenwirkungen:
- Kopfschmerzen
- Reflektorische Tachykardie
- Flush-Symptomatik
- Hypotonie

> **Vor Nitrogabe unbedingt den Blutdruck messen!**

Kontraindikationen:
- Hypotonie
- Volumenmangel (durch zusätzliche Senkung der Vorlast)
- Hypertrophe obstruktive Kardiomyopathie und hochgradige Aortenklappenstenose (eine Verringerung der linksventrikulären Füllung kann den Gradienten im LVOT erhöhen und zu einem deutlich verminderten HZV führen)
- Gleichzeitige Einnahme von PDE-5-Hemmern (z. B. Sildenafil [Viagra®], Tadalafil [Cialis®]) kann zu schweren Hypotonien führen

- **Molsidomin**
- **z. B. Corvaton®**

Das Prodrug Molsidomin wird in der Leber in seinen aktiven Metaboliten (SIN 1A) verstoffwechselt. Dieser führt zu einer NO-Freisetzung mit einer den Nitraten ähnlichen Wirkung (verminderte Vorlast

◘ **Tab. 4.3** Wirkungsmerkmale und Indikation der Nitrate

Wirkstoff	Handelsname	Wirkbeginn/-dauer	Anwendung
Glycerolnitrat	Nitroglycerin®	s.l. 1–3 min/30 min i.v. 1–3 min/5–20 min oral 20 min/2–6 h	Akuter AP-Anfall Prophylaxe
Isosorbid-5-mononitrat (IS-5MN)	Isoket®	s.l. 1–3 min/1–2 h oral 30 min/~12 h i.v. 1–3 min/1–2 h	Akuter AP-Anfall Prophylaxe Antianginöse Basistherapie Instabile AP, Myokardinfarkt
Isosorbiddinitrat (ISDN)	Ismo®	oral 10–60 min/4–6 h	Antianginöse Basistherapie

durch venöses Pooling, Senkung der Nachlast, Dilatation der Koronargefäße → Verminderung des myokardialen Sauerstoffverbrauchs). Diese tritt jedoch erst nach etwa 30–60 min nach Einnahme auf, weshalb Molsidomin in der Akuttherapie ungeeignet ist. Vorteil des Molsidomin gegenüber den Nitraten ist jedoch die fehlende Nitrattoleranzentwicklung und die mehrere Stunden andauernde Wirkung, weshalb die chronische antianginöse Therapie die Hauptindikation darstellt.

4.1.7 Antiarrhythmika

Das Ziel der Antiarrhythmika ist es, eine normale, frequenzregulierende und -stabilisierende elektrische Herztätigkeit zu erreichen. Es ist ein Oberbegriff für eine Medikamentengruppe, die sich aus unterschiedlichen Substanzen mit verschiedenen Wirkmechanismen zusammensetzt und in unterschiedliche Antiarrhythmika-Klassen nach Vaughan Williams unterteilen lässt. Nachfolgen sind einige Beispiele aufgelistet:

- **Klasse I:** Natriumkanalblocker: Diese werden nochmals in 3 Klassen unterteilt
  - **Klasse Ia:** Diese Substanzen, wie z. B. Ajmalin (Gilurytmal®), bewirken, dass der schnelle Natriumeinstrom in der Zelle gehemmt wird. Dies bedingt eine Verringerung der Depolarisierungsgeschwindigkeit
  - **Klasse Ib:** Diese Substanzen, wie z. B. Phenytoin (Phenytoin®, Xylocain®), hemmen den Natriumstrom während der Depolarisation und wirken so membranstabilisierend, das bedeutet, je höher die Herzfrequenz ist, desto wirksamer ist das Medikament
  - **Klasse Ic:** Diese Substanzen, wie z. B. Propafenon oder Flecainid (Rytmonorm®, Tambocor®), beruhen auf der Wirkung der Blockade von Natriumkanälen und haben einen membranstabilisierenden Effekt an der Herzmuskelzelle
- **Klasse II:** Beta-Blocker: Substanzen aus dieser Gruppe, wie z. B. Metoprolol, Esmolol oder Sotalol (Beloc®, Brevibloc®, Sotalex®), verringern durch die Blockade der Beta-Rezeptoren die adrenerge Erregbarkeit am Herzen. Sie wirken negativ inotrop, chronotrop und dromotrop

- **Klasse III:** Kaliumkanalblocker: Diese Substanzen, wie z. B. Amiodaron oder Dronedaron (Cordarex®, Multaq®), bewirken eine Hemmung des Kaliumausstroms aus der Zelle. Somit wird die Refraktärzeit verlängert, aber die Leitungsgeschwindigkeit nicht verlangsamt
- **Klasse IV:** Kalziumantagonisten: gehören zu den Basissubstanzen in der Therapie der arteriellen Hypertonie. Unterschieden werden drei Gruppen:
  - **Nifidipin-Typ:** primär blutdrucksenkend durch die arterielle Vasodilatation
  - **Verapamil-Typ:** hemmen am Sinus- und AV-Knoten den langsamen Einstrom von Kalzium und wirken vornehmlich negativ chronotrop
  - **Diltiazem-Typ:** Kombination beider Mechanismen

4.2 Interventionelle Therapie

4.2.1 Interventionelle Koronartherapie

Die Grundlagen der interventionellen Kardiologie wurde im Jahre 1977 durch den Angiologen und Kardiologen Andreas Grünzig in Zürich geschaffen, indem er mittels eines Ballonkatheters eine hochgradige LAD-Stenose behandelte und dem Patienten damit eine Bypass-Operation ersparte. Die anfänglichen Interventionszahlen blieben jedoch mit weniger als 5 % gering und stiegen erst etwa 10 Jahre später, nach Entwicklung der Stentimplantation, sprunghaft an. Jedoch erst die weitere Entwicklung von verschiedenen interventionellen Techniken, der Drug-Eluting-Stents und der Plättchenhemmung ermöglichten der interventionellen Kardiologie den aktuellen Stellenwert innerhalb der Koronartherapie. Neben der technischen Machbarkeit verschiedenster Läsionen konnten die Komplikationsraten, die peri-interventionelle Mortalität und die post-PCI-Notfalloperationen deutlich reduziert werden.

Ballondilatation und Stentversorgung

Die alleinige Ballondilatation als primäres Verfahren zur Behandlung von Koronarstenosen war jahrelang die einzige Möglichkeit einer interventionellen Therapie verengter Koronargefäße. Hauptprobleme im Rahmen der Ballondilatation sind die Gefahren der akuten Gefäßdissektion mit Minderung des Koronarflusses, des Gefäßverschlusses sowie die hohe Rate an Re-Stenosen. Der Mechanismus der Dilatation lässt sich nicht nur durch eine Kompression der atheromatösen Plaques oder eine Dilatation der Gefäßwand erklären. Vielmehr kommt es durch die starken radialen Kräfte zu einer subintimalen und submedialen Rissbildung innerhalb der Gefäßwand. Teilweise sind diese Veränderungen nur mittels erweiterter intrakoronarer Bildgebung (IVUS, OCT) darstellbar. Die Implantation eines Stents erfolgt, um das Gefäß von innen zu schienen, die entstandene Dissektionsmembran abzudecken sowie den elastischen Recoil der Gefäßwand und ein Gefäßremodeling zu verhindern. Der Begriff »Stent« wird auf den schottischen Zahnarzt C. T. Stent (1807–1905) zurückgeführt, der ein Verfahren zur Stützung von röhrenförmigen Gebilden entwickelte. Die stetige Weiterentwicklung im Rahmen der Stenttechnologie bringt immer wieder neue Stenttypen auf den Markt. Aktuell können gefäßstützende Materialien im Katheterlabor wie folgt eingeteilt werden.

- **BMS (Bare-Metal-Stent)** aus metallischen Materialien (medizinischem Edelstahl, Kobalt-Chrom, Kobalt-Nickellegierungen). Die neointimale Proliferation nach Bare-Metal-Stent-Implantation führt bei ca. 10–25 % der so behandelten Patienten zu einer signifikanten (> 50%igen) Restenose, vor allem in den ersten 6 Monaten nach Implantation. Ursächlich für diese Proliferation ist die starke Beanspruchung der Gefäßwand und deren Schädigung durch die Ballondilatation. Der komplexe pathophysiologische Mechanismus führt über die endotheliale Schädigung zur Ausbildung eines Art Granulationsgewebes, welches zur Lumeneinengung führen kann
- **DES (Drug-Eluting-Stent).** Um unerwünschte neointimale Proliferationen mit konsekutiver Restenose zu unterdrücken, wurden Stents entwickelt, die mit einem Medikament, z. B. dem Immunsuppressivum Everolimus oder dem Zytostatikum Paclitaxel, beschichtet sind. Die DES setzen den Wirkstoff in sehr geringer Konzentration über einen langen Zeitraum hinweg frei, und zwar gezielt im gefährdeten Bereich der Gefäßwand
- **Gecoverte Stents:** Normalerweise besteht ein Stent aus einem feinen flexiblen Gitternetzwerk. Im Falle einer Perforation der Koronargefäße kommt dieser Stenttyp zum Einsatz. Durch einen mit einer dünnen Kunststoffhülle ausgekleideten Stent können Perforationen in über 85 % der Fälle sicher abgedeckt und eine weitere Blutung in das Perikard mit konsekutiver lebensbedrohlicher Perikardtamponade verhindert werden
- **Ballonexpandierende Stents:** Ein überwiegender Anteil der Stents wird heutzutage über einen Ballonkatether in die Stenose eingebracht und dort implantiert
- **Selbstexplantierende Stents:** Diese Spezialstents werden nicht durch einen Ballon entfaltet, sondern haben die Eigenschaft, sich selbst auszudehnen, wenn sie freigesetzt werden. Durch eine dünne Hülle umgeben, werden diese Stents in die Stenose eingebracht, die Hülle zurückgezogen und der Stent damit freigesetzt. Da sie sich dann der Gefäßwand anpassen, sind sie insbesondere auch für Stellen geeignet, in denen ein Gefäß unterschiedliche Größen aufweist. Der selbstexpandierende Stent passt sich dann sowohl dem natürlichen Gefäßkaliber im Bereich der zuvor mit einem Ballon dilatierten Stenose an, als auch in dem ggf. aneurysmatischen Abschnitt vor oder nach der Stenose
- **Bioresorbierbare Scaffolds (BVS).** Ein Metallstent verbleibt zeitlebens im Körper und kann zukünftige Operationen im Bereich der Koronargefäße (Bypass-Operationen) erschweren oder sogar unmöglich machen. Vor diesem Hintergrund wurde in den letzten Jahren nach Materialen gesucht, die zum einen nach Angioplastie solange die beschädigte Koronarie stützen, bis sich eine Gefäßheilung einstellt, und sich dann nach einiger Zeit von selbst auflösen. Nach Auflösung des Scaffolds kann das Koronargefäß seine natürliche vasomotorische Funktion im vormals starren Gefäßsegment wieder zurückgewinnen. Im Fall einer künftig erforderlichen Bypass-Operation könnte der

Herzchirurg eine Anastomosierung wie bei einem natürlichen Gefäß durchführen.
Aktuelle Studien bestätigen zumindest vergleichbare Erfolgsraten wie nach DES-Implantationen

Interventionsablauf

Nachdem die diagnostische Koronarangiografie einen entsprechenden interventionsbedürftigen Befund ergeben hat, wird ein spezieller Führungskatheter über die bereits einliegende arterielle Schleuse und je nach Stenoselokalisation in das linke oder rechte Koronarsystem eingebracht (**•** Abb. 4.1). Im Anschluss erfolgt die Passage der Stenose mit einem feinen Koronardraht. Gegebenenfalls werden bei komplexeren Veränderungen oder Einengungen in Gefäßbifurkationen weitere Koronardrähte platziert. Über diese Drähte können die Angioplastieballons oder Stents unter radiologischer Durchleuchtung bis in die Höhe des pathologisch veränderten Gefäßes vorgebracht werden. Nach Sicherstellung der adäquaten Platzierung des Ballons oder Stents durch eine Filmaufnahme mit Kontrastmittelinjektion wird der Ballonkatheter mit einer Druckspritze unter Durchleuchtung mit einem Gemisch aus Kochsalz und Kontrastmittel inflatiert, bis dieser vollständig entfaltet ist. Im Anschluss wird der Ballon durch Aspiration der Druckspritze deflatiert und aus dem Führungskatheter entfernt. Im Falle eines Stent-tragenden Ballons verbleibt der nun entfaltete Stent im Koronargefäß und nur der Ballon wird entfernt.

Ob eine Stenose erst mit einem Ballon vorgedehnt oder direkt mit einem Stent versorgt wird, hängt von vielen verschiedenen Faktoren, wie Verkalkungsgrad, Länge oder Komplexität der Stenose, ab. Je nach geplantem Eingriff werden entweder ein oder auch mehrere verschieden lange und große Stents implantiert. In einer abschließenden Koronardarstellung wird auf vollständige Entfaltung der implantierten Stents und auf Gefäßkomplikationen wie Verschlüsse oder Dissektionen geachtet. Sollte ein Stent sich nicht vollständig entfaltet haben, erfolgt ggf. eine Nachdilatation mit speziellen Hochdruckballons.

Beendet wird die Intervention durch die Entfernung der Koronardrähte und des Führungskatheters aus dem Koronarsystem sowie der einliegenden arteriellen Schleuse. Abhängig von der Situation (elektive PCI, ACS) und dem gewählten Stent erfolgt die Gabe einer doppelten Plättchenhemmung um eine Stentthrombose zu verhindern.

Rotablation

Die Rotablation ist ein koronarinterventionelles Verfahren, bei dem in einer hochgradigen Koronarstenose schwergradig verkalkte Plaques durch einen Katheter mit diamantbeschichtetem rotierendem Bohrkopf abgetragen werden. Dabei gelingt es durch den hochtourig rotierenden Bohrkopf, feste Plaques-Bestandteilen (z. B. Kalzifikationen) abzutragen, ohne dabei das elastische Gewebe der Koronararterie zu beschädigen. Sollte sich unter Durchleuchtung ein starker Verkalkungsgrad des Koronargefäßes darstellen, ist über eine Engstelle nur ein Koronardraht aber keine Ballonkatheter vorzubringen, oder ist eine Angioplastie trotz PTCA mit einem Hochdruckballon nicht möglich,

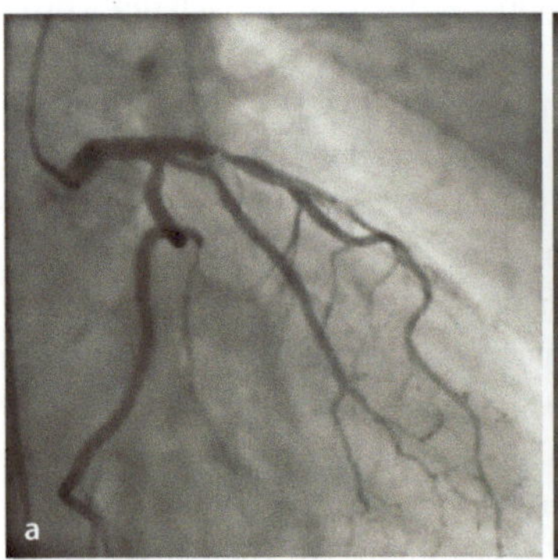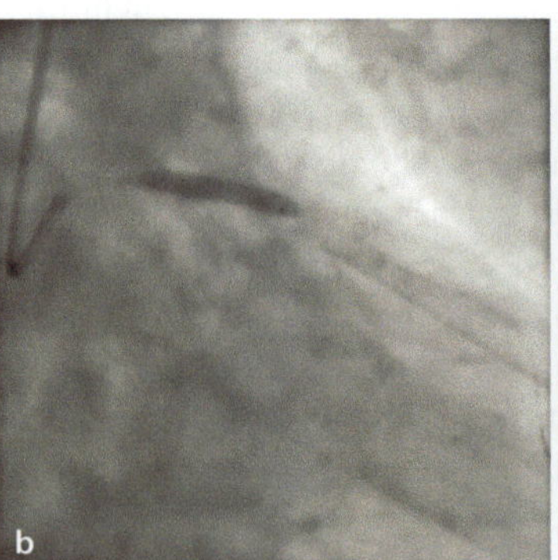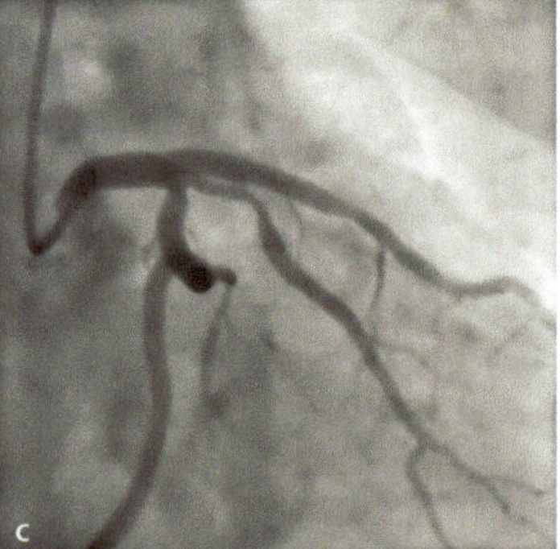

• **Abb. 4.1 a)** Hochgradige proximale RIVA-Stenose **b)** Stentimplantation **c)** Endergebnis

kann die Rotablation die weitere Behandlung ermöglichen.

Das Vorgehen unterscheidet sich zuerst einmal nicht von einer Standard-PCI. Ein spezieller Koronardraht für den Bohrkopf wird über einen Führungskatheter über die Engstelle in die Gefäßperipherie eingebracht. Über diesen wird der druckluftgetriebene Bohrkopf bis zur Engstelle vorgebracht. Mit einer Umdrehungszahl von 140.000–160.000 U/min wird der Bohrer durch die Engstelle geführt. Dabei werden Kalk und das übrige Material der Engstelle so weit zerkleinert, dass sie ohne Hindernis das Gefäß passieren können und vom Körper aufgenommen werden. Mit immer größeren Bohrköpfen kann die Kalklast in der Engstelle soweit vermindert werden, dass die Angioplastie mit einem Hochdruckballon und anschließende Stentversorgung ermöglicht wird.

Komplikationen im Rahmen der Rotablation (Erbel et al. 2012):

- AV-Blockierungen
- Mikroembolisationen/No-Reflow-Phänomen
- Angina-pectoris-Beschwerden
- Thermische Schäden durch den Bohrkopf
- Koronarperforationen/Fistelbildung

TASH

Das Prinzip der transkoronaren Ablation des Septums besteht in einem kontrollierten Myokardinfarkt im Bereich des (im Rahmen einer HOCM) hypertrophierten basalen Septums. Nachdem in der Koronarangiografie die septalen Äste dargestellt worden sind, erfolgt zunächst eine Injektion von Echokontrastmittel unter gleichzeitiger Echokardiografie, um die Größe des potenziellen Infarktareals abzuschätzen.

Nun werden 1–5 ml Ethanol in den ersten größeren septalen Ast des RIVA injiziert. Dabei wird der Rückfluss des Ethanols in den RVA durch einen Ballonkatheter, welcher den Ast nach proximal abdichtet, verhindert. Die Ethanolinjektion führt zu einem Infarkt des basalen Septums. Im Rahmen der Narbenbildung zeigt sich im weiteren Verlauf eine Rückbildung der basalen Septumhypertrophie. Mittels Echokardiografie sowie simultaner Messung der Druckwerte im linken Ventrikel und der Aorta können die thermodynamischen Ergebnisse frühzeitig beurteilt werden. Das ganze Ausmaß der Gradientenreduktion im LVOT wird jedoch häufig erst nach 6–12 Monaten sichtbar.

Die Indikation für eine TASH-Prozedur ist eine obstruktive Kardiomyopathie mit schwerer symptomatischer Relevanz. Da das Verfahren jedoch weniger invasiv als eine chirurgische Septumresektion ist, werden in einigen Zentren bereits symptomatische Patienten mit niedrigem Druckgradienten über dem LVOT mit diesem Verfahren behandelt. Relevanteste Komplikation ist ein temporärer AV-Block, der in bis zu 50 % der behandelten Patienten beschrieben ist (permanent etwa 25 %). Dies erfordert eine mindestens dreitägige telemetrische Überwachung postprozedural. Selten kommt es durch die Injektion des Alkohols zu Koronardissektionen, größeren Myokardinfarkten oder Perikardtamponaden und Septumperforationen (Erbel et al. 2012).

4.2.2 Interventionelle Herzklappentherapie

Ballonvalvuloplastie

Die Ballonvalvuloplastie (Klappensprengung) wird als Vorbereitung direkt vor Implantation einer selbstexpandierenden Herzklappe durchgeführt. Weitere Indikation ist eine palliative oder vorübergehende Versorgung einer hochgradigen Aortenklappenstenose, um einem hämodynamisch kompromittierten Patienten eine gewisse Entlastung zu geben und die Symptome einer hochgradigen Aortenklappenstenose zu verringern. Auch die Ballonvalvuloplastie im Rahmen einer hochgradigen Mitralklappenstenose ist heutzutage noch ein gebräuchliches interventionelles Verfahren.

- **Durchführung**

Nach Einbringen jeweils einer Schleuse in die A. und V. femoralis communis wird zunächst ein transvenöser Schrittmacher im rechten Ventrikel positioniert. Im Anschluss wird mit einem weichen Draht die Aortenklappe passiert. Über einen in den linken Ventrikel eingebrachten Pigtail-Katheter wird nun ein steiferer Draht in den LV eingebracht. Der Ballonvalvuloplastie-Katheter wird mittig in Höhe der Aortenklappe platziert. Auf Kommando des Implanteurs erfolgt ein sogenanntes »rapid-pacing« über den transvenösen Herzschrittmacher zumeist mit

Herzfrequenzen zwischen 170–200/min. Durch diese schnelle Stimulation erreicht man eine Art Kreislaufstillstand, der anhand des rapide einsetzenden Druckabfalls beobachtet werden kann. Dies ermöglicht eine stabile Lage des nun manuell inflatierten Valvuloplastieballons in der Aortenklappe. Nach vollständiger Entfaltung wird das rapid-pacing beendet und der Ballon deflatiert. Katheter, Schrittmachersonden und Schleusen werden entfernt und die Punktionsstellen mittels Gefäßverschlusssystem oder manuellem Druckverband versorgt.

TAVI (transcatheter aortic valve implantation)

Im Rahmen der medizinisch-technischen Weiterentwicklung hat sich die TAVI zum Behandlungsverfahren der Wahl bei vormals als inoperabel betrachteten oder Hochrisiko-Patienten etabliert. Im Vergleich zur klassischen herzchirurgischen Operation mit Sternotomie und Anschluss an die Herz-Lungen-Maschine, ist die interventionelle Implantation heutzutage sogar in Analgosedierung möglich. Die nun minimalinvasive Vorgehensweise ermöglicht auch die Versorgung von multimorbiden symptomatischen Patienten, die ohne Behandlung eine hohe Mortalität aufweisen.

Im Januar 2015 wurde durch den Gemeinsamen Bundesausschuss (G-BA) ein Mindeststandard für implantierende Krankenhäuser aufgestellt. Es wurde festgelegt, dass TAVI-Prozeduren nur an Zentren mit kardiologischer und herzchirurgischer Abteilung durchgeführt werden dürfen. Grund für diese Entscheidung ist, dass Komplikationen, die eine herzchirurgische Operation notwendig machen, zwar selten, jedoch lebensbedrohlich sind, falls keine zügige operative Versorgung gewährleistet ist. Die deutsche Gesellschaft für Kardiologie (DGK) führt neben dem Vorliegen eines Herz-Team aus Kardiologen und Herzchirurgen eine Mindestanzahl durchgeführter TAVI-Prozedur (> 50 TAVI-Prozeduren/Jahr/Zentrum und ≥ 25 TAVI-Prozeduren/Jahr/Operateur) bzw. in der Beherrschung möglicher Komplikationen zur Zertifizierung als TAVI-Zentrum auf (Kuck et al. 2015).

- **TAVI-Vorbereitung**

Zur Präimplantationsdiagnostik werden folgende Untersuchungen benötigt:

- Echokardiografie (TTE, TEE): Bestimmung der Aortenklappenöffnungsfläche, begleitende Vitien, linksventrikuläre Pumpfunktion, Durchmesser des LVOT, des Aortenklappenanulus sowie der Aorta ascendens
- Koronarangiografie: Darstellung der Koronargefäße (interventionspflichtige Stenosen)
- Herz-CT mit Aortografie und Darstellung der Becken-Bein-Arterien: Bestimmung des Diameters der »Landungszone« der zu implantierenden Klappe, Abstand der Koronarien von der Landungszone, Verlauf der Aorta ascendens, relevante Stenose der Becken-Bein-Gefäße
- EUROSCORE/Frailty-Bestimmung: Einschätzung des intraoperativen oder postoperativen Risikos einer konservativen herzchirurgischen Operation

Anhand der oben durchgeführten präinterventionellen Diagnostik fällt die Entscheidung, ob ein operatives, interventionelles oder ggf. auch konservatives Verfahren dem Patienten vorgeschlagen wird. Diese Konsensentscheidung wird durch das sogenannte »Herz-Team«, welches aus Herzchirurgen, interventionellen Kardiologen und Anästhesisten besteht, vorgenommen. Ebenfalls wird in dieser Konferenz im Falle einer Entscheidung für eine TAVI über den Zugangsweg (transfemoral, transapikal, transaortal) entschieden.

- **Klappentypen**

Aktuell werden viele verschieden Herzklappentypen für die Implantation verwendet. Diese von unterschiedlichen Herstellern entwickelten Herzklappen können in zwei verschiedene Gruppen eingeteilt werden.

- **Selbstexpandierende Herzklappen** (z. B. Medtronic CoreValve®) bestehen aus einem selbstexplantierenden Nitinolgerüst, in dem eine biologische Klappe aus Schweineperikard fixiert ist
- **Ballonexpandierende Herzklappen** (z. B. Edwards Sapien®) bestehen aus einem Kobalt-Chrom-Stent, in dem eine aus Rinderperikard gefertigte Klappe eingenäht ist (◘ Abb. 4.2a–c)

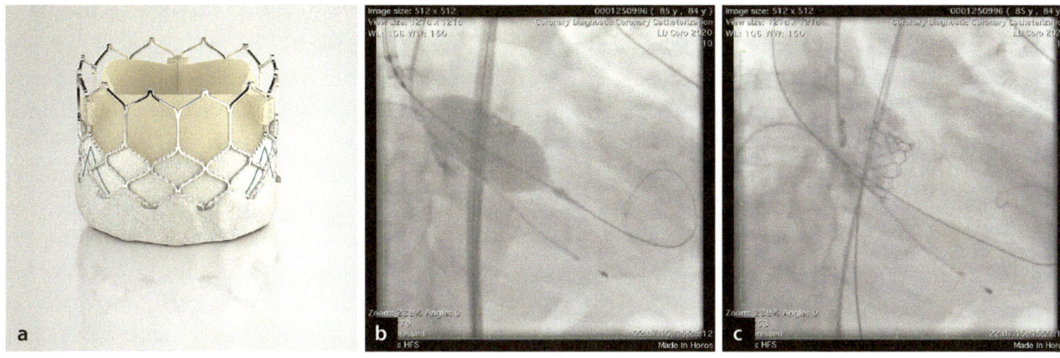

Abb. 4.2 Implantation einer ballonexpandierenden transfemoral eingebrachter Aortenklappe (Edwards Sapien 3)

Implantation

Die Implantation der verschiedenen Aortenklappenprothesen wird vornehmlich über den transfemoralen Weg vollständig perkutan durchgeführt. Dies ermöglicht den Eingriff in Analgosedierung ohne eine Intubationsnarkose durchzuführen. Der transapikale und transaortale Zugangsweg erfordert jedoch eine Intubationsnarkose (ITN), weshalb diese nur durchgeführt werden, falls aufgrund einer schweren pAVK ein Vorbringen der Aortenklappe über die Becken-Bein-Gefäße nicht möglich ist. Der minimale Lumendurchmesser sollte 5,0–5,5 mm nicht unterschreiten und keine ausgeprägte Kalzifikation oder kein schweres Kinking der Gefäße vorliegen, um den transfemoralen Zugangsweg wählen zu können.

Für den transfemoralen Weg nach Punktion der A. femoralis communis wird eine Schleuse in das Gefäß eingebracht und 1–2 Gefäßverschlusssyteme (Prostar, Proglide) vorgelegt. In Abhängigkeit von dem zu implantierenden Klappentyp erfolgt das weitere Vorgehen. Nach Implantation werden die Schleusen entfernt und die Punktionsstellen mittels vorpräpariertem Verschlusssystem verschlossen und ein Druckverband angelegt. Eine postinterventionelle intensivmedizinische Beobachtung schließt sich an.

Komplikationen

Die Komplikationsrate und Sterblichkeit im Rahmen einer TAVI-Prozedur konnte im Verlauf der Jahre deutlich reduziert werden. Neben Neuentwicklungen im Bereich der Herzklappentypen sowie der Implantationskatheter und Schleusen hat zudem die Expertise und Erfahrung der interventionellen Klappenimplanteure immens zugenommen. Ein weiterer Faktor ist, dass, nachdem initial nur inoperable Patienten einem TAVI-Verfahren zugeführt wurden, nun auch Patienten mit hohem operativem oder unter bestimmten Voraussetzungen sogar mittlerem operativem Risiko mittels TAVI versorgt werden. Auch die verbesserte CT-Diagnostik im Rahmen der präinterventionellen Größenbestimmung der zu implantierenden Herzklappe spielt eine wesentliche Rolle. Trotz deutlicher Reduktion der Komplikationen sollten folgende auch im postinterventionellen Verlauf beachtet werden.

- Perikardtamponade
- Ruptur des Aortenanulus
- Klappendislokation
- Periprozeduraler Schlaganfall
- AV-Block III°
- Paravalvuläre Insuffizienzen
- Gefäßverschlüsse, Blutungen

Pflegerische Nachsorge

Um o. g. Komplikationen zügig zu erfassen, ist eine sorgsame postinterventionelle Nachbeobachtung notwendig. Während die Überwachung der ersten 24 h nach Implantation zumeist auf einer Intensiv- oder Überwachungsstation erfolgt, kann, nachdem die Druckverbände entfernt und eine Frühmobilisation am 1. postoperativen Tag durch die Physiotherapie durchgeführt wurde, der Patient zumeist schon auf eine periphere Normalstation verlegt werden. Neben einer Fortführung der bereits eingeleiteten Mobilisation sollten regelmäßig die Punktionsstellen auf etwaige Blutungen, Hämatome, Schmerzen oder Zeichen einer Infektion untersucht werden. Ein mehrmalige Bestimmung der Vitalparameter (3 × tgl. Blutdruck, Herzfrequenz, Temperatur) sowie eine telemetrische Überwachung über mindestens 5 Tage ist essenziell für die Erfassung von Frühkomplikationen. Besteht nur der geringste Verdacht auf eine Komplikation sollte umgehend eine zusätzliche ärztliche Untersuchung erfolgen.

Interventionelle Behandlung der Mitralklappeninsuffizienz

Die Mitralklappeninsuffizienz ist nach epidemiologischen Studien das häufigste Vitium des Erwachsenen, wobei die Prävalenz in der Altersgruppe der 75-Jährigen etwa 10 % beträgt. Um die Möglichkeit einer interventionellen Therapie abzuschätzen, ist zu klären, ob es sich um eine degenerative, organische (primäre) Mitralklappeninsuffizienz oder um eine sekundäre Form der Mitralklappeninsuffizienz handelt. Letztere tritt als Begleiterscheinung einer Herzinsuffizienz auf dem Boden der linksventrikulären Geometrieveränderung mit Dilatation und Remodeling mit konsekutiver Maladaptation der Mitralklappensegel auf. Goldstandard der primären Herzinsuffizienz ist die operative Versorgung mittels Klappenersatz durch die Herzchirurgie. Für die sekundäre Form gibt es jedoch deutlich weniger fundierte Daten, die belegen können, dass diese Patienten längerfristig von einem Herzklappenersatz profitieren. Ein großer Teil (fast 50 %) der Patienten mit hochgradiger symptomatischer Mitralklappeninsuffizienz kann aufgrund des hohen intra- und perioperativen Risikos keiner herzchirurgischen Versorgung zugeführt werden. Um jedoch auch diesen Patienten eine Therapieoption zu bieten, wurden in den letzten Jahren minimalinvasive kathetergestützte Verfahren entwickelt. Diese können in drei verschiedene Verfahren klassifiziert werden.

- Edge-to-edge Device (MitraClip)
- Anuloplastie (z. B. Cardioband, Mitralign)
- Interventioneller MK-Ersatz (mehrere Anbieter, zurzeit noch experimenteller Status)

MitraClip

Das aktuell mit Abstand am meisten etablierte Verfahren ist die MitraClip®-Implantation. Basierend auf der in der Herzchirurgie etablierten edge-to-edge-repair-Technik, bei der das anteriore und posteriore Segel mittels Naht adaptiert werden und somit aus einer Klappenöffnungsfläche zwei kleinere entstehen, wurde dieses Verfahren entwickelt. Die Adaptation des anterioren und posterioren Segels wird dabei durch einen Clip erreicht, der kathetergestützt unter echokardiografischer Kontrolle implantiert wird. Ein solcher Clip kann implantiert werden, ohne dass der Brustraum chirurgisch eröffnet werden muss und ohne dass eine Herz-Lungen-Maschine mit künstlicher Kreislaufzirkulation eingesetzt werden muss. Der Cobalt-Chrom-Clip mit Polyesterbeschichtung verbleibt dauerhaft im Herzen und wächst mit der Zeit in das umliegende Gewebe ein.

Patientenauswahl

Im interdisziplinären Herz-Team wird der Patient auch in Abhängigkeit von seinem individuellen Risikoprofil, seinen kardialen Begleiterkrankungen, der anatomischen Klappenmorphologie und seiner anzunehmenden Lebenserwartung diskutiert und mittels dem für ihn optimalen Verfahren (interventionell vs. operativ) bezüglich seiner Mitralklappeninsuffizienz therapiert.

Ablauf der Implantation

Nach entsprechender Vordiagnostik, bei der geklärt wird, ob der Patient die anatomischen Voraussetzungen für eine MitraClip®-Implantation bietet, und interdisziplinärer Besprechung im Herz-Team zusammen mit den Kollegen der Herzchirurgie wird die Implantation im Herzkatheterlabor durchgeführt.

Ein MitraClip®-Eingriff (◘ Abb. 4.3) erfolgt in aller Regel unter anderem wegen der transösophagealen Echokardiografie in Intubationsnarkose mit entsprechendem Monitoring und entsprechender Instrumentierung (invasive arterielle Blutdruckmessung, Pulsoxymetrie). Aufgrund der z. T. längeren Prozedurdauer wird die Anlage eines Dauerkatheters zur besseren Überwachung der Urinausscheidung sowie eine Lagerung des Patienten auf einer Wärmematte zur Vermeidung einer relevanten Auskühlung empfohlen (Boekstegers et al. 2013).

Der Eingriff erfolgt transvenös nach Punktion der Vena femoralis über eine eingebrachte Schleuse. Unter TEE-Monitoring wird an geeigneter Stelle eine transseptale Punktion durchgeführt und ein steuerbarer spezieller Führungskatheter in den linken Vorhof eingebracht. Der MitraClip wird über die insuffiziente Mitralklappe in den linken Ventrikel eingebracht und dann unter Steuerung mittels 3D-TEE in die optimale Position gebracht. Nachdem die zwei Greifarme des MitraClips sicher auf dem anterioren und posterioren Mitralklappensegel aufliegen, wird der Clip partiell verschlossen und unter TEE-Kontrolle die hämodynamische Konsequenz und der Insuffizienzjet beurteilt. Bei entsprechend gutem Ergebnis mit Reduktion des Insuffizienzjets wird der Clip vollständig geschlossen. Erneut wird echokardiografisch das Implantationsergebnis evaluiert und eine ggf. resultierende Mitralklappenstenose ausgeschlossen.

Bei gutem funktionellem Ergebnis wird der MitraClip freigesetzt, der Führungskatether aus dem linken Vorhof zurückgezogen und die venöse Punktionsstelle durch manuelle Kompression oder einem vorgelegten Verschlusssystem verschlossen. Nach einem MitraClip®-Eingriff sollte der Patient zunächst in einem geeigneten Aufwachraum oder auf einer Überwachungsstation nachbeobachtet werden.

▪▪ Ergebnisse

Der minimalinvasive Charakter der Prozedur trägt zur schnellen Mobilisation der Patienten nach der Intervention bei und ermöglicht einen kurzen Krankenhausaufenthalt mit zeitnaher Entlassung ins häusliche Umfeld. Durch die Verbesserung der Mitralklappeninsuffizienz werden die Symptome wie Leistungsschwäche, Müdigkeit und Kurzatmigkeit merklich verbessert. Im Vergleich zum chirurgischen Verfahren treten signifikant weniger Komplikationen auf. Außerdem konnten wissenschaftliche Untersuchungen (Mauri et al. 2013) im Vergleich zur Chirurgie eine gleichwertige Verbesserung der Lebensqualität als auch eine Verbesserung der linksventrikulären Parameter zeigen. Allerdings bleibt immer zu bedenken, dass in einem Teil der Fälle eine Verringerung der Mitralklappeninsuffizienz durch das MitraClip-Verfahren nicht komplett möglich ist und dass dieses Verfahren nur bei geeigneter Klappenmorphologie verwendet werden kann.

▪▪ Mögliche Komplikationen im Rahmen der MitraClip-Implantation

Die Komplikationen sind bei diesem Eingriff sehr gering (< 2 %). Wie bei allen operativen Eingriffen können jedoch auch bei der interventionellen Mitralklappenreparatur einige Komplikationen auftreten. Diese beinhalten Verletzungen der Gefäße und des Herzens, Perikardtamponaden, Schlaganfälle, Herzinfarkte, Infektionen und Leistenkomplikationen (z. B. Blutungen, AV-Fisteln). Die Häufigkeit ist bei den MitraClip®-Implantationen deutlich geringer als bei einer offenen Herzoperation.

▪ Cardioband®

Das Cardioband® wird ebenfalls kathetergestützt, 3D-TEE kontrolliert implantiert. Herzchirurgisches

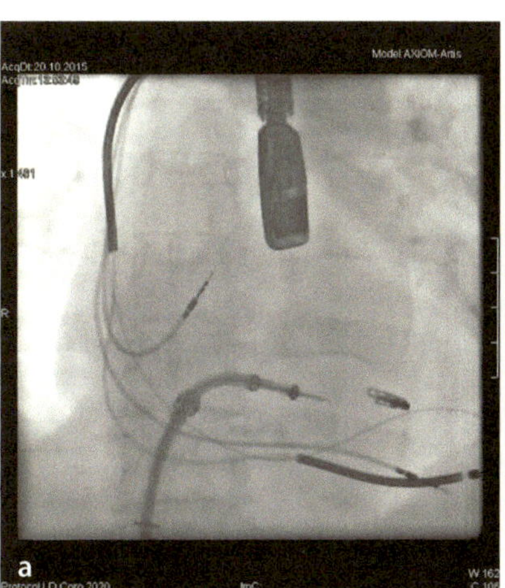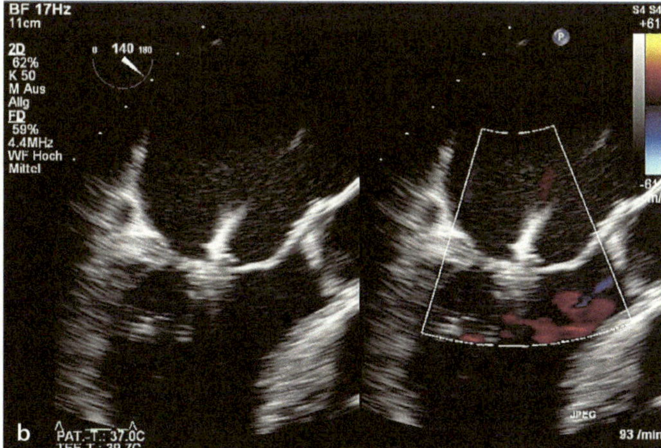

■ **Abb. 4.3** Implantation eines MitraClips bei hochgradiger Mitralklappeninsuffizienz

Grundprinzip ist die Rekonstruktion/Raffung oder auch Anuloplastie des dilatierten Mitralklappenrings. Das Implantat wird durch die Vena femoralis über den transseptalen Zugang in den linken Vorhof eingebracht. Mittels flexibel steuerbarem Implantationssystem wird beginnend an der anterioren Kommissur das Cardioband mit einem Anker fixiert. Während der Implanteur die Spitze entlang des Anulus zur posterioren Kommissur navigiert, entfaltet er nacheinander mehrere Anker, exakt wie bei der Fixation eines Anuloplastiebandes bei der herzchirurgischen Mitralklappenrekonstruktion am offenen Herzen. Nach erfolgter Implantation wird das Implantat bidirektional zusammengezogen, um den Anulus zu raffen und den Blutrückfluss unter echokardiografischer Kontrolle zu unterbinden. Bei echokardiografisch gutem Resultat wird das Implantationssystem zurückgezogen und der venöse Zugangsweg mittels manueller Kompression oder vorgelegtem Verschlusssystem verschlossen.

4.2.3 Implantierbare Herzschrittmacher

Schrittmacher (SM) oder Pacemaker (PM)

Ein Herzschrittmacher ist ein medizinisches elektrisches Gerät, welches die Herzaktion bei zu langsamem Herzschlag beschleunigen kann. Dies wird durch elektrische Impulse vom SM reguliert. Hierbei wird ein Aggregat unter die Haut dauerhaft eingepflanzt. Über ein oder zwei Kabel, die von der Batterie zum Herzen führen, wird das Herz bedarfsweise stimuliert. Die Implantation erfolgt in der Klinik im Operationssaal unter strengen Hygienevorschriften. Routinemäßig wird der Eingriff unter örtlicher Betäubung bei gleichzeitiger Sedierung durch die intravenöse Gabe von Beruhigungsmitteln, wie z. B. Propofol®, durchgeführt. Vor dem Eingriff bekommen Patienten ggf. schon ein Beruhigungsmittel, welches in der Regel die Patienten schon ruhig und schläfrig machen.

Bei Kindern wird der Eingriff in Vollnarkose durchgeführt. Der Schrittmacher wird im Bereich des rechten M. pectoralis major eingesetzt. Bei kleineren Kindern im Bauchbereich.

Ein Schrittmachersystem besteht aus einem Schrittmacheraggregat, welches den Impulsgenerator enthält, die Elektronik und eine Batterie. Es gibt Schrittmachermodelle mit einer oder mehreren Elektroden/Sonden. Der Schrittmacher wird über ein externes Programmiergerät eingestellt und abgefragt. Dies erfolgt über eine magnetische Kopplung.

Heutzutage wiegen Schrittmacher in der Regel etwa 20–30 Gramm und haben ein Volumen von ca. 10–15 cm³. Die Batterielaufzeit kann bei 10–15 Jahren liegen, jedoch kommt es auf die Beanspruchung an.

- **Schrittmachersysteme**
- **Einkammerschrittmacher:** Hier wird die Sonde entweder im Vorhof (Wahrnehmung und Stimulation erfolgt dann ausschließlich im Vorhof) oder im Ventrikel (Wahrnehmung und Stimulation erfolgt nur im Ventrikel) platziert
- **Zweikammerschrittmacher:** Hier werden zwei Sonden (DDD = AV-sequenzielle Zweikammerschrittmacher) eingeführt, eine im rechten Vorhof und die andere im rechten Ventrikel, sie stimulieren bifokal. Es gibt einen Zweikammerschrittmacher mit einer Sonde (VDD = Vorhof-getriggerter ventrikulärer Bedarfsschrittmacher), bei dem die Wahrnehmung in Vorhof und Ventrikel erfolgt. Die Stimulation im Ventrikel ist selten
- **Dreikammerschrittmacher oder biventrikulärer Schrittmacher:** Ein Dreikammerschrittmacher dient zur kardialen Resynchronisationstherapie (CRT). Dieser Schrittmacher verfügt über eine 3. Sonde, die den linken Ventrikel stimuliert und so eine zeitgleiche Kontraktion beider Ventrikel ermöglicht
- **ICD (implantierbarer Kardioverter-Defibrillator):** Hiermit wird der Herzrhythmus überwacht; der ICD gibt bei lebensbedrohlichem HRST Impulse oder einen Elektroschock ab, die den normalen Herzrhythmus wieder herstellen

- **Schrittmacherindikationen**
- Symptomatische Bradykardie mit Schwindel und Synkopen
- Höhergradige AV-(atrioventrikulär) oder SA-(sinuatrial) Blockierung

⬛ Tab. 4.4 Revidierter NBG-Code

1 Buchstabe = Ort der Stimulation	2 Buchstabe = Ort der Wahrnehmung	3 Buchstabe = Betriebsart	4 Buchstabe = Frequenzadaption	5 Buchstabe = Multifokale Stimulation
0 = Keine	0 = Keine	0 = Keine	0 = Keine	0 = Keine
A = Atrium	A = Atrium	T = Triggerung	R = Rate Response/ Frequenzadaption	A = Atrium
V = Ventrikel	V = Ventrikel	I = Inhibition		V = Ventrikel
D = Dual A+V	D = Dual A+V	D = Dual T+I		D = Dual A+V
S = Single A oder V	S = Single A oder V			

- Verbesserung der Hämodynamik
- Bradykardie bedingte Herzinsuffizienz
- Bradykardie unter indizierter medikamentöser antitachykarder Therapie (z. B. Sick-Sinus-Syndrom /Brady-Tachy-Syndrom)

◾ Schrittmachecode

Zur Charakterisierung der internationalen Schrittmachercodierung wird ein Code verwendet, der die verschiedenen Stimulationsmodi der Schrittmacher festlegt. Es handelt sich hierbei um den sogenannten NBG-Code (North American Society of Pacing and Electrophysiology/BPEG = British Pacing and Electrophysiology Group) (⬛ Tab. 4.4).

Bei der Betriebsart stehen die ersten drei Buchstaben für die Beschreibung von dem Ort der Stimulation, den Ort der Wahrnehmung und die eigentliche Schrittmacherfunktion. Der vierte Buchstabe steht für die Frequenzanpassung und Programmierbarkeit. Der fünfte Buchstabe steht für die Kennzeichnung, ob der Schrittmacher über eine multifokale Stimulation verfügt.

◾ Beispiele für häufig verwendete Schrittmachermodi

Modi mit Demandfunktion, inhibiert durch die Eigenaktion des Herzens):

- VVI: nur im Ventrikel Stimulation und Wahrnehmung, inhibiert durch QRS-Komplex (R-Zacke)
- AAI: nur im Atrium Stimulation und Wahrnehmung, inhibiert durch P-Welle
- DDD: im Atrium und Ventrikel Stimulation und Wahrnehmung, inhibiert und getriggert

- VDD: nur im Ventrikel Stimulation; im Atrium und Ventrikel Wahrnehmung, inhibiert und getriggert; keine atriale Stimulation
- DDI: im Atrium und Ventrikel Stimulation und Wahrnehmung, inhibiert und nicht getriggert
- SSI: als Ventrikeldemandschrittmacher (VVI)
- SSI: als Vorhofdemandschrittmacher (AAI) verwendbar (S = Single)

Modi mit Demandfunktion und Frequenzadaptation, Anstieg der Stimulationsfrequenz je nach Belastung:

- VVIR wie VVI, jedoch mit Frequenzadaptation
- AAIR wie AAI, jedoch mit Frequenzadaptation
- DDDR wie DDD, jedoch mit Frequenzadaptation
- DDIR wie DDI, jedoch mit Frequenzadaptation

VVIR bedeutet:

- V = Stimulation im Ventrikel
- V = Wahrnehmung im Ventrikel
- I = inhibiert durch Eigenaktion
- R = Rate Response

◾ Implantation des Herzschrittmachers

Der gesamte Eingriff erfolgt durch einen etwa 4–5 cm langen Hautschnitt unterhalb des Schlüsselbeins. Die zu implantierenden Sonden (eine oder zwei Elektroden, dies sind dünne biegsame Leitungen) werden entweder unter Sicht in eine oberflächliche Vene (Vena cephalica) oder alternativ nach Punktion, also ohne direkte Sicht, in die hinter

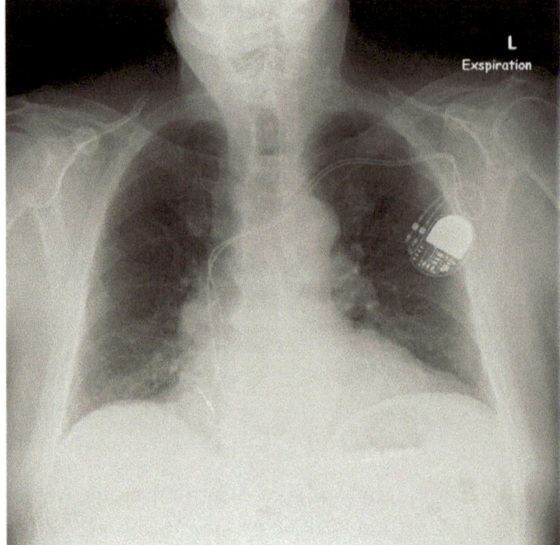

◘ Abb. 4.4 Implantierter cardialer Defibrillator (ICD)

dem Schlüsselbein gelegene Vene (Vena subclavia) eingeführt. Mit Hilfe eines Röntgendurchleuchtungsgeräts werden die Elektroden kontrolliert bis zum Herzen vorgeschoben. Normalerweise wird eine Elektrode in der rechten Herzkammer und gegebenenfalls eine zweite im rechten Vorhof des Herzens platziert. Der implantierte Herzschrittmacher kann dann über diese Sonden den Herzrhythmus überwachen und ggf. die entsprechenden Herzkammern stimulieren. Anschließend werden die Elektroden mit dem Herzschrittmacher verbunden und dieser unterhalb des Hautschnitts in der vorbereiteten Tasche platziert. Der Hautschnitt wird vernäht oder verklebt. Der Herzschrittmacher wird von dem Operateur nach den individuellen Bedürfnissen des Patienten programmiert (◘ Abb. 4.4).

- **Patientenvorbereitung**
- Indikationsstellung und Aufklärung des Patienten durch den Arzt
- Aufklärungsbogen und schriftliche Einverständniserklärung für den Eingriff müssen vorliegen, ggf. auch Anästhesieaufklärung
- Anmeldung des Eingriffes durch den Stationsarzt mit Rücksprache des verantwortlichen Oberarztes
- Dokumentation der Bradykardie mit Hilfe eines EKG's oder Langzeit EKG's

- Röntgen, Ruhe-EKG, Echo, aktuelle Laborwerte mit Blutgruppe sollen vorliegen
- Rasur des Oberkörpers mit Schulterbereich und Oberarm
- Vollständige Patientenakte muss zur Untersuchung mitgegeben bzw. mitgenommen werden
- Medikamenteneinnahme mit Rücksprache des Arztes, keine Diuretika
- Keine Gabe von Heparin oder Enoxaparin am Untersuchungstag
- Anlage eines peripheren venösen Zuganges
- 6–8 Stunden vorher Nahrungskarenz
- Ggf. Verabreichung eines Antibiotikums oder Prämedikation, nach ärztlicher Anordnung
- Diabetikerpatienten sollten möglichst früh zur Untersuchung vorgesehen werden, deshalb Terminabsprachen treffen und beachten
- Patienten nochmals auffordern, den Darm- und die Blase zu entleeren
- Gegenstände wie z. B. Zahnersatz, Hörgerät, Schmuck und Brille ablegen
- Nagellack entfernen
- Patienten erhalten ein OP-Hemd, damit der Untersucher freien Zugang zum Oberkörper hat
- Patienten im Bett zur Untersuchung bringen und begleiten
- Patientenübergabe an das dortige Pflegepersonal bzw. OP-Personal machen

Die Schrittmacherimplantation dauert ca. 25–45 Minuten.

- **Nachsorge des Patienten**
- Patienten abholen, Übergabe am Patientenbett (nach Vitalzeichen und besonderen Vorkommnissen fragen)
- Bettruhe nach hausinternem Standard für ca. 2–6 Stunden nach Implantation
- Engmaschige Vitalzeichenkontrolle (je nach hausinternen Standards kann die Überwachung auch im Aufwachraum erfolgen)
- Keine RR-Messung auf der Seite des Wundgebietes durchführen
- Verbandskontrolle, auf Nachblutungen achten
- Schmerzen erfragen und ggf. Arzt informieren, Analgesie nach Rücksprache
- Coolpacks oder Sandsack auf die Wunde platzieren

- Ruhe-EKG schreiben
- Röntgenkontrolle 2 Stunden nach Schrittmacher Implantation, ggf. zum Ausschluss eines Pneumothorax und zur Kontrolle der Sondenlage (nach ärztlicher Anordnung)
- Erste Mobilisation im Beisein einer examinierten Pflegekraft
- Patienten über die notwendigen Verhaltensweisen und Maßnahmen informieren
- Betroffene/n Arm/Schulter nach Implantation für 24 Stunden ruhig halten, nicht belasten → Gefahr der Sondendislokation und Taschenhämatombildung
- Ggf. Patientenaufrichter für den Zeitraum entfernen
- Nach komplikationsloser Wundheilung darf der Patient am 3. postoperativen Tag duschen
- Patienten sollten den Arm, an dem der Schrittmacher implantiert wurde, in den ersten 4 Wochen nur leicht belasten (kein Anheben des Armes über Schulterebene); es gelten auch Einschränkungen bei sportlicher Belastung
- Bei Patienten mit einem Herzschrittmacher sollte während einer Monitorüberwachung die Schrittmachererkennung am Monitor aktiviert werden, um eine adäquate zur Diagnostik benötigte Ableitungsqualität zu gewährleisten

■ Komplikationen und Gefahren

Frühkomplikationen:
- Intraoperative Rhythmusstörungen
- Verletzung größerer Gefäße
- Pneumothorax
- Luftembolie
- Perikarderguss, Perikardtamponade
- Schrittmacherdysfunktion
- Sondendysfunktion
- Nervenverletzungen
- Hämatombildung
- Sondendislokation

Allgemeine Komplikationen:
- Dislokation der Sonde, Elektrodenbruch der Sonde
- Batterieerschöpfung, Batterieversagen
- Infektion der Wunde
- Infektionen der Sonde oder des Aggregats
- Hämatombildung oder Nachblutung an der Wunde

- Schrittmachersyndrom: klinische Zeichen dafür sind Schwindel, Palpitation und Synkope
- Pneumonie
- Drucknekrosen
- Thromboembolie
- Äußere Störeinflüsse, z. B. Magnetfelder, Diathermie oder Defibrillation
- Pacemaker-Twiddler-Syndrom: Sondenbruch oder Sondendislokation durch Dehnung und Rotation des Herzschrittmachers in seiner Tasche

Die erste Schrittmacherkontrolle und ggf. individuelle Programmierung erfolgt meist direkt nach Implantation noch im Schrittmacher-OP. Die weiteren Kontrollen werden alle 6–12 Monate meist beim niedergelassenen Kardiologen durchgeführt. Bevor der Patient das Krankenhaus verlässt, steht eine Abschlussuntersuchung an. Bei dieser erhalten die Patienten unter anderem ihren Herzschrittmacherausweis, den sie von nun an immer mit sich führen sollten. Sie enthalten alle wichtigen Angaben über Art und Funktion ihres Herzschrittmachers. Patienten sollten darüber informiert und darauf hingewiesen werden, dass sie vor jeder medizinischen Untersuchung auf ihren Schrittmacher hinweisen müssen. Sie sollten über Störungsquellen informiert werden und entsprechendes Informationsmaterial ausgehändigt bekommen.

Patienten mit einem Herzschrittmacher, die an einem Monitor überwacht werden, brauchen die Aktivierung der Schrittmachererkennung oder eine sichere Ableitungswahl, um Schrittmacheraktionen wie »Spikes« zu sehen.

> **Praxistipp**
>
> Patienten brauchen Zeit, sich an das neue Gerät in ihrem Körper zu gewöhnen. Oftmals hat der Patient viele Fragen und es kommen Ängste hinzu, besonders was den Sterbeprozess betrifft. Kann ich auf natürliche Weise sterben? Hält mich das Gerät dann künstlich am Leben? Schlägt mein Herz weiter? Eine kompetente und empathische Aufklärung von allen Beteiligten im Krankenhaus kann dem entgegenwirken und die Akzeptanz des Fremdkörpers erleichtern.

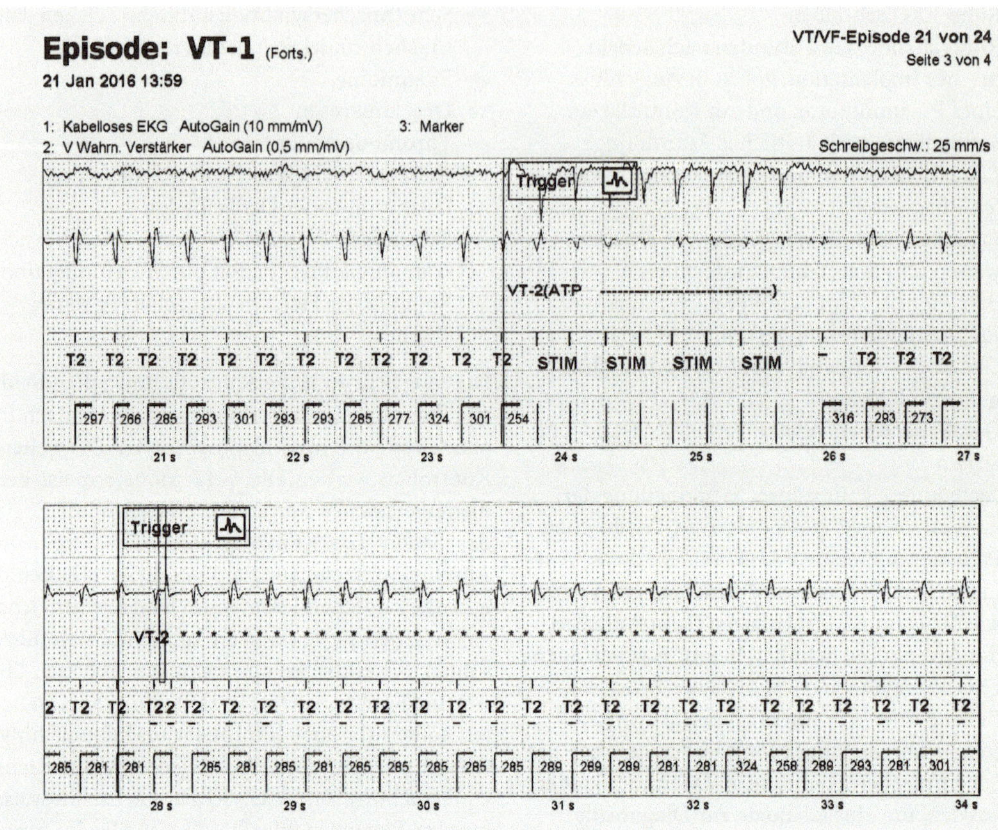

Abb. 4.5 Frustrane ATP-Stimulation einer ventrikulären Tachykardie

Implantierte cardiale Defibrillatoren (ICD)

ICDs sind spezielle Schrittmachersysteme, die neben der Möglichkeit einer antibradykarden Therapie durch atriale oder ventrikuläre Stimulation die Option zur antitachykarden Therapie beinhalten. Die antitachykarde Therapie beendet potenziell tödliche tachykarde Rhythmusstörungen entweder durch interne Schockabgabe über eine spezielle Schockelektrode oder mittels schmerzfreier Überstimulation (ATP) (■ Abb. 4.5, ■ Abb. 4.6).

■ Indikationen

Gut gesichert ist die Indikation bei Patienten, die z. B. im Rahmen einer Reanimation eine potenziell tödliche ventrikuläre Tachykardie bzw. Kammerflimmern gleich welcher Ursache überlebt haben.

— Herz-Kreislauf-Stillstand durch VT oder VF ohne einmalige oder vermeidbare Ursache
— VT mit hämodynamischer Wirksamkeit ohne einmalige oder vermeidbare Ursache
— Nicht aufgezeichnete Synkope (ohne EKG-Dokumentation) + LVEF ≤ 40 % nach Ausschluss anderer Ursachen und VT induzierbar

In dieser Situation wird ein ICD zur **Sekundärprävention** bei allen Patienten, die eine Lebenserwartung von mindestens einem Jahr aufweisen, empfohlen. In der **Primärprävention** gilt die Empfehlung für bestimmte Hochrisikogruppen mit einer Lebenserwartung von über einem Jahr. Die primärpräventive Implantation ist indiziert in folgenden Fällen:

— Patienten mit symptomatischer Herzinsuffizienz (NYHA II–III) und stark eingeschränkter Pumpfunktion (linksventrikuläre Ejektionsfraktion – LVEF ≤ 35 %) nach Ausschöpfung einer drei-monatigen optimalen medikamentösen Herzinsuffizienztherapie

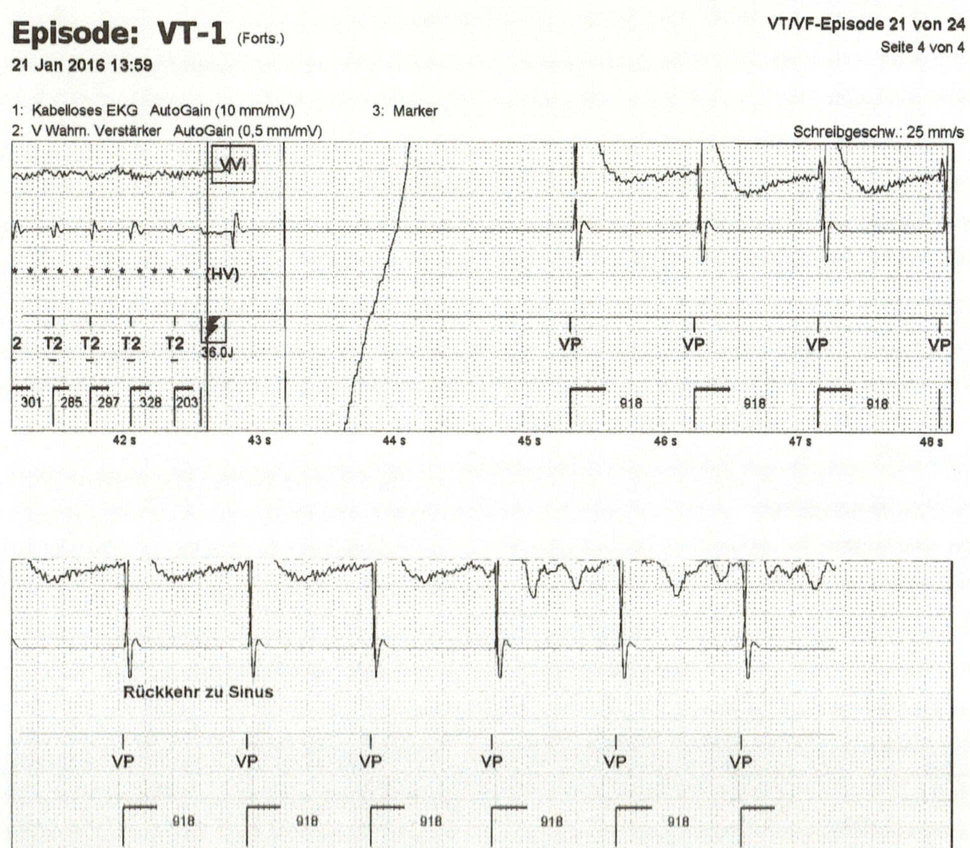

◘ Abb. 4.6 Erfolgreiche Terminierung der ventrikulären Tachykardie mittels Schockabgabe

--- Nach einem Myokardinfarkt mit anhaltend eingeschränkter Pumpfunktion (LVEF ≤ 35 %). Die LVEF sollte 6–12 Wochen nach Myokardinfarkt bei stabilen Patienten und solchen mit optimierter HI-Medikation bestimmt werden, um eine mögliche Indikation für eine Defibrillator-Implantation zur Primärprävention zu evaluieren (Jung et al. 2006)

Für die genannten Indikationen ist eine Reduktion der Mortalität durch die ICD-Implantation belegt. Trotz etwas schwächerer Datenlage bei Patienten mit nicht ischämischen Herzerkrankungen sollte die ICD-Implantationen in bestimmten Fällen durchgeführt werden. Bei Patienten mit Ionenkanalerkrankungen (Brugada- oder Long-QT-Syndrom)

oder einer Kardiomyopathie, wie der arrhythmogenen rechtsventrikulären Kardiomyopathie (ARVC), die schon einmal einen plötzlichen Herztod überlebt haben, ist die Indikation relativ klar. Das gilt auch in der Sekundärprävention bei hypertropher (obstruktiver) Kardiomyopathie (HOCM).

■ **Antitachykarde Therapie**
Durch die implantierten Elektroden werden die ventrikulären Impulse detektiert und im ICD anhand vorgegebener Kriterien klassifiziert. Anhand der Geschwindigkeit und Morphologie der Rhythmusstörung wird entsprechend der vorgegeben Programmierung entweder eine ATP-Therapie oder eine interne Defibrillation durchgeführt (◘ Abb. 4.6).

▪▪ Antitachykardes Pacing (ATP)

Das Prinzip des ATP liegt in der Stimulation des Ventrikels mit einer höheren Stimulationsfrequenz als die bestehende Rhythmusstörung, um den Re-entry-Kreislauf der Kammertachykardie zu unterbrechen. Die einfallenden Impulse der Kammertachykardie treffen bei effektiver Überstimulation auf ein refraktäres, nicht erregbares Myokard, eine Weiterleitung ist dann nicht möglich und die Kammertachykardie wird beendet. Wird die VT nicht beendet, können je nach Programmierung verschiedene Stimulationsmodi durchgeführt werden. Nach einer voreingestellten Anzahl von ATP-Versuchen erfolgt bei frustraner Beendigung und fortlaufender VT die interne Defibrillation.

▪▪ Interne Defibrillation

Sollte eine Kammertachykardie trotz mehrfacher Versuche der Terminierung mittels ATP weiterbestehen oder besteht die Kriterien eines Kammerflimmerns, erfolgt nach einer kurzen Aufladezeit (ca. 5 s) des Kondensators die Schockabgabe mit üblicherweise 30 J über die Schockelektrode. Die Schockabgaben erfolgen solange, bis die Rhythmusstörung beendet oder der Batterie des ICD erschöpft ist.

- Wird bei einem Patienten ein ICD-Schock vermutet, sollte versucht werden, ihn in eine sitzende oder liegende Position zu bringen. Dadurch wird verhindert, dass die Person bei erneut auftretender Rhythmusstörung hinfällt und sich ernsthaft verletzt
- Es ist ungefährlich, den Patienten zu berühren, während dieser einen elektrischen Schock vom ICD erhält. Unter Umständen kann ein harmloses Kribbeln verspürt werden, das nur einen kurzen Augenblick anhält
- Erholt sich der Patient nicht, nachdem ein ICD-Schock abgegeben wurde, oder gibt der ICD mehrere Schocks in Folge ab, ist umgehend das Reanimationsteam zu informieren und mit Basisreanimationsmaßnahmen zu beginnen

Kardiale Resynchronisationstherapie (CRT)

Bei einer fortgeschrittenen Herzinsuffizienz kann das Zusammenspiel der Herzkammern beim Zusammenziehen des Herzmuskels verloren gehen. Echokardiografisch kann dies als Asynchronie der einzelnen Ventrikelsegmente beobachtet werden. Durch den zeitverschobenen Kontraktionsablauf ist in einzelnen Segmenten des linken Ventrikels schon die myokardiale Kontraktion beendet und der Muskel entspannt sich, wenn an anderer Stelle erst die verspätet eintreffende Erregungswelle zur Kontraktion führt. Insgesamt ist die Pumpfunktion unökonomisch und hochgradig eingeschränkt. Ein CRT-Gerät unterstützt die Synchronisierung des Herzmuskels und verbessert damit die Pumpfunktion (◘ Abb. 4.7).

Im Gegensatz zu einem herkömmlichen Zweikammerschrittmacher mit Sonden im rechten Vorhof und rechten Ventrikel wird eine zusätzliche Sonde über den Koronarsinus in eine Koronarvene so platziert, dass zusätzlich die Stimulation im Bereich der linksventrikulären Wand erfolgen kann. Da das CRT-Gerät mit beiden Ventrikeln verbunden ist, wird dies auch »biventrikulärer Schrittmacher« genannt. Durch die elektrische Stimulation der beiden Herzkammern wird das Zusammenziehen des Herzmuskels koordiniert, sodass die Wandbewegungen wieder aufeinander abgestimmt sind und alle Wandsegmente gleichzeitig (synchron) kontrahieren. In der Folge können die beiden Ventrikel

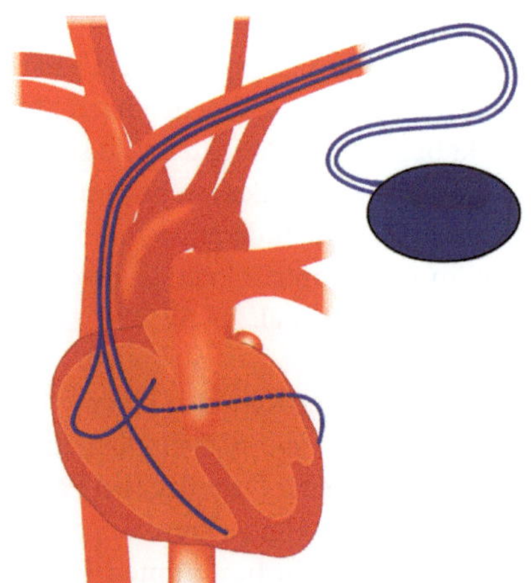

◘ **Abb. 4.7** Schematische Darstellung eines CRT-Systems (aus Scheffel/Lüscher, Herz-Kreislauf, Springer, 2014)

wieder annähernd physiologisch arbeiten, der Auswurf aus dem Herzen wird verbessert und die Herzinsuffizienzbeschwerden verringern sich in den meisten Fälle um einige Graduierungen.

Abhängig von der Notwendigkeit einer antitachykarden Therapie sowie dem Patientenwunsch können zwischen einem CRT-P (nur biventrikuläre Stimulation) und einem CRT-D (biventrikuläre Stimulation + Defibrillator) unterschieden werden.

- **Indikation für eine CRT-Implantation**
- Schwere Herzinsuffizienz (NYHA-Klasse III/IV) mit entsprechenden Beschwerden trotz optimaler medikamentöser Therapie
- Linksventrikuläre Dysfunktion (EF ≤ 35 %) und Linksschenkelblock ≥ 120 ms
- Patienten im NYHA-Stadium II mit einem Linksschenkelblock ≥ 150 ms
- Patienten mit permanentem Vorhofflimmern und Herzinsuffizienz (EF ≤ 35 %) im NYHA-Stadium III–IV, einem QRS ≥ 130 ms und spontan oder durch AV-Knoten-Ablation bestehende langsame Ventrikelfrequenz
- Patienten mit Herzinsuffizienz(NYHA II–IV, LVEF ≤ 35 %) und einer Schrittmacherindikation wegen AV-Block wird generell eine CRT-Indikation zur Vermeidung einer Herzinsuffizienzprogression durch rechtsventrikuläre Stimulation empfohlen (Israel et al. 2012)

4.2.4 Elektrophysiologische Eingriffe

Pulmonalvenenisolation (PVI)

Die Pulmonalvenenisolation (PVI) ist eine elektrochirurgische, minimalinvasive Methode zur Behandlung von idiopathischem oder paroxysmalem (anfallsweisem) Vorhofflimmern. Ansatz der Therapie sind die Pulmonalvenen, die sich in den letzten Jahren als wesentliche Quelle ektoper Erregungen und Auslöser für Vorhofflimmern herausgestellt haben. Führt eine zusätzliche, von dort ausgelöste Reizung der Vorhofmuskulatur zu einer unkoordinierten elektrischen Erregung, kommt es zur kreisenden Erregung innerhalb des Vorhofmyokards und damit zum Vorhofflimmern. Durch eine medikamentöse Konversion (z. B. durch Amiodaron) oder eine elektrische Kardioversion können

die Muskelkontraktionen wieder koordiniert und damit der Sinusrhythmus hergestellt werden. Das ektope Erregungspotenzial innerhalb der Pulmonalvenen wird dadurch jedoch nicht dauerhaft ausgeschaltet. Es verbleibt somit das Risiko eines Vorhofflimmer-Rezidivs. Die Pulmonalvenenisolation soll dies verhindern, indem sie den Übertritt der ektopen Erregungen auf den linken Vorhof unterbindet. Dies erfolgt mittels unterschiedlicher Verfahren (Hochfrequenz-Ablation, Kryoablation), durch die das Gewebe so verändert wird, dass eine elektrisch unüberwindbare Narbe entsteht und somit Pulmonalvenen und linker Vorhof elektrisch voneinander isoliert werden.

- **Indikation**
- **Paroxysmales symptomatisches Vorhofflimmern**

Vor allem wenn keine wesentliche strukturelle Herzerkrankung vorliegt und die antiarrhythmische Therapie ausgereizt ist oder auch bei bestehenden Kontraindikationen für eine medikamentöse antiarrhythmische Behandlung.

- **Chronisches Vorhofflimmern bei guter Patientenselektion**

Zu den Selektionskriterien zählt die Dauer des Vorhofflimmerns, das < 6 Monate bestehen sollte. Der Durchmesser des linken Vorhofs sollte < 55 mm betragen.

- **Vor dem Eingriff**

Vor Durchführung der Pulmonalvenenisolation sind Voruntersuchungen notwendig:
- Echokardiografie (TTE und TEE): genaue Beurteilung der Anatomie des Herzens, Ausschluss intrakardialer Thromben, relevante Vitien (Mitralklappenstenose, -insuffizienz)
- Darstellung der exakten Anatomie der linken Herzvorkammer und Pulmonalvenen mittels MRT oder CT des Herzens. Diese Bilddaten werden unter anderem für die dreidimensionale elektrische Rekonstruktion während der Untersuchung verwendet.
- Ausschluss einer relevanten Durchblutungsstörung des Herzens, im Zweifelsfall auch durch eine Koronarangiografie → wichtig für die ggf. notwendige Gabe von Antiarrhythmika.

- **Am Untersuchungstag**
- Patient bleibt nüchtern
- Auf keinen Fall Gabe von Heparin oder niedermolekularen Heparinen (nur in Ausnahmefällen nach Rücksprache mit dem Team der Elektrophysiologie, z. B. mechanischer Klappenersatz)
- Rasur beider Leisten, des Rückens und der Brust
- Anlage eines periphervenösen Zugangs bereits auf Station
- Telemetrie für die postinterventionelle Überwachung bereitstellen

Während des Eingriffs

Nach entsprechender Vorbereitung und schriftlicher Aufklärung durch den betreuenden Arzt wird der Patient in ein dafür speziell ausgestattetes Herzkatheterlabor (EPU-Labor) gebracht. Der Eingriff erfolgt neben einer lokalen Betäubung zur Anlage der verschiedenen Gefäßschleusen zumeist zusätzlich unter einer entsprechenden Analgosedierung.

Nach Punktion der V. femoralis und Einbringen entsprechender Gefäßschleusen werden unter Röntgenkontrolle Ablationskatheter und Diagnostikkatheter im Herzen platziert. Der Ablationskatheter wird vom rechten Vorhof nach vorheriger transseptaler Punktion in den linken Vorhof eingebracht. Die Mündungen der Pulmonalvenen werden aufgesucht und eine Darstellung der elektrischen Leitung (elektrophysiologische Kartografie) durchgeführt. Mit Hilfe von Röntgenkontrastmittel oder 3D-Mapping macht sich der Untersucher ein genaues Bild vom Übergang zwischen den Lungenvenen und dem linken Vorhof. Im Anschluss kann mit unterschiedlichen Methoden das Gewebe abladiert werden.

Hochfrequenzablation

Mittels spezieller Ablationskatheter, die in die Pulmonalvenen eingebracht werden und sich kreisförmig an der Venenwand anlegen, kann mittels Stromabgabe über ca. 60 s eine Verödung über mehrere Zentimeter erfolgen. Durch Drehen des Katheters kann die vollständige Zirkumferenz der Pulmonalvenen verödet werden. So kann nach etwa vier Stromabgaben eine vollständige elektrische Isolation erfolgen. Der Erfolg wird umgehend

mittels eines Stimulationskatheters in den Pulmonalvenen und der dann fehlenden Signalausbreitung in den linken Vorhof kontrolliert.

Kryoballonkatheter

An der Spitze des Ablationskatheters befindet sich ein Ballon, der, nachdem der Katheter in die Pulmonalvenen eingebracht worden ist, mit einem gasförmigen Kühlmittel gefüllt wird. Der gefüllte Ballon sollte die Pulmonalvenen mit vollständigem Kontakt zur Venenwand verschließen. Durch das Verdampfen des Kühlmittels wird dem anliegenden Venengewebe die Wärme entzogen und das Gewebe verliert an dieser Stelle die elektrische Leitfähigkeit. Der Erfolg wird umgehend mittels elektrischer Kartografie kontrolliert.

Es werden alle (üblicherweise vier) Pulmonalvenen behandelt, weshalb Ablationen bei Vorhofflimmern auch mehrere Stunden dauern können.

Nach dem Eingriff

Noch im Katheterlabor wird, nachdem die Schleusen entfernt wurden, ein Druckverband angelegt. Deshalb ist Bettruhe für mindestens 6 Stunden nach dem Eingriff erforderlich. Eine Monitor-/Telemetrieüberwachung erfolgt mindestens bis zum Folgetag (EKG, Vitalparameter, Cave: Sedierung).

Komplikationen

In der Hand eines geübten Untersuchers ist die Pulmonalvenenisolation relativ wenig komplikationsträchtig. Die Hauptkomplikationen sind:
- Thromboembolische Ereignissen während und nach der Prozedur (u. a. ins Gehirn → Schlaganfallrisiko)
- Blutungen durch Gefäßverletzung in der Leiste, AV-Fistel, Aneurysma spurium
- Seltener Perikardtamponade, Pulmonalvenenstenose oder Striktur des Ösophagus in Höhe der benachbart durchgeführten Ablation

Insbesondere auf diese Nebenwirkungen/Komplikationen sollte das Pflegepersonal in den nächsten Stunden achten. Neben der Kontrolle des Druckverbandes und der Fußpulse werden ein 12-Kanal-EKG geschrieben sowie Blutdruckkontrollen durchgeführt. Der Patient wird aufgefordert, sich bei entsprechendem Unwohlsein umgehend (mittels Rufanlage) zu melden.

Nach Entfernung des Druckverbandes und am Folgetag erfolgt eine erneute optische Kontrolle der Punktionsregion, bevor der Patient selbstständig aufstehen sollte.

◾ Erfolgsaussicht

Die Pulmonalvenenisolation (PVI) hat sich in den letzten Jahren zu einem etablierten Therapieverfahren entwickelt. Bei paroxysmalem Vorhofflimmern konnten im 5-Jahres-Langzeitverlauf mittlerweile mit ≥ 1 Prozedur Erfolgsraten von etwa 80 % erreicht. Bei persistierendem chronischem Vorhofflimmern sind geringere Erfolgsraten (zwischen 40 und 60 %) zu verzeichnen. Für einen dauerhaften Erfolg sind jedoch häufig mehrere Ablationen notwendig. Da eine 100 %ige Terminierung des Vorhofflimmerns nicht möglich ist, kann individuell der Bedarf einer Fortführung der antiarrhythmischen Medikation sowie der Antikoagulationstherapie bestehen. Diese Behandlungsoptionen müssen für jeden Patienten durch die behandelnden Elektrophysiologen festgelegt werden. Regelmäßige Überprüfungen mittels 12-Kanal-EKG und Langzeit-EKG können bei der Entscheidungsfindung helfen.

4.2.5 Interventionelle Okkluder-Systeme

ASD/PFO-Verschluss

◾ ASD-Verschluss

Der chirurgische Verschluss – entweder durch direkte Naht oder häufiger durch Einnähen eines Patches aus Rinder- oder Schweineperikard – ist das klassische Behandlungsverfahren des Vorhofseptumdefektes. Für den ASD I ist die chirurgische Methode immer noch die erste Wahl. Beim ASD II erlaubt der Defektrand zumeist einen interventionellen Verschluss mit einem Nitinol-Mesh-Okkluderdevice (z. B. Amplatzer Okkluder) (Altındag et al. 2010).

Indikation ASD-Verschluss
- Patienten mit einem ASD II (und Rechtsherzbelastungszeichen) bis zu einer Größe von max. 30 mm
- Rechtsherzbelastung und pulmonalvaskulärer Widerstand (PVR) von < 400 dyn × s × cm -5
- Links-Rechts-Shunt > 30 %
- Patienten mit Verdacht auf paradoxe Embolie und Ausschluss anderer Ursachen, unabhängig von der Defektgröße

◾ PFO-Verschluss

Von neurologischer Seite aus wird aktuell als Standardbehandlung nach abgelaufenem Schlaganfall eine medikamentöse Therapie mit ASS oder Marcumar (INR 2–3) als Therapie der ersten Wahl empfohlen. Erst wenn es unter dieser Behandlung erneut zu einem Schlaganfall kommt, sollte ein interventioneller PFO-Verschluss als erweiterte Therapieoption erwogen werden. Vorher ist der erneute Ausschluss anderer Ursachen insbesondere des intermittierenden Vorhofflimmerns essenziell.

Der potenzielle Nutzen des interventionellen PFO-Verschlusses wird immer wieder kontrovers diskutiert (Furlan et al. 2012). Jedoch basieren die Empfehlung eines PFO-Verschlusses auf einer soliden Studienlage, die zumindest eine Ebenbürtigkeit, wenn nicht sogar Überlegenheit des interventionellen PFO-Verschlusses im Verglich mit einer reinen medikamentösen Therapie ergibt (Endres et al. o. J.). Mit den zur Verfügung stehenden Schirmchensystemen können bei sehr geringem Risiko fast 100 % erfolgreiche Verschlussprozeduren durchgeführt werden. Zu bedenken ist, dass neben der erforderlichen Blutentnahme zur Steuerung der Antikoagulationsbehandlung bedeutsame Blutungen bei 1–2 % der antikoagulierten Patienten pro Jahr vorkommen. Die Entscheidung pro oder contra interventionellem PFO-Verschluss erfolgt generell in enger Absprache mit den behandelnden Neurologen.

Indikation PFO-Verschluss
- Nachweis einer Durchblutungsstörung (Apoplex oder transitorische ischämische Attacke) oder einer arteriellen Embolie (z. B. Myokardinfarkt)
- Ausschluss anderer Apoplexursachen mittels Carotis-Doppler, TEE und Langzeit-EKG (Vorhofflimmern, intrakardiale oder aortale Thromben, Carotis-Stenose)

- Nachweis eines PFO mit Blutübertritt vom rechten zum linken Vorhof (Rechts-Links-Shunt) im TEE (Bubble-Methode mit Valsalva-Manöver)

■ Interventionsablauf

Der Verschluss eines ASD unterscheidet sich nicht wesentlich vom PFO-Verschluss und wird auf ähnliche Weise durchgeführt. Begonnen wird die Intervention, nach steriler Abdeckung der Punktionsregion sowie lokaler Anästhesie, mit Punktion der rechten Vena femoralis und Einlage einer Einführschleuse (mind. 7 F). Die Intervention wird mittels intrakardialer oder transösophagealer 2D/3D-Echokardiografie begleitet. Für den Zeitraum der Intervention kann je nach Bedarf eine Narkose inklusive Intubation durchgeführt werden.

Nach entsprechender echokardiografischer und angiografischer Darstellung wird mit einem speziellen Katheter der Defekt sondiert und der Katheter bis in den linken Vorhof eingebracht. Die simultane Druckmessung am Katheter sowie die TEE-Kontrolle ermöglicht die Positionierung in den linken Vorhof. Ein steifer Führungsdraht wird über den Katheter eingebracht und verbleibt nach Rückzug desselben im linken Vorhof bzw. einer Pulmonalvene. Mittels eines über den Draht eingebrachten »sizing ballon« wird die Größe des Defektes abgeschätzt und das entsprechende Device ausgewählt. Der häufig verwendete Amplatzer-Okkluder wird nun über ein spezielles Schleusensystem bis in den linken Vorhof eingebracht. Das erste Schirmchen wird entfaltet und das System zurückgezogen, sodass das Schirmchen auf dem intraatrialen Septum (IAS) aufliegt. Nun wird der rechtsventrikuläre Anteil entwickelt. Unter echokardiografischer und radiologischer Kontrolle werden nun beide Schirmchen aneinander gebracht, sodass der Defekt komplett verschlossen wird. Nach erneuter Kontrolle eines festen Sitzes im IAS erfolgt das Ablösen des Delivery-Systems. Die Schleusen werden entfernt und die Punktionsstelle mit einem Druckverband versorgt.

■ Komplikationen

Komplikationen beim ASD- oder PFO-Verschluss sind insgesamt selten und das Verfahren ist als sicher anzusehen. Trotzdem können folgende Komplikationen auftreten:

- Dislokation des Devices durch Undersizing
- Luftembolie
- Gefäßkomplikationen (Blutungen, Infektion)

Interventioneller Vorhofohrverschluss (LAA Verschluss)

■ Indikation

Der katheterbasierte interventionelle Vorhofohrverschluss ist eine Alternative zur Schlaganfallprophylaxe mithilfe von oralen Antikoagulanzien (Marcumar, NOAK) bei Patienten mit Vorhofflimmern. Er kommt bisher bei Patienten mit gesteigertem Blutungsrisiko (HAS-BLED-Score $\geq$ 2), älteren Patienten oder Kontraindikationen für eine orale Antikoagulation mit Marcumar und für NOAK zum Einsatz. Dies betrifft z. B. Patienten, die unter einer medikamentösen Antikoagulationsbehandlung eine relevante Blutung (z. B. zerebral oder gastrointestinal) erlitten haben (Camm et al. 2014). Für das häufig verwendete Watchman-System (◘ Abb. 4.8) konnte z. B. die Nichtunterlegenheit gegenüber Marcumar im Hinblick auf Sicherheit

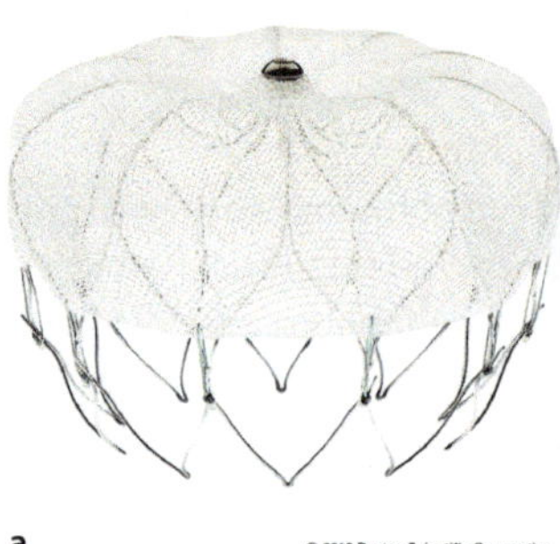
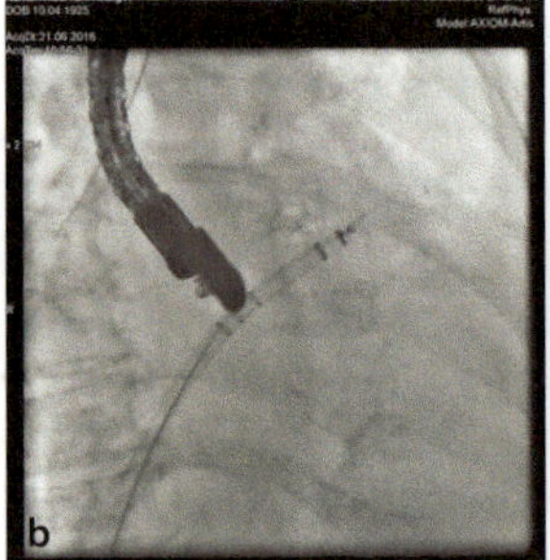
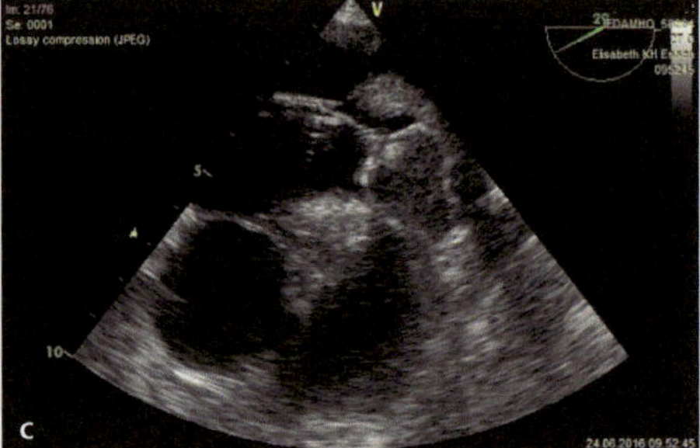

◘ **Abb. 4.8** Implantation eines LAA-Occluder in das linke Vorhofohr

und Effektivität belegt werden (Holmes et al. 2009). Aufgrund der anatomischen Komplexität und Variabilität des linken Vorhofohrs sollte der Eingriff, um ein niedriges periprozedurales Risiko zu erhalten, in erfahrenen Zentren erfolgen.

■ Interventionsablauf

Nach stationärer Aufnahme erfolgt eine Voruntersuchung mittels TEE (transösophageales Echokardiogramm). Hierbei wird ausgeschlossen, dass keine Thromben im LAA bestehen, was eine Voraussetzung für die Implantation ist. Zudem werden die Größe des LAA und dessen anatomische Eignung für einen interventionellen Verschluss geprüft.

Begonnen wird die Intervention, nach steriler Abdeckung der Punktionsregion sowie lokaler Anästhesie, mit Punktion der rechten Vena femoralis und Einlage einer Einführschleuse. Die Intervention wird mittels intrakardialer oder transösophagealer 2D/3D-Echokardiografie begleitet. Für den Zeitraum der Intervention, die je nach Komplexität 20 min bis zu 2 Stunden dauern kann, wird in der Regel eine Intubationsnarkose durchgeführt. Über eine 12 F-Einführschleuse wird unter radiologischer und echokardiografischer Darstellung eine transseptale Punktion durchgeführt. Über einen steifen Draht, der in den linken Vorhof eingebracht wurde, erfolgt die Platzierung eines speziellen steuerbaren Delivery-Systems. Nach Darstellung des LAA und Messung der Größe des Vorhofohrs wird das Device in der passenden Größe eingeführt. Nun wird der LAA-Okkluder platziert und entfaltet. Der effektive Verschluss des Vorhofohrs wird durch TEE-Kontrollen sowie KM-Darstellung evaluiert. Nachdem zudem der feste Sitz des Okkluders im LAA kontrolliert wurde, erfolgt die Freisetzung vom Delivery-System. Die Schleusen werden entfernt und die Punktionsstelle in der Leiste mit einem Druckverband versorgt.

■ Komplikationen

Der interventionelle LAA-Verschluss ist als sicheres Verfahren mit einem überschaubaren Risiko anzusehen, trotzdem sind folgende Komplikationen relevant (Holmes et al. 2009):

- Relevante Blutungen (3,5 %)
- Embolische Schlaganfälle (1,1 %)
- Embolisation des nicht festsitzenden LAA-Okkluders (0,6 %)
- Perikardergüsse und Perikardtamponade (4,8 %)

4.3 Herzchirugische Therapie

4.3.1 ACVB-OP

■ Pflege bei kardiochirurgischen Eingriffen

Die Herzchirurgie ist ein wichtiger Versorgungspunkt in der Therapie herzkranker Patienten geworden. Operationen am Herzen benötigen einen hohen professionellen und technischen Aufwand und sind dementsprechend speziellen Herzzentren vorbehalten. Besitzt das Krankenhaus eine Kardiologie aber keine Herzchirurgie, findet in der Klinik die Vor- und Nachsorge des Patienten für die geplante Operation statt und es kommt dann zur Weiterverlegung des Patienten. Je nach Krankheits- und Genesungsverlauf wird der Patient nach einem gewissen Zeitraum dann wieder in sein Ursprungskrankenhaus zurückverlegt, vorausgesetzt, es gibt eine kardiologische Abteilung.

■ ACVB-Vorbereitung

Der Aorto-koronare-Venen-Bypass (ACVB) oder Mammaria-interna-Bypass (MCB) ist ein chirurgisches Verfahren, bei dem operativ eine Überbrückung einer Stenose oder eines Verschlusses, einer oder mehrerer Koronararterien vorgenommen wird. Ziel ist es, den Herzmuskel in Form eines Umgehungskreislaufes wieder ausreichend mit Blut zu versorgen. Dies ist in der Regel der Fall bei der Behandlung von Patienten mit einer KHK mit hochgradigen Koronarstenosen und wenn andere Verfahren, wie z. B. Ballon-Dilatation (PTCA), Stent-Implantation oder Rotablation, erfolglos geblieben oder nicht indiziert sind. Für dieses Verfahren werden möglichst patienteneigene Arterien oder Beinvenen verwenden (◘ Abb. 4.9a+b).

- ACVB = Aorto-koronarer-Venen-Bypass, Bypass-Anlage zwischen Aorta und distaler Stenose (◘ Abb. 4.10).
- MCB = Mammaria-interna-Bypass (rechter und linker Arteria-mammaria-interna-Bypass,

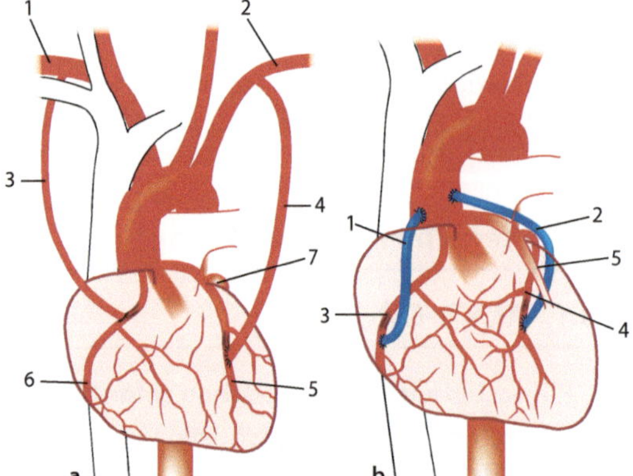

Abb. 4.9 Möglichkeiten der Bypassversorgung.
a 1: A. subclavia rechts, 2: A. subclavia links, 3: RIMA (right internal mammary artery) Bypass zur RCA, 4: LIMA (left internal mammary artery) Bypass zum RIVA, 5: RIVA, 6: RCA, 7: RCX. **b** 1: Venenbypass zur RCA, 2: Venenbypass zur RCX, 3: hochgradige Stenose der RCA, 4: RCX, 5: RIVA (aus Scheffel/Lüscher, Herz-Kreislauf, Springer 2014)

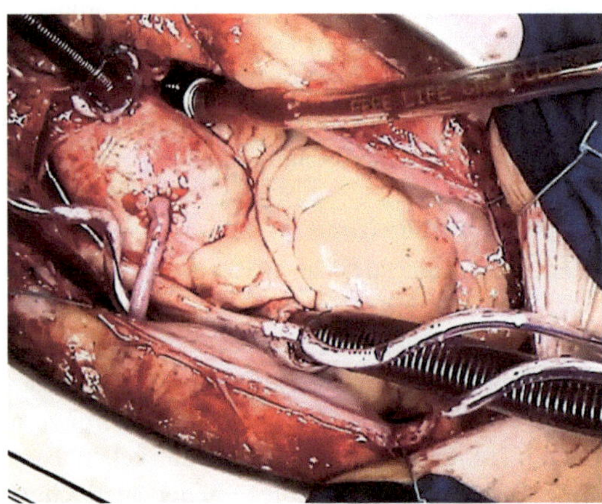

Abb. 4.10 Intraoperative Darstellung eines venösen Bypasses

abgekürzt RIMA- und LIMA-Bypass). Bei dieser Bypass-Anlage erfolgt die Anastomose direkt von der A. mammaria interna zur poststenotischen Koronararterie. Die A. mammaria interna bleibt proximal mit der A. subclavia verbunden oder wird ggf. als freies Implantat eingesetzt. Das Einsetzen von mehreren Bypässen ist möglich

Wenn feststeht, dass ein Patient eine Bypass-Operation benötigt und es zur stationären Aufnahme oder Weiterverlegung kommt, gehören folgende Punkte zur Versorgung und Vorbereitung. Handelt es sich um eine Notfall-Operation, beschränken sich die Vorbereitungen auf das Notwendigste oder entfallen vollends.

- **Allgemeine Patientenvorbereitungen**
- Aufklärung und Notwendigkeit über den genannten Eingriff (Art der Operation, geplanter bzw. zu erwartender Verlauf, Prognose und Risiken)
- Information an den Patienten und dessen Angehörigen über den Ablauf und Aufenthalt wie OP, Anästhesie, Intensiv Station oder IMC, direktes Aushändigen von Informationsmaterialien, wenn vorhanden
- Herzkatheter-Untersuchung
- EKG
- Echo
- TEE
- Röntgen
- Lungenfunktionstest
- Carotis- und ggf. Beinvenen-Doppler
- Aktuelles Labor inklusive Kreuzblut und EK's
- Haarentfernung/Rasur vom Kinn bis zu den Knöcheln, hausinterne Standards sind zu berücksichtigen, z. B. rasiert werden nur der Thorax, die Leisten und die Innenseiten der Beine. Es gibt Kliniken, wo mit Rücksprache des Patienten auch Vollbärte entfernt werden müssen
- Ggf. waschen mit einer speziellen antibakteriellen Waschlotion/-seife
- Nagellack, Piercings, Implantate und Schmuck entfernen
- Informationen über postoperative Verhaltensweisen, wie Bewegungsabläufe nach Sternotomie, Ablauf der ersten Mobilisation, Schmerztherapie und vor allem Erklären der Notwendigkeit der Atemtechniken und des richtigen Abhustens; Umgang mit Schläuchen und Drainagen vorab erklären
- Am Tag vor der OP gibt es ab mittags nur noch Flüssigkost und am Abend ein Klistier oder Abführzäpfchen
- Die Uhrzeit der Nahrung- und Flüssigkeitkarenz nennen (je nach Anästhesieprotokoll)
- Verabreichung der Prämedikation zur Nacht, wenn vorgesehen

 Vitalzeichenkontrolle
 Hygieneprophylaxe je nach Hausstandard
(Nasensalbe oder ggf. Mundspülung)
 Dokumentation!

Die richtige Aufklärung und Begleitung des Patienten dient auch zur psychischen Unterstützung, um eine positive Einstellung zu fördern und bestehende Ängste und Befürchtungen zu reduzieren. Während der Übermittlung der Informationen ist es empfehlenswert, immer wieder nachzufragen, ob alles verstanden wurde oder ob es noch Unklarheiten gibt. Viele Kliniken besitzen hauseigene Informations- und Aufklärungsbroschüren, die den Patienten und seine Angehörigen vorab informieren, sodass die Patienten die postoperative Phase besser durchleben können, wenn sie wissen, was auf sie zukommt.

> **Keine Informations- und Aufklärungsbroschüre ersetzt das persönliche Gespräch, sondern wird nur als begleitende Hilfe betrachtet!**

■ **Patientenvorbereitung am OP-Tag**
 Patienten über den Ablauf und die geplanten Maßnahmen informieren, ggf. Zeitfenster ansprechen
 Je nach hausinternen Standards Versorgung und Unterbringung der persönlichen Gegenstände
 Kontrolle der Rasur und Überprüfung, dass alle Gegenstände/Prothesen abgelegt und entfernt worden sind (Nagellack Entfernung, Schmuck)
 Vitalzeichenkontrolle, inklusive Gewicht
 Dokumentation
 OP-Bekleidung anziehen lassen
 Verabreichung der Prämedikation, welche im Anästhesieprotokoll vorgesehen ist
 Überprüfung der vorhandenen Unterlagen auf Unterschriften, Laborbefunde
 Prüfen, ob Kontaktdaten von Bezugspersonen angegeben sind
 Prüfen der präoperativen hausinternen Standarddiagnostik und zusätzlicher Arztanordnungen
 Patienten nach Abruf oder OP-Plan, zum Operationstrakt im Bett bringen
 Übergabe und Aushändigung der Unterlagen an das dortige Personal

■ **Schmerzeinschätzung und Dokumentation**
Jeder chirurgische Eingriff ist mit Schmerz verbunden und kann im postoperativen Verlauf zur Belastung des Patienten führen und ihn daran hindern, sich vernünftig zu mobilisieren oder seine Atemtherapien durchzuführen. Da Schmerzen immer individuell erfahren, erlitten und hervorgerufen werden, ist es wichtig, dass die Patienten ihren Schmerz deutlich äußern und beschreiben. Dulden und Schweigen ist nicht angebracht und es muss dem Patienten deutlich erklärt werden, dass Schmerzen zu einem gesteigerten Skelettmuskeltonus und zu Muskelspasmen führen und dies wiederum eine eingeschränkte Beweglichkeit mit sich bringt. Erst die Schmerzfreiheit oder Schmerzminderung erlaubt es dem Patienten, aktiv an der weiteren Therapie mitzuwirken. Manche Patienten haben Angst davor, dass sie bei ausreichender Medikamentengabe abhängig werden oder nur noch schlafen. Ihnen muss vernünftig erklärt werden, dass in der heutigen Schmerztherapie diese und andere Vorbehalte unbegründet sind.

Die Bandbreite der Medikamente reicht von leichten Schmerzmitteln (z. B. Paracetamol) bis zu stark wirksamen Opiaten (z. B. Morphium). In manchen Klinken existieren Schmerzstandards, an denen man sich orientieren kann, oder es besteht die Möglichkeit auf eine Pain Nurse zuzugreifen. Schmerzmedikamente können in verschiedenen Darreichungsformen, wie z. B. in Tropfen, Tabletten, Pflaster oder als Spritzen, verabreicht werden.

Schmerzen von kardiochirurgischen Patienten können an Körperregionen lokalisiert werden, z. B. entlang des Sternums, Gefäßentnahmestellen für den Bypass oder im Bereich der Drainagen. Besonders Schulter- und Rückenbeschwerden durch das Liegen und Lagern auf dem Operationstisch sollten beachtet werden. Unter anderem muss noch unterschieden und berücksichtigt werden, dass Schmerzen ggf. durch zu straffe Verbände, Harnverhalt, Blähungen oder Liegepositionen hervorgerufen werden. In diesen Fällen hilft die Beseitigung der Ursache und führt zur Schmerzfreiheit des Patienten.

Vor der Therapie muss immer die Ursache und die Stärke, z. B. mithilfe einer Schmerzskala, ermittelt werden, da Schmerzen auch Hinweise auf Komplikationen sein können. Dies könnte eine LE, ein Herzinfarkt, eine Nachblutung oder Nahtinsuffizienz sowie eine Wundinfektion oder anderes sein.

Grundlage der Schmerztherapie ist die regelmäßige Schmerzeinschätzung, die in jeder Schicht zu erfolgen hat, und eine entsprechende Dokumentation. Patienten sollten am besten die Schmerzen in Ruhe und in Bewegung beschreiben, da die Wirkung und Dosis der gegebenen Schmerzmedikamente evaluiert und angepasst werden muss.

■ Postoperative Versorgung der Patienten

In der Regel verbleiben die Patienten nach dem operativen Eingriff ein bis drei Tage, je nach Verlauf, auf der Intensivstation oder IMC. Im Intensivbereich wird der Patient bis zur Regulierung der Körpertemperatur und zur Stabilisierung der Kreislaufsituation nachbeatmet. Wenn nach der Operation der Tubus entfernt wird, bekommt der Patient zur Unterstützung der Atmung eine Sauerstoffmaske oder Sauerstoffbrille. Die Patienten können dann wieder essen und trinken, wobei das Pflegepersonal in den ersten Tagen nach der Operation die Trinkmenge kontrolliert und eine Ein- und Ausführbilanzierung dokumentiert.

Jeder Patient erhält eine individuell abgestimmte Schmerztherapie und wird aufgefordert, sich darüber hinaus bei Schmerzen an einen Arzt oder eine Pflegekraft zu wenden. Eine frühzeitige Mobilisation und eine Atemtherapie, unter Berücksichtigung der Drainagen, werden durchgeführt. Je nach postoperativem Verlauf wird das weitere Vorgehen mit dem Patienten besprochen und die Verlegung von der Intensivstation oder der IMC auf eine periphere Station angestrebt.

Postoperativ werden bei der Versorgung folgende Schwerpunkte gesetzt:
- Vitalzeichen und Bewusstseinskontrolle, Pupillenkontrolle nicht vergessen
- Überwachung der Schrittmachertherapie nach erfolgter Operation
- Atemtherapie/Atemgymnastik und Inhalation durchführen, den Patienten darauf hinweisen, beim Husten einen Gegendruck von außen auf die Wunde auszuüben, ggf. mit Hilfe der Hände oder eines Handtuchs. Patienten können je nach Klinik mit einem Abdominalverband versorgt sein, damit der Druck gleichmäßig verteilt wird und somit die Wundnaht entlastet wird

- Hautfarbe- und Temperaturkontrolle
- Schmerztherapie, schmerzlindernde Lagerung
- Bein- und Fußpulse kontrollieren, Hautsensibilität beachten
- Wundkontrolle, Drainagenkontrolle, Infektionszeichen beachten
- Verstärkt auf lokale oder generalisierte Blutungskomplikationen achten, z. B. Thoraxdrainagen, Redon, Hämatome, Nähte
- Laborkontrollen, Gerinnung beachten
- Ein- und Ausfuhrkontrolle, um eine Störung der Nierenfunktion rechtzeitig zu erkennen, ZVD-Kontrolle
- Patienten so früh wie möglich mobilisieren, Beweglichkeit der Extremitäten beachten und auf Veränderungen reagieren
- Alle bekannten Prophylaxen durchführen, besonders auf die Obstipationsprophylaxe achten, damit eine Bauchpresse vermieden wird
- Drainagen werden abhängig von der Fördermenge vom Arzt in der Regel am 2. oder 3. postoperativen Tag, Fäden in einem Zeitraum von 7–12 Tagen postoperativ entfernt, dabei sind die Wundverhältnisse immer zu berücksichtigen
- Entfernung der epikardialen Schrittmacherdrähte nach ca. 7 Tagen, falls keine bradykarden HRST bestehen

Frühkomplikationen, die auftreten können und besondere Krankenbeobachtungen verlangen:
- Postoperative Blutungen (Drainagen), Ursachen evaluieren
- Postoperative respiratorische Insuffizienz
- Urinausscheidung und Flüssigkeitsbedarf, akutes Nierenversagen
- Schmerzlokalisation und -dokumentation
- Neurologische Komplikationen, postoperative Verwirrtheitszustände
- Gastrointestinale Komplikationen, paralytischer Ileus
- Infektionen, Mediastinitis

Erfolgt die Verlegung nach Bypass-Operationen auf die Peripherie, müssen folgende Punkte (je nach hausinternen Standards auch abweichend oder ergänzend) durchgeführt werden:

- Vitalzeichenkontrolle, mit Blutdruckmessung an beiden Extremitäten
- Größe und Gewicht, bei Dekompensation täglich wiegen
- Ein- und Ausfuhrbilanzierung, wenn notwendig Protokoll anlegen
- BZ-Messung bei Diabetikern, ggf. Konsil an den Diabetologen und auf Anordnung BZ-Tagesprofil durchführen
- Laborkontrolle
- EKG
- Echo
- Abklärung der Thromboembolieprophylaxe
- Atemtherapie, Atemgymnastik und ggf. Inhalation anmelden bzw. vorbereiten und dem Patienten erklären
- Physiotherapie
- Wenn benötigt, Hilfsmittel aushändigen
- Inspektion der Wunden, wenn noch Drainagen vorhanden sind: Kennzeichnung mit Datum, Uhrzeit und geförderter Menge
- Erneuern und kontrollieren der Verbände, nachschauen, ob der Abdominalverband passt und nicht verunreinigt ist, ggf. für Frauen eine Spezialbrustbandage oder BH anfordern
- Bei normaler Wundheilung ist dem Patienten das Duschen erlaubt
- Im Verlauf LZ-EKG, LZ-RR
- Reha-Antrag ambulant oder stationär über den Sozialdienst in die Wege leiten; nach der Operation schließt sich eine Anschlussheilbehandlung an!
- Informationsbroschüren und Ausweise für die Antikoagulationstherapie an den Patienten aushändigen, Aufklärung erfolgt über den ärztlichen Dienst; der Patient wird nach Abschluss des Krankenhausaufenthaltes und der Anschlussheilbehandlung mit einer fixen Medikamentenkombination entlassen, diese wird vom Hausarzt überprüft und ggf. angepasst; weitere Kontrolltermine legt der Hausarzt fest
- Bei einer Amiodaronaufsättigung erfolgt ein tägliches EKG, nach Arztanordnung noch ein Leber- und Schilddrüsenlabor, augenärztliches Konsil, Schilddrüsensonografie und Lungenfunktionstest

Nach der Operation ist eine körperliche Schonung für den Patienten, besonders vor körperlicher Belastung, noch angebracht. Deshalb sollte ihm von den Pflegenden mitgeteilt werden, dass er das körperliche Aufbautraining Zuhause fortführen und nach einer Eröffnung des Brustbeins in den ersten 8 Wochen keine Gegenstände über 5 Kilogramm heben sollte. Schmerzen nach der Operation sind im Bereich des Brustkorbes infolge der Sternotomie normal, sollten aber nach 14 Tagen zurückgegangen sein. Leichtere Schmerzen bei verschiedenen Bewegungen, die die Wunde beanspruchen, können auch danach noch vorkommen.

> **Sollten die Schmerzen aber länger als ca. 2–3 Monate anhalten, den Patienten darüber informieren, einen Arzt aufzusuchen.**

Da Herzkranzgefäßverengungen auch nach einer Bypass-Operation weiter fortschreiten können, ist es unbedingt erforderlich, dass die Patienten eventuelle Risikofaktoren kennen und ihr Verhalten darauf einstellen, um diesen aktiv entgegenzuwirken. Diese Hinweise und Schulungen erfolgen zwar in der Reha, aber einige Punkte sollten schon von der Pflege vorab mit angesprochen werden:

- Mögliche Stressfaktoren abbauen
- Das Rauchen aufgeben
- Übergewicht abbauen
- Sich ausgewogen und fettarm ernähren (mediterrane Kost)
- Bei Diabetes dafür sorgen, dass die Blutzuckerwerte richtig eingestellt sind
- Sportliche Betätigung in den Lebensrhythmus mit einbauen
- Blutdruckeinstellung beachten
- Kontrolltermine einhalten
- Bei Beschwerden den Arzt aufsuchen

Viele Patienten und Angehörige sind dankbar für Tipps und Hinweise, da diese Situation für sie ganz neu ist. Jeder operative Eingriff bedeutet für den Patienten und dessen Familie einen großen Schritt ins Ungewisse und wird oft von unausgesprochenen Ängsten und Belastungen begleitet. Deshalb muss eine adäquate und individuelle Versorgung nach den jeweiligen Bedürfnissen des Betroffenen durch die Pflegekräfte und den ärztlichen Dienst erfolgen. Dazu gehört nicht nur das empathische Einfühlungsvermögen, sondern auch eine professionelle Kommunikation:

- Zuhören und Mitgefühl entgegenbringen
- Informieren und nicht bagatellisieren
- Erklären und Fragen ernst nehmen
- Präsent sein

> **Auch wenn der Patient täglich über dieselben Beschwerden und Symptome klagt, sind diese immer ernst zu nehmen, da es immer ein Hinweis auf Verschlechterung des Patienten sein kann!**

4.3.2 Herzklappenersatz-Operation

Ein Herzklappenfehler kann die Leistungsfähigkeit des Herzens mit der Zeit so stark einschränken, dass dieses nicht mehr in der Lage ist, den Körper ausreichend mit sauerstoffreichem Blut zu versorgen. Es entsteht eine Schwäche des Herzens. Wenn die Beeinträchtigung der Herzfunktion durch den Klappenfehler so ausgeprägt ist, kann nur eine Operation der Herzklappen Abhilfe schaffen. Es gibt zwei Möglichkeiten der Herzklappenoperation: Entweder wird eine geschädigte Herzklappe mittels einer Herzklappenrekonstruktion wiederhergestellt oder aber durch eine künstliche, sprich eine mechanische oder biologische Herzklappe ersetzt (■ Abb. 4.11).

Ob eine Rekonstruktion möglich ist, hängt vom Schweregrad und der Morphologie des Herzklap-

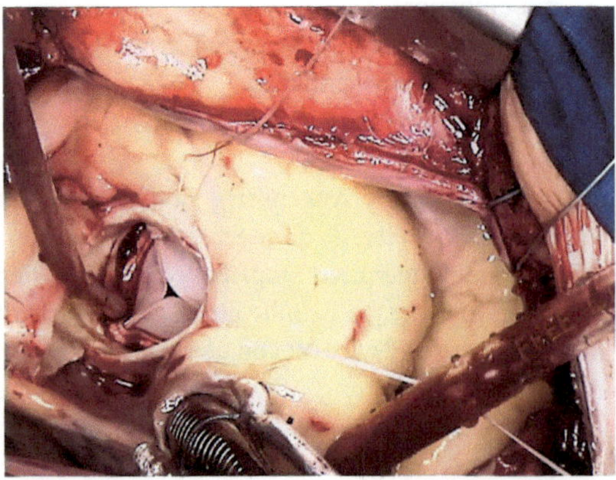

■ **Abb. 4.11** Intraoperative Darstellung eines Aortenklappenersatzes

penfehlers ab, aber auch davon, welche Herzklappe erkrankt ist. Bei einer Rekonstruktion wird die Herzklappe in einem operativen Eingriff wieder in ihre ursprüngliche Form mit Hilfe von Anuloplastie-Bändern oder Ringen gebracht. Die Trikuspidalklappe und die Mitralklappe werden am häufigsten rekonstruiert. Die Rekonstruktion der Aortenklappe wird nur an einigen großen Zentren vorgenommen. Wenn die Aortenklappe erkrankt ist, wird diese üblicherweise ersetzt. Die Operation ist allerdings belastend und kann für sehr alte oder kranke Menschen ein hohes Risiko darstellen. Alternativ gibt es die Möglichkeit minimalinvasiver Verfahren in perkutaner Kathetertechnik, wie etwa die Transkatheter-Aortenklappen-Implantation (TAVI = Transcatheter Aortic Valve Impantation). Dabei wird die Ersatzklappe in zusammengefaltetem Zustand mittels Herzkatheter an ihren Einsatzort gebracht und dort positioniert.

Folgende Verfahren stehen für eine Herzklappen-Rekonstruktion zur Verfügung:

- **Ballonvalvuloplastie:** Die Aortenklappe wird mit Hilfe eines Ballons geweitet. Das Verfahren ist in einem kurzen Eingriff mit Hilfe eines über eine Leistenarterie eingeführten Katheters durchführbar
- **Kommissurotomie:** Durchtrennung verwachsener Herzklappen durch einen operativen Eingriff
- **Valvuloplastik:** Operativer Eingriff, bei dem ein Stück eines Segels entfernt wird, damit die Klappe wieder richtig schließt
- **Entkalkung:** Kalziumablagerungen können dazu führen, dass eine Herzklappe nicht mehr richtig schließt. In einem operativen Eingriff werden diese Kalkablagerungen von den Segeln entfernen, sodass sie wieder richtig funktionieren können
- **Ring-Anuloplastik:** Durch Verlust von Spannung und Form kann die Herzklappe nicht mehr richtig schließen. Die Ring-Anuloplastik wird in einem operativen Eingriff eingesetzt und unterstützt die Segel durch ein ringähnliches Implantat, das außen um die Klappenöffnung herum angebracht wird
- **Patch:** Befindet sich in einem Klappensegel ein Riss oder ein Loch, wird dieser operativ mit einem Patch (Gewebeflicken) versorgt und korrigiert

- **Reparatur:** Durch Schwächerwerden und Ausleiern der Bänder an den Herzklappen kann es dazu kommen, dass diese nicht mehr richtig funktionieren. Bei einer Reparatur werden in einer Operation die Bänder gekürzt oder ersetzt, damit die Klappen wieder richtig schließen können

Der operative Herzklappenersatz wird dann gewählt, wenn eine Klappenrekonstruktion z. B. durch Ballonvalvuloplastie unter Erhalt der natürlichen Klappe nicht mehr möglich. Dieser kann offen-chirurgisch unter Verwendung einer Herz-Lungen-Maschine oder minimal-invasiv z. B. als Transkatheter-Aortenklappen-Implantation (TAVI) erfolgen.

Die erkrankte Klappe kann entweder durch eine mechanische oder eine biologische Herzklappenprothese ersetzt werden. Falls eine infektiöse Endokarditis vorliegt, sollte diese medikamentös auch weiterbehandelt werden.

Bei den mechanischen Herzklappen sind verschiedene Modelle zu unterscheiden, wobei grundsätzlich alle aus einem metallenen Korpus und einer Polyestermanschette bestehen. Über diese Polyestermanschette wird die Klappe in das menschliche Herz eingenäht. Der mechanische Klappenersatz verspricht lebenslange Haltbarkeit, macht jedoch eine lebenslange Antikoagulation notwendig. Ein weiterer Punkt ist, dass das Schließen der Herzklappe vom Patienten und von seiner Umgebung wahrgenommen werden kann (Klickgeräusch).

Biologische Prothesen werden in Heterografts, Homografts und Autograft unterschieden. Heterotransplantate werden aus Schweineherzen oder aus Rinderperikard gewonnen und hergestellt. Homologe Herzklappen werden aus dem Herzen eines verstorbenen Spenders gewonnen und sind nicht unbegrenzt verfügbar. Eine Antikoagulation ist hier nicht notwendig, allerdings wird hier die eingeschränkte Funktionsdauer und Klappendegeneration zum Nachteil. Eine autologe Herzklappe wird durch Gewebezüchtung hergestellt. Mithilfe von patienteneigenen Zellen wird eine neue Herzklappe gezüchtet. Spender und Empfänger des Transplantats sind also identisch. Nachsorge Untersuchungen sind stets regelmäßig erforderlich.

Zusätzlich zu den oben genannten Punkten der allgemeinen Patientenvorbereitung:

- Röntgen-Thorax und -Nasennebenhöhlen
- Ggf. Gastroskopie bei Ulkusanamnese unklarer Anämie wegen notwendiger Antikoagulation
- Zahnarzt-Konsil
- HNO-Konsil
- Ggf. Gyn.-Konsil bei Frauen
- Carotis-Doppler
- Rasur von Brust und Abdomen

Die postoperativen Maßnahmen und die weitere Versorgung auf der Peripherie entsprechen den oben genannten Maßnahmen nach ACVB-Operation.

- **Postoperative Frühkomplikationen**
- Thrombose an den Herzklappen
- Perikardtamponade
- Abriss des Implantates
- Stentperforation bei Bioprothesen
- Nahtinsuffizienz
- Blockade der Klappenflügel
- Ventrikeleinschränkung bei zu straff erhaltenem Implantat
- Herzrhythmusstörungen
- Paravalvuläres Leck
- Koronare Luftembolie
- Neurologische Komplikationen
- Endokarditis

> **Die Pflegeschwerpunkte liegen in der Krankenbeobachtung, in der postoperativen Wundversorgung, in der Ernährungs- und Schmerztherapie, in der Mobilisation, in den Prophylaxen und besonders in der psychischen Betreuung.**

- **Spätkomplikationen**
- Endokarditis
- Perikarditis
- Klappenthrombose
- Wundinfektionen
- Neurologische Komplikationen
- Klappendegeneration
- Chronische Ventrikel Dilatation nach Mitral- und Trikuspidalklappen-Operation
- Prothesenendokarditis
- Trikuspidalklappeninsuffizienz
- Pulmonalarterielle Hypertonie

4.3.3 Herztransplantation

Die erste Herztransplantation erfolgte am 3. Dezember 1967 durch Christian Barnard in Kapstadt. Der Patient überlebt die initiale Operation, verstarb jedoch 18 Tage nach dem Eingriff. Danach wurden weltweit bis in die 1980er Jahre ca. 300 Transplantationen durchgeführt, jedoch waren die Erfolge aufgrund der relevanten Abstoßungsreaktionen nur von kurzer Dauer. Erst die Einführung des Immunsuppressivums Cyclosporin in den 1980er Jahren konnte die Ein-Jahres-Überlebensrate bei Herztransplantierten von 30 auf 80 % steigern. Die Anzahl der Herztransplantationen ist von knapp 400 im Jahr 2007 auf historisch niedrige etwa 300 im Jahr 2014 gesunken (DSO 2014). Da im gleichen Zeitraum auch die Neuanmeldungen auf der Warteliste gesunken sind, konnte mit den vorhandenen Spenderherzen zu jedem Zeitpunkt ungefähr nur die Hälfte des Bedarfs an Transplantaten abgedeckt werden. Wegen der Schwere der Grunderkrankung versterben Patienten auf der Warteliste für eine Herztransplantation häufig, während sie auf ein passendes Spenderorgan warten. Therapeutische Alternativen für Patienten mit terminaler Herzinsuffizienz stellen die mechanischen Kunstherzen oder VADs dar.

Die Transplantation des Herzens stellt die letzte Möglichkeit dar, herzkranken Patienten nach Ausschöpfung aller medikamentösen und technischen Device-Therapien (z. B. CRT-Schrittmacher, LVAD) das Leben zu verlängern und die Lebensqualität zu verbessern. Aufgrund des bestehenden Mismatch zwischen benötigten Organen und Patienten auf der Warteliste zur Herztransplantation müssen jedoch strenge Kriterien für eine Listung herangezogen werden. Sorgfältige Voruntersuchungen sind notwendig, die entweder durch das Transplantationszentrum selbst oder durch kooperierende Kliniken durchgeführt werden. Wird der Patient auf die Transplantationsliste eines Transplantationszentrums aufgenommen, so erfolgt dies nach gesetzlichen Richtlinien, die im Deutschen Transplantationsgesetz festgelegt sind (BÄK 2013).

■ **Indikationen zur Herztransplantation**

Anamnese:

- Ruhedyspnoe, die bei geringer Anstrengung verstärkt wird (NYHA-Stadium IV)

Untersuchung:

- Klinische Zeichen einer Linksherzdekompensation (Kaltschweißigkeit, schneller, flacher Puls, 3. Herzton, feuchte Rasselgeräusche, Lungenödem) oder
- Rechtsherzdekompensation (Jugularvenenstauung, Lebervergrößerung, Ikterus, Aszites, Ödeme)

Labor:

- Serum-Natrium-Erniedrigung < 135 mmol/l
- Serum-Noradrenalin (> 800 pg/ml), Renin (> 15 ng/ml/h), ANP (> 125 pg/ml)

EKG:

- Komplexe ventrikuläre Arrhythmien ohne klinische Besserung nach medikamentöser oder Ablationstherapie

Echokardiogramm:

- Linksventrikulärer enddiastolischer Durchmesser > 75 mm linksventrikulärer endsystolischer Durchmesser > 65 mm Verkürzungsfraktion > 15 %

Röntgen-Thorax:

- Herz-Thorax-Quotient > 0,55

Hämodynamik:

- Linksventrikuläre Ejektionsfraktion < 20 % Herzindex < 2 l/min/m²
- Linksventrikulärer enddiastolischer Druck > 20 mmHg
- Zentraler Venendruck > 15 mmHg

Funktionsdiagnostik (Spiroergometrie):

- Maximale O_2-Aufnahme < 10–14 ml/kg/min

■ **Kontraindikationen zur Herztransplantation**

Grunderkrankung:

- Fixierte pulmonale Hypertonie, d. h. pulmonaler Gefäßwiderstand (PVR) > 240 dyn × s × cm -5 oder transpulmonaler Gradient (TPG)

> 15 mmHg (heterotope Herztransplantation möglich)

Begleiterkrankungen:
- Klinisch manifeste Infektionserkrankungen
- Akute Lungenembolie
- Fortgeschrittene irreversible Niereninsuffizienz
- Fortgeschrittene irreversible hepatische Insuffizienz
- Nicht kurativ behandelte Tumorerkrankung
- Bestimmte Systemerkrankungen wie Amyloidose
- Fortgeschrittene chronische Lungenerkrankung (ggf. kombinierte Herz-Lungen-Transplantation möglich)
- Fortgeschrittene zerebrale/periphere arterielle Gefäßerkrankungen
- Bestehender schwerer Nikotin-, Alkohol-, sonstiger Drogenabusus

Psychosoziale Faktoren:
- Unzureichende Compliance
- Compliance eines potenziellen Organempfängers bedeutet über die Zustimmung zur Transplantation hinaus seine Bereitschaft und Fähigkeit, an den vor und nach einer Transplantation erforderlichen Behandlungen und Untersuchungen mitzuwirken

Bei der Entscheidung, ob ein Patient auf die Warteliste für eine Herztransplantation gemeldet werden soll, wird im Rahmen einer interdisziplinären Konferenz mit Kardiologen, Kardiochirurgen und ggf. mit Psychiatern und betreuenden Pflegepersonen die individuelle Gesamtsituation des Patienten diskutiert. Hierbei ist abzuwägen, ob der Patient im Hinblick auf Risiken und den zu erwartenden Erfolg sowie die längerfristigen Konsequenzen einer Herztransplantation mit notwendiger Immunsuppression und potenziellen Nebenwirkungen geeignet ist.

Die Vermittlung für Organspenden in den Benelux-Ländern, Deutschland, Österreich, Slowenien, Kroatien und Ungarn übernimmt die 1967 gegründete Stiftung Eurotransplant mit Sitz in Leiden (Niederlande). Kriterien für die Zuteilung eines Spenderorganes durch Eurotransplant sind, neben Dringlichkeit, Körpergröße und Körpergewicht, welches möglichst mit dem Empfänger übereinstimmen sollte, Blutgruppenverträglichkeit und die Wartezeit. Insbesondere wurde im Transplantationsgesetz festgehalten, »dass die Wartezeit für alle Patienten gleich sein sollte.« Die derzeit durchschnittliche Wartezeit für ein Herz beträgt 8–12 Monate. Nur in ganz dringlichen Situationen ist es möglich, Patienten auf der höchsten Dringlichkeitsstufe HU (high-urgency) zu melden. Hierzu ist es notwendig, einen Antrag bei Eurotransplant nach vorgegebenen Kriterien zu stellen. Ein unabhängiges Auditkomitee überprüft und befürwortet den Antrag oder lehnt ihn ab.

■ Operatives Verfahren der Herztransplantation

Nachdem die Zuteilung des Organes anhand vorhandener Spender- und Empfängerkriterien erfolgt ist, wird die eigentliche Herztransplantation ausgeführt. Die Transplantation wird unter extrakorporaler Zirkulation mittels Herz-Lungen-Maschine bei Kanülierung der Aorta ascendens und getrennter Kanülierung der beiden Hohlvenen durchgeführt. Die Operation findet in Hypothermie statt, das heißt, die Körpertemperatur des Patienten wird intraoperativ auf 26–28°C herabgesetzt, um die Toleranzzeit insbesondere des Gehirns im Hinblick auf den intraoperativen Kreislaufstillstand zu erhöhen.

Das kranke Herz kann entnommen werden, nachdem die Vorhöfe, die Aorta ascendens und die Pulmonalarterie durchtrennt wurden. Beim Einsetzen des neuen Herzens werden erst die Vorhöfe und dann die oben genannten Gefäße End-zu-End-anastomosiert. In der Regel dauert der gesamte Eingriff 3–4 Stunden. Nach der Transplantation wird der Patient auf die Intensivstation verlegt. Neben den ggf. notwendigen kreislaufwirksamen Medikamenten erhält der Patient zusätzlich Medikamente zur Verhinderung einer akuten Abstoßung. Diese können jedoch zugleich die Gefahr einer Infektion erhöhen, weshalb in den ersten Tagen nach der Operation spezielle Schutzmaßnahmen erforderlich sind (Einzelzimmer, Betreten des Zimmers nur mit Kittel, Mundschutz, Haube und Handschuhen, »steriles Speisen«). Auch im späteren Verlauf auf der Normalstation sollte Kontakt und Besuch von erkrankten Personen, z. B. mit Schnupfen oder Grippe, oder Mitpatienten mit ansteckenden Krankheiten gemieden werden. Dieser Umstand einer Isolation ist für die Patienten sowie die Familie oftmals sehr belastend, weshalb eine entsprechende psychologische Mitbetreuung notwendig werden kann.

Die immunsuppressive Therapie, mit z. B. Sandimmun® (Ciclosporin), Prograf®/Advagraf® (Tacrolimus), Cellcept® (Mycophenolatmofetil), Rapamune® (Sirolimus) oder Certican® (Everolimus), erfordert sowohl seitens des Patienten aber auch des verabreichenden Pflegepersonals ein striktes Einhalten der ärztlichen Anordnungen. Jeden Morgen erfolgt initial eine Blutabnahme, nachdem etwa 12 Stunden nach der letzten Einnahme (Ausnahme: Advagraf® und Rapamune®) vergangen sind. Dabei wird der sogenannte »Talspiegel« der Immunsuppressiva bestimmt, anhand derer die entsprechende weitere Dosierung erfolgt.

In den ersten 4–6 Wochen ist das Abstoßungsrisiko am höchsten, sodass diese Medikamente in höherer Dosierung gegeben werden müssen. Nach einer Transplantation werden zur Überprüfung der medikamentösen Abstoßungstherapien meist wöchentlich Herzmuskelbiopsien entnommen, welche dann durch den Pathologen untersucht werden. Eine Abstoßung ist ein Vorgang, der nicht immer mit einem Krankheitsgefühl verbunden sein muss, also eventuell vom Patienten nicht zu spüren ist. Man unterscheidet die Abstoßungsreaktionen in fünf Graden (0–4). Falls eine höhergradige Abstoßungsreaktion in den ersten Wochen oder später erfolgt, muss die immunsuppressive Medikation (z. B. Cortisonstoßtherapie) erhöht werden. In der Regel sind Abstoßungsreaktionen heute jedoch eher selten, dagegen Infektionen in den ersten 6–8 Wochen häufiger.

■ Typischer Stationsablauf nach Herztransplantation

- Tägliche Gewichtskontrolle
- Eventuell Dokumentation der Flüssigkeitszufuhr- sowie Ausfuhr-(Urin)bilanzierung
- 3 × täglich Kontrolle von Herzfrequenz, Blutdruck und Temperatur:
  - Falls T > 37° C rektale Messung
  - Falls T > 38° C Info an Arzt (Blutentnahme zur Infektionsdiagnostik) (u. a. Blutkultur)
  - 1 × wöchentlich CMV-Nachweis (pp65-Antigennachweis)

- Bei Bedarf mikrobiologische Untersuchungen:
  - Rachen- und Nasenabstrich
  - Sputum-, Stuhl- und Urinkultur
  - Pilzserologie (Candida- und Aspergillus-Titer, Candida-Antigen)
  - Virusserologie (HSV-, VZV-, CMV- und EBV-Titer)
- Anfangs Monitor-Telemetrieüberwachung
- Täglich EKG, später nach Anordnung
- Täglich Physiotherapie individuell angepasst
- Ggf. Röntgen-Thorax, EKG und Echokardiogramm am Tag der Biopsie
- Immunsuppressiva-Spiegel (vor morgendlicher Medikamenteneinnahme)

Bei komplikationslosem Verlauf kann der Patient 3–4 Wochen nach einer Herztransplantation in eine Anschluss-Heilbehandlung verlegt werden. Danach sind monatliche Kontrollen der Herzfunktion, der abstoßungshemmenden Medikation und der übrigen Organfunktionen vorzunehmen.

Falls es im Verlauf zu irreversiblen Schädigungen des transplantierten Herzens kommt, ist eine erneute Herztransplantation unter bestimmten Voraussetzungen möglich, jedoch sind die Ergebnisse bei Re-Herztransplantationen nicht ganz so günstig wie bei Erstoperationen.

Nach einer Transplantation beeinflussen verschiedene Faktoren die Lebensdauer und -qualität des Patienten. Wegen der Einnahme der Immunsuppressiva kann es zur Veränderung des allgemeinen Wohlbefindens kommen (Gewichtszunahme, Osteoporose, Zahnfleischwucherung, Haarausfall, trockene spröde Haut usw.). Die Ein-Jahres-Überlebensrate nach einer Herztransplantation beträgt ca. 80 %, nach fünf Jahren leben noch 60–70 % der Patienten und nach zehn Jahren ca. 40–50 % aller Herztransplantierten (Lund et al. 2014). Die individuelle Prognose eines Herztransplantierten hängt von vielen Faktoren ab und kann leider im Vorfeld nicht beziffert werden.

Im Langzeitverlauf stellt heute die sogenannte Transplantatvaskulopathie, d. h. die Veränderung der Herzkranzgefäße im transplantierten Organ, die größte Herausforderung und den wichtigsten lebenszeitlimitierenden Faktor dar. Das transplantierte Herz ist nicht mehr mit dem Nervensystem des Patienten verbunden, sodass der Patient auch keine Angina-pectoris-Schmerzen wahrnehmen kann. Deshalb ist es notwendig, regelmäßige Herzkatheteruntersuchungen durchzuführen, um die Herzkranzgefäße zu überprüfen. Die genaue Ursache für die Erkrankung ist bis heute nicht geklärt, man geht aber von immunologischen Vorgängen aus, die diese Veränderungen auslösen können. Essenziell ist die Betreuung durch eine Kardiologie mit der notwendigen Erfahrung dieser Erkrankung mittels Koronarangiografie zu diagnostizieren. Eine Behandlung mit dem Kalziumantagonisten Diltiazem sowie Statinen konnte zwar die Inzidenz verhindern, eine Heilung ist jedoch aktuell noch nicht möglich. Interventionelle Verfahren (Ballondilatation, Stentimplantation) stehen als mögliche Therapieoptionen zur Verfügung. Eine Re-Transplantation ist eine weitere mögliche Möglichkeit, wobei im Hinblick auf das schlechtere Outcome der Re-Transplantationen in Verbindung mit der Organknappheit dies unter ethischen Vorbehalten individuell zu entscheiden ist.

4.4 Mechanische Kreislauf-Assistenzsysteme

Bei der Therapie der terminalen Herzinsuffizienz stellt die orthotope Herztransplantation (HTx) nach Ausreizung aller konservativ-medikamentösen und operativen/interventionellen Maßnahmen den Goldstandard dar, jedoch sind viele Patienten bereits im fortgeschrittenen Alter ($\geq$ 65 Jahre) oder haben andere Kontraindikationen, die eine Herztransplantation und die damit verbundene Immunsuppression verbietet.

In Deutschland gibt es außerdem einen ausgeprägten Spenderorganmangel. Die Therapie mit sogenannten mechanischen Kreislaufunterstützungssystemen (MKU) hat daher in den letzten Jahren zunehmend an Bedeutung gewonnen. Die MKU ist ein partiell oder komplett in den Körper implantierbares System, das entweder einer globalen oder einer isolierten Links- oder Rechtsherzinsuffizienz entgegenwirkt, wenn das Herz des Patienten nicht mehr in der Lage ist, den Körperkreislauf ausreichend aufrechtzuerhalten. Die Kreislaufunterstützung kann pulsatil oder non-pulsatil erfolgen. Von einem tatsächlichen Kunstherz spricht man, wenn das kranke Herz entfernt und durch ein komplettes Kunstherz (TAH = total artificial heart) ersetzt wird (Marx et al. 2015; Pier et al. 2015). Die Therapie ist, je nach Indikation, für Stunden, Tage, Monate oder aber auf Dauer anwendbar.

- **Pulsatile Systeme:** Die Blutkammern werden aktiv durch das Ansaugen des Blutes oder passiv durch einfachen Einstrom des Blutes gefüllt und werfen dieses dann aus. Dadurch bleibt eine Pulswelle bestehen, die es möglich macht, einen tastbaren peripheren Puls zu lokalisieren und eine Blutdruckmessung durchzuführen
- **Nonpulsatile Systeme:** Das Blut wird durch kontinuierlich fördernde Axial- oder Zentrifugalpumpen, die keine Blutkammern beinhalten, nach dem Ansaugen in eine Turbine weitergeleitet. Axialpumpen treiben das Blut mit einer rotierenden Schraube voran, Zentrifugalpumpen tun dies mit Hilfe der Zentrifugalbewegung eines Kegels. Dadurch wird kein pulsatiler Fluss aufgebaut und es erfolgt eine lineare Beschleunigung. Das bedeutet, wenn das Herz keine eigene Auswurfleistung mehr erbringt und die Turbine autonom arbeitet, wird keine Pulswelle erfasst. Somit ist auch mittels der Standardmessmethode nach RIVA-ROCCI kein Blutdruck messbar (Ströh et al. 2015). Die Blutdruckbestimmung kann jedoch mittels invasiver intraarterieller oder einer Doppler-/Stiftdopplersonde erfolgen

Indikation

Die Indikationsstellung für den Einsatz mechanischer Kreislauf-Assistenzsysteme bedarf einer interdisziplinären Betrachtung. Diese Evaluation erfolgt idealerweise in kardiologischen Zentren mit Erfahrung in der komplexen Herzinsuffizienztherapie sowie einer angeschlossenen Herzchirurgie mit Transplantationsprogramm. Folgende Indikationen ergeben sich für den Einsatz temporärer oder permanenter MKUs:

- Reanimation als eCPR (extended cardio pulmonary resuscitation)
- Kardiogener Schock und Linksherzversagen:
  - Systolischer Blutdruck $\leq$ 80 mmHg
  - Herzindex (Cardiac Index) $\leq$ 2 l/min/m²
  - Pulmonalkapillärer Verschlussdruck (PCWP) $\geq$ 20 mmHg

- Hoch-Risiko-PCI
- Vor und nach kardiochirurgischen Eingriffen
- Supportiv bei Lysetherapie

- **Therapieziele**
- **Bridge to transplant:** Das System soll die Wartezeit zur Transplantation überbrücken → temporäres System
- **Bridge to recovery:** Wird eingesetzt, damit sich das geschädigte Herz erholen kann. Dieses System lässt sich nach entsprechender Entwöhnung explantieren → temporäres System
- **Destinationstherapie:** Wird bei Patienten eingesetzt, bei denen eine Kontraindikation zur Transplantation besteht oder deren Gesundheitszustand eine Herztransplantation nicht zulässt. Es soll eine unbefristete mechanische Kreislaufunterstützung erreicht werden → dauerhafte Unterstützung
- **Bridge to decision:** Im Rahmen eines akuten kardialen Versagens wird ein perkutanes Herzunterstützungssystem eingesetzt, um nach Abwiegen aller Umstände (medizinische, psychosoziale, Patientenwunsch) über den Einsatz eines permanenten Unterstützungssystem zu entscheiden → temporäres System
- **Bridge to bridge Verfahren:** Verfahren, bei dem es nach einigen Therapiejahren beim Patienten zum Kunstherzwechsel kommen kann. Bei dieser Strategie und Therapie wird ein neues Kunstherzsystem eingebaut, welches dem alten System gegenüber technische Verbesserungen aufweisen kann

- **Temporäre Kreislaufunterstützungssysteme**

Heutzutage steht eine Vielzahl von Unterstützungssystemen zur Verfügung, die nach verschiedenen anatomischen Kriterien und der Funktionsart unterschieden werden.

4.4.1 IABP

Die intraaortale Ballonpumpe, kurz IABP, war in den letzten Jahren das am weitesten verbreitete, mechanische kardiale Unterstützungssystem, das bei Versagen des linken Ventrikels unterschiedlicher Genese, wie z. B. bei einer schweren Herzin-

suffizienz infolge eines Herzinfarktes, Anwendung fand. Ein aufblasbarer Kunststoffballon wird mittels Seldingertechnik unter Röntgenkontrolle (HKL) perkutan über die Arteria femoralis in die Aorta descendens knapp unterhalb des Aortenbogens eingeführt, sodass gleichzeitig eine Lage des Ballons oberhalb der Nierenarterien erreicht wird. Durch den Anschluss des Katheters an ein Pumpaggregat, das Helium in den Ballon pumpt und wieder absaugt, wird der Ballon während der Diastole (Aortenklappenschluss) aufgeblasen und zu Beginn der Systole (Aortenklappenöffnung) entleert. Dieser Vorgang kann über das EKG, den invasiv bestimmten Aortendruck oder eine spezielle Fiberoptik an der Spitze des Ballonkatheters elektronisch getriggert werden. Es besteht die Möglichkeit, das Timing der Balloninflation und -deflation entweder manuell unter gleichzeitiger Beobachtung der Aortendruckkurve zu optimieren oder diese automatisch durch den Pumpencomputer durchführen zu lassen. Ziel ist hierbei die maximale Augmentation des systolischen Druckes (systolischer Druck ↑) bei bestmöglicher Entlastung des Herzens in der Diastole (diastolischer Druck ↓) und die verbesserte Koronarperfusion.

- **Wirkungsmechanismus**
- Die Inflation erfolgt zu Beginn der Diastole, was als Ballongegenpulsation bezeichnet wird und den diastolischen Blutfluss in die untere Körperhälfte verhindert. Durch die Verdrängung des Blutes aus diesem Teil der Aorta, bei gleichzeitiger Sperrung des thorakalen Blutstromes in die untere Körperhälfte, verstärkt der Ballon den Windkesselmechanismus und damit die Perfusion der Koronargefäße. Daraus resultiert vor allem eine bessere Durchblutung des Herzmuskels
- Der zweite Effekt ergibt sich zu Beginn der Systole (Kontraktionsphase): Noch bevor das Schlagvolumen vom linken Ventrikel ausgeworfen wird, entbläht sich der Ballon aktiv und bewirkt eine Volumenverschiebung, was eine Reduzierung des aktuellen Aortendruckes zur Folge hat. Die so verminderte Nachlast erleichtert die Auswurfarbeit des linken Ventrikels und verbessert somit den Blutfluss in die untere Körperhälfte

- Über die Nachlastverringerung führt die IAPB zu einer geringeren kardialen Belastung und damit zu einer Reduktion des myokardialen Sauerstoffbedarfs. Gleichzeitig wird durch Verbesserung der koronaren Durchblutung das Sauerstoffangebot erhöht. Damit wird die Energiebilanz der Herzarbeit günstig beeinflusst und die Voraussetzungen zur Durchbrechung des Circulus vitiosus sind geschaffen. Das reversibel geschädigte Myokard kann sich erholen

Die Augmentation findet während der Diastole statt und kann jeweils 1:1, 1:2 oder 1:3 erfolgen. Das heißt mit jedem, jedem zweiten oder jedem dritten Herzschlag findet eine Gegenpulsation durch die IABP statt (Flemming und Schäfer o. J.; Hekmat o. J.).

Komplikationen und Gefahren

- Blutungen an der Insertionsstelle
- Thrombose und Ischämien an den Extremitäten bis zum Kompartmentsyndrom
- Katheterassoziierte Infektionen
- Zerebrale Embolisationen durch ungenügende Antikoagulation
- Aortendissektion
- Nierenversagen
- Einstellungs- und Triggerungsfehler der IABP
- Abknicken des Katheters
- Ballonruptur, Perforation des Ballons mit Gasembolie, mechanische Hämolyse

Der Ballon darf nie länger als 15–20 Minuten ohne Bewegung sein (!) → Gefahr der Thrombenbildung.

Kontraindikationen

- Gerinnungsstörungen und Blutungen
- Aortenaneurysma, Aortendissektion und Aortenklappeninsuffizienz
- Schwere Arteriosklerose in den betroffenen Blutgefäßen
- Sepsis

Die Übertragung der wesentlichen hämodynamischen Daten erfolgt auf den Monitor an der IABP-Konsole oder über einen verbundenen Zentralmonitor. Die Überwachung dieser Patienten erfolgt auf einer Intensivstation oder IMC. Auf dieser Station wird besonders auf die Immobilisation des Beines,

durch dessen Femoralarterie der Ballon eingeführt wurde, geachtet. Die Ballongröße richtet sich nach der Körpergröße des Patienten. Patienten unter laufender IABP-Therapie haben strikte Bettruhe, der Oberkörper wird maximal 30° erhöht gelagert. Die Fußpulse beider Beine sowie der Verband sind regelmäßig zu kontrollieren und zu wechseln. Nach Bedarf kann das Bein evtl. auf einer Schiene ruhiggestellt werden, die Fersen sollten nach Möglichkeit frei gelagert sein. Komplikationen können durch Blutungen entstehen, da die Patienten mit einer Ziel PTT von 60–70 s voll antikoaguliert werden sollten, andernfalls kann es zu einem thrombotischen Verschluss kommen.

Nach entsprechender Weaning-Phase entweder über Reduktion des Unterstützungsverhältnisses (1:1,1:2, 1:4) oder physiologischerweise über Reduktion des inflatierten Ballonvolumens kann der Katheter bei stabiler Hämodynamik vom Arzt auf der Station mit Unterstützung der betreuenden Pflegekraft entfernt werden. Die Antikoagulation wird dafür nach ärztlicher Rücksprache unterbrochen. Nach der Entfernung erfolgt die Anlage eines Druckverbandes für 24 h. Beim Ziehen des Katheters kann es zu Arterienrissen, Dissektionen oder Ballonschäden kommen. Deshalb muss nach der Entfernung die Vollständigkeit des Ballons vom Arzt überprüft werden!

Wird der Patient nach dieser Therapie auf die periphere Station verlegt, muss in regelmäßigen Abständen, neben der Kontrolle der Vitalwerte, die Durchblutung/Fußpulse der unteren Extremitäten und der Verband nach Klinikstandard kontrolliert werden! Geben Patienten Beschwerden im Punktionsgebiet an, sofort den Arzt informieren (Knipfer und Kochs 2012).

Auch wenn die aktuelle Studienlage (Thiele et al. 2012) die Anwendung der IABP bei Patienten im kardiogenen Schock eher kritisch sieht und die IABP, bedingt durch die aktuellen Leitlinienempfehlungen (Members et al. 2012), viel von dem ehemaligen Stellenwert verloren hat, gibt es weiterhin Fälle (z. B. schwere Mitralklappeninsuffizienz), in denen die Einlage einer IABP zur Nachlastreduktion sinnvoll erscheint. Die Implantationsentscheidung obliegt dem behandelnden Arzt.

4.4.2 Impella-Device

Der Impella-Katheter besteht aus einer Mikroaxialpumpe, die perkutan über eine 14 F-Einführschleuse in der Arteria femoralis retrograd durch die Aortenklappe im linken Ventrikel platziert wird. Die Ansaugöffnung liegt frei im linken Ventrikel und die Ausströmöffnung in der Aorta ascendens. Die Impella-Pumpe kann je nach Kathetertyp bis zu fünf Liter Blut pro Minute aus dem linken Ventrikel über die Aortenklappe in die Hauptschlagader pumpen. Das wesentliche Wirkprinzip ist die aktive Unterstützung des Herzzeitvolumens und eine Erhöhung des arteriellen Blutdrucks mit konsekutiver Verbesserung der Koronarperfusion sowie weiterer nachgeschalteter Gefäßgebiete. Durch die Nachlastreduktion mit Verminderung der myokardialen Wandspannung wird der myokardiale Sauerstoffverbrauch des insuffizienten linken Ventrikels gesenkt. Für das rechte Herz wurde ein entsprechend gesondert konfigurierter Katheter entworfen, der transvenös durch den rechten Ventrikel in die Pulmonalarterie eingebracht werden kann. Das temporäre Unterstützungssystem kann je nach klinischem Zustand 5–10 Tage implantiert bleiben.

Indikationen und Kontraindikationen entsprechen denen der IABP-Implantation. Zusätzlich besteht eine Kontraindikation bei relevanter Aortenklappenstenose sowie einem vorhandenen ventrikulären Thrombus.

4.4.3 Extrakorporale Membranoxygenation (ECMO)

Eine Sonderform der Bridging-Systeme stellt die extrakorporale Membranoxygenation (ECMO) – eine Methode des extrakorporalen Organersatzes – dar, bei der je nach Kanülierung die pulmonale Funktion und/oder die kardiale Funktion (ECLS = extracorporeal life support) teilweise oder auch komplett übernommen werden. Die Therapie ist zur Versorgung von Patienten mit schwerstem Lungen- und/oder Herz-Kreislauf-Versagen indiziert. Durch den Einsatz per Seldinger-Technik perkutan eingebrachter Kanülen wird Blut mittels einer Zentrifugalpumpe durch einen Membranoxygena-

tor befördert und zum Patienten zurückgeleitet. Im Membranoxygenator wird das Blut mit Sauerstoff angereichert (Oxygenierung) und das schädliche CO_2 ausgewaschen (Decarboxylierung). Die Leistung des Oxygenators lässt sich optisch gut kontrollieren. Das vom Patienten angesaugte Blut ist vor dem Oxygenator dunkelrot (sauerstoffarm), hinter dem Oxygenator hellrot (sauerstoffreich).

Abhängig von den Implantationsorten der Ein- und Auslasskanülen spricht man von einer veno-venösen ECMO (Indikation: Lungenversagen) oder einer veno-arteriellen ECMO (Indikation: Herz-Lungen-Versagen, kardiogener Schock, post-Thorakotomie).

■ Veno-venöse ECMO

Die veno-venöse extrakorporale Membranoxygenation (ECMO) ist ein Unterstützungssystem, bei dem teilweise oder vollständig die Lungenfunktion (Oxygenierung und Decarboxylierung) vom Patienten übernommen wird. Sie wird angewendet bei Patienten, deren Lungenfunktion schwerst geschädigt ist, wie z. B. bei einem ARDS (acute respiratory distress syndrom) oder ein adäquater Gasaustausch (Hyperkapnie bei COPD oder ventilatorischem Lungenversagen) nicht mehr ermöglich ist. Der Einsatz einer veno-venösen-ECMO setzt eine suffiziente kardiale Pumpfunktion voraus, damit eine ausreichende Organperfusion gewährleistet werden kann.

Abhängig von dem benötigten Oxygenierungsbedarf muss die Größe von Ansaug- und Auslasskanüle gewählt werden. Oftmals genutzte Kanülierungsstellen sind die V. femoralis und die V. jugularis bzw. V. subclavia. Es besteht auch die Möglichkeit, eine Twin-Kanüle (Doppellumen-Kanülen), die nur einen Gefäßzugang benötigt, einzusetzen. Dieses Verfahren eignet sich besonders gut, wenn bei ausreichender Oxygenierungsleistung der Patientenlunge vornehmlich eine Decarboxylierung des Blutes notwendig ist (z. B. Hyperkapnie bei COPD, lungenprotektive Beatmung). Ein weiterer Vorteil ist, dass bei wachen und kooperativen Patienten eine frühzeitige Mobilisation trotz des implantierten Systems möglich ist. Als bridge-to-transplant vor einer Lungentransplantation kann dieses System mehrere Wochen implantiert bleiben.

Die Entfernung der Kanülen erfolgt nach Verbesserung der Lungenfunktion durch manuellen Zug der Kanüle und Anlage eines Druckverbandes oder durch eine operative Entfernung.

■ Veno-arterielle ECMO/ECLS

Die veno-arterielle ECMO (syn. extracorporeal life support ECLS) ermöglicht neben dem Ersatz der Lungenfunktion eine Herzkreislaufunterstützung. Im Prinzip handelt es sich bei diesem Verfahren um eine miniaturisierte Herz-Lungen-Maschine, die perkutan meist über die Leistengefäße implantiert wird. Die Größe der Kanülen richtet sich dabei nach der Größe der Blutgefäße, welche vorher per Ultraschall bestimmt werden sollten, und nach dem gewünschten Blutfluss über den Oxygenator. Die drainierende Kanüle wird in das venöse Gefäßsystem und die zum Patienten zurückführende Kanüle in das arterielle Gefäßsystem eingebracht. Es entsteht eine Unterstützung des Patientenkreislaufes durch ein paralleles veno-arterielles Kreislaufsystem.

Vorzugsweise werden die V. femoralis und die A. femoralis punktiert, jedoch kann als Abweichung auch die A. subclavia genommen werden. Dies geschieht entweder im HKL, auf der Intensivstation oder im Schockraum der Notaufnahme. Die thorakale oder zentrale ECMO in der Herzchirurgie wird nach Thorakotomie mit venösem Anschluss an den rechten Vorhof und dem arteriellen Anschluss an der Aorta ascendens implantiert. Als Sonderform ist die v-a ECMO in ihrer Funktion im Rahmen erweiterter Reanimationsmaßnahmen (eCPR) zu sehen. Durch die portablen Geräte und mit der notwendigen Implantations-Expertise ist die Implantation einer Herz-Lungen-Maschine sogar außerhalb des Krankenhauses während einer Reanimation möglich. Einzelne Zentren in Europa halten bereits einen ECMO-Notarzt vor.

> ❯ **Grundsätzlich handelt es sich bei der Entscheidung für den Einsatz dieser Therapien immer um eine Einzelfallentscheidung des behandelnden Arztes im Rahmen eines Genesungsversuches!**

Während der ECMO-Behandlung müssen die Patienten antikoaguliert werden, weshalb regelmäßige Gerinnungskontrollen neben dem Routinelabor und Blutgasanalysen notwendig sind. Die Therapiedauer hängt vom Genesungsverlauf des Patienten ab. Die Entfernung der Kanülen erfolgt ggf. durch manuellen Zug und Anlage eines Druckverbandes oder durch eine operative Entfernung.

■ Komplikationen

- Blutungen und Embolien
- Kreislaufschwankungen
- Entwicklung einer heparininduzierten Thrombozytopenie, Gerinnungsschwankungen
- Luftembolien
- Thrombenbildung im System
- Leckagen im System und Blutaustritt aus dem Oxygenator
- Ischämien der Extremitäten, besonders bei perkutaner Anlage
- Chronische Infektionen an den Einstichstellen der Kanülen
- Niereninsuffizienz
- Geräte- und Bedienfehler
- Neurologische Komplikationen

Patienten, die diese Therapien erhalten, befinden sich in der Regel auf einer Intensivstation. Werden diese Patienten auf die periphere Station verlegt, sollten die Wunden und die Einstichstellen, neben der normalen Krankenbeobachtung, regelmäßig kontrolliert werden. Gibt der Patient Beschwerden an, umgehend den Arzt informieren.

4.4.4 **Ventricular Assist Device (VAD)**

Man unterscheidet zwischen folgenden Systemen:
- **Isolierte linksventrikuläre Systeme (LVAD):** Diese Art von System wird in die linke Herzkammer eingesetzt und pumpt das Blut von dort in die Aorta. Dies stellt die häufigste Form dar
- **Rechtsventrikuläre Systeme (RVAD):** Diese Art von System wird in die rechte Herzkammer implantiert und pumpt das Blut in die Pulmonalarterie
- **Biventrikuläre Systeme (BiVAD):** Unterstützung und Implantation in beide Herzkammern

Bei der Implantation kommen zwei Techniken zum Einsatz:

- **Apikal:** Je nach Indikation LVAD oder RVAD erfolgt die Implantation in der entsprechenden Herzkammer und führt das Blut dem entsprechenden Kreislauf zu
- **Atrial:** Die Ventrikel werden umgangen und die implantierten Pumpkammern erhalten den Blutzufluss aus den Vorhöfen und pumpen das Blut direkt in die großen Arterien

Allgemein werden zwei Bauarten von VAD-Systemen unterschieden:

- **Extrakorpale/parakorporale Systeme** (neben oder außerhalb des Körpers), z. B. **Berlin Heart EXCOR® VAD-System:** Dabei befinden sich die eigentlichen Pumpkammern außerhalb des Körpers; Ab- und Zuflusskanülen führen durch die Thoraxwand nach intrakardial/intravaskulär. Die Hauptkomponente ist eine pneumatisch betriebene Kammer, die je nach Körpergröße bzw. -gewicht des Patienten unterschiedlich groß ist. Das System wird durch Kolbenpumpen angetrieben, die ein Gasgemisch von der Antriebseinheit in die Pumpkammer und wieder aus ihr heraus befördern. Eine Membran befindet sich zwischen der Luftseite der Kammer und der Blutseite. Die Bewegung der Luft in und aus den Kammern bewirkt, dass sich die Membran zwischen Luft und Blut bewegt und (durch Unterdruck) das Blut in die Kammer saugt und dann das Blut zurück in den Körper pumpt. Diese Systeme finden aktuell vor allem noch in der Kinderherzchirurgie Verwendung, da die aktuell verfügbaren intrakorporalen Systeme zu groß sind
- **Intrakorporale Systeme**, z. B. **Thoratec Heartmate II® und Heartware HVAD®** (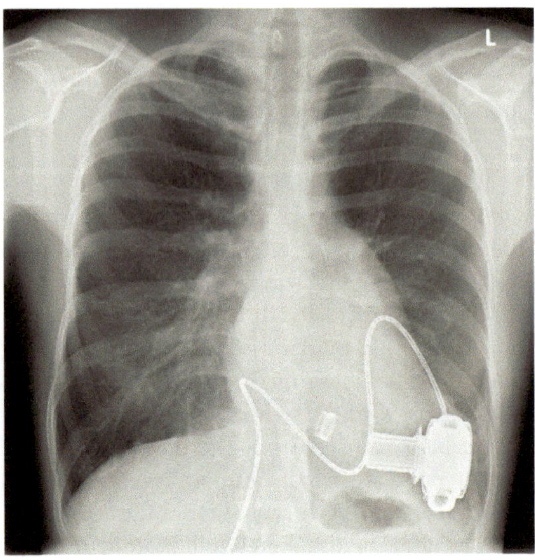 Abb. 4.12): Bei diesem System wird die Pumpe unmittelbar neben dem Herzen in den Körper eingebracht und in den Apex implantiert. Dieses System ist mit dem Herzen über eine kurze Ansaugkanüle und über eine flexible 10 mm-Polyester-Rohrprothese mit Knickschutz mit der Aorta ascendens verbunden. Der Pumpenkopf des HVAD-Systems wiegt etwa 160 g, ist mit zwei Motoren ausgestattet (einer als Siche-

◻ **Abb. 4.12** Röntgen-Thorax eines implantierten LVAD-Systems

rungsredundanz) und kann bis zu 10 l Blut/min fördern. Informationsaustausch und Energieübertragung erfolgen dabei über ein Verbindungskabel, die sog. Drive-Line, vom intrakorporal gelegenen Aggregat zur extrakorporalen tragbaren Steuereinheit (Controller). Die elektrische Versorgung der Pumpe und des Controllers erfolgt über spezielle Akkus, die am Controller angeschlossen werden. Akkus und Steuereinheit sind in der Regel in einer Tasche untergebracht, die wie ein Gürtel oder eine Schultertasche vom Patienten getragen werden kann (Gewicht ca. 1,5 kg). Für den Betrieb des Systems bei vorhandener Netzstromversorgung sind externe Stromversorgungen, wie z. B. Netzteile/Spannungswandler (Zigarettenanzünder im Auto), Teil des Systems. Es müssen aus Sicherheitsgründen immer 2 Stromquellen (2 Akkus oder 1 Akku u. Netzstrom) an der Steuereinheit angeschlossen sein, sonst meldet sich der Controller mit einer visuellen und auditiven Warnmeldung. Die portablen Akkus werden über eine spezielle Ladestation aufgeladen.

Der Controller beinhaltet noch eine Anzeige, die die Pumpenparameter wie den Fluss (l/min.), die Leistung (Watt) und die Umdre-

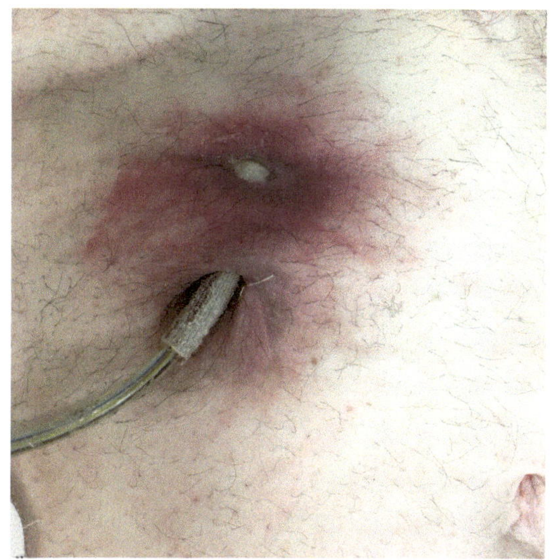

hungen (U/min.) und die ggf. bestehenden Fehlermeldungen inkl. Lösungsvorschlag dargestellt. An die Steuereinheit kann das implantierende Zentrum einen Programmer anschließen, um die Systemparameter zu modifizieren oder die Alarmhistorie abzufragen. Der Monitor ist in der Regel ein Tablet-PC mit Touchscreen-Bildschirm und firmeneigener Software. Dieser befindet sich aber nicht beim Patienten, sondern in dem kardiologischen Zentrum, in dem der Patient angebunden ist

Probleme und Komplikationen
- Chronische Blutungen und Embolierisiko aufgrund der Notwendigkeit einer oralen Antikoagulation
- Ischämien der Extremitäten, besonders der punktierten bei externer Anlage
- Chronische Infektionen an den Einstichstellen der Kanülen (◘ Abb. 4.13)
- Herztamponade
- Hämolyse
- Fibrin- oder Fettablagerungen im System
- Neurologische Komplikationen
- Sepsis
- Multiorganversagen
- Niereninsuffizienz

- Geräte- und Bedienfehler
- Langzeitwirkung auf den Kreislauf
- Psychosoziale Probleme

Sowohl der Patient als auch seine Angehörigen befinden sich in einer extremen Ausnahmesituation und stehen gravierenden Veränderungen im Leben gegenüber. Dies ist bei der Versorgung und Betreuung dieser Patientengruppe und ihres Umfeldes stets zu berücksichtigen und zu bedenken. Es verlangt von allen beteiligten Berufsgruppen ein hohes Maß an ethisch-moralischer und persönlicher Kompetenz, um einen guten Heilungsprozess zu fördern.

Ziel der frühen postoperativen Phase ist es, die Stabilisierung des Patienten zu erreichen und zu gewährleisten, Komplikationen zu erkennen und zu vermeiden. Da es sich bei der Implantation von Kunstherzen in der Regel um lebenserhaltende Maßnahmen bei vitaler Bedrohung handelt, ist die Entscheidung nach sorgfältiger Evaluation durch ein spezialisiertes Heart Failure Team abzuwägen. Aufgrund der fehlenden Alternativen ist bei Entschluss gegen die Implantation eines Unterstützungssystems oder einer HTX-Listung ein palliatives Therapieregime zu beschließen.

Kontraindikationen bei der VAD-Implantation
- **Relative Kontraindikationen:**
  - Akuter Myokardinfarkt
  - Akute Bakteriämie
  - Adipositas (BMI ≥ 30)
  - Mechanischer Aortenklappenersatz (Austausch mit biolog. Prothese während Implantation MKU)
  - Eingeschränkte Compliance
  - Fehlende soziale Integration (fehlende Pflegende/Versorgende)
- **Absolute Kontraindikationen:**
  - Sepsis, akute Endokarditis, infizierter Schrittmacher/ICD
  - Multiorganversagen
  - erminale dialysepflichtige Niereninsuffizienz
  - Fortgeschrittene PAVK mit kritischer Ischämie
  - Demenz, psychiatrische Erkrankungen

- Suchterkrankungen (Alkohol, Drogen)
- Neuromuskuläre Erkrankungen
- Unbehandelte Tumorerkrankung, Tumorerkrankung mit Lebenserwartung ≤ 2 Jahre
- Absolute Kontraindikation für eine orale Antikoagulationstherapie

Postoperative Betreuung

Antikoagulation

Um thrombembolische Komplikationen zu vermeiden, sind Patienten mit VADs zwingend auf eine suffiziente Antikoagulation angewiesen. Direkt postoperativ wird meist eine PTT-gesteuerte Therapie mit Heparin durchgeführt und im Verlauf eine duale Therapie mit Marcumar und ASS eingeleitet.

Blutdruckeinstellung

Nach VAD-Implantation ist die Einstellung des Blutdruckes zur Optimierung der Gerätefunktion und Vermeidung hämorrhagischer Apoplexien wichtig (Ziel-MAD [mittlerer arterieller Druck] < 90 mmHg). Der MAD als Determinante der Nachlast bestimmt unmittelbar die Flussgeschwindigkeit des LVAD. Je höher die Nachlast desto niedriger der Fluss über das System. Die Blutdruckmessung kann nach LVAD-Implantation häufig nur mittels Stabdoppler erfolgen, da die Patienten aufgrund des kontinuierlichen Systemflusses komplett oder teilweise pulslos sind.

Antiarrhythmische Therapie und ICD-Implantation

Obwohl das VAD-System unabhängig vom Herzrhythmus pumpt und ein Kammerflimmern von Patienten lange hämodynamisch vertragen wird, erhalten die Patienten, wenn nicht schon im Vorfeld implantiert, postoperativ einen ICD. Bei länger anhaltendem, nicht terminiertem Kammerflimmern kann durch interventrikuläre Hypovolämie ein Ansaugen der Inflow-Kanüle mit konsekutivem Abfall der Pumpleistung erfolgen.

Driveline-Infektion

Wichtigster Punkt neben der Krankenbeobachtung, der Vitalzeichenkontrolle und den Prophylaxen ist die Wund- und Körperpflege. Eine Infektion der VAD-Kabelaustrittsstelle (Driveline) stellt ein erhebliches langfristiges Risiko dar. Hierbei ist auf eine strenge Hygiene zu achten, die Durchtrittsstelle der Driveline ist dabei wie eine offene Wunde zu behandeln. Die entscheidende Maßnahme zur Vermeidung einer Driveline-Infektion ist die Wundversorgung und der regelmäßige Verbandswechsel unter sterilen Bedingungen. Die Häufigkeit des Verbandswechsels ist dabei individuell zu treffen. Direkt postoperativ wie bei infizierten Wunden ist dieser täglich erforderlich, bei unauffälligen, trockenen und infektfreien Wundverhältnissen wöchentlich ausreichend. Im stationären Bereich sollte dieser jedoch mindestens 2-mal pro Wochen inklusive einer entsprechenden Dokumentation erfolgen. Ein Wechsel der zusätzlichen Driveline-Fixationsplatte ist in 2– 4-wöchigen Abständen oder bei Ablösung ausreichend.

Materialien:

- 1 Paar sterile Handschuhe
- Mundschutz
- 1 Paar unsterile Handschuhe
- 2 Paar sterile Kompressen (5 × 5 cm)
- 1 sterile Verbandsschere
- Desinfektionsmittel (z. B. Octenisept®, keine alkoholischen Lösungsmittel verwenden!)
- Fixomull
- Ggf. Abstrichröhrchen und Fotodokumentation* (siehe unten)

Durchführung:

1. Händedesinfektion, Tragen eines Mundschutzes
2. Entfernung des Wandverbandes unter Verwendung unsteriler Handschuhe
3. Wundinspektion auf Zeichen einer Infektion, Gewebeabbau, Austritt von Flüssigkeit etc. (siehe unten*). Falls ja: Fotodokumentation und Entnahme eines Abstrichs
4. Kontrolle der Driveline auf äußere Defekte wie Risse oder Brüche
5. Ggf. Abrasieren von Haaren
6. Reinigung des Hautbereiches der Driveline-Austrittsstelle mittels Octenisept® getränkter steriler Kompressen, immer von innen nach außen arbeiten
7. Unter Verwendung steriler Handschuhe Anlage eines neuen sterilen Verbandes

8. Mittels steriler Schere zur Hälfte eingeschnittene sterile Kompresse um die Driveline legen, zwei weitere Kompressen über die Driveline legen
9. Der Verband über der Driveline-Austrittsstelle muss trocken gehalten werden
10. Immer auf zusätzliche Befestigung der Driveline mittels Fixationsplatte achten (spannungsfreie Sicherung, lateral anbringen, so nah wie möglich an der Austrittstelle, um eine mechanische Reizung zu verhindern)

*** Fotodokumentation und ggf. Abstrichentnahme bei:**

- Übernahme aus externem Krankenhaus
- Anzeichen einer Infektion (Rötung, Schwellung, Überwärmung, Schmerz)
- Überschießender Gewebeeinwuchs/Hypergranulation
- Wundsekretion
- Veränderungen der umliegenden Haut
- Verhärtung
- Aufweichung

> **Bei Infektionen der Driveline ist umgehend der behandelnde Arzt zu informieren. Cremes, Salben oder topische Antibiotika dürfen nicht auf die Stellen aufgetragen werden.**

■ **Psychosoziale Aspekte der VAD-Systeme**

Anfangs wurden Herzunterstützungssysteme nur als Überbrückungstherapie (»bridge to transplant«) in der Wartezeit für eine Herztransplantation (HTX) implantiert. Nach stetiger Weiterentwicklung der Geräte ist der Einsatz von VAD-Systemen inzwischen auch als eine dauerhafte Alternative zur HTX möglich, sodass eine immer größere Patientengruppe versorgt werden kann. Je nach System und Krankheitsverlauf befinden sich Patienten mit MKUs auf den peripheren Normalstationen, wenn keine spezielle Heart Failure Unit im Hause vorhanden ist. Es wird während des stationären Aufenthalts versucht, immer mehr Normalität im Tagesablauf und in der eigenen Versorgung zu erreichen. Die Mobilisation sollte und wird so früh wie möglich begonnen, damit die Eigenständigkeit des Patienten erhalten bzw. wiederhergestellt werden kann. Ziel für den Langzeiteinsatz ist es, ein Maximum an Beweglichkeit und Unabhängigkeit zu erreichen. Ein weiterer wichtiger Aspekt ist die Ernährung. Häufig sind Patienten schon vor der Implantation aufgrund ihrer schlechten kardialen Funktion unterernährt (kardiale Kachexie). Auch nach der Implantation haben Patienten einen erhöhten Nährstoffbedarf durch Wundheilungsprozesse und einen erhöhten metabolischen Bedarf. Eine Ernährungsberatung mit einzubinden ist unerlässlich.

Alle Träger eines Herzunterstützungssystems müssen regelmäßig Antikoagulanzien einnehmen, da sich innerhalb des Herzens, der Pumpe oder den Kanülen Blutgerinnsel bilden können. Regelmäßige Gerinnungskontrollen sind notwendig. Ein wichtiger Hinweis für die Patienten ist zudem, dass sie stets eine Reserve-Steuereinheit und vollständig aufgeladene Akkus bereithalten sollten, um auf Störungen und Ausfälle der Steuereinheit vorbereitet zu sein und entsprechend reagieren zu können. Dies trifft auch für das Pflegepersonal zu, wenn Transporte mit dem Patienten vorgesehen sind. Ziel ist es, den Patienten nach einer Rehabilitationsmaßnahme damit nach Hause zu entlassen. Deshalb werden Patienten und Angehörige bzw. enge Bezugspersonen zusammen geschult, damit diese in der Lage sind, eine selbständige Versorgung durchzuführen. Unterstützung kann auf unterschiedlichster Weise erfolgen, sei es durch den Arzt, die Pflegekräfte, Physiotherapeuten, Psychologen, Seelsorger oder Sozialarbeiter.

Häufig gestellte Fragen
- Wie trage ich ein Kunstherz?
- Wie lange halten die Akkus?
- Wie sieht mein Leben mit Kunstherz aus?
- Wie lang hält ein Kunstherz?
- Muss ich dennoch Medikamente nehmen?
- Was kann mit einem Kunstherz nicht mehr gemacht werden?

Unter anderem sorgen sich Patienten und Angehörige vor möglichen Komplikationen, die im Zusammenhang mit dem Assistenzsystem auftreten können. Die Gesundheit und das Leben des Patienten hängen direkt von dem Assistenzsystem ab und somit sind diese Patienten zwangsläufig gezwungen, sich gedanklich mit dem Tod auseinanderzusetzen. Zusätzlich tritt Angst und Unsicherheit auf, die mit dem Warten auf ein Spenderorgan verbunden ist. Hier kann die Kontaktaufnahme zu Selbsthilfegruppen, anderen Betroffenen oder schon transplantierten Patienten hilfreich sein (Bolanz et al. 2008).

Für die Entwicklung einer angepassten Versorgungssituation dieser Patienten ist ein einheitlicher Behandlungspfad in den Kliniken wünschenswert. Die European Society of Cardiology (ESC) und die International Society for Heart & Lung Transplantation (ISHLT) haben bereits Empfehlungen bzw. Leitlinien zur Behandlung von Patienten mit einem Herzunterstützungssystem erarbeitet (Wilemsen et al. 2016). Kliniken, die diese Patientengruppe versorgen, haben ggf. hausinterne Standards entwickelt.

4.4.5 Total Artificial Heart (TAH)

Das komplett künstliche Herz CardioWest™ der Firma SynCardia verfolgt das radikalste Konzept eines mechanischen Herzersatzes. Mit dem Ziel, einen permanenten mechanischen Herzersatz zu erreichen, wurde das TAH CardioWest™ von den Doktoren Kolff, Olsen und Jarvik bereits in den Jahren 1950 bis 1970 entwickelt. Verglichen mit den anderen mechanischen Unterstützungssystemen nimmt das TAH jedoch noch ein Nischendasein ein, obwohl bereits über 1400 »Kunstherzen« implantiert wurden. In der Bridge-to-transplant-Indikation überleben 70–80 % der Patienten bis zur HTX.

■ **Indikation zur Implantation**
- Therapierefraktäres, biventrikuläres Pumpversagen im Stadium NYHA IV
- Ausgedehnter linksventrikulärer Myokardinfarkt mit zu erwartenden chirurgischen Problemen bei apikaler Kanülierung und massivem Myokardschaden
- Komplexe kongenitale Vitien
- Alle Kontraindikationen für die Implantation eines linksventrikulären VAD: Rechtsherzversagen, erworbener Ventrikelseptumdefekt (nach Infarkt), maligne therapierefraktäre ventrikuläre Arrhythmien, ausgedehnte linksventrikulär Thromben, primäres Graftversagen

nach orthotoper Herztransplantation, chronisches Transplantatversagen, schwere hypertrophe obstruktive Kardiomyopathie, Restriktive kardiomyopathie (Antretter et al. 2015)

Nach fast vollständiger Entfernung des eigenen insuffizienten Herzens werden orthotop zwei Pumpkammern in den Thorax implantiert und über Druckleitungen mit dem externen pneumatischen Antrieb verbunden. Das Implantat im Thorax wiegt 160 g und hat ein Gesamtvolumen von ungefähr 400 ml. Der portable pneumatische Antrieb »Freedom Driver« wiegt etwa 6 kg und ermöglicht dem mobilisierten Patienten maximale Freiheit und damit auch die Entlassung aus der Klinik. Im Ventrikel trennt eine impermeable Membran die »Blutkammer« von der »Luftkammer«. Während der Ejektionsphase wird über die extrakorporalen Druckleitungen komprimierte Luft in die Luftkammer gepresst, dadurch drückt die Membran gegen die gefüllte Blutkammer und treibt das Blut durch die Ausflussklappe in die Zirkulation. In der Füllungsphase zieht ein Vakuum die Membran in die Gegenrichtung und ermöglicht damit die Füllung der Blutkammern über die nun geöffnete Einlassklappe. Etwa 70 ml Blut können pro Ejektionsphase aus dem Herzen ausgeworfen werden, Herzminutenvolumina von über 9 l pro Minute ermöglichen somit einen volle kardiozirkulatorischen Ersatz.

■ **Postoperative Versorgung**
Nachdem das System erfolgreich implantiert ist, erfolgt die initiale postoperative Phase auf der Intensivstation der Implantationsklinik. Die antikoagulatorische Therapie wird überbrückend mit Heparin im Verlauf auf Marcumar umgestellt.

Der enterale Kostaufbau sowie die Mobilisation des Patienten erfolgen auf gleiche Weise wie die eines Patienten nach großer Herzoperation. Eine Isolierung wie nach einer Herztransplantation ist nicht notwendig. Die Pflege der Durchtrittstellen der pneumatischen Druckleitungen durch die Bauchdecke und die Prävention bzw. Therapie lokaler Infektionen werden ähnlich wie die »Driveline« der VAD durchgeführt.

| Praxistipp |

- Die Ableitung eines EKG ist im Gegensatz zum LVAD-Patienten nicht möglich
- Eine mechanische kardiopulmonale Reanimation sowie externe elektrische Therapie beim Patienten (Defibrillation, Kardioversion, externer Pacer) sind zwecklos
- Pflege der Druckleitungen wie bei der »LVAD-Driveline«
- Hinweise auf Blutungen, Embolien oder Pumpenprobleme wahrnehmen und umgehend dem betreuenden Arzt kommunizieren

Literatur

Altındag, T., Roos-Hesselink, J. W., Cuypers, J. A. A. E., van Domburg, R., de Jaegere, P. P. T., Meijboom, F. J., & Witsenburg, M. (2010). Transcatheter device closure of atrial septal defects in patients aged 40 years and older. *Netherlands Heart Journal, 18*(11), 537–542.

Antretter, H., Dumfarth, J., & Höfer, D. (2015). Total artificial heart. *Medizinische Klinik - Intensivmedizin und Notfallmedizin, 110*(6), 431–437. doi:10.1007/s00063-015-0060-9

Boekstegers, P. D. P., Hausleiter, J., Baldus, S., Bardeleben, R. S. von, Beucher, H., Butter, C., et al. (2013). Interventionelle Behandlung der Mitralklappeninsuffizienz mit dem MitraClip®-Verfahren. Der Kardiologe, 7(2), 91–104. doi:10.1007/s12181-013-0492-5

Bolanz, H., Oßwald, P., & Ritsert, H. (2008). *Pflege in der Kardiologie/ Kardiochirurgie*. Urban&Fischer Verlag.

Camm, A. J., Colombo, A., Corbucci, G., & Padeletti, L. (2014). Left atrial appendage closure: A new technique for clinical practice. *Heart Rhythm, 11*(3), 514–521. doi:10.1016/j.hrthm.2013.11.030

Endres M et Al. (o. J.). S3-Leitlinie Sekundärprophylaxe des ischämischen Insults. http://www.dsg-info.de/images/stories/DSG/PDF/Leitlinien/LL_23_2012_sekundaerprophylaxe_des_ischaemischen_insults.pdf. Zugegriffen: 11. Juni 2016

Erbel, R., Plicht, B., Kahlert, P., & Konorza, T. (2012). *Herzkatheter-Manual* (1. Auflage.). Köln: Deutscher Ärzte-Verlag.

Flemming, K., & Schäfer, K. (o. J.). IABP-Heft. http://www.kardiologiedresden.de/Aktuelles/IABP-Heft.pdf. Zugegriffen: 21. April 2016

Furlan, A. J., Reisman, M., Massaro, J., Mauri, L., Adams, H., Albers, G. W., et al. (2012). Closure or Medical Therapy for Cryptogenic Stroke with Patent Foramen Ovale. *New England Journal of Medicine, 366*(11), 991–999. doi:10.1056/NEJMoa1009639

Hekmat K. (o. J.). IABP. http://www.uniklinik-ulm.de/struktur/kliniken/chirurgie/klinik-fuer-herz-thorax-und-gefaesschirurgie/home/herzchirurgie/informationen-fuer-aerzte/iabp.html. Zugegriffen: 21. April 2016

Holmes, D. R., Reddy, V. Y., Turi, Z. G., Doshi, S. K., Sievert, H., Buchbinder, M., et al. (2009). Percutaneous closure of the left atrial appendage versus warfarin therapy for prevention of stroke in patients with atrial fibrillation: a randomised non-inferiority trial. *The Lancet, 374*(9689), 534–542. doi:10.1016/S0140-6736(09)61343-X

Israel, P. D. C. W., Anker, S. D., & Hasenfuß, G. (2012). Kommentar zu den ESC-Leitlinien zur Device-Therapie bei Herzinsuffizienz 2010. *Der Kardiologe, 6*(1), 5–11. doi:10.1007/s12181-011-0396-1

Jung, W., Andresen, D., Block, M., & Kuck, K. (2006). Leitlinien zur Implantation von Defibrillatoren: *Clin Res Cardiol, 95*. http://leitlinien.dgk.org/files/2006_Leitline_Implantation_von_Defibrillatoren.pdf. Zugegriffen: 26. Mai 2016

Knipfer, E., & Kochs, E. (2012). *Klinikleitfaden Intensivpflege* (5. Aufl.). Urban & Fischer Verlag.

Kuck, K.-H., Eggebrecht, H., Figulla, H. R., Haude, M., Katus, H., Möllmann, H., et al. (2015). Qualitätskriterien zur Durchführung der transvaskulären Aortenklappenimplantation (TAVI): Positionspapier der Deutschen Gesellschaft für Kardiologie. Der Kardiologe, 9(1), 11–26. doi:10.1007/s12181-014-0622-8

Lund, L. H., Edwards, L. B., Kucheryavaya, A. Y., Benden, C., Christie, J. D., Dipchand, A. I., et al. (2014). The Registry of the International Society for Heart and Lung Transplantation: Thirty-first Official Adult Heart Transplant Report—2014; Focus Theme: Retransplantation. The Journal of Heart and Lung Transplantation, 33(10), 996–1008. doi:10.1016/j.healun.2014.08.003

Marx, G., Muhl, E., Zacharowski, K., & Zeuzem, S. (2015). *Die Intensivmedizin* (12. Auflage.). Springer Verlag Berlin.

Mauri, L., Foster, E., Glower, D. D., Apruzzese, P., Massaro, J. M., Herrmann, H. C., et al. (2013). 4-Year Results of a Randomized Controlled Trial of Percutaneous Repair Versus Surgery for Mitral Regurgitation. Journal of the American College of Cardiology, 62(4), 317–328. doi:10.1016/j.jacc.2013.04.030

Members, A. F., Steg, P. G., James, S. K., Atar, D., Badano, L. P., Lundqvist, C. B., et al. (2012). ESC Guidelines for the management of acute myocardial infarction in patients presenting with ST-segment elevation. *European Heart Journal, 33*(20), 2569–2619. doi:10.1093/eurheartj/ehs215

Pier, T., Seiler, S., Klotz, S., Schmidt, C., Etz, C., & Scheld, H. (2015). Kardiale Unterstützungssysteme. *Kardiotechnik*, (4), 108–112.

Ströh, K., Hagl, C., Sodian, R., & Schramm, R. (2015). Terminale Herzinsuffizienz: Was können implantierbare Systeme leisten? *MMW - Fortschritte der Medizin*, (5), 50–54.

Thiele, H., Zeymer, U., Neumann, F.-J., Ferenc, M., Olbrich, H.-G., Hausleiter, J., et al. (2012). Intraaortic Balloon Support for Myocardial Infarction with Cardiogenic Shock. *New England Journal of Medicine, 367*(14), 1287–1296. doi:10.1056/NEJMoa1208410

Wilemsen, D., Cordes, C., Bjarnason-Wehrens, B., Knoglinger,
E., Langheim, E., Marx, R., et al. (2016). Rehabilitations-
standards für die Anschlussheilbehandlung und allge-
meine Rehabilitation von Patienten mit einem Herzunter-
stützungssystem (VAD – ventricular assist device. *Clinical
Research in Cardiology Supplements*, (S1), 2–49.
Zeymer, U., Kastrati, A., Rassaf, T., Scholz, K., Thiele, H., &
Nienaber, C. (2013). Kommentar zu den Leitlinien der
Europäischen Gesellschaft für Kardiologie (ESC) zur
Therapie des akuten Herzinfarktes bei Patienten mit
ST-Streckenhbung (STEMI). *Kardiologie*, (7), 410–422.

Überwachung und Pflege – Alles im Blick

Saskia Gesenberg, Ingo Voigt

S. Gesenberg, I. Voigt, *Pflegewissen Kardiologie*,
DOI 10.1007/978-3-662-53979-8_5, © Springer-Verlag GmbH Deutschland 2017

5.1 Krankenbeobachtung

Die Anamnese im Krankenhaus ist eine ausführliche, strukturierte Datenerhebung, die im Rahmen der Krankenpflege und zur Analyse des Gesundheitszustandes des Patienten erhoben wird. Neben der Pflegeanamnese gibt es auch eine ärztliche Anamnese, die außer der Befragung patientenbezogener Daten auch das Sammeln von Sachinformationen über Befindlichkeiten, aktuelle Beschwerden sowie frühere Erkrankungen und mögliche Risikofaktoren beinhaltet. Dazu gehört ebenso eine umfassende körperliche Untersuchung, die durch die Inspektion, Palpation, Perkussion, Auskultation sowie die Wahrnehmung von Gerüchen einen ersten Einblick von der gesundheitlichen Verfassung des Patienten gibt. Sie dient nicht nur als Grundlage der Diagnostik und Therapie, sondern auch als Grundstein für ein Vertrauensverhältnis zwischen Arzt und Patient.

In der Regel stellt die Pflegekraft den ersten Kontakt zum Patienten her. Sie sollte dem Patienten bereits erklären, wie die ärztliche Versorgung grundlegend abläuft. Darüber hinaus werden Größe, Gewicht, Puls, Blutdruck, Blutzucker und Körpertemperatur erfasst und dokumentiert.

> **Hierbei ist es wichtig, sich nicht nur auf die Anamnese zu beschränken, sondern den ganzen Menschen zu sehen!**

5.1.1 Inspektion

Die Inspektion beinhaltet die genaue objektive Betrachtung und Informationssammlung des Patienten zur Diagnose von sichtbaren strukturellen oder funktionellen Veränderungen sowie die Einstufung von Körperbau und -entwicklung und die Beurteilung des Ernährungszustandes.

Durch die geübte Beobachtung eines Patienten kann anhand einzelner charakteristischer Merkmale bereits auf die kardiologisch vorliegende Erkrankung geschlossen werden. Dies ist nicht nur Aufgabe des behandelnden Arztes, sondern gehört auch zur Krankenbeobachtung einer Pflegekraft.

> **Beobachten, Beurteilen und Intervenieren!**

■ **Veränderungen der Haut**

Die wichtigste Funktion der Haut ist, dass sie eine Barriere vor äußeren Einflüssen darstellt. Deshalb müssen Hautveränderungen, Auffälligkeiten sowie die Hautfeuchtigkeit, trockene, fettige und/oder Mischhaut dokumentiert werden. Auch auf Effloreszenzen, Beschaffenheit und Turgor sollte geachtet werden. Mögliche Veränderungen der Zunge, der Haare, der Nägel und Hautdrüsen, sind ebenfalls zu dokumentieren. Bei kardiologischen Pathologien sollte insbesondere auf folgende Veränderungen geachtet werden.

■■ **Zyanose**

Als Zyanose bezeichnet man die Blaufärbung von Haut oder Schleimhäuten. Diese präsentiert sich klinisch, wenn mehr als 4–5 g Hämoglobin/100 ml Blut nicht mit Sauerstoff gesättigt werden. Bei Polyglobulie tritt sie früher auf, wohingegen die Zyanose bei einer Anämie fehlen kann. Unterschieden wird eine zentrale von einer periphere Zyanose. Erstere entsteht durch die Durchmischung von arteriellem (sauerstoffreichem) und venösem (sauerstoffarmem) Blut im Rahmen von Shunt-Vitien, durch mangelnde Oxygenierung innerhalb der Lunge (Restriktion, Obstruktion, Perfusionsminderung) oder durch eine verminderte Sauerstoffbindungskapazität des Hämoglobins durch angeborene oder toxische Veränderungen des Hämoglobins.

Eine periphere Zyanose entsteht durch eine erhöhte Sauerstoffentsättigung des Kapillarblutes bedingt durch eine verminderte Perfusion, z. B. bei schwerer Herzinsuffizienz. Weitere Differenzialdiagnosen der peripheren Zyanose sind der verminderte arterielle Zustrom oder verminderte venöse Abstrom, wie bei Thrombosen, Akrozyanose, Raynaud-Syndrom, oder bedingt durch eine obere und untere Einflussstauung.

Praxistipp

Als einfaches klinisches Unterscheidungsmerkmal zeigt sich die Zunge, die bei der zentralen Zyanose bläulich verfärbt aber bei der peripheren Zyanose hingegen nicht. Ein weiteres Kriterium ist der **Lewis-Test**, das Ohrläppchen wird mit den Fingern gedrückt, bis eine Weiß-färbung auftritt. Bei zentraler Zyanose ist die Haut nach dem Loslassen sofort wieder blau, bei peripherer Zyanose tritt diese Phänomen erst verspätet auf!

Beobachtungsmerkmale der Haut

- **Normal:** blassrosa, abhängig vom Pigment-gehalt, der Durchblutung und der Dicke
- **Hyperämie:** gerötet, verstärkte Durchblu-tung eines Gewebes
- **Ikterus:** gelb-braun, Gelbfärbung der Haut, Schleimhäute und inneren Organe infolge einer Hyperbilirubinämie
- **Hypoämie:** blass, verminderte Durch-blutung des Gewebes, z. B. pathologisch durch Blutung und Schock
- **Marmorierung:** bläulich-rot, netzartiges Muster auf der Haut, Zeichen der Mikro-zirkulationsstörung
- **Pigmentveränderungen:** Pigmentmangel, z. B. Albinismus, Pigmentflecke, Mutter-male, Pigmentnävus; Hyperpigmentierung, z. B. Morbus Addison, Bronzefärbung

■ Endokarditis-Zeichen

Typische Veränderungen an Händen und Zehen bei Endokarditis:

- **Splitter-Hämorrhagien:** Einblutungen an den distalen Nagelenden
- **Osler-Knötchen:** kleine, lilafarbene, nicht er-habenen Hautläsionen an Fingern und Zehen
- **Janeway-Läsionen:** gering erhabene, weiche Hämorrhagien an Handflächen und Fußsohlen

■ ■ Facies mitralis

Typische rötlich-livide Verfärbung der Wangen ein-hergehend mit einer Lippenzyanose bei länger be-stehender Mitralklappenstenose.

■ ■ Halsvenenstauung

Beim Gesunden ist der Jugularvenenpuls in 45°-sit-zender Position nicht mehr als 4,5 cm über dem Sternum sichtbar **(Merke: 45-45-Regel)**. Zeichen

einer oberen Einflussstauung zeigen sich bei schwe-rer, insbesondere rechtsführender Herzinsuffizienz, hämodynamisch relevantem Perikarderguss oder einer Lungenembolie. Differenzialdiagnostisch kann auch ein raumfordernder Prozess, wie ein Tumor, eine Einflussstauung bedingen.

■ ■ Trommelschlegelfinger

Imposantes Auftreiben der Fingerendglieder mit Weichteilverdickung, die sich klinisch bei sekun-därer chronischer Hypoxie manifestiert. Dabei können neben pulmonalen Erkrankungen (COPD, Lungenemphysem, Bronchiektasien, interstitiellen Pneumonien) vor allem angeborene zyanotische Shunt-Vitien oder die pulmonale Hypertonie ein entsprechendes Bild ergeben. Häufig treten die Trommelschlegelfinger zusammen mit dem klini-schen Symptom der Uhrglasnägel auf. Finger- und Zehennägel weisen dabei eine starke Wölbung in Längs- und Querrichtung auf.

■ ■ Ödeme

Ödeme sind pathologische Einlagerung von Flüs-sigkeit im Gewebe. Dabei können generalisierte von lokalisierten Ödemen unterschieden werden. Am häufigsten treten diese im Bereich der Unter-schenkel auf. Speziell wird die Flüssigkeitsablage-rung im Pleuraspalt (Hydrothorax), im Abdomen (Aszites) sowie am gesamten Körper (Anasarka) bezeichnet. Als Pathogenese ist das Missverhält-nis zwischen kolloidosmotischem und hydrostati-schem Druck anzusehen. Auch eine Schädigung der Gefäßinnenwände kann durch ein »capillary leak« zum Auftreten von Ödemen führen. Häufig berich-ten die Patienten, »plötzlich« Gewicht zugenom-men zu haben, ohne ihre Essgewohnheiten verän-dert zu haben. Typischerweise können die Ödeme leicht eingedrückt werden und hinterlassen dabei eine Delle an entsprechender Stelle, die sich im Ver-lauf zurückbildet.

> **Wichtig bei dieser Patientengruppe ist die Hautbeobachtung und Hautpflege. Die Gefahr von Ulzera sowie Infektionen ist deutlich erhöht.**

Typische Ursachen lokalisierter Ödeme:

- Chronisch venöse Insuffizienz und tiefe Beinvenenthrombose
- Entzündliche, allergische Genese
- Tumorerkrankungen
- Ischämien
- Störungen des Lymphsystems
- Angioödem

Ursachen generalisierter Ödeme:

- Herzinsuffizienz
- Niereninsuffizienz und nephrotisches Syndrom
- Eiweißmangel
- Lebererkrankungen
- Enteropathien
- Medikamentös-toxisch (z. B. Kalziumantagonisten, NSAR)
- Cushing-Syndrom
- Idiopathisch

> **Häufigste Ursache eines einseitigen Ödems ist die Phlebothrombose, wohingegen die Rechtherzinsuffizienz die häufigste Ursache beidseitiger Ödeme darstellt (Arastéh K et al. 2013)**

5.1.2 Palpation

Die Palpation bezeichnet das Abtasten und Untersuchen von Körperstrukturen beim Patienten mit einem oder mehreren Fingern bzw. Händen. Die Palpation gehört zu den Basistechniken der klinischen Untersuchung und wird zur Untersuchung von Strukturen eingesetzt, die entweder direkt oder indirekt (z. B. die Bauchdecke) zugänglich sind. Beurteilt werden dabei Konsistenz, Elastizität, Beweglichkeit und Schmerzempfindlichkeit des Patienten.

5.1.3 Perkussion

Die Perkussion stellt das Beklopfen der Körperoberfläche dar und ist Teil der körperlichen Grunduntersuchung. Hierdurch wird das darunter liegende Gewebe in Schwingungen versetzt und löst dabei verschiedene Schallqualitäten aus. Dieser Klopfschall liefert Informationen und gibt Aufschluss über die Ausdehnung und die Eigenschaften der im

Untersuchungsareal befindlichen Organe oder Gewebe. Die bekannteste und am häufigsten angewendete Methode ist die Finger-Finger-Methode, bei der man einen Finger auf die Körperoberfläche legt und mit einem Finger der anderen Hand darauf klopft. Diese Untersuchung kann auch mit einem Perkussionshammer erfolgen.

5.1.4 Auskultation

Die Auskultation ist das Abhorchen von Körpergeräuschen über das Ohr des Untersuchers, in der Regel mit Hilfe eines Stethoskops. Die bekanntesten zu auskultierenden Organe sind das Herz (Herzgeräusche), die Lunge (Atemgeräusche), abdominelle Organe (Darmgeräusche) oder die Blutgefäße (Erfassen von Strömungsgeräuschen). Die Kratzauskultation ist eine Form der Auskultation, bei welcher der Untersucher einen kratzenden Finger oder Spatel als Schallquelle einsetzt.

Praxistipp

Im Vorfeld der körperlichen Untersuchung sollten folgende Punkte beachtet werden:
- Untersuchung möglichst in einem separatem Raum
- Störungen und Unterbrechungen vermeiden und potenzielle Störungsquellen ausschalten
- Benötigte Materialien und Instrumente bereithalten
- Möglichst für eine angenehme Raumtemperatur sorgen
- Bequeme Position für den Patienten ermöglichen
- Hygienische Händedesinfektion
- Bei körperlichen Defiziten Hilfestellung bieten
- Über jedes Vorgehen informieren, erklären und Fachbegriffe vermeiden
- Hektik vermeiden
- Patienten nicht überfordern
- Mitgebrachte Untersuchungsbefunde und Medikamente bereithalten bzw. geben lassen (Dahmer 2006, Neurath und Lohse 2015)

5.2 Professionelle Gestaltung des Stationsalltages

5.2.1 Pflegerische Basisversorgung in der Kardiologie

In der kardiologischen Pflege besteht ein immer wiederkehrender Ablauf in der Patienten-Basisversorgung. Im folgenden Kapitel werden die allgemeinen Basismaßnahmen dargestellt, welche einen entscheidenden Einfluss auf die tägliche pflegerische Versorgung der Patienten nehmen. Spezielle Pflegemaßnahmen bei kardiologischen Patienten sind in den jeweiligen Kapiteln der kardiologischen Erkrankungen oder Leitsymptome aufgeführt.

> **Was für den Pflegenden und den ärztlichen Dienst tägliche Routine ist, kann für den Patienten und seine Angehörigen eine erhebliche psychische Belastung darstellen.**

- **Vitalzeichen-Kontrolle:** Puls, Blutdruck, Atemfrequenz, Temperatur, Bewusstseinskontrolle
- **Pflegerische Versorgung und Anamnese:** soziale Situation, Bezugspersonen, gesetzlicher Betreuer, Patientenverfügung, Vorsorgevollmacht, Pflegestufe
- **Mobilität:** Eigenbewegung, Hilfsmittel, Einschränkungen und Beeinträchtigung der Mobilität. Wo muss Hilfestellung geleistet werden? Hilfestellungen können z. B. durch die Unterstützung bei der Körperpflege, Mundpflege, Ausscheidung, Hautpflege oder Wäschewechsel erfolgen, Unterstützung bei der Mobilisation immer unter Berücksichtigung der eigenen Ressourcen des Patienten und dessen Bewegung oder Bewegungsgewohnheiten
- **Kommunikation:** Braucht der Patient Hilfsmittel, wie Brille, Glasauge oder Hörgerät, vor allem, sind diese vorhanden?
- **Sprache:** Spricht der Patient klar und deutlich, versteht er Deutsch, spricht er Deutsch, ist ein Dolmetscher vonnöten, welche Muttersprache hat der Patient? Ist die Sprachbildung oder das Sprachverständnis beim Patienten gestört?
- **Essen und Trinken:** Essverhalten, Trinkverhalten, Essenszeiten, Aspirationsgefahr

- Informationen einholen über die Hilfestellung, die bei der Nahrungsaufnahme geleistet werden muss: Vorbereitung, Nachbereitung, Darreichung notwendig?
- Ernährungszustand dokumentieren: Normal, adipös, kachektisch, exsikkiert
- Parenterale/enterale Ernährung: Magensonde, PEG-Sonde, Menge, Zusätze
- Auf Diätformen und Ernährungsgewohnheiten achten, Wünsche berücksichtigen
- **Ausscheidung:** Da das Thema Ausscheidung mit einem hohen Schamgefühl besetzt ist, äußern sich Patienten oftmals erst bei Veränderungen oder Schmerzen zu einem sehr späten Zeitpunkt. Deshalb muss bei Patienten, die in Hinblick auf ihre Ausscheidungen noch weitestgehend selbstständig sind, diesbezüglich häufig explizit nachgefragt werden, ob eine Inkontinenz besteht. Ist ein Anus praeter, BDK, SBDK oder Urostoma vorhanden? Wichtig sind Informationen über Obstipation, Einnahme von Abführmittel oder Diarrhöen. Sind kürzlich Veränderungen aufgetreten? Hierbei ist es wichtig, eine gründliche Intimpflege zu unterstützen oder pflegerisch durchzuführen
- **Schlafgewohnheiten:** normal, Ein- oder Durchschlafstörungen, verkehrter Tag- Nacht-Rhythmus. Wichtig sind Informationen über Schlafmedikamente sowie die Information, ob ein Schlafgerät (CPAP-Gerät) benötigt wird und vorhanden ist
- **Dokumentation und Lokalisation von bekannten Schmerzen und Schmerztherapien des Patienten**

Diese Informationen müssen bei jedem Patenten erhoben werden, um eine individuelle Pflegeplanung und ein strukturiertes Vorgehen für den einzelnen zu entwickeln. Ist der Patient dazu selber nicht in der Lage, können Angehörige oder Bezugspersonen Auskunft darüber geben. Allgemeine Angaben, wo der Patient herkommt (häusliches Umfeld) und welche Wertsachen/Wäsche dieser mit ins Krankenhaus bringt, müssen schriftlich festgehalten werden.

Allgemeine Pflegemaßnahmen, die bei jedem Patienten neben den bekannten Prophylaxen (Pneumonie-, Dekubitus-, Thrombose-, Kontraktur-, Sturz-, Soor- und Parotitis-, Obstipationsprophylaxe, ▶ Abschn. 5.2.2) und der allgemeinen Krankenbeobachtung noch zu beachten sind:

- Regelmäßige Kontrollen und Verbandswechsel bei liegendem Zugang (Viggo oder ZVK)
- Wechsel der Infusionssysteme
- Regelmäßige Kontrollen und Verbandswechsel bei liegenden Drainagen
- Beobachtung und Entfernung von Hautnähten oder Hautklammern
- Bei vorhandenen Wunden regelmäßige Verbandswechsel mit genauer Dokumentation (Foto) unter Einbeziehung eines Wundmanagers und Informationsweitergabe an den ärztlichen Dienst
- Hilfestellung bei der Erstmobilisation nach diversen Eingriffen, die mit Bettruhe einhergegangen sind
- Bei Patienten, die an der Telemetrie angeschlossen sind, muss eine gründliche Hautbeobachtung durchgeführt werden; Klebelektroden regelmäßig wechseln und auf korrekte Lage kontrollieren
- Einstichstellen (z. B. nach Koronarangiographie) auf Schwellung, Verhärtung und Hämatome kontrollieren

5.2.2 Prophylaxen

◆ Tab. 5.1

5.2.3 Betreuung von Patienten und Angehörigen

Neben der professionellen medizinischen und pflegerischen Versorgung gehört es mit zur wichtigsten Aufgabe der Pflege, den einzelnen Patienten auch bei der Akzeptanz und der Bewältigung der Krankheitsereignisse zu unterstützen. Dies beinhaltet vor allem die Übermittlung von verständlichen Informationen, die Schulung und Beratung sowie eine emotionale Unterstützung des Patienten und seiner Angehörigen. Die Pflegekräfte und die Ärzte tragen maßgeblich zur Entwicklung und Erhaltung des eigenverantwortlichen Gesundheits-

verhaltens der Patienten im Genesungs- und Lebensprozess bei.

In der Regel steht ein Mensch in Beziehung zu anderen Mitmenschen. Und wenn die Erkrankung den Patienten auch aus seiner üblichen Umgebung und seinem gewohnten Lebensrhythmus reißt, bleibt er dennoch fest in seine sozialen Beziehungen eingebunden (Salomon 2012). Die Stärkung des Lebenswillens durch die für den Patient emotional bedeutsamen Kontakte oder auch das Wiedererlangen der Orientiertheit sind wichtige Ressourcen, die nur nahestehende Personen vermitteln können (Walle 2004). Es ist wünschenswert und unabdingbar, die »Ressource« Angehörigen in den Pflege- und Genesungsprozess mit einzubeziehen.

Als einen Angehörigen bezeichnet man Personen, die in engem familiärem oder persönlichem Verhältnis zueinander stehen. Er schließt insbesondere den Ehegatten oder Lebenspartner und weitere Verwandten ein. Darüber hinaus kann der Begriff der Zugehörigkeit auch Personen umfassen, die in das Lebensumfeld der betreffenden Person gehören (http://www.familienrecht.at/index.php?id=3387). Zur Familie zählt, wer vom Patienten als dazugehörig und von diesem anerkannt wird. Wen der Patient sehen möchte, aber auch von wem der Patient gesehen werden möchte, kann nur er selber oder seine Bezugsperson beurteilen (Salomon 2012).

Neben den patientenorientierten Bedürfnissen sind auch seitens der Familie Wünsche nach Trost, emotionaler Unterstützung oder andere Hilfestellungen präsent. In der Praxis werden sie meist aus den unterschiedlichsten Gründen durch die Pflegenden zurückgestellt. Der Fokus ist auf das Wohlergehen des Patienten gerichtet. Die Bedürfnisse der Familie sind jedoch ebenso vorhanden und müssen von den Pflegenden mit berücksichtigt werden, da es sonst auch zu erhöhtem Stress für diese kommen kann (Kuhlmann 2002). Krankheit und Pflegebedürftigkeit verändern die Bedürfnisse der gesamten Familie und erfordern unter gegebenen Situationen professionelle Unterstützung. Hier ist manchmal auch der Hinweis von den Pflegenden oder dem ärztlichen Dienst notwendig, dass die Familie auch mal eine Pause einlegen darf.

◘ Tab. 5.1 Notwendige Prophylaxen in der Übersicht

Prophylaxen	Maßnahmen
Pneumonieprophylaxe	– Atmungsunterstützende Lagerung nach Krankheitsbild – Atemgymnastik und Atemtechniken (Inhalation, Sekretolyse, Sekretauswurf beachten) – Mundhygiene beachten – Aspirationen vermeiden – Mobilisation nach Möglichkeit – Auf intakte Schleimhäute achten
Dekubitusprophylaxe	– Gefährdung des Patienten erkennen und dokumentieren – Lagerungen durchführen und nach Bedarf Hilfsmittel zur Vermeidung von Reibungs- und Scherkräften einsetzen, Druckentlastung – Beobachtung des Hautzustandes mindestens einmal täglich und wenn nötig pro Schicht mehrmals – Mobilisation, aktiv/passiv – Ernährung und Flüssigkeitszufuhr beachten
Thromboseprophylaxe	– Positionierung der Beine – Frühzeitige Mobilisation – Bewegungsübungen/Gymnastik, Anregung der Muskelpumpe – Prophylaxe durch Kompressionsverbände oder medizinische Thromboseprophylaxe-Strümpfe – Medikamentöse Thromboseprophylaxe – Ein- und Ausfuhrkontrollen (durch eine zu geringe Flüssigkeitsmenge im Körper erhöht sich die Viskosität des Blutes)
Kontrakturprophylaxe	– Mobilisation, aktiv, passiv, assistiv, resistiv – Sachgerechte und physiologische Lagerung mit häufigen Wechselintervallen – Lagerungshilfsmittel verwenden
Obstipationsprophylaxe	– Gesunde und ausgewogene Ernährung, ballstoffreiche Kost – Ggf. Ess-und Trinkgewohnheiten ändern – Ausreichende körperliche Betätigungen/Bewegung – Darmtraining, z. B. jeden Morgen zur gleichen Zeit nach dem Frühstück die Toilette aufsuchen und eine Stuhlentleerung versuchen – Individuelle Bedürfnisse beachten, Umgebung gestalten soweit möglich, Vermeidung von Stress – Ausreichende Flüssigkeitszufuhr beachten – Pflanzliche Nahrungsmittel essen, z. B. Leinensamen – Bauchmassage/Bauchtraining – Laxanzien nur nach ärztlicher Verordnung

5.2.4 Pflege von alten Menschen

Obwohl das Altern einen individuell sehr unterschiedlichen ablaufenden Prozess darstellt, kann man Begebenheiten beobachten die alterstypisch sind, wie z. B. die Herzinsuffizienz. Mit zunehmendem Alter wächst das Risiko für eine kardiale Erkrankung, da wie bei jedem anderen Muskel auch, die Leistungsfähigkeit des Herzmuskels abnimmt.

Dies hat zur Folge, dass die Patienten auf einer kardiologischen Station zu mehr als 50% über 65 Jahre alt sind.

Das Akzeptieren des Alterns, der Abnahme der Leistungsfähigkeit und des nahenden Todes führen viele Patienten zum Zweifel am Sinn der eigenen Existenz. Dass Altern ein biologischer Vorgang ist und nicht mit Krankheit gleichzusetzen ist, müssen viele Menschen erst realisieren und akzeptieren.

Das Altern und Älterwerden geht mit vielen Veränderungen, Belastungen und dem allmählichen Rückgang von Fähigkeiten und Lebensfunktionen einher (Augustyn et al. 2012). Dies muss bei der pflegerischen Versorgung beachtet werden.

Typische Veränderungen im Alterungsprozess (Seel und Hurling 2005):
- Verminderung der psychischen, physischen und sozialen Anpassungsfähigkeit (z. B. Renteneintritt, Umzug, Tod von Freunden oder Angehörigen)
- Abnahme der Körperleistung (z. B. Höroder Sehverlust, Abnahme oder gesteigerte Empfindlichkeit des Geruchsinnes)
- Elastizitätsverlust an Haut, Bewegungs- und Kreislauforganen, Veränderung des Körperbewusstseins (z. B. Geschwindigkeit, Muskelkraft)
- Seelisch-geistige Veränderungen (z. B. schnelles Ermüden, Gedächtnisstörungen, Tag-Nacht-Rhythmus)
- Erhöhte Krankheitsanfälligkeit
- Soziale Veränderungen (z. B. verändertes Rollenbild, finanzielle Veränderungen, Kontaktverluste)
- Persönlichkeitsveränderungen

Für viele ältere Menschen bedeutet Wohlbefinden und gute Gesundheit nicht unbedingt die Abwesenheit von Krankheit. Viel wichtiger ist die Abwesenheit von quälenden Beschwerden und Schmerzen, um im Alter noch die Kraft und Fähigkeit zu haben, sich selbst versorgen zu können und mit Einschränkungen selbstständig umzugehen. Das wichtigste Kriterium bei der Versorgung von älteren Menschen ist die Balance zwischen Sicherheit und Autonomie. Zudem übt die Lebensgeschichte (Biografiearbeit) des Einzelnen Einfluss auf die Entwicklung im Alter aus. Um dem alten Menschen gerecht zu werden, muss man seine Neigungen, Ressourcen und Gewohnheiten kennen und berücksichtigt. Dies ist besonders bei der veränderten Situation im Rahmen eines Krankenhausaufenthaltes wesentlicher Bestandteil der Pflegeplanung. Ein Maximum an Selbstständigkeit bei einem Minimum an Ausgliederung ist anzustreben. Bei jedem dieser Patienten muss überlegt werden, ob nicht der Soziale Dienst oder wenn vorhanden ein Case Manager eingeschaltet wird.

Aufgaben des Sozialen Dienstes oder Case Managers:
- Reden
- Beratung bei pflegeinhaltlichen Fachfragen
- Hilfestellung für Anträge oder Vermittlung von Kontaktaufnahmen, wie z. B. zu Selbsthilfegruppen
- Umzüge organisieren, z. B. in ein Altenheim

Dies muss nicht unbedingt notwendig sein, darf aber nicht in einem hektischen Krankenhausalltag vergessen werden.

 **So viel Hilfe wie nötig, so wenig Hilfe wie möglich.**

Informationen zur Biografiearbeit können nach und nach von den Pflegekräften aber auch vom ärztlichen Dienst ergänzt werden. Wichtig ist stets auch die kontinuierliche Dokumentation dieser Informationen, dies beginnt bereits zum Zeitpunkt der Aufnahme.

Bedürfnisse können sich altersbedingt verändern oder aber auch verloren gehen. Mit der Notwendigkeit einer stationären Behandlung in einem Krankenhaus sind immer auch eine Trennung vom primären Beziehungsnetz sowie die Konfrontation mit einer neuen Umgebung, neuen Situation und neuen Personen verbunden. Das bedeutet für den älteren Patienten und seinen Angehörigen fast immer eine neue Belastung. Bei diversen Krankheitsverläufen kommt noch erschwerend hinzu, dass der Verlauf und der weitere Behandlungsweg ungewiss sind.

Verlusterlebnisse, die bei einem Krankenhausaufenthalt für den Patienten, aber auch für den Angehörigen belastend sein können:
- Verlust der vertrauten Umgebung
- Verlust von Selbstbestimmung und Unabhängigkeit
- Verlust der Intimsphäre
- Verlust von sozialen Funktionen
- Verlust der Mobilität

Diese Verluste und die damit verbundenen Ängste führen zu einem veränderten Selbstverständnis und zu einem erzwungenen Rollenverhalten, was mit Reaktionen wie Angst, Niedergeschlagenheit, Unsicherheit, Depression oder im Extremfall Regression einhergehen kann (Juchli 1998).

Bedürfnisse, die sich speziell im Alter verändern können, pflegerelevant sind und deshalb besonders beachtet werden müssen:

- Nachlassen des Appetits und Hungergefühls → Veränderung des Grundumsatzes (verringerter Kalorienbedarf bei gleichbleibendem Eiweißbedarf)
- Verringertes Durstgefühl, Exsikkose-Gefahr
- Abnahme des Schlafbedürfnisses und Verschiebung des Tag-Nacht-Rhythmus
- Verringerter oder vermehrter Bewegungsdrang
- Erhöhter Bedarf an Wärmezufuhr
- Veränderte Gemütsbewegungen, seelische Veränderungen
- Verstärktes Sicherheitsbedürfnis, Angst zu fallen
- Vermehrte Pflege- und Hilfebedürftigkeit
- Unregelmäßige Medikamenteneinnahme oder Medikamentenabusus, wie z. B. Abführmittel, Antidepressiva oder Schlafmedikamente
- Wer ist die Bezugsperson, wer vermittelt Nähe und Sicherheit?

Altersbedingte Veränderungen können zu gravierenden Einschränkungen des Betroffenen führen, welche auch Auswirkungen auf das familiäre Umfeld haben. Ein Großteil dieser möglichen Probleme kann man mit Hilfe und Unterstützung kompensieren. Hier ist nicht nur die Pflege gefragt, sondern die genaue Krankenbeobachtung von allen Berufsgruppen, die an der Patientenversorgung beteiligt ist.

Fragen, die vor Entlassung geklärt werden sollten:

- Liegt eine ausreichende pflegerische Versorgung vor (z. B. bei der Körperpflege, Pflegestufe)?
- Ist die zuverlässige Einnahme der Medikamente lückenlos gewährleistet (ambulanter Pflegedienst, Angehörige)?
- Werden Hilfsmittel benötigt oder braucht der Patient Hilfsmittel zur Verbesserung der Mobilität in der Wohnung oder außer Haus (Rollator, Treppenlifter, Badewannenlifter)?
- Ist die Grundversorgung bezüglich Lebensmittelbeschaffung und Zubereitung einschließlich Getränkeversorgung gegeben (Essen auf Rädern, Trinkmengenprotokolle)?
- Ist der Patient oder Versorgende darüber informiert, bei welchen Symptomveränderungen

der Hausarzt oder der Notdienst zu informieren ist (z. B. Gewichtszunahme bei einer bestehenden Herzinsuffizienz, Medikamente vergessen oder zu viele eingenommen)?

- Sind ausreichende Informationen zu körperlichen Aktivitäten gegeben worden? Welche sind erlaubt oder sollten vermieden werden? Braucht man jemanden nur zum Einkaufen? Kardio-Sport?
- Gibt es ein Netzwerk, das im Notfall Hilfestellung bieten kann (Hausnotruf, Angehörige, Nachbarn, Lebenspartner)?

Problematisch ist zudem, dass oftmals eine Multimorbidität vorhanden ist. Deshalb muss besonders darauf geachtet werden, dass bei der Einnahme von mehreren Medikamenten Wechselwirkungen auftreten können. Deshalb hat eine genaue Aufklärung vom Arzt, aber auch von der Pflegekraft, über die korrekte und zeitliche Einnahme von den verschriebenen Medikamenten zu erfolgen (wann, wie und warum).

Da die Organ- und Stoffwechselfunktion im Alter nachlässt, kann es vorkommen, dass sich die Medikamentenaufnahme in den Blutkreislauf, die Halbwertszeit und Ausscheidung ändert. Dies kann einen veränderten Wirkmechanismus der eingenommen Präparate zur Folge haben. Bei dieser Beobachtung ist umgehend der Arzt zu informieren.

5.2.5 Aufnahme des Patienten

Der Erstkontakt – bereits der auf der Station – ist für eine vertrauensvolle Beziehung mit dem Patienten und dessen Familie sehr wichtig. Durch das Aufnahmegespräch wird das Vertrauen des Patienten maßgeblich geprägt. Dazu gehören:

- Vorstellung beim Patienten und seinen Angehörigen mit Name und Funktion
- Offene Körperhaltung (»Man kann nicht nicht kommunizieren!«)
- Blickkontakt und Blickverhalten beachten
- Dem Patienten sein Zimmer zeigen und seinen Mitpatienten mit Namen vorstellen (Belegung der Zimmer beachten, z. B. nicht Patienten mit geplanter OP zu Patienten mit offenen Wunde legen)

- Dem Patienten die Stationsörtlichkeiten zeigen
- Dem Patienten den Tagesablauf erklären
- Hilfe beim Kofferauspacken anbieten und ggf. Wertsachen gegen Quittierung entgegennehmen
- Patienten Hilfestellung bei der Anmeldung an der Information anbieten
- Patienten über die nächsten Maßnahmen informieren und darauf hinweisen, dass über die Medikamenteneinnahme der Arzt entscheidet, auch bei mitgebrachten Medikamenten
- Auf hausinterne Regelungen hinweisen
- Angehörigen Informationsmaterialien aushändigen (Besuchsregelungen und die Telefonnummer der Station)

Das Aufnahmegespräch sollte zeitnah erfolgen und in einer ruhigen Umgebung stattfinden, ohne Zuhörer. In diesem Gespräch können direkt offene Fragen gestellt (z. B. »Gibt es Allergien?« »Essen Sie etwas nicht?«) und dem Patienten die Möglichkeit eingeräumt werden, selbst Fragen zu stellen. Wichtig ist es für die Pflege, sich einen bestimmten Zeitrahmen zu setzen und auch deutlich zu machen, wann das Gespräch beendet ist, um Unstimmigkeiten zu vermeiden.

Es ist selbstverständlich, dass die höchste Priorität dem Patienten gilt, jedoch ist es unerlässlich, die Angehörigen mit einzubeziehen und diese ebenfalls zu unterstützen. Die meisten Patienten, die im Krankenhaus liegen, erhalten Besuch von ihren Angehörigen. So haben Pflegende nicht nur mit dem Patienten selbst, sondern oft auch mit den Familienangehörigen zu tun (Abt-Zegelin 2004). Um insbesondere mehr Informationen über Patienten zu erhalten, besonders wenn diese dazu nicht in der Lage sind, ist es sinnvoll, sich die notwendigen Informationen und Hilfe von den Familienangehörigen oder der entsprechenden Bezugsperson zu holen. Dies kann auch bei der pflegerischen Versorgung hilfreich und nützlich sein.

Wichtige Informationssammlung/Pflegeanamnese, die zusätzlich ermittelt und dokumentiert werden muss:

- Personalien: vollständige Adresse/Telefonnummer der Angehörigen, Familienstand, Wohnsituation, berufliche Situation (Arbeitsunfähigkeitsbescheinigung benötigt?)

- Religionszugehörigkeit
- Hausarzt, Krankenkasse
- Medikamente, Allergien auf Medikamente oder Pflaster
- Pflegebedarf: z. B. selbstständige Versorgung, Hilfebedarf, Pflegestufe
- Kommunikationsschwierigkeiten: sprachlich bedingt (Stottern, Aphasie, Fremdsprache), Hör- und Sehbehinderung, Hilfsmittel erforderlich (Hörgerät, Brille)
- Körperliche oder geistige Behinderungen
- Orientiertheit, z. B. zeitlich-örtlich-situativ zur Person
- Verhalten: offen, verschlossen, abwehrend oder nicht bereit, Fragen zu beantworten
- Ess- und Trinkgewohnheiten: Allergien auf Lebensmittel, Zahnprothesen vorhanden, muss das Essen angereicht oder zubereiten werden, Schluckbeschwerden, Trinkmengenbeschränkung
- Urin- und Stuhlausscheidung: Regelmäßigkeiten, werden Abführmittel eingenommen, ist ein DK oder Anus praeter vorhanden?
- Liegen Dokumente vor, wie Patientenverfügung, Vorsorgevollmacht?
- Gibt es aktuelle Ereignisse, die berücksichtigt werden müssen? Verlust, freudige Ereignisse, Stimmung, Antrieb
- Freizeitaktivitäten und Hobbys
- Kennzeichnung, wer diese Informationen gesammelt und gegeben hat

In der Regel gibt es in den Krankenhäusern standardisierte Bögen, die auf den Stationen vorliegen und diese oder ähnliche Fragen beinhalten.

> **Es ist sehr wichtig, die Informationssammlung korrekt und vollständig auszufüllen und der Patientenakte beizulegen!**

Sollten Patienten schon im Krankenhaus bekannt sein, ggf. alte Krankenakte und Befunde anfordern. Nachfragen, ob relevante Dinge sich verändert haben, z. B. eine Patientenverfügung. Je nach Krankenhaus kann ein Standard vorliegen, wie die Patientenaufnahme auf der jeweiligen Station erfolgen soll.

5.2.6 Entlassung und Verlegung

Krankenhäuser sind mittlerweile zu großen und komplexen Organisationen geworden, deren zentrale Aufgabe es ist, die Patienten und deren Angehörigen mit allen zur Verfügung stehenden medizinischen Mitteln zu versorgen. Die Wirtschaftlichkeit ist dabei von ebenso großer Bedeutung wie der Versorgungs- und Heilungsprozess, da auch Krankenhäuser wettbewerbs- und entwicklungsfähig bleiben müssen (Kerres und Seeberger 2005, Bechtel 2009).

Mit Einführung der **Diagnosis Related Groups (DRG's)** verkürzen sich die Verweilzeiten von Patienten auf den Stationen. Diagnosis Related Groups stellen ein Patientenklassifikationssystem dar, welches 2002 in deutschen Krankenhäusern für die Abrechnung stufenweise verbindlich eingeführt wurde. Mit Hilfe der DRG's werden einzelne stationäre Behandlungsfälle anhand bestimmter Kriterien in Fallgruppen eingeordnet. Diese Kriterien sind insbesondere die Hauptdiagnose, die nach dem international verwendeten Diagnoseschlüssel ICD 10 verschlüsselt werden muss, das Alter des Patienten, eventuelle Komplikationen bzw. Nebendiagnosen, Entlassungsgrund etc. Ziel ist es dabei, insbesondere solche Fälle zu Fallgruppen zusammenzufassen, die hinsichtlich des Behandlungs- bzw. Kostenaufwands möglichst homogen sind.

Der jeweilige Umgang mit diesem Abrechnungssystem hat für ein Krankenhaus entsprechende Auswirkungen auf die zu erwartenden Erträge. Aufgrund dessen ist es heutzutage umso wichtiger, den Pflege- und Unterstützungsbedarf des Patienten frühzeitig festzustellen, um so dem Krankheitsverlauf entsprechend eine zeitnahe Entlassung gewährleisten zu können. Somit ist heutzutage ein frühzeitiges Entlassungsmanagement von großer Wichtigkeit. Dies bezieht sich nicht nur auf Verlegungen zwischen zwei Einrichtungen, sondern auch auf eine systematische pflegerische Versorgung für Zuhause und/oder in einer Rehaklinik.

Das pflegerische Entlassungsmanagement kann je nach Krankenhaus unterschiedlich organisiert sein, über den Sozialen Dienst, über Case Manager oder extra dafür in Krankenhäusern eingerichtete Stabsstellen, wie z. B. kardiologische Fachassistenten. Wichtig dabei ist die Zusammenarbeit der verschiedenen Berufsgruppen und Personen, die bei der Versorgung des Patienten und dessen Umfeld eine Rolle spielen. Die Entlassungsplanung sollte heutzutage als multi- oder interprofessionelle Aufgabe angesehen und vorausgesetzt werden. Schon seit 2007 hat der Gesetzgeber im SGB V § 11 das Entlassungsmanagement als zusätzliche Leistung den Krankenhäusern zugeordnet. Vorgegeben wird die Überleitung Versicherter von der Krankenhausbehandlung in die verschiedenen notwendigen Nachsorgebereiche.

Grundlage für diese Entlassungsplanung ist die Informationssammlung, die Planung, die Durchführung und die Evaluation dieses Prozesses. Damit alle Schritte nachvollziehbar sind, müssen sie dokumentiert werden und für jede involvierte Berufsgruppe zugänglich sein. Dazu gehört auch, wenn notwendig, ein sorgfältig ausgefüllter Überleitungsbogen seitens der Pflege. Die Pflegekraft, die den Patienten im Krankenhaus betreut und versorgt hat, kennt seinen Unterstützungs- und Pflegebedarf am besten. Somit kann sie am besten einschätzen, welche Fragen für die Entlassung und für die Entlassungsplanung bedeutsam und wichtig sind oder was für die Versorgung noch geregelt werden muss.

Ein paar Beispiele, die bedacht werden sollten:

- Wie ist der Patient häuslich versorgt? Wo lebt er? Kann er seine Wohnung erreichen und verlassen? In welchem Stockwerk befindet sich die Wohnung?
- Lebt er alleine, kann er sich versorgen (Pflege, Ernährung, Medikamente)? Ergeben sich Probleme?
- Ist die Einnahme der Medikamente lückenlos gewährleistet?
- Bestehen Anzeichen für eine unzureichende Ernährung?
- Kann der Patient die Grundpflege alleine durchführen, benötigt er Hilfsmittel (Badewanneneinstieg, Duschhocker)? Kann er die Armaturen bedienen, kommt er auf die Toilette?
- Kann er sich in der Wohnung bewegen (Stock, Rollator)? Kann er sich draußen fortbewegen (Mobilität innerhalb und außerhalb des Wohnumfeldes)?
- Benötigt er eine Sauerstoffversorgung?
- Kann der Patient das Telefon erreichen und bedienen? Hört er den Klingelton, benötigt er ein Hausnotrufsystem?

— Wer ist Ansprechpartner oder Hilfsperson?
— Ist der Hausarzt über die bestehende Situation informiert?

Wichtige Voraussetzung für die Umsetzung der Entlassung oder der Weiterversorgung des Patienten ist, dass der Arzt frühzeitig den voraussichtlichen Entlassungszeitpunkt benennt und so die Entlassung gemeinsam mit dem Patient, seinen Angehörigen, der Pflegekraft und der organisierenden Berufsgruppe besprochen und organisiert werden kann. Ist bereits ein Pflegedienst innvolviert, nehmen die Pflegenden im Laufe des Krankenhausaufenthaltes und bei der Entlassungsplanung Kontakt zu diesem auf.

5.2.7 Bedeutung der Dokumentation

Die zunehmende Spezialisierung und Arbeitsteilung im medizinischen und pflegerischen Bereich hat dazu geführt, dass immer mehr Personen als »multiprofessionelles Team« an der Versorgung, Therapie und Betreuung der Patienten beteiligt sind. Da jeder aber nur einen kleinen Teil an Informationen erfassen kann und da eine direkte Kommunikation zwischen den einzelnen Beteiligten oft nur sehr begrenzt möglich ist, müssen diese Informationen sorgfältig in das vorgesehene Dokumentationssystem eingetragen werden. Eine klare, schriftliche Dokumentation über jeden wichtigen Aspekt muss sich dort wieder finden, da besonders bei mündlichen Übergaben nicht jede versorgende Person anwesend ist und somit wichtige Informationen verloren gehen können.

Die Dokumentation dient zur fließenden Überleitung der Patientenversorgung von einer Schicht zur nächsten und stellt sicher, dass jede betreuende Person über den Hintergrund und die anstehenden oder erfolgten Maßnahmen beim Patienten auch unterrichtet ist. Der Gesetzgeber hat unter anderem die Wichtigkeit einer exakten Dokumentation für alle Einrichtungen im Gesundheitswesen durch Vorschriften im Sozialgesetzbuch und im Bürgerlichen Gesetzbuch (Absatz 2 §§ 630) verpflichtend festgelegt (Bundesministerium der Justiz und für Verbraucherschutz 2014, Bundesministerium der Justiz und für Verbraucherschutz 2016).

In den Krankenhäusern gibt es viele verschiedene Dokumentationssysteme, wie z. B. Pflegeanamnesebögen, Patientenakten, elektronische Kurven, Pflegepläne, Anordnungsbögen oder Ähnliches. Wichtig ist bei jeglicher Dokumentation, dass jede in der Akte dokumentierende Person leserlich schreibt. Ein Datum und ggf. eine Uhrzeit muss eingetragen werden und der Eintrag mit dem jeweiligen Handzeichen versehen sein. Die Pflege- und Ärztedokumentation ist ein rechtsverwendbares Dokument, auf das in Zweifelsfällen zurückgegriffen werden kann und auch wird. Aus diesem Grund gehören alle relevanten Informationen, die den Patienten oder seinen Angehörigen betreffen, dort zeitnah eingetragen. Diese Angaben müssen kontinuierlich von allen Personen aktualisiert werden.

■ **Ziele, Anforderungen und Aufgaben an das Dokumentationssystem**

Ziele:

— Informationen stehen allen, die in der Therapie und Versorgung beteiligt sind, zur Verfügung
— Informationen müssen strukturiert und vollständig aufgeführt sein und dienen ebenso zur Erinnerungshilfe für geplante oder geführte Versorgungsmaßnahmen
— Leistungserfassung und Vergütung erbrachter Maßnahmen
— Datensammlung für die Pflegeforschung, nachträgliche Bewertung von Handlungsabläufen
— Kontrolle und Steuerung des Betriebsgeschehens, Erfüllung von meldepflichtigen und rechtlichen Anforderungen
— Kritische Reflektion und Darstellung von exemplarischen Krankheitsverläufen

Anforderungen:

— Authentizität! Alle Eintragungen müssen nachvollziehbar sein und Veränderungen deutlich markiert sein
— Dokumentationsecht! Das heißt mit Kugelschreiber und nicht mit Bleistift
— Eindeutigkeit! Redundanzen sind zu vermeiden
— Sicherheit! Gezielte Informationen müssen schnell und gezielt zu finden sein, Einheitlichkeit in der Dokumentation
— Zeitliche Nähe! Darstellung des Verlaufs der Pflegesituation sowie pflegerischer Maßnahmen

ohne Verzögerung, mit zunehmendem Zeitabstand können Werte, Befunde oder Ereignisse falsch interpretiert oder erinnert werden
- Datenschutz! Das Dokument darf nur Personen zugänglich sein, die in der Betreuung des Patienten involviert sind; der Patient selbst hat ein kontrolliertes Einsichtsrecht; der Schutz der Persönlichkeit des Patienten und seiner Daten darf nicht verletzt werden (Menche 2011, Sträßner und Ill-Groß 2002)

Aufgaben:
- Qualitätssicherung und -kontrolle in der Pflege und der ärztlichen Behandlung
- Leistungsnachweis und Sicherheit für die Entscheidung, warum eine ärztliche oder pflegerische Maßnahme gemacht wurde oder nicht
- Effizienzsteigerung der Kommunikation über den Patienten; durch die schriftliche Dokumentation wird die mündliche Kommunikation ergänzt und verbessert; berufsübergreifender Informationsfluss
- Haftungsrechtlicher Selbstschutz von Pflege, Arzt und Träger
- Schaffung von Situationsgleichheit zwischen Patient und dem Träger, der Pflegekraft und dem Arzt (Sträßner 2010)

Die Dokumentationsleistung setzt voraus, dass durch Schulung alle Mitarbeiter die vom Träger eingesetzten Dokumentationssysteme beherrschen und diese anwendbar sind. Probleme in der Dokumentation zeigen sich in der Praxis häufig bei folgenden Punkten:
- **Schreibdisziplin**: z. B. Sachverhalte klar darstellen, lesbar schreiben, Namenszeichen deutlich machen, genaue Zeitangabe des Eintrages erkennbar machen, Korrekturen nachvollziehbar sichtbar machen
- **Strukturdisziplin**: Das Dokumentationssystem der Einrichtung muss genutzt, chronologisch geführt und nach inhaltlichen vorgegebenen Maßstäben vom Mitarbeiter beachtet und ausgefüllt werden. Das dokumentierte Wort hat Gültigkeit! Maßnahmen, die nicht dokumentiert sind, gelten als nicht erbracht
- **Sprachdisziplin**: Die Dokumentationssprache orientiert sich an der Fachöffentlichkeit des

beteiligten ärztlichen und nichtärztlichen Dienstes. Eine eindeutige Begriffs- und Symbolverwendung, ein einheitlicher Abkürzungsgebrauch muss gewährleistet sein. Der jeweilige Sachverhalt ist quantitativ und qualitativ aufzubereiten und nachvollziehbar darzustellen. Die Sprachebene des Patienten selbst muss in die Dokumentationsleistung mit eingebracht werden und wird in seinem Äußerungs- und Beschwerdeverhalten genau zitiert. Eine Zensur dieses Verhaltens findet nicht statt!

> **Praxistipp**
>
> Ganz wichtig und bei der Dokumentation zu beachten ist, dass diese präzise, objektiv und wertfrei ist! Vergessene Eintragungen mit Kennzeichnung »Nachtrag« versehen. Mündliche Anordnungen vom ärztlichen Dienst zeitnah anordnen oder abzeichnen lassen!

5.2.8 Mündliche Pflegeübergabe

Für eine erfolgreiche Pflege und ärztliche Behandlung ist ein guter Informationsfluss zwischen allen an der Patientenversorgung Beteiligten von entscheidender Wichtigkeit. Innerhalb der Pflege ist die Informationsweitergabe und die Abstimmung über den Pflegeprozess eine wichtige Strukturkomponente der Pflegequalität.

Im Dokumentationssystem sind alle Beobachtungen, Messwerte, Befunde, Veränderungen, geplante Maßnahmen etc. des Patienten schriftlich zu dokumentieren, sodass alle Personen des therapeutischen Teams Zugang zu diesen Informationen haben und diese nutzen können. Neben der sorgfältigen schriftlich geführten Pflegedokumentation ist die mündliche Pflegeübergabe ein wichtiger Punkt, mit dem Hauptziel, dass ein neu beginnendes Stationsteam einen vollständigen Überblick über den gesamten Arbeitsbereich und den zu versorgenden Patienten erhält.

Mit der mündlichen Pflegeübergabe/Dienstübergabe wird der Vorgang der Informationsweitergabe der aktuellen Situation des Patienten von einem abgebenden Stationsteam an das übernehmende Team einer stationären Einrichtung bezeichnet. Diese findet regelmäßig und zu festgelegten Zeiten statt und soll den nachfolgenden Mitarbeitern ein möglichst vollständiges Bild aller relevanten Umstände vermitteln, die den Patienten, sein Umfeld und das gesamte Arbeitsfeld betreffen. Dies dient der Sicherstellung und dem Ineinandergreifen bzw. Abstimmen der unterschiedlichen Leistungen sowie der pflegerischen Versorgung, die dann ohne Unterbrechung weitergeführt werden kann. Alle relevanten Informationen müssen in dieser mündlichen Pflegeübergabe beinhaltet sein, damit das übernehmende Stationsteam alle benötigten Informationen hat, um diese Versorgung zu gewährleisten.

Die Pflegeübergabe kann verschiedene Formen haben und richtet sich nach den unterschiedlichen Einrichtungen sowie dem zugrundeliegenden Pflegeorganisationssystem (Funktions-, Bereichs-, Bezugspflege). Der Aufbau der Pflegedokumentation und der Pflegeübergabe sollten und müssen dem Pflegemodell der entsprechenden Einrichtung angepasst und daran orientiert sein. Sinnvoll ist es, dass diese Pflegeübergabe zur Sicherung der Informationsvermittlung sorgfältig strukturiert ist, passenden Rahmenbedingungen unterliegt und einer ausreichenden Übergabezeit entspricht, die innerhalb der regulären Dienstzeit liegt (Thieme 2015).

Eine mündliche Pflegeübergabe kann z. B. folgende Aspekte beinhalten:

- **Patientendaten:** Name, Alter, ggf. Fachrichtung
- **Soziale Anamnese:** Ehepartner, Betreuer, Vorsorgebevollmächtigter
- **Diagnose**/Aufnahmegrund, aktuelle Beschwerden
- **Hinweis auf Patentenverfügungen**, Vollmachten und gewünschte Maßnahmen und Therapien (zwingend notwendig, dass dies im Team bekannt ist!)
- **Relevante Nebendiagnosen**, z. B. Allergien, Infektionen, Dialysepflichtigkeit mit Einfuhrbeschränkung, Schlaf-Apnoe-Gerät mitgebracht
- **Aktuell anstehende Diagnostik**, Untersuchungen, anstehende oder geplante Therapien, Vorbereitungen
- **Aktuelle pflegerische Probleme** und Besonderheiten, z. B. Pflegebedürftig, Pflegestufe, neurologische Situation, Desorientiertheit/

Demenz, Ausscheidungsproblematiken/Inkontinenz, Bewegungseinschränkungen, Wunden, Nachblutungen, Ein- und Ausfuhrbilanzierung
- **Spezielle Ereignisse** und Vorkommnisse beim Patienten, z. B. Angehörigengespräch gewünscht, abhanden sein von Gegenständen, besondere Wünsche oder Ängste
- **Geplanter Entlassungstermin** und Sicherung der Weiterversorgung, Betreuung

Werden Patienten auf eine andere Station verlegt, z. B. zur IMC oder der Intensivstation, muss das dem nachfolgenden betreuenden Team mitgeteilt werden (Menche 2014)!

Die zufriedenstellende und effektive Arbeit in einem therapeutischen Team auf der Station entsteht aus einer Balance zwischen personellen Interaktionen, leistungsbezogenen Bedürfnissen und sozialen Aspekten jedes einzelnen Patienten und jedes Mitarbeiters.

Eine noch so gute mündliche Pflegeübergabe ersetzt nicht die schriftliche Dokumentation!

> **Es versteht sich von selbst, dass Dienstübergaben unter die arbeitsrechtliche Verschwiegenheitspflicht fallen!**

5.2.9 Hygiene

Zur Grundlage für eine optimale Patientenversorgung gehört das Wissen über die bei der medizinischen und pflegerischen Versorgung relevanten Übertragungswege von Erregern und die Berücksichtigung der Erkenntnisse aus der internationalen Fachliteratur. Wichtigste Maßnahme und zugleich Grundlage zur Vermeidung nosokomialer Infektionen ist die Händedesinfektion und Händehygiene, dies beinhaltet eine gründliche Händewaschung, Händedesinfektion und Hautpflege. Aktuelle evidenzbasierte Richtlinien werden z. B. zum Infektionsschutz und zum Thema Krankenhaushygiene vom Robert-Koch-Institut (www.rki.de) herausgegeben. In jedem Krankenhaus gibt es Hygienebeauftragte, Personen also, die bei Unsicherheiten über das genaue Vorgehen informieren können. Des Weiteren sind immer die hausinternen Standards zu berücksichtigen.

Die häufigste Übertragung von Infektionserregern bei der medizinischen und pflegerischen Versorgung erfolgt über die Hände des Personals, aus diesem Grund wird nachfolgend die hygienische Händedesinfektion nochmal aufgeführt.

▪ Hygienische Händedesinfektion

Voraussetzungen einer effektiven und erfolgreichen Händedesinfektionen:

- Es sollte kein Schmuck und keine Uhr getragen werden (können zu einem Erregerreservoir werden)
- Die Hände sollten keine Verletzungen des Nagelbetts oder Entzündungsherde aufweisen
- Die Hände sollten keine anderen Verletzungen wie Schnittverletzungen etc. aufzeigen
- Fingernägel sollten kurz und abgerundet geschnitten sein
- Die Fingernägel sollten frei von Nagellack sein. Künstliche Fingernägel sind verboten. Die Sichtbeurteilung der Nägel wird dadurch behindert und mit steigender Tragedauer nimmt die Kolonisation auf den Nägeln zu!
- Das Händedesinfektionsmittel sollte auf die trockenen Hände aufgetragen werden

> ❯ **Im Falle einer möglichen Kontamination mit Viren muss sichergestellt sein, dass das zu verwendende Produkt ein breites Wirkungsspektrum hat und gegen die entsprechenden Viren wirksam ist.**

Eine hygienische Händedesinfektion dauert **30 Sekunden**! Ca. 3 ml des Händedesinfektionsmittels mit trockenen Händen so verreiben, dass die Fingerkuppen, der Daumen und die Fingerzwischenräume ausreichend benetzt werden! Beim Tragen von kurzärmliger Berufskleidung sind bei erhöhtem Kontaminationsrisiko die Unterarme in der Durchführung der Desinfektion mit einzubeziehen!

> ❯ **Eine hygienische Händedesinfektion dient zum Schutz von Personal und Patienten!**

Die fünf Indikationsgruppen in der Patientenversorgung nach der WHO beinhaltet:

- Unmittelbar vor Patientenkontakt
- Unmittelbar vor aseptischen Tätigkeiten
- Unmittelbar nach Kontakt mit potenziell infektiösen Materialien
- Unmittelbar nach Patientenkontakt
- Unmittelbar nach Kontakt mit der direkten Patientenumgebung!

Also wann genau im Alltag:

- Vor aseptischen Tätigkeiten, wie z. B. Aufziehen von Medikamenten, Bereitstellung oder Herstellung von Mischinfusionen, vor Umgang mit Sterilgut, Wunden, Kathetern, Drainagen
- Vor dem Betreten der reinen Seite der Personalschleuse von Operationsabteilungen, Sterilisationsabteilungen und anderen Reinraumbereichen
- Vor invasiven Maßnahmen, auch wenn dabei Handschuhe getragen werden (unwichtig, ob steril oder unsteril)
- Vor unmittelbarem Kontakt mit jedem Patienten, nicht nur die Patienten, die infektionsgefährdet sind (z. B. Begrüßung, Blutdruckmessen)
- Unmittelbar nach Kontakt mit potenziell kontaminierten Gegenständen, Materialien, Flüssigkeiten oder Flächen
- Unmittelbar nach Patientenkontakt
- Unmittelbar nach Ablegen von Schutzhandschuhen bei stattgefundenem oder wahrscheinlichem Erregerkontakt oder massiver Verunreinigung
- Unmittelbar nach dem Kontakt mit der direkten Patientenumgebung

Praxistipp	

Nicht vergessen, das Anbruchdatum des verwendeten Desinfektionsmittelbehälters muss entweder auf dem Behälter oder separat dokumentiert sein.

▪ Händewaschen und Handpflege

Genauso wichtig wie die hygienische Händedesinfektion sind die Pflege und der Schutz der eigenen Hände! Dazu gehören auch die gründliche Händewaschung und die entsprechende Hautpflege. Um die Haut zu schonen, ist nur im Bedarfsfall eine Nagelbürste zu benutzen. Die Händewaschung soll die gesamte Hand einschließlich der Fingerzwischenräume und wenn notwendig die Unterarme erfassen, mindestens 20 Sekunden durchgeführt werden und durch ein gründliches Abtrocknen mit Einmalhandtüchern abgeschlossen werden. Vorzugsweise sind Seifen mit einem schwachen sauren (pH 5,5) oder pH-neutralen Wert zu verwenden.

Wann:

- Vor Dienstbeginn
- Vor der Nahrungsaufnahme
- Wenn Hände klebrig, verschwitzt oder verschmutzt sind
- Wenn die Hände Sporenbildnern ausgesetzt sind
- Nach dem Toilettengang
- Nach Dienstende

Bakterielle Sporenbildner (Bacillus und Clostridium) stellen einen Sonderfall im Bereich der Händedesinfektion dar. In diesem Fall muss zusätzlich zur Händedesinfektion immer eine Händewaschung erfolgen, da alkoholbasierte Desinfektionsmittel nicht wirksam gegen bakterielle Sporen sind. Sie erfolgt nach der Händedesinfektion und dient der mechanischen Beseitigung bakterieller Sporen.

Eine gesunde und intakte Haut ist für Personen im Gesundheitswesen außerordentlich wichtig, nicht nur für die Pflegekraft. Geschädigte Haut lässt sich nur schwer oder gar nicht desinfizieren, zumal bei bestehenden Hautschäden die Compliance mit dem Händedesinfektionsmittel sinkt und somit Übertragungswege geschaffen werden. Deshalb sind Hautschutz und Hautpflege – vor dem Dienstbeginn und nach Dienstschluss, bei Bedarf nach dem Händewaschen und zwischendurch – extrem wichtig und hygienerelevant. Das Ausmaß der erforderlichen Hautpflege ist auch abhängig von der Konstitution, Hauttyp und Jahreszeit, z. B. Sommer und Winter. Zu beachten ist, dass keine Urea-haltigen Cremes verwenden werden, da sie die Hornhaut zerstören.

Sollte es bei der medizinischen und pflegerischen Versorgung vonnöten sein, Handschuhe anzuziehen, sind diese nach Beendigung der Tätigkeit sofort auszuziehen und zu entsorgen! Das Tragen von Handschuhen kann andere Händehygienemaßnahmen ergänzen, aber nicht ersetzen! Vor dem Anziehen und Ablegen der Handschuhe ist eine hygienische Händedesinfektion durchzuführen, da der Handschuh, z. B. durch Perforation, keinen sicheren Schutz vor Kontamination bietet.

> **Handschuhe nach jedem Patientenkontakt wechseln, nicht das Zimmer damit verlassen oder einen anderen Patienten damit versorgen! Keine Scheu haben, andere Berufsgruppen auf ein hygienisches Fehlverhalten hinzuweisen (RKI 2000).**

Literatur

Abt-Zegelin. (2004). *Fokus: Intensivpflege*. Schlütersche Verlagsgesellschaft mbH&Co.KG.

Augustyn, B., Bergen, P., Fischer, T., & Stoll, G. (2012). *Klinikleitfaden Pflege* (7. Aufl.). Urban & Fischer Verlag.

Bechtel, P. (2009). *Erfolgreiches Pflegemanagement im Krankenhaus*. CW Haarfeld.

Bundesministerium der Justiz und für Verbraucherschutz. (2014). Sozialgesetz-buch (SGB) Fünftes Buch (V). Gesetzliche Krankenversicherung. http://www.gesetze-im-internet.de/sgb_5/__39.html. Zugegriffen: 22. Juni 2016

Bundesministerium der Justiz und für Verbraucherschutz. (2016). Bürgerliches Gesetzbuch. https://www.gesetze-im-internet.de/bgb/. Zugegriffen: 22. Juni 2016

Dahmer, J. (2006). *Anamnese und Befund* (9. Auflage.). Thieme Verlag.

Juchli, L. (1998). *Pflege* (8. Auflage.). Thieme Verlag,.

Kerres, A., & Seeberger, B. (2005). *Gesamtlehrbuch Pflegemanagement*. Springer Verlag Berlin.

Kuhlmann, B. (2002). Die Situation von Angehörigen auf einer Intensivstation. *Intensiv*, (6), 250–255.

Menche, H. (2011). *Pflege Heute* (5. Auflage.). Urban&Fischer Verlag/Elsevier GmbH.

Menche, N. (2014). *Lektorat Pflege, Menche N (2014): Pflege Heute. Urban & Fischer Verlag/Elsevier GmbH. 6. Auflage* (6. Aufl.). Urban&Fischer Verlag/Elsevier GmbH.

Neurath, M., & Lohse, A. (2015). *Checkliste Anamnese und klinische Untersuchung* (4. Auflage.). Thieme Verlag.

RKI (Hrsg.). (2000). Händehygiene. *Bundesgesundheitsblatt Gesundheitsfosschung Gesundheitsschutz*, 230–233.

Salomon, F. (2012). *Praxisbuch Ethik in der Intensivmedizin* (2. Auflage.). Medizinisch Wissenschaftliche Verlagsgesellschaft Berlin,.

Seel, M., & Hurling, E. (2005). *Die Pflege des Menschen im Alter: Ressourcenorientierte Unterstützung nach den AEDL* (3. Auflage.). Brigitte Kunz Verlag.

Sträßner, H. (2010). Rechtliche Aspekte der Pflegedokumentation. *CNE.fortbildung*, (1).

Sträßner, H., & III-Groß, M. (2002). *Das Recht der Stationsleitung* (2. Auflage.). Kohlhammer Verlag.

Thieme. (2015). *I Care Pflege*. Thieme Verlag.

Walle, A. (2004). Pflegen mit Angehörigen. *Intensiv, 4*, 156–173.

Leitsymptome in der Kardiologie – Fallbeispiele

Saskia Gesenberg, Ingo Voigt

S. Gesenberg, I. Voigt, *Pflegewissen Kardiologie*,
DOI 10.1007/978-3-662-53979-8_6, © Springer-Verlag GmbH Deutschland 2017

6.1   Angina pectoris

■ **Fallbeispiel**

Frau P. ist 75 Jahre alt, verwitwet und lebt alleine. Eine KHK ist nicht bekannt, jedoch besteht eine familiäre Disposition, da ihr Bruder mit 55 Jahren im Rahmen eines Herzinfarktes verstorben ist. Sie trinkt Alkohol nur bei gesellschaftlichen Anlässen, raucht aber täglich ca. 10–15 Zigaretten.

In den frühen Morgenstunden wacht Frau P. mit einem neu aufgetretenen Schmerz-und Beklemmungsgefühl im Brustbereich auf. Die Beschwerden lassen sich nicht scharf lokalisieren und strahlen unter anderem in den Kiefer und den linken Arm aus. Begleitet werden die Beschwerden von einem ausgeprägten Unwohlsein und Übelkeit. Sie verständigt den Notruf (112). Sie ist grau im Gesicht und nass von kaltem Schweiß als der zuständige Notarzt eintrifft. Dieser lässt sofort ein 12-Kanal-EKG ableiten, das außer unspezifischen Erregungsrückbildungsstörungen einen Normalbefund zeigt. Der Blutdruck beträgt 140/80 mmHg bei einer Herzfrequenz von 95/min und die transkutane Sauerstoffsättigung beträgt 95 % unter Raumluftbedingungen. Er verabreicht der Patientin dennoch 5000 I.E. Heparin, 500 mg ASS i.v. und 2 Hübe Nitrospray s.l. Frau P. wird sofort nach telefonischer Voranmeldung in der Chest-Pain-Unit unter der Diagnose eines akuten Koronarsyndroms in die regional zuständige kardiologische Abteilung mit einer 24-Stunden-Bereitschaft und verfügbarem Herzkatheterlabor transportiert.

> **Maßnahmen bei Angina pectoris**
> — Arzt verständigen oder verständigen lassen
> — Patienten in ein Bett bringen/Bettruhe
> — Bequeme Lage des Patienten beachten, jedoch Oberkörper hoch lagern
> — Beengende Kleidung entfernen
> — Vitalzeichenkontrolle: Blutdruck, Puls, Atmung, Sauerstoffsättigung
> — EKG
> — Blutentnahme vorbereiten
> — Sauerstoffgabe 2 l/min

> — Ggf. 1–2 Hübe Nitrospray verabreichen, wenn der Patient schon damit versorgt ist, sonst auf Arztanordnung
> — Wenn die Möglichkeit gegeben ist, an eine Telemetrie anschließen
> — Analgesie auf Arztanordnung
> — Patienten nicht alleine lassen und beruhigend auf ihn einwirken
> — Mobilisation erstmals nur unter Aufsicht/ Begleitung
> — Im Verlauf Risikofaktoren evaluieren

Als Frau P. in der Chest-Pain-Unit eintrifft, haben die Beschwerden schon etwas nachgelassen, dennoch wird sofort ein weiteres EKG geschrieben, Blut abgenommen, eine klinisch-körperliche Untersuchung und eine fokussierte transthorakale Echokardiografie durchgeführt. Es zeigen sich im EKG weiterhin keine spezifischen EKG-Zeichen, sodass die Patientin in der Chest-Pain-Unit weiter telemetrisch beobachtet wird. Im Verlauf nehmen die Beschwerden von Frau P. jedoch wieder zu und bei initial negativem Troponinwert kann in der 4-Stunden-Kontrolle ein Anstieg auf 0,124 ng/ml nachgewiesen werden.

Aufgrund der progredienten Beschwerden und der deutlichen Troponinaktivierung wird die Patientin unter der Verdachtsdiagnose eines NSTEMI zur dringlichen Herzkatheteruntersuchung vorbereitet. Die Herzkatheteruntersuchung findet über die A. femoralis statt, da der Radialis-Puls rechts schlecht tastbar ist. Die Diagnostik ergibt eine hochgradige, kurzstreckige Stenose der proximalen RCA, welche erfolgreich mit einem Ballon dilatiert und die »culprit-lesion« mit einem Drug-eluting-Stent (DES) versorgt werden kann. Während der Intervention treten keine Probleme auf und die Patientin ist zu jeder Zeit hämodynamisch stabil.

Nach der Intervention wird die Punktionsstelle im Bereich der A. femoralis mit einem AngioSeal versorgt. Frau P. wird liegend im Bett in Begleitung einer examinierten Pflegekraft auf eine kardiologische Station gebracht. Es erfolgt eine sofortige Vitalparameterkontrolle und eine Sichtkontrolle der Punktionsstelle in der Leiste sowie eine Kontrolle der Fußpulse. Postinterventionell wird der Patientin ASS und Ticagrelor verabreicht.

Nach einer halben Stunde fühlt sich Frau P. etwas schwindlig, matt und hat leichte Übelkeit. Sie meldet sich über die Rufanlage am Bett beim Pflegepersonal. Es wird ein Blutdruck von 75/40 mmHg gemessen. Der zuständige Stationsarzt wird informiert, ein weiteres EKG veranlasst und nach ärztlicher Anordnung eine Infusion verabreicht. Die erneute Vitalzeichenkontrolle nach 5 min. ergibt weiterhin einen niedrigen Blutdruck von 65/35 mmHg und eine HF von 115/min. Frau P. wird in Kopftieflage gebracht. Es erfolgt eine Blutentnahme mit BGA, welche sofort ausgewertet wird und einen Hb-Wert von 7,8 g/dl zeigt. Da Frau P. mit einem Hb-Wert von 12,5 g/dl ins Krankenhaus gekommen ist, fällt diese Abweichung, obwohl keine Blutung nach außen sichtbar ist, sofort auf.

Mittlerweile gibt Frau P. Druckschmerzen im Unterbauch sowie der rechten Flanke an. Um die Verdachtsdiagnose einer retroperitonealen Blutung sicherzustellen, wird sofort eine Computertomografie durchgeführt. Vor Transport ins CT erfolgt noch die Anlage eines Druckverbandes im Bereich der rechten Leiste. Vier EK's werden gekreuzt und eine weitere Infusion verabreicht. Frau P. ist während der ganzen Zeit schläfrig, aber erweckbar und ansprechbar.

Die Verdachtsdiagnose der retroperitonealen Blutung bestätigt sich im CT. Eine aktive Blutung kann bei aktuell anliegendem Druckverband und Hypotonie (80/50 mmHg) nicht nachgewiesen werden. Konsiliarisch werden die CT-Bilder nicht nur vom Radiologen gesehen, sondern auch dem Gefäßchirurgen vorgelegt. Die Entscheidung wird getroffen, dass eine operative Hämatomausräumung sowie ggf. eine Patchplastik indiziert ist. Frau P. wird sofort in den Operationssaal gebracht und operativ von den Gefäßchirurgen versorgt.

Nach der Operation verbleibt Frau P. noch 3 Stunden im Aufwachraum, darf dann aber mit stabiler Kreislaufsituation (HF 80/min, RR 110/70 mmHg) und zwei anliegenden Redon-Drainagen auf die kardiologische Telemetrie-Station. Während der Operation hat Frau P. 2 EK's erhalten und wird mit einem Hb-Wert von 9,7 g/dl verlegt.

■ Ziele

– Die ersten Stunden zählen! Wie schwerwiegend die Folgen eines Herzinfarkts sind, hängt stark davon ab, wie schnell ein Patient im Krankenhaus behandelt wird. Ziel der Behandlung ist es, das verengte oder verschlossene Blutgefäß so schnell wie möglich zu eröffnen

– Eine genaue Krankenbeobachtung ist vonnöten, da die duale Plättchenhemmung mit einer erhöhten Blutungsneigung einhergeht

– Vermeidung eines hämorrhagischen Schocks durch den starken inneren Blutverlust (Hämorrhagie) und der Komplikation, dass das zirkulierende Blutvolumen unter einen kritischen Wert fällt, sodass die Blutversorgung der Organe nicht mehr gewährleistet ist

– Wundversorgung und Prophylaxen nach dem operativen Eingriff

– Regelmäßige Hb- und Gerinnungskontrollen aufgrund der neuen Antikoagulationstherapie, die nach der frischen Intervention und der Stent-Anlage nicht ohne Rücksprache mit dem behandelnden Kardiologen abgesetzt werden kann

6.2 Dyspnoe

■ Fallbeispiel

Herr A. ist 35 Jahre alt, hat keine bekannte KHK, aber ein neu von seinem Hausarzt diagnostiziertes Vorhofflimmern. Er wiegt 95 Kilo bei einer Größe von 175 cm. Beruflich ist er als Kraftfahrer bei einer Speditionsfirma tätig.

Herr A. ist im Krankenhaus zum kardiologischen Check-up und zur Marcumar-Einstellung. Plötzlich in der Nacht meldet sich Herr A. mit starken Schmerzen im rechten Unterschenkel, zunehmender Luftnot, Schweißausbrüchen und Herzrasen. Die Vitalzeichen zeigen einen Blutdruck von 185/95 mmHg, eine Herzfrequenz von 145/min, eine Temperatur von 37,4 °C und eine transkutan gemessene Sauerstoffsättigung von 83 %.

Es erfolgt eine sofortige Verlegung auf die IMC mit der Verdachtsdiagnose Lungenembolie. Differenzialdiagnostisch bei Vorhofflimmern und warmen Beinen wird eine Beinischämie ausgeschlossen.

Atemnot oder Dyspnoe wird als subjektiv unangenehm empfundene Wahrnehmung der Atmung definiert. Die pathophysiologischen Ursachen können multipler Genese sein. Akute Dyspnoe entsteht, wenn entweder die Atemarbeit erhöht ist oder die Strömungswiderstände der Atemwege ansteigen. Verminderte Lungendehnbarkeit, Verlegung der Atemwege sowie Verminderung der Sauerstoffaustauschfläche bzw. des Sauerstofftransports gehen mit dem klinischen Bild der Dyspnoe einher. Als Orthopnoe bezeichnet man eine ausgeprägte Atemnot, die den Einsatz der Atemhilfsmuskulatur in aufrechter Körperhaltung (z. B. Sitzen) erforderlich macht.

Die Basisdiagnostik besteht neben der sorgfältigen Anamnese und einer körperlichen Untersuchung mit Auskultation von Herz und Lunge und Bestimmung der Atemfrequenz in folgenden Untersuchungen:

- Labor (inkl. D-Dimere, NT-proBNP, Blutbild, Troponin)
- Röntgen-Thorax in 2 Ebenen
- Bestimmung der peripheren Sauerstoffsättigung mittels Pulsoxymetrie
- Arterielle Blutgasanalyse mit Säure-Base-Status
- Echokardiografie

Unterschieden werden kann die Dyspnoe in kardiale, pulmonale oder sonstige Ursachen. In Abhängigkeit der vermuteten Pathogenese erfolgt die weitere differenzierte Diagnostik.

■ Kardiale Dyspnoe

Die kardiale Dyspnoe ist vor allem ein Hauptsymptom der Herzinsuffizienz und kann deshalb bei allen Erkrankungen, die zu einer Herzinsuffizienz führen, vorhanden sein. Typischerweise präsentiert sich die Dyspnoe bei chronischer Herzinsuffizienz zuerst bzw. vermehrt unter Belastung. Im Rahmen akuter kardialer Erkrankungen, wie Myokardinfarkt, Lungenödem, hypertensiver Entgleisung oder akuter Herzklappendysfunktion, manifestiert sich die Dyspnoe plötzlich. Eine bereits in Ruhe bestehende Atemnot tritt vor allem paroxysmal nachts auf. Die Patienten geben an, nur noch mit erhöhtem Oberkörper (z. B. zwei Kissen unter dem Kopf) zu schlafen.

Klinisch können bei Patienten mit kardialer Dyspnoe zudem die folgenden Zeichen der Herzinsuffizienz bestehen:

- Halsvenenstauung
- Zyanose
- Auskultatorisch feuchte Rasselgeräusche über der Lunge, spastische Atemgeräusche (Asthma cardiale)
- Arrhythmien
- Pleuraergüsse, Aszites, Anasarka, Beinödeme

Im Basislabor kann zudem bei Erhöhung der kardialen Herzinsuffizienzmarker (BNP, NT-proBNP) mit hinreichender Sicherheit eine kardiale von einer pulmonalen Genese abgegrenzt werden. Die weitere kardiale Diagnostik besteht in einer Echokardiografie zur Evaluation struktureller Erkrankungen sowie der myokardialen Kontraktilität. Mittels (Spiro-)Ergometrie kann der Grad der notwendigen Belastung zur Entstehung der Dyspnoe weiter differenziert werden. Bei V. a. auf eine ischämische Ursache der Atemnot besteht die Indikation zur erweiterten nichtinvasiven (MRT, CT, Myokard-Szintigrafie, Stress-Echo) oder invasiven Diagnostik (Koronarangiografie).

■ Pulmonale Dyspnoe

Restriktive Ventilationsstörungen bezeichnen Erkrankungen, welche die Totalkapazität der Lunge, die als Gasvolumen während der Inspiration der Lunge definiert wird, vermindern.

- Intrapulmonale Ursachen: Pneumonie, Lungenfibrose, Atelektase, Lungentumore, ARDS
- Extrapulmonale Ursachen: Pleuraerguss, Pleuraemphyem, Pneumo- und Hämatothorax

Obstruktive Ventilationsstörungen beschreiben Krankheiten, die die Atemwege aufgrund unterschiedlicher Pathogenese obstruieren und damit den Atemgasfluss behindern. Neben der mangelnden Aufnahme von Sauerstoff, die zur Hypoxie führen kann, besteht die Gefahr einer insuffizienten pulmonalen Elimination von Kohlendioxid mit Manifestation einer Hyperkapnie.

- Intrapulmonale Obstruktion: chronisch obstruktive Lungenerkrankung (COPD), Asthma bronchiale, Fremdkörperaspiration
- Extrapulmonale Obstruktion: Trachealstenose, Pharynx- oder Larynxödem, Struma

■ **Störung der Lungenperfusion**

Akute Störungen der Lungendurchblutung zeigen sich im Rahmen einer akuten Lungenembolie durch Verlegung bzw. vollständigen Verschluss einer Pulmonalarterie. Chronische Beeinträchtigungen der Lungenperfusion sind Bestandteil der pulmonalen Hypertonie. Die erweiterte pulmonale Diagnostik besteht aus einer Lungenfunktionsprüfung ggf. mit Provokationstest zur Evaluation einer möglichen bronchialen Hyperreagibilität (z. B. Asthma) sowie weiteren nichtinvasiven (Pleurasonografie, Computertomografie des Thorax) oder invasiven Untersuchungen (Bronchoskopie). Eine Echokardiografie kann bei Verdacht einer chronischen oder akuten Belastung des rechten Ventrikels wie bei einer Lungenembolie oder pulmonalen arterielle Hypertonie indiziert sein.

■ **Dyspnoe sonstiger Genese**

Neben der kardialen und pulmonalen Dyspnoe können Patienten auch bei anderen Erkrankungen mit unterschiedlicher Pathogenese subjektiv Luftnot verspüren.

- Anämie
- Diabetische Stoffwechselentgleisung mit Ketoazidose
- Metabolische Azidose jedweder Genese
- Hyperventilationssyndrom/Panikattacken
- Verminderter körperlicher Allgemeinzustand durch Kachexie, Adipositas, Inaktivität
- Schwangerschaft
- Neurogene und neuromuskuläre Erkrankungen (Myasthenia gravis, amyotrophe Lateralsklerose, Gullian-Barré-Syndrom, Phrenikusparese)

■ **Pflegerische Aspekte bei akuter Dyspnoe**

Akute Atemnot löst große Angst aus. In solchen Momenten ist es wichtig, den Patienten ernst zu nehmen, beruhigend auf ihn einzuwirken und Maßnahmen einzuleiten, die die Luftnot bessern können.

Praxistipp

- Der Versuch eines Patienten, sich auch gegen ärztlichen oder pflegerischen Willen hinzusetzen, um besser Luft holen zu können, sollte nicht als Unruhe, Delir oder Aggressivität fehlgedeutet werden. Vielmehr empfiehlt es sich, den Patient zu unterstützen, sich z. B. auf die Bettkante zu setzen oder mit einem entsprechend ausgestatteten Bett oder einer Liege eine Herzbettlage zu etablieren
- Bewusstes Beobachten beeinflusst die Atmung des Patienten, daher unbemerkt die Atemfrequenz zählen, z. B. bei der Pulskontrolle oder mit der flachen Hand am Brustkorb die Atemfrequenz ermitteln

Maßnahmen bei akuter Atemnot

- Ruhe und Sicherheit vermitteln
- Patient nicht alleine lassen, ggf. Hilfe anfordern
- Atemerleichternde Lagerung durchführen: aufrechte Position mit Abstützen der Arme z. B. auf einem Kissen, um den Einsatz der Atemhilfsmuskulatur zu fördern (z. B. Kutscher- oder Reitsitz, Herzbettlagerung)
- COPD-Patient: Patient auffordern, gegen seine locker aufeinanderliegenden Lippen auszuatmen, um die Atemhilfsmuskulatur einzusetzen (Lippenbremse)
- Ggf. Sauerstoffgabe
- Beengende Kleidung lockern
- Verordnete Bedarfsmedikamente verabreichen
- Kalte Getränke und kalte Atemluft als Auslöser von Bronchospasmen verhindern
- Bei Verschlechterung des Zustandes Arzt informieren

6.3   Palpitationen

■ Fallbeispiel

Frau H. ist 42 Jahre alt und wacht in den letzten 4 Wochen immer wieder mit Angstgefühlen in der Nacht auf. Sie bemerkt, dass ihr Herz rast, stolpert und wie verrückt klopft. Da sie nicht genau weiß, was das zu bedeuten hat, sucht sie schließlich ihren Hausarzt auf und erzählt von diesen Symptomen und ihrer Angst, etwas Schlimmes zu haben. Sie hatte auch schon darüber nachgedacht, den Notarzt zu rufen, sich aber dann dagegen entschieden. Des Weiteren berichtet Frau H., in der letzten Zeit sehr viel Stress gehabt zu haben und das dadurch ihr Koffeinverbrauch angestiegen ist. Sie berichtet weiterhin, dass ihre Mutter sehr früh in die Wechseljahre gekommen ist und sie schon ihren Gynäkologen aufgesucht hätte. In manchen Fällen kann auch ein veränderter Hormonhaushalt die Herztätigkeit beeinflussen, um dies aber genau abzuklären, überweist der Hausarzt Frau H. in das nahe gelegene regionale Krankenhaus mit Kardiologie.

> **Als Herzklopfen (Palpitationen) wird die vom Patienten geäußerte unangenehme Empfindung des eigenen Herzschlages (kräftig, schnell/langsam, unregelmäßig/regelmäßig) bezeichnet. Von Herzrasen (Tachykardie) spricht man ab einem Ruhepuls von > 100 Schlägen/Minute.**

Sowohl Palpitation als auch die Tachykardie können in unterschiedlichsten zeitlichen Verläufen auftreten: von einmalig kurzzeitig, intermittierend wiederkehrend, situationsabhängig bis chronisch als Herzrhythmusstörung manifestiert. Häufig werden von den Patienten Missempfindungen angegeben, als ob »das Herz stehen bleibt«. Diese können im Rahmen einer ventrikulären Extrasystolie entstehen. Da nach einer VES durch die etwas längere kompensatorische Pause die Füllungszeit des Ventrikels verlängert ist, findet auch eine vermehrte Ventrikelfüllung statt. Die nun folgende ventrikuläre Kontraktion führt zu einer vermehrten Bewegung des Herzens im Thorax und wird somit als unangenehm empfunden.

> **Die subjektive Empfindung kann von Patient zu Patient stark variieren und das Ausmaß der Beschwerden korreliert nicht mit der Dignität des Symptoms. Ventrikuläre Kammertachykardien können z. B. komplett asymptomatisch bleiben.**

■ Ursachen

- Körperliche Belastung
- Funktionelle Herzrhythmusstörungen: Vorhofflimmern oder -flattern, supraventrikuläre und ventrikuläre Extrasystolen, Sinusknotenstörungen sowie AV-Blockierungen
- Herzinfarkt (Myokardinfarkt) oder allgemeine Herzmuskelinsuffizienz (Kardiomyopathie)
- Entzündungen des Herzmuskels (Myokarditis) oder des umgebenden Bindegewebes (Endo- oder Perikarditis)
- Hyperthyreose
- Hypoglykämie
- Im Rahmen der Immunreaktion auf Infekte oder bei systemischen Entzündungsreaktionen
- Anämie und Volumenmangelzustände durch akuten oder chronischen Blutverlust, Schock, oder Blutbildungsstörungen
- Psychische Faktoren und Erkrankungen wie Aufregung, Angstsituationen, akuter oder chronischer Stress
- Essstörungen mit starkem Untergewicht und Nährstoffmangelversorgung
- Genussmittelkonsum (Alkohol, Koffein, Nikotin), Drogenabusus/-entzug
- Medikamentennebenwirkungen (Theophyllin, Schilddrüsenhormone, Betamimetika, Antidepressiva, Kalziumantagonisten vom Nifidepintyp, Rebound-Phänomen nach abruptem Absetzen von Betablockern)

■ Diagnostik

Von entscheidender Bedeutung ist die Diagnostik einer strukturellen Herzerkrankung. Wichtigster Hinweis auf die Genese der empfundenen Palpitationen ist die ausführliche Anamnese des Patienten. Diese kann auch von der versierten Pflegekraft erfragt werden:

- Seit wann bestehen die Palpitation und wie würden Sie diese beschreiben? Was spüren Sie genau?

- Haben sich im Verlauf der Symptomatik Veränderungen ergeben oder sind zusätzliche Symptome oder Schmerzen aufgetreten?
- Sind diese Anzeichen familiär gehäuft aufgetreten?
- Bestehen aktuelle körperliche oder psychische Erkrankungen, falls ja werden diese therapiert?
- Nehmen Sie aktuell Medikamente ein (auf Theophyllin, Schilddrüsenhormone, Betamimetika, Antidepressiva, Kalziumantagonisten vom Nifidepintyp oder Betablocker achten)?
- Trinken Sie viel Kaffee/schwarzen Tee/Cola?
- Rauchen Sie?
- Wie viel Alkohol nehmen Sie pro Woche ungefähr zu sich?
- Leiden Sie unter Stresszuständen im Alltag?

Ausgehend von erhobener Symptomcharakteristik und dem aktuellen Befinden können weitere diagnostische Untersuchungen zur Abgrenzung möglicher Differenzialdiagnosen herangezogen werden.

- Blutentnahme zur Überprüfung des allgemeinen körperlichen Zustands
- Das EKG ist das entscheidendste Diagnostikum, insbesondere, wenn es gelingt, während des Anfalls ein EKG anzufertigen; wenn die Beschwerden unter Belastung auftreten ggf. Ergometrie (Belastungs-EKG)
- LZ-EKG bei intermittierend auftretenden Beschwerden oder bei sehr niedriger Anfallsfrequenz ggf. Implantation eines Event-Recorders
- Echokardiografie zur Evaluation morphologischer oder funktioneller kardialer Störungen
- Blutzuckeruntersuchung
- Bei V. a. eine stenosierende KHK Abklärung mittels Kardio-CT, Kardio-MRT oder ggf. Herzkatheteruntersuchung
- Bei ausgiebiger bis dato ergebnisloser Diagnostik kann eine EPU indiziert sein

Während des Krankenhausaufenthaltes zeigt sich bei Frau H. eine Hyperthyreose, die medikamentös eingestellt werden muss.

■ Pflegerische Aspekte

Wo das Herz leidet, leidet der Mensch. Pulsveränderungen können lebensbedrohlich sein und lösen Angst aus. Es ist besonders wichtig, dem Patienten das Gefühl der Sicherheit und der Ruhe zu vermitteln. Puls- und Blutdruckkontrollen sind durchzuführen und bei alarmierenden Abweichungen ist sofort der Arzt zu informieren. Der Patient soll sich schonen und erst einmal Bettruhe einhalten. Das Pflegepersonal sollte Gesprächsbereitschaft signalisieren und den Patienten dazu auffordern, Symptome genau zu beobachten und sie bei erneutem Auftreten mitzuteilen. Puls nicht mit dem Daumen tasten, wegen evtl. Verwechslung mit der eigenen Pulswelle. Wenn notwendig, ein EKG oder Monitoring mit Rücksprache des Arztes veranlassen.

6.4 Synkope

■ Fallbeispiel

Frau S. ist 74 Jahre alt, lebt mit ihrem pflegebedürftigen Ehemann zusammen in einer Wohnung und war bis auf eine Blinddarmoperation mit 13 Jahren noch nie im Krankenhaus. Aufgrund einer arteriellen Hypertonie hatte der Hausarzt ihr vor etwa 5 Jahren einen ACE-Hemmer (Ramipril 5 mg/tgl.) sowie Betablocker (Bisoprolol 2,5 mg/tgl.) verschrieben. Den Haushalt sowie die Versorgung ihres pflegebedürftigen Ehemanns kann Frau S. bis dato selbstständig ohne fremde Hilfe gewährleisten. In den letzten Tagen fühlt sie sich etwas müde und schwindelig, insbesondere nach dem Aufstehen. Das automatische Blutdruckmessgerät zeigt einen Blutdruck von 124/73 mmHg und eine Herzfrequenz von 45/min. Am Vormittag geht Frau S. zum Einkaufen, obwohl ihr noch etwas schwindelig ist. Nachdem sie sich an der Schlange zur Fleischtheke angestellt hat, wird ihr plötzlich schwarz vor Augen und sie stürzt zu Boden. Dabei fällt sie so unglücklich, dass durch den Aufprall am Boden eine Platzwunde an der Schläfe entsteht. Frau S. erwacht erst, als die von umstehenden Supermarktkunden gerufenen Rettungskräfte angekommen sind. An das eigentliche Sturzereignis kann sie sich nicht erinnern. Die bestimmten Kreislaufparameter sind normwertig (RR 130/64 mmHg, HF 52/min). Zur weiteren Diagnostik und zur chirurgischen Versorgung der Platzwunde wird Frau S. in das nächste Krankenhaus transportiert.

Die Synkope beschreibt ein Ereignis, das mit einem plötzlichen kurz andauernden spontan reversiblen Bewusstseinsverlust aufgrund einer transienten globalen zerebralen Hypoperfusion einhergeht. Nur wenn alle diese Bedingungen erfüllt sind, spricht man von einer »echten« Synkope. Da es zahlreiche Differenzialdiagnosen für die oft synonym verwendeten Ereignisse »Synkope, Kollaps, Koma, Krampfanfall« gibt, ist vor allem eine genaue Anamnese Basis für die weiterführende Diagnostik.

Im ersten Schritt sollte erfragt werden, ob es sich um eine Reflexsynkope oder um eine Synkope durch orthostatische Hypotonie handelt und ob typische Vorboten wie Schwitzen, Oppressionsgefühl, Taubheit, Palpitationen vorlagen. Auch der Verlauf der Aufwachphase nach einer Synkope ermöglicht es, eine wahrscheinliche Diagnose einzugrenzen. Desorientiertheit, Kopfschmerzen, Muskelkater oder Urin-und Stuhlinkontinenz können z. B. Hinweis auf eine Epilepsie als Ursache dienen (Schellong et al. 2015).

Verschiedene Formen von Synkopen

Reflexsynkope (nerval-vermittelt)

- Auslöser für eine **vasovagale** Synkope können emotionaler Stress, Furcht, Schmerz, Anblick von Blut, Emotion in größeren Menschenmengen bei Konzerten oder Kirchenbesuch sein
- **Situativer** Auslöser für eine Reflexsynkope können Husten oder Niesen, Miktion oder Defäkation, große Mahlzeit, Lachen, übergroße Anstrengung sein
- Die **Carotissinus-Synkope** kann ausgelöst werden durch Massage oder Druck auf den Carotissinus, z. B. durch am Hals enganliegende Hemden, Krawatten oder während der Rasur

Synkope infolge orthostatischer Hypotonie

Die orthostatische Synkope ereignet sich bei längerem Stehen, gehäuft bei Volumenmangel oder Infekt und tritt selten vor dem 40. Lebensjahr auf. Ursächlich ist insbesondere der primäre oder sekundäre Funktionsverlust des autonomen Nervensystems. Auch Medikamente (z. B. Antihypertensiva, Nitrate, Psychopharmaka) können eine orthostatische Hypotonie verursachen.

Kardiogene Synkopen (kardiovaskulär)

- Rhythmogen:
  - AV-Block mit Bradykardie
  - Sinuspausen
  - Ventrikuläre Tachykardie bei strukturellen Herzerkrankungen
  - Torsade-de-pointes-Tachykardie
  - Arrhythmien nach Myokardinfarkt
  - Ventrikuläre Tachykardien bei angeborenem oder erworbenem (medikamentös-toxischem) LongQT-Syndrom
- Nicht-rhythmogen:
  - Aortenklappenstenose
  - HOCM
  - Lungenembolie
  - Pulmonale Hypertonie
  - Subclavian-Steal-Syndrom
  - Akute Aortendissektion
  - Perikardtamponade
  - Vorhofmyxom

Weitere Ursachen für Synkopen-ähnliche Ereignisse

- Psychogen bei Hysterie, Panikattacken, Angststörungen
- Hypoglykämie
- Alkohol-/Drogenintoxikation
- Epilepsie
- Zerebrovaskuläre Ursachen
- Migräne

Die Basisdiagnostik neben der genauen Anamnese mit Prodromi/Trigger sowie Aufwachphase beinhaltet ein 12-Kanal-EKG sowie eine körperliche Untersuchung. Wenn sich ursächlich eine Reflexsynkope oder eine orthostatische Dysregulation zeigt, kann auf eine weitere Diagnostik verzichtet werden. Sollte sich jedoch der Verdacht einer strukturell-kardialen, rhythmogenen oder neurologischen Erkrankung ergeben, sind weitere schrittweise diagnostische Möglichkeiten indiziert (Moya et al. 2009).

- **Echokardiografie** zum Nachweis struktureller kardialer Erkrankungen (z. B. Aortenklappenstenose, HOCM, Vorhofmyxom, Perikardtamponade)
- **24-Stunden-EKG** bei vermuteter rhythmogener Synkope, struktureller Herzerkrankung oder pathologischem Ruhe-EKG

- **24-Stunden-Blutdruck** bei medikamentös assoziierter Hypotonien
- **Ergometrie** bei V. a. belastungsabhängige Synkopen
- **Shelong-Test**
- **Kipptischuntersuchung** zur Diagnostik einer orthostatisch bedingten Dysregulation
- **Carotissinusdruck-Versuch:** Durch die Massage der A. carotis in Höhe des Kehlkopfes kommt es durch Stimulation der Baro- und Mechanorezeptoren über eine Aktivierung der autonomen Nervensystems zur Verminderung der Sinus- und AV-Knotenaktivität sowie zu einer Vasodilatation. Beobachtet wird während kontinuierlicher EKG- und Blutdruckaufzeichnung, ob sich zum einen die in der Anamnese bestehende Symptomatik zeigt und dabei eine Asystolie von > 3 sec. sowie ein Blutdruckabfall von > 50 mmHg registrieren lässt
- **Elektrophysiologische Untersuchung** bei struktureller Herzerkrankung ohne klare Ursache für eine Synkope
- **Routine-Labortest** zur reinen Synkopenabklärung gibt es nicht. Bei begründetem Verdacht sollten jedoch Blutzucker, Kreatinin und Elektrolyte (Kalium, Natrium, Magnesium) bestimmt werden. Die Spiegelbestimmung von Antikonvulsiva bietet sich bei Patienten mit medikamentös behandelter Epilepsie an
- **Weitere neurologische Diagnostik (CT, MRT, Carotis-Doppler, EEG)** ist nur bei typischer Anamnese und Nachweis fokal neurologischer Defizite sinnvoll.

Nachdem Frau S. in der zentralen Notaufnahme chirurgisch versorgt wurde, erfolgte die stationäre Aufnahme in die kardiologische Klinik. Ein akuter Myokardinfarkt konnte mittels serieller 12-Kanal-EKGs sowie Troponinbestimmungen ausgeschlossen werden. Echokardiografisch zeigte sich eine gute linksventrikuläre Pumpfunktion (EF 60 %) ohne regionale Wandbewegungsstörungen, Auffälligkeiten der Herzklappen bestanden nicht.

Die weitere Diagnostik bestand in der Durchführung eines Langzeit-EKGs und einer Langzeitblutdruckmessung. Auch während des stationären Aufenthaltes klagte Frau S. immer wieder über kurze Schwindelattacken, die jedoch selbstlimitierend

sind. Wegweisend ergab die Langzeit-EKG-Untersuchung einen intermittierenden AV-Block III° mit ventrikulären Herzfrequenzen unter 30/min. Mit der Patientin wurde die Implantation eines 2-Kammerschrittmachers besprochen und am 4. stationären Tag komplikationslos durchgeführt. Am Folgetag konnte Frau S. in ihr häusliches Umfeld entlassen werden.

Pflegerische Aspekte

- Patienten, die das Bewusstsein nach einer Synkope bereits wiedererlangt haben und sich im Bett befinden, in die Trendelenburg-Lagerung bringen. Alternativ Patienten flach lagern und Beine hochlagern
- Patienten nicht allein lassen!
- Vitalzeichenkontrolle!
- Wundversorgung nach SM-Implantation beachten
- Analgetikagabe nach Bedarf und Anordnung
- Information über den Umgang mit dem SM, auf Besonderheiten und Verhaltenswesen hinweisen, besonders in den ersten Tagen und Wochen nach Implantation
- Da Frau S. sich um ihren pflegebedürftigen Ehemann kümmert, sofort den Sozialen Dienst einschalten oder wenn vorhanden, den ambulanten Pflegedienst über die aktuelle Situation informieren, damit die Versorgung des Ehemannes gesichert ist

Literatur

Moya, A., Sutton, R., Ammirati, F., Blanc, J.-J., Brignole, M., Dahm, J. B., et al. (2009). Guidelines for the diagnosis and management of syncope (version 2009). European Heart Journal, 30(21), 2631–2671. doi:10.1093/eurheartj/ehp298

Schellong, P. D. S. M., Gerk, U., Machetanz, J., Pabst, F., & Simonis, G. (2015). Schwindel und Synkope. Der Internist, 56(1), 6–11. doi:10.1007/s00108-014-3548-0

Kardiale Notfälle

Saskia Gesenberg, Ingo Voigt

S. Gesenberg, I. Voigt, *Pflegewissen Kardiologie,*
DOI 10.1007/978-3-662-53979-8_7, © Springer-Verlag GmbH Deutschland 2017

7.1   Lungenödem

Bedingt durch eine Volumenüberlastung und Drucksteigerung im linken Ventrikel kann sich als lebensbedrohlichster Zustand ein akutes Lungenödem entwickeln. Es kommt dabei zu einer vermehrten Flüssigkeitsansammlung im Lungeninterstitium ggf. bis in den Alveolarraum, was bei verlängerter Diffusionsstrecke zwischen Alveolarraum und dem kapillären Gefäßbett zu einer Minderoxygenierung des Blutes und damit zu einer inadäquaten Sauerstoffversorgung aller Organe führt. Entscheidend ist weiterhin, dass der akut dekompensierte Patient, bedingt durch die akute Luftnot, eine ausgeprägte Stress- oder Panikreaktion zeigen kann, wodurch es zu einer weiteren Verschlechterung des Verhältnisses zwischen Sauerstoffangebot und -bedarf kommt. Neben der medizinischen Versorgung des Lungenödems ist deshalb auch häufig eine psychologische Betreuung notwendig. Der Einsatz von titriert dosierten Morphinpräparaten ist oftmals notwendig.

> **Beim Lungenödem ist der sofortige Behandlungsbeginn maßgeblich entscheidend und lebensrettend. Dabei arbeiten Ärzte und Pflegende Hand in Hand!**

Das Lungenödem kann in kardiogene und nichtkardiogene Ursache eingeteilt werden:
- Kardiale Ursachen:
    - Gestörte Hämodynamik bei bestehender akuter oder chronischer Linksherzinsuffizienz
    - Linkskardiale Vitien
    - Myokardischämien, Myokardinfarkt mit höhergradig eingeschränkter Pumpfunktion
    - Herzrhythmusstörungen
    - Hypertensive Krisen
    - Kardiomyopathie
- Nicht-kardiale Erkrankungen (inflammatorische, toxische oder den kolloidosmotischen Druck betreffende Störungen):
    - Hypervolämie, besonders bei bestehender Niereninsuffizienz
    - Stark erniedrigtes Gesamteiweiß (Hypoalbuminämie)
    - Nephrotisches Syndrom
    - Permeabilitätsbedingtes Lungenödem, durch toxische Schädigung (Capillary-leak)

- Medikamentös-toxisch
- Sepsis
- Aspiration (z. B. Mendelson-Syndrom)
- Allergie, Anaphylaxie
- Schädigung des zentralen Nervensystems

■ **Klinische Zeichen – Symptome**
- Verschärftes Atemgeräusch, evtl. Giemen, Tachypnoe bis hin zur hochgradigen Atemnot
- Der Patient versucht verzweifelt, nach Luft zu schnappen, Sprechen ist meist nicht mehr möglich
- Spastische, rasselnde/feuchte Atemgeräusche (Trachealrasseln) sind hörbar
- Aushusten von schleimig-schaumigem rötlichem Sputum, in schweren Fällen kann man fleischwasserfarbigen Schaum oral oder tracheal absaugen
- Zyanose, Tachykardie, Kaltschweißigkeit, Hypertonus, ggf. Halsvenenstauung sichtbar
- Unruhe und Todesangst des Patienten ist deutlich sichtbar! (Erdmann 2011)

■ **Diagnostik**
Die Diagnostik erfolgt zunächst klinisch anhand der typischen Symptomatik; Erstversorgungsmaßnahmen werden sofort eingeleitet.
- **Anamnese und Klinik:** Der schwer dyspnoische Patient ist oftmals nicht in der Lage, adäquat auf ärztliche oder pflegerische Fragen zu antworten. Aus diesem Grund ist es wichtig, den Patienten ganz zu Anfang zu fragen, ob er schon einmal in dieser oder einer anderen Klinik mit demselben Beschwerdebild aufgenommen worden ist; zusätzlich ist der Hausarzt nach Personalien und nach einer Kontaktperson zu befragen. Bei vorhandener Krankenakte muss der Patient dann nicht weiter unnötig befragt werden
- **Auskultation:** Typischerweise zeigen sich feuchte Rassegeräusche sowie manchmal aufgrund der endobronchialen Obstruktion ein Pfeifen, Giemen oder Stridor
- **BGA:** Die Blutgasanalyse gibt wichtige Hinweise, ob eine respiratorische Partialinsuffizienz (nur Hypoxie) oder eine respiratorische Globalinsuffizienz (Hypoxie und Hyperkapnie) vorliegt. Dies ist eine wesentliche Entscheidungs-

grundlage zur Einleitung einer Ventilatortherapie. Zusätzlich kann eine metabolische Azidose als Grund für die vom Patienten verspürte Dyspnoe als Differenzialdiagnose ausgeschlossen werden

- **Echokardiografie:** Die Echokardiografie ist das wichtigste bildgebende Verfahren im Rahmen der akuten Herzinsuffizienz. Sie ermöglicht die Beurteilung der Ventrikelgröße und -funktion und gibt Hinweise für das Vorliegen eines Herzklappenfehlers oder eines hämodynamisch relevanten Perikardergusses. Zusätzlich lassen sich Differenzialdiagnosen, wie die akute Lungenembolie, der Spannungspneumothorax oder ein massiver Pleuraerguss, mittels Echokardiografie zügig bettseitig ausschließen
- **EKG:** Ein 12-Kanal-EKG sollte angefertigt werden, um zugrunde liegende kardiale Ursachen, wie z. B. einen guten Myokardinfarkt oder maligne Rhythmusstörungen, zu diagnostizieren
- **Labor:** Herzenzyme, Troponin, Blutbild, Nieren- und Leberwerte, Blutzucker und Elektrolytstatus, Entzündungsparameter CRP, TSH, Gerinnungsstatus und Laktat (Herold 2014)

- **Erstmaßnahmen**

Erstmaßnahmen, die neben der sofortigen Verständigung des Arztes von pflegerischer Seite unverzüglich beim Patienten sofort am Patientenbett einzuleiten sind:

- Arzt informieren und Medikamente, siehe unten, bereithalten!
- Patienten beruhigen und Sicherheit vermitteln
- Den Patienten in der Akutphase nicht alleine lassen!
- Herzbettlagerung
- Atemwege frei machen, ggf. schaumiges Sekret absaugen
- Beengende Kleidung entfernen, Frischluftzufuhr
- Sauerstoffgabe 2–8 l/min über Sauerstoffbrille, Nasensonde oder Sauerstoffmaske (Vorsicht bei Patienten mit einer chronisch obstruktive Lungenerkrankung! Eine erhöhte Sauerstoffkonzentration durch den zugefügten Sauerstoff kann zu einer Hypoventilation bis zum Atemstillstand führen, unbedingt BGA anstreben)

- Venöser Zugang vorhanden? Legen oder alles dafür bereithalten
- Wichtig: Vitalzeichenkontrolle, Atmung beobachten, Dokumentation

- **Spezifische Therapie des akuten Lungenödems**

Essenziell ist die Behandlung der auslösenden Faktoren. Bei ischämischer Ursache im Rahmen eines Myokardinfarktes ist die frühzeitige Koronarangiografie mit Revaskularisation anzustreben. In Abhängigkeit von der verursachenden Grunderkrankung erfolgt die weitere medikamentöse oder ggf. maschinelle Therapie.

- Nach ärztlicher Anordnung Verabreichung von Medikamenten: Als Basismedikation im Rahmen einer kardialen Kompensation mit Lungenödem werden Diuretika wie Furosemid verabreicht, um die Diurese zu fördern. Nitrate reduzieren über ihre Vasodilatation sowohl die kardiale Vorlast als auch Nachlast und entlasten somit das Herz. Bei hochgradig eingeschränkter linksventrikulärer Pumpfunktion ist gegebenenfalls die Gabe von positiven Inotropika (Dobutamin, Levosimedan) indiziert
- Stündliche Bilanzierung mit Flüssigkeitsrestriktion
- Patienten den Patientenruf in die Hand geben!
- Notfallkoffer bereithalten und nach Notwendigkeit Notfallalarm auslösen
- Ggf. Verlegung auf die IMC oder Intensivstation zur nichtinvasiven Beatmungstherapie
- Ggf. Intubation und Beatmungstherapie notwendig
- Bei Versagen der medikamentösen Therapie zur Volumenreduktion ggf. Hämofiltration/ Dialyse
- Bei bradykarden Herzrhythmusstörungen erfolgt gegebenenfalls die temporäre oder permanente Anlage eines Herzschrittmachers
- Bei hämodynamisch relevanten tachykarden Herzrhythmusstörungen, wie tachykardem Vorhofflimmern oder einer ventrikulären Tachykardie, erfolgt eine Antiarrhythmikatherapie gegebenenfalls mit elektrischer Kardioversion

> **Praxistipp**
>
> Patienten, die durch die eingeleiteten Erst-
> maßnahmen nicht innerhalb der nächsten
> 60–90 min eine deutliche klinische Besserung
> zeigen, sollten weiter auf einer IMC oder Inten-
> sivstation behandelt werden. In diesem Fall ist
> die frühzeitige Mitteilung an die designierte
> Station essenziell. Da insbesondere im Inten-
> sivbereich häufig ein relativer Bettenmangel
> besteht, kann so bereits im Vorfeld ggf. eine
> ärztliche Triage erfolgen, um einen freien Bett-
> platz zu schaffen.

Sollte sich der Patient nach den initialen Maßnahmen klinisch verbessern, ist trotzdem weiterhin
eine engmaschige Beobachtung erforderlich. Zur
weiterführenden Pflege beim akuten Lungenödem
gehören deshalb:

- Vitalparameter kontrollieren
- Besonders auf die Atmung achten (Frequenz,
  Rhythmus, Tiefe)
- Bilanzierung und Flüssigkeitsrestriktion, wenn
  nötig ggf. Ein- und Ausfuhrprotokoll anlegen
- Gewichtskontrollen
- Ernährungsberatung, wenn notwendig
  einleiten, z. B. kochsalzarme Kost in Betracht
  ziehen
- Atem- und Krankengymnastik, Mobilisation,
  Obstipationsprophylaxe durchführen
  (Menche 2011)

7.2   Schock

Unter dem Begriff Schock versteht man ein akutes
bis subakutes lebensbedrohliches Kreislaufversagen
mit einer primären oder sekundären Störung der
Hämodynamik und nachfolgender Schädigung der
Zellfunktionen. Dabei kann es in mehreren Organen
zu einem Missverhältnis zwischen Sauerstoffangebot und -verbrauch kommen. Durch den bestehenden Sauerstoffmangel im Gewebe und durch die
Anhäufung toxischer Abbaustoffe reagiert der Organismus mit Kompensationsmechanismen, die zum
großen Teil auf einer Aktivierung des sympathischen
Nervensystems beruhen (Latasch 2004).

Es werden fünf Schockformen unterschieden:

- **Anaphylaktischer Schock:** Akute allergische
  Reaktion/Überempfindlichkeit des Immunsystems auf eine bestimmte Substanz, wie z. B.
  Medikamente oder Tiergifte
- **Kardiogener Schock:** Der kardiogene Schock
  ist durch ein Pumpversagen des Herzens
  gekennzeichnet, welches nicht in der Lage ist,
  das benötigte Herzzeitvolumen (HZV) zur
  Verfügung zu stellen
- **Septischer Schock:** Zum septischen Schock
  kommt es vor allem durch eine schwere generalisierte bakterielle Infektion (Sepsis), die
  mit einer hypotensiven Kreislaufsituation aufgrund einer schweren inflammatorisch indu-
  zierten Vasodilatation einhergeht
- **Hypovolämischer Schock:** Wird auch als Volumenmangelschock bezeichnet und entsteht
  durch Verluste von Blut, Wasser oder Plasma.
  Dieser wird ausgelöst durch den mangelnden
  Sauerstofftransport, welcher durch die Verminderung des Herzzeitvolumens nach der Reduktion des intravasalen Volumens verursacht wird
- **Neurogener Schock:** Dem neurogenen Schock
  liegt eine Blockade oder Ausfall des sympathischen Nervensystems zugrunde, was eine
  Kreislaufinsuffizienz zur Folge hat. Zusätzlich
  führt auch hier eine Vasodilatation zur Hypotonie

■ Pathophysiologie des Schocks

Das Schockgeschehen betrifft primär die Mikrozirkulation. Unabhängig von den Ursachen des
Schocks versucht der Organismus, die Auswirkungen selbstständig zu kompensieren. Ein Schock
kann durch unterschiedliche Gründe verursacht
werden, zahlreiche Erkrankungen können durch
einen oder mehrere Mechanismen einen Schock
auslösen:

- Erniedrigter Gefäßtonus
- Vermindertes Herzzeitvolumen
- Reduziertes Blutvolumen

Durch die Störung in der Mikrozirkulation kommt
es zur Gewebshypoxie mit einer evtl. irreversiblen
Zellschädigung und einer daraus resultierenden
Laktatazidose. Folgende Kreislaufparameter sind
beim Schock verändert:

- **Blutdruck:** Der Blutdruck ist nur eingeschränkt als Parameter zu verwerten, da ein erhöhter peripherer Widerstand den Blutdruck als normaler Wert interpretieren lässt
- **Herzfrequenz:** Die Tachykardie ist in der Regel ein Ausdruck der sympathoadrenergen Reaktion, meist liegt die HF über 150 Schlägen pro Minute. Bradykardien sind eher selten vorhanden, können aber z. B. bei Schädel-Hirn-Traumata (neurogener Schock!) vorkommen
- **Zentraler Venendruck (ZVD):** Der ZVD ist nur ein indirekter Parameter beim Schock. Beim kardiogenen Schock ist er hoch, beim hypovolämen Schock niedrig
- **Herzzeitvolumen (HZV):** Das HZV ist beim septischen Schock erhöht, sinkt aber beim hypovolämen und kardiogenen Schock
- **Totalperipherer Widerstand (TPR):** Durch die adrenerge Reaktion ist der TPR im hypovolämen Schock niedrig
- **Pulmonalarterieller Druck (PAP):** Dieser repräsentiert den kleinen Kreislauf und ist z. B. ein wichtiger Indikator bei einer Lungenembolie
- **Pulmonalkapillärer Wedge-Druck (PCPW):** Gibt Auskünfte über den Volumenstatus und lässt Rückschlüsse auf den linksventrikulären Füllungsdruck und die linksventrikuläre Funktion des Herzens zu

Zu Beginn des Schocks stehen reversible Organdysfunktionen und Organveränderungen im Vordergrund, die unbehandelt in einem Multiorganversagen (MOV) enden können. Dies resultiert daraus, dass regulative Mechanismen zur Aufrechterhaltung eines stabilen Kreislaufes mit einer adäquaten Organperfusion nicht mehr konstant gehalten werden können. Die Folge ist ein Funktionsausfall wichtiger Organsysteme. Die wichtigsten Schockorgane bzw. Schockorgansysteme sind:

- **Herz:** Durch die systemische adrenerge Reaktion wird die Leistungsfähigkeit der Herzmuskelzellen gemindert (Diastole gesenkt → myokardiale Sauerstoffversorgung nimmt ab)
- **Niere:** Durch die verminderte renale Durchblutung entsteht in der Regel zunächst eine Oligurie, was in einer Anurie und in einem akuten Nierenversagen enden kann. Wenn der

Schockzustand schnellstmöglich und erfolgreich behandelt wurde, ist dies jedoch meist reversibel. Patienten mit chronisch vorgeschädigten Nieren können jedoch weiterhin im terminalen Stadium der Niereninsuffizienz bleiben und dauerhaft auf ein Nierenunterstützungsverfahren angewiesen sein
- **Lunge:** Es entsteht eine Ventilations-Perfusionsstörung. Durch das reduzierte HZV geht auch die Durchblutung der Lunge zurück und es entsteht eine Minderversorgung. Mikroatelektasen, Lungenödem oder ein ARDS können Folge davon sein
- **Gastrointestinaltrakt:** In der Regel treten massive Resorptionsstörungen auf, jedoch kann sich auch ein paralytischer Ileus entwickeln
- **Leber:** Die regulative Funktion der Leber im Rahmen der Entgiftungsleistung des Körpers wird durch das Absterben von Leberzellen deutlich eingeschränkt. Toxine und Stoffwechselendprodukte führen letztendlich zur Vergiftung des Körpers. Da Gerinnungsfaktoren vornehmlich in der Leber synthetisiert werden, können bei Reduktion der Leberfunktion schwere Blutungen auftreten
- **Blutgerinnung:** Die schwerwiegendste Komplikation dieses Systems ist die Entstehung einer DIC (disseminierte intravasale Koagulopathie), auch Verbrauchskoagulopathie genannt
- **Säuren-Basen-Haushalt:** Der Säure-Basen-Haushalt ist im Schock gekennzeichnet durch eine stoffwechselbedingte Übersäuerung des Blutes und des Körpers (metabolische Azidose). Wegweisend ist insbesondere eine Laktazidose; diese beschreibt einen niedrigen pH-Wert im Gewebe und Blut (Azidose) durch den vermehrten Gehalt von Laktat (dem Anion der Milchsäure). Dies ist ein wichtiger Indikator für die Gewebshypoxie und gibt Auskunft über des Fortschreitens des Schockgeschehens (Latasch 2004)

- **Allgemeine Schocksymptome**
- Bewusstsein und Verhalten des Patienten:
  - Veränderte Bewusstseinslage: Angst, Agitiertheit, Apathie, Somnolenz oder Koma
  - Übelkeit und Erbrechen

- Mitunter eingefallenes Gesicht des Patienten, Exsikkose
- Polydipsie, um damit den Flüssigkeitshaushalt im Körper auszugleichen
- Atmung, Hautfarbe und Temperatur:
  - Tachypnoe bzw. Dyspnoe bei metabolischer Azidose
  - Blasses bis hin zum marmorierten Hautkolorit
  - Periphere Zyanose, vor allem an den Akren
  - Kalter Schweiß, Frieren, feuchte, kühle Haut
    Ausnahme ist der septische Schock in der hyperdynamen Phase.
- Hämodynamik:
  - Tachykardie bis über 100 Schläge pro Minute und schwache Palpation des Pulses
  - Später Bradykardien.
    Ausnahme ist der neurogene Schock, hier ist initial eine Bradykardie vorhanden.
  - Hypotonie mit einer Systole von < 80–90 mmHg, MAP < 50 mmHg und einer kleinen Blutdruckamplitude
  - HZV vermindert
    Ausnahme ist der septische Schock in der hyperdynamen Phase.

Die Dekompensation des Kreislaufes und der drohende Schock können durch den Schockindex erfasst werden. Dieser wird berechnet durch den Quotienten aus Herzfrequenz und systolischem Druck.

> **Schockindex** $= \dfrac{\text{Puls}}{\text{RR systolisch}}$

Bewertung:
- Schockindex beim Gesunden: ca. 0,5 Normwert
- Schockindex bei beginnendem Schock > 1
- Schockindex bei manifestem Schock > 1,5

Renale Situation:
- Verminderte Urinausscheidung, bedingt durch eine renale Minderperfusion
- Oligurie < 500 ml/24 Stunden
- Anurie < 100 ml/24 Stunden

> **Jede Art des Schocks stellt eine vitale Bedrohung dar und muss umgehend und schnellstens behandelt werden. Ein frühzeitiges Erkennen und Behandeln ist von existenzieller Bedeutung für den Patienten.**

- **Sofortmaßnahmen**
- Patienten mit erhaltenem Bewusstsein und ausreichender Atmung werden in die Autotransfusionslage gebracht
  - Oberkörperflachlagerung, Beine anheben oder einen geeigneten Gegenstand unterschieben, um dadurch eine Umverteilung des Blutes im Körper hin zum Herzen zu erreichen
  - Ausnahmen sind der kardiogene Schock und das Schädel-Hirn-Trauma: hier den Oberkörper hoch und die Beine tief lagern (Herzbettlage!)
- Sicherung der Atmung durch stabile Seitenlage beim bewusstlosen spontanatmenden Patienten oder Verabreichung von Sauerstoff durch Sauerstoffbrille, Nasensonde oder Sauerstoffmaske. Beim nichtatmenden Patienten Beatmung über den Ambubeutel und spätere maschinelle Beatmung. Notfallmaßnahmen einleiten
- Legen von venösen großlumigen Zugängen und je nach Schockform Verabreichung von Flüssigkeit und Ausgleichung von Elektrolytstörungen und vorliegender Azidose. Ggf. bei Blutungen Ausgleich durch Gabe von Transfusionen und Gerinnungsfaktoren
- Engmaschige Kontrolle und fortlaufendes Monitoring von Bewusstsein, Atmung, Vitalzeichen, Sauerstoffsättigung und Hautzustand
- Psychische Betreuung des ängstlichen und ggf. unruhigen Patienten, vor allem den Patienten nicht alleine lassen. Ruhe ausstrahlen und Sicherheit vermitteln!
- Schmerzbekämpfung und Sedierung mit Analgetika, wenn notwendig
- Notfallkoffer bereithalten, Notfallmedikamente ggf. vorbereiten und nach Notwendigkeit Notfallalarm auslösen
- Schutz vor Unterkühlung

Die sofortige Diagnostik beim Schock dient dazu, möglichst schnell die Ursache herauszufinden und die bereits eingetretenen Folgeschädigungen zu ermitteln und zu therapieren. Mitunter kann es vorkommen, dass die Ursache des Schocks unbekannt ist.

- **Diagnostik**
- **Klinik**
  - Bewusstsein
  - Neurologischer Status
  - Verletzungen, Wunden
  - Auskultation von Herz und Lunge
  - Bildgebende Verfahren: Röntgen, Echo, Sonografie
  - Palpation des Abdomens, Röntgen-Abdomen (freie Luft im Bauchraum?)
  - Halsvenenstauung
  - Hautkolorit
  - Schmerzen
- **EKG:**
  - Hämodynamische relevante Herzrhythmusstörungen
  - Herzinfarkt
- **ZVD:**
  - Bei Rechtsherzversagen und Lungenembolie erhöht
  - Volumenmangel?
- **Labordiagnostik:**
  - BGA mit Laktat
  - Großes Blutbild mit Blutgruppe und Kreuzblut
  - Elektrolyte mit Herzenzymen
  - Nierenwerte mit Urindiagnostik
  - Gerinnung
  - Leberwerte
  - Pankreasenzyme
  - Ggf. Alkoholspiegel
  - Toxikologische Untersuchungen in Betracht ziehen, Blutkulturen
  - Evtl. Liquorpunktionen zum Erregernachweis

- **Therapie und Pflege**

Das allgemeine Therapieziel ist die Wiederherstellung und Erhaltung einer adäquaten Lungen- und Kreislaufsituation. Beachtet werden muss, dass bei Patienten mit einem Schock, nicht die alleinige Normalisierung der hämodynamischen Parameter ausreicht, sondern auch die Begleiterkrankungen therapiert werden müssen.

Neben der Akuttherapie und der kontinuierlichen Behandlung müssen folgende pflegerische Schwerpunkte immer mit beachtet werden:
- Körper- und Hautpflege dient zur Krankenbeobachtung (Hautfarbe, Temperatur und Durchblutung), aber auch zum Wohlbefinden des Patienten
- Mobilität dient zur Thrombose- und Dekubitusprophylaxe und zur Erhaltung der muskulären Funktionalität. Sollte dies nicht möglich sein, ist für die individuelle Situation ein regelmäßiger Positionswechsel entscheidend
- Pneumonie- und Atelektasenprophylaxe dienen vor allem zur Prävention von Atembeeinträchtigungen durch die ausreichende, effektive Lungenbelüftung und Mobilisation von Sekreten. Sie fördern zudem eine intakte Schleimhaut und vermeiden Aspirationen
- Ernährungstherapie und Flüssigkeitsbilanz ggf. dem Krankheitsbild anpassen

Die häufigsten Schockformen in der Kardiologie sind vor allem der kardiogene Schock, der Volumenmangelschock und der anaphylaktische Schock, auf welche nachfolgend differenzierter eingegangen wird.

7.2.1 Kardiogener Schock

Der kardiogene Schock ist einer der häufigsten Schockformen. Im Vordergrund stehen der Myokardinfarkt, die akute Dekompensation einer chronischen Herzinsuffizienz oder eines Klappenvitiums als Primärursache. Als Folge des Pumpversagens kommt es zu einer kritischen Reduzierung des HZV, welches zur Minderdurchblutung und inadäquaten Sauerstoffversorgung aller Organe führt. Etwa 5 % der Patienten mit einem akuten Myokardinfarkt erleiden einen kardiogenen Schock, dessen Mortalität zwar in den letzten Jahren deutlich gesenkt werden konnte, jedoch immer noch 50–60 % beträgt (Werdan et al. 2011).

■ Ursachen
- Akute Herzinsuffizienz, z. B. infolge eines Myokardinfarktes oder Klappenvitien
- Dekompensierte chronische Linksherz- oder Rechtsherzinsuffizienz
- Herzrhythmusstörungen, z. B. ventrikuläre Tachykardie, TAA (tachykardes Vorhofflimmern), Bradykardien
- DCM (dilatative Kardiomyopathie), Endokarditis, Myokardruptur
- VSD (Ventrikelseptumdefekt), Papillarmuskelabriss
- Perikardtamponade, Perikarditis
- Akute Lungenembolie
- Aortendissektion
- Myokardkontusion nach Trauma
- Myxome
- Medikamentös-toxische Ursachen: kardiotoxische bzw. kardiosuppressive Arzneimittel (Zytostatika, Betablocker, trizyklische Antidepressiva u. a.)

■ Klinische Symptome
- Hämodynamik: arterielle Hypotonie (MAP < 65 mmHg). HZV CI < 2,2 l/min/m^2, Anstieg des pulmonalarteriellen und lungenkapillaren Verschlussdrucks, linksventrikulärer enddiastolischer Druck von > 15 mmHg
- Zeichen der Linksherzinsuffizienz (Lungenödem)
- Herzrhythmusstörungen
- Dyspnoe, Orthopnoe, Lungenödem
- Gestaute Halsvenen bei einer Lungenembolie oder Rechtsherzinsuffizienz
- Periphere Ödeme, Schmerzen im Abdomen, Hepatomegalie
- Retrosternale Schmerzen
- Todesangst des Patienten, Agitiertheit
- Kaltschweißige, blasse Haut bis hin zum marmorierten Hautkolorit
- Bewusstseinsstörung bis hin zur Bewusstlosigkeit
- Oligurie und Anurie

■ Symptomatische Therapie und Erstmaßnahmen

Im Vordergrund steht neben der Evaluation der Schockursache die Wiederherstellung und Aufrechterhaltung einer suffizienten Pumpfunktion und die Sicherstellung der Atmung:

> Den Patienten beruhigen und Hektik vermeiden! Den Patienten in der Akutphase nicht alleine lassen!

- Bettruhe, Lagerung des Patienten mit erhöhtem Oberkörper, Herzbettlage, dadurch Senkung der Vorlast
- Ggf. Schmerzbekämpfung und Sedierung mit Analgetika (dadurch auch Senkung des Sauerstoffverbrauches)
- Sauerstofftherapie mit Sauerstoffbrille, Nasensonde oder Sauerstoffmaske
- Wärmeerhalt: der Patient darf nicht frieren und auskühlen
- Optimierung der Vorlast durch vorsichtige Volumengabe oder Verabreichung von Diuretika nach Evaluation des Volumenstatus
- Therapie der Herzrhythmusstörungen, ggf. elektrische Kardioversion
- Behandlung der Ursache, z. B. Lyse oder Antikoagulationstherapie bei einer Lungenembolie oder eine Koronarangiografie bei einem Myokadinfarkt

Weitere Maßnahmen, die nach Aufnahme auf eine Intensivstation, IMC oder Heart-Failure-Unit eingeleitet werden können:
- Differenzierte Katecholamin- und Inotropikatherapie ggf. unter Einschluss eines erweiterten hämodynamischen Monitorings (RHK, Thermodilutionskatheter)
- Bei fehlender Stabilisierung mit medikamentösen Maßnahmen sollte die Indikation für eine mechanische Herz-Kreislaufunterstützung (IABP, Impella, ECMO, LVAD) überprüft werden

Weitere Maßnahmen und Behandlungen sind von der Grunderkrankung abhängig.

7.2.2 Volumenmangelschock

Der hypovolämische Schock oder Volumenmangelschock ist gekennzeichnet durch den Verlust von:
- Blut, z. B. nach einem Trauma oder einem operativen Eingriff,
- intravaskulärer Flüssigkeit, z. B. durch Fieber, Diarrhöen, Erbrechen, Peritonitis oder
- Plasma, z. B. bedingt durch Verbrennungen.

Durch die Verminderung der zirkulierenden Blutmenge reduziert sich die Vorlast des Herzens mit Verminderung des Schlagvolumens (Frank-Starling-Mechanismus), was zu einer unzureichenden Perfusion der Organe mit einem hieraus resultierenden Missverhältnis von Sauerstoffangebot und Sauerstoffverbrauch führt. Der Körper ergreift Kompensationsmaßnahmen, um die Funktion lebenswichtiger Organe zu gewährleisten und verteilt die Flüssigkeit im Körper um (Zentralisierung).

■ **Diagnostik – Symptome**

Folgende Formen des hypovolämischen Schocks können unterschieden werden:
- **Hypovolämischer Schock:** Verlust des zirkulierenden Plasmavolumens ohne akute Blutung, z. B. Ileus, Aszites, über Wundhöhlen, ausgeprägte Diarrhöen, Erbrechen oder Dehydrierung
- **Hämorrhagischer Schock:** Es besteht eine akute Blutung ohne wesentliche Gewebsschäden, z. B. bei einer gastrointestinalen Blutung oder Blutverlust über Drainagen
- **Traumatisch-hämorrhagischer Schock:** Es besteht eine akute Blutung mit ausgedehnter Gewebsschädigung, z. B. als Folge traumatischer Einwirkung (retroperitoneales Hämatom). Blutverluste bei stumpfen Traumen lassen sich nur sehr schwer einschätzen, da sie meist nach innen bluten
- **Traumatisch-hypovolämischer Schock:** Kritischer Verlust des zirkulierenden Plasmavolumens ohne akute Blutung, z. B. als Folge einer großflächigen Verbrennung (Haverkamp et al. 2009)

Neben den allgemeinen Schocksymptomen zeigen sich bei einem hypovolämischen Schock:
- Feucht-kühle und blasse Haut, teilweise bis hin zu einem marmorierten Hautkolorit, Hautturgor reduziert
- Trockene Schleimhäute und starkes Durstgefühl, Exsikkose
- Eingefallenes Gesicht, verlangsamte Reaktion auf die Umwelt, eingefallene Bulbi
- Frieren, Wärmeverlust
- Hämodynamik: kaum tastbarer schwacher und schneller Puls, ZVD erniedrigt, arterieller Blutdruck erniedrigt, kollabierte Halsvenen
- Hyperventilation
- Oligurie bis Anurie
- Elektrolytstörung, Hb-Wert erniedrigt

■ **Therapie und Erstmaßnahmen**
- Kausale Therapie, z. B. Blutstillung, Flüssigkeitsverluste vermeiden
- Autotransfusionslage des Patienten, außer bei Blutungen am Kopf, Schädel-Hirn-Trauma, in der Lunge oder oberen Magen-Darm-Trakt (Gefahr der Aspiration!)
- Großlumige Venenverweilkanülen oder andere großlumige Zugänge (z. B. Schleusenkatheter) müssen angelegt werden, später ggf. eine ZVK-Anlage vorsehen, ggf. Verwendung von Druckbeuteln in Betracht ziehen
- Bereitstellung möglichst angewärmter kolloidaler und kristalloider Infusionen zum Volumenersatz nach ärztlicher Anordnung
- Nach erfolgter Volumensubstitution kann eine weitere Kreislaufstabilisierung mit Katecholamine erfolgen
- Elektrolyte ausgleichen, Kaliumverschiebung beachten
- Regelmäßige BGA-Kontrollen durchführen, auf Azidose achten
- Vitalzeichen kontrollieren
- Regelmäßige Mundpflege durchführen
- Krankenbeobachtung, besonders auf die Atmung achten
- Dokumentation
- Notfallkoffer bereithalten und nach Notwendigkeit Notfallalarm auslösen

Die Indikation von Transfusionen und Blutbestandteilen muss individuell getroffen werden. Hierbei werden der Blutverlust, der Sauerstoffstatus, die Herzfrequenz, die EKG-Veränderungen, die BGA, der Laktatanstieg sowie die Blutgerinnung und auch die Vorerkrankungen mit beachtet.

7.2.3 Anaphylaktischer Schock

Der anaphylaktische Schock ist die schwerste und fulminanteste Form der allergischen Sofortreaktion des Immunsystems auf eine bestimmte Substanz und akut lebensbedrohlich. Die enorme Freisetzung von Mediatorsubstanzen wie Histamin, Serotonin und Leukotrienen führen zu einer Gefäßweitstellung mit relativem Flüssigkeitsmangel und Blutdruckabfall. Das Herzminutenvolumen nimmt ab, eine Erhöhung der Gefäßpermeabilität tritt ein und die Bronchien können sich verengen (Bronchospasmus). Daraus können sich ergeben:

- Intravasale Volumenverluste
- Vasodilatation mit Plasmaverlust in das Gewebe
- Erschwerter Nährstoff- und Gasaustausch im Gewebe und in der Lunge
- Entwicklung von interstitiellen und zellulären Ödemen, besonders an Niere und Leber
- Entwicklung einer kardialen und einer respiratorischen Insuffizienz aufgrund eines capillary-leak

> **Das Larynxödem ist die häufigste Todesursache eines schweren anaphylaktischen Schocks.**

■ **Auslösende Faktoren**
- Iatrogen verursachte Schockform durch Medikamente, wie z. B. jodhaltige Kontrastmittel, Penicillin, Insulin, Analgetika, Muskelrelaxanzien, Blutprodukte oder Plasmaersatz
- Insektengiftallergene, z. B. Bienenstiche oder Schlange- und Spinnengifte
- Reaktion auf Materialien, z. B. Latex oder Metalle
- Inhalationsallergene, z. B. Pollen, Blüten, Sprays, Hausstaub, Schimmelpilze oder Tierhaare
- Nahrungsmittel
- Allergene bei Hyposensibilisierungstherapie

Die allergische Reaktion oder der anaphylaktische Schock manifestiert sich innerhalb von Sekunden bis Minuten nach Allergenkontakt. Anaphylaktische Reaktionen treten dabei nicht immer auf die gleiche Weise auf. Das klinische Bild variiert stark, je nach Eintrittspforte (oral, subkutan oder i.v.) des Antigens ist es zumindest auch dosisabhängig. Die Sofortreaktion, welche zum anaphylaktischen Schock führt, findet ihren Ursprung in einer Antigen-Antikörper-Reaktion. In den Körper eingedrungene Antigene werden beim ersten Kontakt als Fremdstoffe erkannt, woraufhin Antikörper gebildet werden. Diese Immunreaktion wird auch Sensibilisierung genannt. Durch das erneute Eintreten eines Antigens werden die gebildeten Antikörper sofort freigesetzt und lösen eine Antigen-Antikörper-Reaktion aus, wodurch Mediatoren freigesetzt werden und diese typische Reaktion hervorgerufen wird. Bei Menschen mit prädisponierenden Faktoren verläuft die Anaphylaxie oft schneller.

■ **Symptome**
- Unruhe/Agitiertheit, Juckreiz, Schwindel, Niesen, Urtikaria und Quaddelbildung auf der Haut
- Angst, der Patient bemerkt eine Veränderung
- Übelkeit, Erbrechen, Durchfall, Fieber, Schüttelfrost
- Schleimhautveränderungen
- Luftnot mit Bronchospasmus, inspiratorischer Stridor, Larynxödem
- Blutdruckabfall, Tachykardie
- Evtl. Krampfanfälle, Bewusstlosigkeit
- Rückenschmerzen, retrosternale Schmerzen
- Evtl. Herz-Keislauf-Stillstand

Schweregrade von anaphylaktischen Reaktionen

0 = lokal begrenzte Haut- oder Schleimhautreaktion

I = leichte Allgemeinsymptome und Hautreaktionen, Kopfschmerzen, Schwindel, Agitiertheit, Angst, Verwirrtheit, Juckreiz, Flush, generalisierte Urtikaria

II = zusätzlich zum Punkt I Kreislaufdysregulation, leichte Dyspnoe und gastrointestinale

Symptome, wie Übelkeit, Erbrechen, Harn- und Stuhlgang

III = zusätzlich zum Punkt II Schock und Bronchospasmus, schwere Dyspnoe bis hin zur respiratorischen Insuffizienz oder auch Larynxödem

IV = Atem- und Kreislaufstillstand (Latasch 2004)

- **Therapie und Pflege**
- Sofortige Unterbrechung der Allergenzufuhr, z. B. laufende Transfusion oder Antibiotika
- Zentralvenösen Zugang schaffen
- Sauerstoffgabe 2–8 l/min über Sauerstoffbrille, Nasensonde oder Sauerstoffmaske (Vorsicht bei Patienten mit einer chronisch obstruktiven Lungenerkrankung! Eine erhöhte Sauerstoffkonzentration durch den zugefügten Sauerstoff kann zu einer Hypoventilation bis zum Atemstillstand führen, unbedingt BGA anstreben)
- Volumenersatztherapie einleiten
- Nach ärztlicher Rücksprache (Ring et al. 2014)
- Adrenaliengabe (fraktionierte Gabe von Suprarenin in 0,1 mg-Schritten unter Kontrolle der Wirkung auf den Blutdruck)
- Antihistaminika (z. B. Dimetinden 8 mg)
- Glukokortikoide (z. B. Prednisolon 250–1000 mg i.v.)
- Bronchospasmolytika (z. B. Salbutamol, Terbutalin 2–4 Hub Dosieraerolsol (DÄ) oder bei Persistenz Reproterol-Perfusor 0,1 µg/Kg/min
- Autotransfusionslage, der Patient sollte in Schocklage gebracht werden und primär eine Volumenersatztherapie erhalten
- Ruhe und Sicherheit vermitteln!
- Enge Kleidung entfernen
- Vitalzeichenkontrolle, Krankenbeobachtung, besonders auf die Atmung achten
- Dokumentation
- Notfallkoffer bereithalten und nach Notwendigkeit Notfallalarm auslösen
- Bei Larynxödem ggf. Intubation oder Tracheotomie
- Reanimation bei Herz-Kreislauf-Stillstand

Je nach Ausmaß des anaphylaktischen Schocks können weitere Maßnahmen notwendig werden:
- EKG schreiben, auf Herzrhythmusstörungen achten
- Körpertemperatur regulieren
- Atmung beobachten, Dyspnoe und wiederkehrender Bronchospasmus nicht auszuschließen
- Vitalzeichenkontrolle
- Nach ärztlicher Rücksprache Krankengymnastik und Atemtherapie

7.3 Reanimation eines Erwachsenen

7.3.1 Überprüfen der Vitalfunktion

- **Bewusstseinskontrolle**

Die Bewusstseinskontrolle erfolgt nach dem ILCOR 2015 Standard (http://www.ilcor.org/home/). Reagiert der Patient nicht auf Ansprache, wird er zunächst an den Schultern angefasst und leicht geschüttelt. Sollte auch daraufhin keine Reaktion vom Patienten ausgehen, so wird dieser einem Schmerzreiz durch Kneifen in der Nasenscheidewand oder an der Oberschenkelinnenseite ausgesetzt. Erfolgt auf die durchgeführten Maßnahmen weiterhin keine adäquate Reaktion, liegt eine tiefe Bewusstseinsstörung vor. Abhängig von der lokalen Notfallversorgung sollte nun rasch weitere Hilfe (z. B. Reanimationsalarm, medical emergency team (MET)), herbeigerufen werden. Der Patient wird in dieser Zeit nicht unbeobachtet gelassen.

- **Atemkontrolle**

Die Überprüfung der Atmung wird als nächstes in Betracht gezogen. Die Beurteilung erfolgt bei überstrecktem Kopf des Patienten, indem man das Ohr an den Patientenmund bringt und 10 Sekunden lang prüft, ob sich der Thorax hebt (sehen) und ob Luft aus dem Mund strömt (hören und fühlen). Dies bezeichnet man als »SEHEN, HÖREN und FÜHLEN«.

> **Praxistipp**
>
> Oftmals fehlgedeutet wird die sogenannte Schnappatmung. Typisch für eine Schnappatmung sind gut erkennbare Atemzüge, da die

Atemhilfsmuskulatur mit eingesetzt wird und der Mund zum besseren Atemholen geöffnet wird. Der Patient erscheint blass oder zyanotisch und zeigt eine niedrige Atemfrequenz von unter 10/min. Wahrscheinlich beruht die Schnappatmung auf Zwerchfellkontraktionen, die bei ausgeprägtem Abfall der Sauerstoffkonzentration im Blut unter etwa 20 mmHg auftreten. Begründet liegt der pathophysiologische Mechanismus in der relativ größeren Hypoxietoleranz der inspiratorischen Neurone im Hirnstamm verglichen mit den exspiratorischen Neuronen.

Alle Ursachen eines Atemstillstandes können auch bei der Schnappatmung ursächlich sein:

- Überdosierung von Schlafmitteln oder Opiaten
- Schwere Lungenerkrankung
- Schwere Herzinsuffizienz
- Ausgeprägter Zwerchfellhochstand, z. B. traumatisch bedingt
- Die Schnappatmung tritt außerdem in der agonale Phase, kurz vor dem Tod eines Menschen ein

Liegt bei dem bewusstlosen Patienten eine Spontanatmung vor, wird dieser in die stabile Seitenlage gebracht.

■ **Pulskontrolle**

Ist keine Atmung feststellbar, wird durch Tasten des Carotispulses geprüft, ob der Patient einen funktionierenden Kreislauf aufweist. Dabei tastet man die A. carotis communis rechts und links hintereinander (!) und zählt währenddessen jeweils langsam bis 5, um eine Bradykardie nicht zu übersehen. Der Carotispuls muss beidseits geprüft werden, weil ein einseitiger Carotisverschluss vorliegen könnte. Bei Säuglingen ist wegen des kurzen Halses die A. axillaris zu palpieren. Ist kein Puls palpabel, ist von einem **Herz-Kreislauf-Stillstand** auszugehen, und es sollte spätestens jetzt unverzüglich mit der Herz-Druck-Massage begonnen werden, sofern nicht bereits sichere klinische Todeszeichen (Totenflecken, Totenstarre) eingetreten sind.

7.3.2 Durchführen der Herz-Druck-Massage

■ **Aufsuchen des Druckpunktes**

Das Aufsuchen des Druckpunktes ist wesentlich vereinfacht worden: Es wird neben dem Patienten kniend der Ballen einer Hand auf die untere Hälfte des Brustbeins des Betroffenen gesetzt, anschließend wird der Handballen der anderen Hand auf den Handrücken der bereits positionierten Hand gelegt.

■ **Thoraxkompression**

Der Helfer befindet sich neben dem Patienten, die Ellbogen des Helfers sind gestreckt, die Schultern befinden sich senkrecht über den Händen, das Gewicht wird im rechten Winkel auf den Brustkorb des Patienten übertragen.

- Es wird weich (nicht ruckartig!) und gleichmäßig komprimiert
- Der Helfer muss genug Kraft anwenden, um das Brustbein eines Erwachsenen ca. 5–6 cm (Eindrucktiefe ⅓ bis ½ des Thoraxdurchmessers) mit einer Frequenz von 100/min gegen die Wirbelsäule zu pressen
- Kompressionszeit = Relaxationszeit (1:1), d. h. Druck- und Entlastungszeit sollten gleich lang sein
- Es sollte im Rhythmus von 30:2 reanimiert werden – also erfolgen erst nach 30 Thoraxkompressionen 2 Atemstöße
- Nach jeder Kompression soll der Thorax vollständig entlastet werden, ohne dabei mit der Hand von der Patientenhaut abzuheben

Auch wenn die vorgeschriebene Frequenz von 100/min eingehalten wird, werden durch Unterbrechungen (Beatmung und Defibrillation) tatsächlich weniger Kompressionen erreicht. Es ist wesentlich, sich bei der Reanimation daran zu erinnern, dass eine zu schnelle Frequenz kontraproduktiv ist, da sich die Koronargefäße nur in der Diastole füllen. Wird mit einer höheren Frequenz reanimiert (> 120/min), so wird die Perfusionszeit des meist ohnehin geschädigten Herzens verkürzt, was die Wahrscheinlichkeit für eine erfolgreiche Defibrillation minimiert.

Im Gegensatz zum Vorgehen beim Basic Life Support (BLS) erfolgt bei den erweiterten Reanimationsmaßnahmen alle zwei Minuten eine Überprüfung der Lebenszeichen, wobei nach jeder Defibrillation sofort wieder mit Thoraxkompressionen begonnen wird und diese für zwei Minuten weitergeführt werden. Anschließend erfolgt eine erneute Kontrolle, d. h., der Erfolg einer Defibrillation wird durch die sofortige Weiterführung der Wiederbelebungsmaßnahmen erst zwei Minuten später verifiziert.

> **Praxistipp**
>
> Eine schwangere Patientin bildet eine Ausnahme und muss zur Herzmassage 30° nach links lateral gelagert werden (z. B. durch Unterlegen einer Decke) oder indem ein Helfer an ihrer linken Seite kniet und den Bauch mit beiden Händen zu sich »zieht«. Aufgrund der speziellen anatomischen Gegebenheiten bei Schwangeren kommt es sonst durch Kompression der V. cava inferior zu einem verminderten Rückfluss des Blutes zum Herzen und damit zu einer verminderten Vorlast (= Füllung) der Ventrikel. Bis auf die genannten Unterschiede behandelt man Schwangere wie andere Erwachsenen.

7.3.3 Beatmung

■ Maskenbeatmung

Die Beatmung wird mittels Beatmungsmaske durchgeführt. Die Schnüffelposition wird beim Säugling eingenommen, bei allen anderen wird der Kopf überstreckt. Die Maske wird mittels C-Griff fest aufgepresst: Daumen und Zeigefinger umschließen das Verbindungsstück der Beatmungsmaske mit dem Ambu-Beutel wie ein »C«. Die anderen Finger heben das Kinn am Unterkieferknochen. Vor der Maskenbeatmung ist das Positionieren eines Guedeltubus wünschenswert, wodurch die oberen Atemwege offengehalten werden, da die Zunge nicht zurückfallen kann. Dies erleichtert die Maskenbeatmung.

■■ Maskengröße

Das schmale Ende der Maske befindet sich am Ansatz der Nasenwurzel (zwischen den Augen), das breite Ende in der Vertiefung zwischen Unterlippe und Kinn. Die Maske muss mit der Haut gut abschließen. Zu beachten sind der Mundwinkel und der Nasenansatz, denn dort entweicht am ehesten die Beatmungsluft.

■■ Beatmung

Sanft und langsam beatmen: Der Beutel wird mit einer Hand zusammengedrückt, bis sich der Brustkorb hebt. Wird mehr als das benötigte Beatmungsvolumen insuffliert oder mit einem zu schnellen Beatmungsmanöver appliziert, besteht die Gefahr der Magenüberblähung und Aspiration. Wenn der Brustkorb sich anschließend wieder senkt, beginnt man mit der nächsten Beatmung. Um nicht zu schnell zu beatmen, sollte man sich an dem Tempo der eigenen ruhigen Atmung orientieren.

■ Atemwegssicherung
■■ Oropharyngeale Tuben

Durch Heben des Zungengrundes wird die freie Passage von Luft ohne wesentliche Überstreckung des Kopfes ermöglicht. Der Tubus wird mit nach kranial zeigender Spitze eingeführt und erst im Pharynx (um 180°) gedreht. Zu beachten ist, dass diese Tuben nur bei tiefer Bewusstlosigkeit eingesetzt werden dürfen, da sie sonst zum Erbrechen führen. Der Guedeltubus ist ein den anatomischen Gegebenheiten des Zungengrundes angepasster, starrer Tubus mit ovalem Lumen.

■■ Endotracheale Intubation

Die Atemwegssicherung mit endotrachealen Tuben ist das optimale Verfahren. Faustregel für die Tubusgröße: Der passende Tubus ist mindestens so dick wie der kleine Finger des Patienten. Die Intubation unter Reanimationsbedingungen sollte aufgrund der benötigten Zeit für die Vorbereitung und Durchführung erst nach Defibrillation und Medikamentengabe erfolgen. Die laufende HLW ist aber weiter – möglichst ununterbrochen – durchzuführen (Intubation während des ersten HLW Zyklus). Falls erforderlich sollte eine Unterbrechung der Thoraxkompression nicht länger als 10 Sekunden dauern. Daher sollten laut Guidelines 2015 nur erfahrene Helfer mit einer sehr guten Ausbildung und Erfahrung die Intubation durchführen.

Vorgehen

Bei Ansammlung von Flüssigkeiten (Blut, Mageninhalt, Schleim) ist das Absaugen mittels Pumpe indiziert. Der Absaugkatheter wird ohne Sog durch den Mund bis in den Hypopharynx (ca. 10–15 cm) eingeführt und danach langsam unter Sog zurückgezogen (wenn möglich dann durch die Nase). Sind die Atemwege durch größere Fremdkörper verlegt, müssen zur Entfernung eine spezielle Greifzange (Magill-Zange) und ein Laryngoskop zur Hilfe genommen werden.

Durchführung

- Patient in Rückenlage bringen, Kopf unterpolstert: Schnüffelstellung oder überstrecken
- Kopf überstrecken, Mund öffnen
- Laryngoskop in die linke Hand
- Laryngoskop in den Mund einführen, nach vorne oben heben (**kein Hebeln** am Oberkiefer)
- Klare Darstellung der Stimmritze (mit geradem Spatel Epiglottis direkt aufladen, mit gebogenem Spatel Zungengrund aufheben)
- Tubus einführen, evtl. Drehbewegung nach rechts
- Cuff blocken (5–15 ml)
- Kontrolle der Tubuslage durch beidseitiges Auskultieren der Lungenoberfelder (Hasselsche Dreiecke) während manueller Beatmung
- Tubus fixieren (Position: ca. 21 cm bei Frauen und 23 cm bei Männern an der oberen Zahnreihe)

Eine schwierige Intubation ist zu erwarten bei:

- Überbiss, Schneidezahnkantendistanz < 3 Querfinger, thyromentale Distanz < 6 cm
  - Als Schneidezahnkantendistanz, kurz SKD, bezeichnet man die Distanz von oberen und unteren Schneidezähnen bei maximaler Mundöffnung
  - Als thyromentale Distanz, kurz TMD, bezeichnet man den Abstand zwischen der Vorderseite des Schildknorpels und des Kinns
- Kurzer Hals mit breitem Unterkiefer, steifer HWS, Makroglossie, Struma, Stimmritzenkrampf und Abwehrbewegungen, Trismus, Gesichtsschädelfrakturen, Glottisödem, Hämatemesis, Erbrechen, Platz- und Lagerungsprobleme

■■ Larynxtubus

Ist kein geübter Helfer wie oben beschrieben vorhanden, wird in den ERC Leitlinien von 2015 eine supraglottische Atemwegssicherung empfohlen. Hierzu werden im Notfallmanagement der Larynxtubus eingeführt. Dieser stellt eine erste gute Atemwegssicherung dar und soll schnellst möglich eingebracht werden, ohne die anderen erweiterten Maßnahmen bei der Reanimation zu verzögern.

Durchführung:

- Tubusgröße nach der Körpergröße des Patienten wählen
- Kopf des Patienten überstrecken
- Mund öffnen
- Ggf. Zunge des Patienten leicht zur Seite drücken
- Larynxtubus mittig am harten Gaumen entlang in den Rachen hineinschieben
- Die Markierung für die Zahnreihe gibt die Tiefe des Larynxtubus an
- Anschließend den Tubus mithilfe der dazugehörigen Blockerspritze blocken
- Eine schnelle Lagekontrolle erfolgt durch Beurteilung der Thoraxhebung und durch Auskultation der Lunge

7.3.4 Defibrillation

Das Notfall-EKG wird noch vor der Frühintubation durchgeführt – die Ableitung erfolgt über die Defibrillator-Klebepads. Eine Frühdefibrillation hat nur innerhalb der ersten 5 Minuten Aussicht auf Erfolg. Liegt das Ereignis länger als 5 Minuten zurück, sollte zuerst über 2 Minuten mit grundlegenden Reanimationsmaßnahmen begonnen und erst danach defibrilliert werden. Diese Vorgehensweise verbessert entscheidend die Aussichten auf eine erfolgreiche Defibrillation, da durch die Thoraxkompression zum einen der Druck und Fluss in den Koronargefäßen ansteigt und andererseits eine bessere Oxygenierung erfolgt. Da überwiegend bereits mit der manuellen Thoraxkompression begonnen wird, bevor ein Defibrillator oder AED verfügbar ist, hat sich der früher geltende Grundsatz der raschen Defibrillation (sobald verfügbar) revidiert und gilt somit nur mehr für ein beobachtbares Ereignis (z. B.

während der Herzkatheteruntersuchung, auf der Intensivstation), oder wenn für die eintreffenden Erstkräfte offensichtlich ist, dass entsprechende HLW-Maßnahmen durch anwesende Personen getroffen wurden.

■ **Vorgehen**

- Defibrillator einschalten
- Defi-Pads auf den Thorax in Defibrillationsposition aufkleben
- Ein Pad über dem 5. ICR der linken vorderen Axillarlinie (Herzspitze), eines unter der rechten Clavicula (über dem 2.–4. ICR parasternal rechts, nahe der Herzbasis). Als Alternative zu den Klebe-Pads können rechteckige Gel-Platten, die den hohen Übergangswiderstand der Haut verringern, in Kombination mit einem herkömmlichen Defibrillator-Paddel eingesetzt werden. Dadurch werden beim Defibrillieren Verbrennungen vermieden. Die Defibrillation mit erforderlicher Verwendung von Elektroden-Gel wird aufgrund von Verbrennungen und »Gel-Brücken« nicht mehr empfohlen
- Notfall-EKG ableiten und registrieren
- Bei Kammerflimmern oder instabiler (pulsloser) ventrikulärer Tachykardie nach Registrierung des Notfall-EKGs sofort Defibrillation!

> ❯ **Eine Asystolie und eine »pulslose elektrische Aktivität« (PEA) sind nicht defibrillierbar!**

- Stromstärke einstellen: 150–200 J biphasisch bzw. 360 J monophasisch
- Laden des Defibrillators mit eingestellter Energie
- Warnung der Anwesenden: »**Achtung, alle weg vom Patienten, das Bett nicht berühren!**«
- Die Defibrillation wird durch Drücken beider orangenen Knöpfe an den Defibrillator-Paddels, bzw. wenn Klebeelektroden benutzt werden, am Defibrillator ausgelöst
- Nach der Defibrillation sofortige Herzdruckmassage und Beatmung (30:2), erst nach zwei Minuten Herzlungenwiederbelebung (HLW) den Rhythmus überprüfen und eventuell neuerliche Defibrillation auslösen. Beim biphasischen Defibrillator kann ab der zweiten Defibrillation eine Energie von 200 J verwendet werden, beim

monophasischen Defibrillator bleibt die Energie bei 360 J.

■ **Mechanismus**

Die zeitgleiche Depolarisation des gesamten Myokards führt zur Auslöschung der chaotischen Reizbildung.

■ **Indikation**

Kammerflimmern, grobschlägiges und feinschlägiges Kammerflimmern und VT.

7.3.5 Präkordialer Faustschlag

Durchgeführt aus 20–30 cm Höhe auf die Sternum Mitte wird dieser heute nur im Falle eines beobachteten Kollapses und gesichertem Herz-Kreislaufstill-Standes (setzt Monitoring voraus) erwogen und sollte nur durchgeführt werden, wenn unmittelbar kein Defibrillator verfügbar ist. Ein präkordialer Faustschlag kann eine Kammertachykardie (150–200/min) in einen Sinusrhythmus konvertieren. Bei Kammerflimmern (350–600/min) ist er selten erfolgreich bzw. muss sehr schnell nach Beginn des Kammerflimmerns erfolgen (innerhalb von maximal 10 Sek.).

■ **Voraussetzung**

- Patient ist an einen EKG-Monitoring angeschlossen
- Bei Kammerflimmern, Kammertachykardie sofort nach Einsetzen des Herz-Kreislaufstillstandes
- »Kontraindikationen«, wenig sinnhaft bei:
  - Hypotoxischem Zustand
  - Kindern
  - Unbeobachtetem Kreislaufstillstand

7.3.6 Passagerer Schrittmacher

■ **Indikation**

Asystolie oder Bradykardie HF < 40/min

■ **Komplikationen**

Auslösen von Kammerflimmern/-tachykardien oder sogar Bradykardien. Jedoch ist bei erfolglosem

Einsatz von Adrenalin bei Asystolie nach derzeitigem Wissenstand auch der Herzschrittmacher-Einsatz nicht sinnvoll.

▪ Arten

- Externer transkutaner Schrittmacher → Impulsabgabe über Defibrillator-Klebepads
- Transvenöser Herzschrittmacher → transvenöse Anlage über die V. jugularis, V. subclavia oder V. femoralis

7.3.7 Medikamente

Die Gabe von Medikamenten stellt ein weiteres Standbein der erweiterten Reanimationsmaßnahmen dar. Die Medikamentengabe erfolgt alle 2 Minuten, nach der routinemäßigen Überprüfung der Vitalfunktionen, wobei die Verabreichung immer vor einer nötigen Defibrillation erfolgt, und zwar erstmals vor der dritten Defibrillation. Zwischen Medikamentengabe und gegebenenfalls nötiger Defibrillation empfiehlt sich eine kurzfristige Wiederaufnahme der HLW, damit den verabreichten Medikamenten Zeit gegeben wird, ihren Wirkungsort (meist das Herz) zu erreichen.

Applikationsformen

▪ Peripherer venöser Zugang

Unter Reanimationsbedingungen ist das Legen eines peripheren venösen Zuganges die Vorgangsweise der ersten Wahl. Ein zentralvenöser Zugang ist nicht empfehlenswert, da hierfür die Thoraxkompression pausiert werden muss und die Komplikationsrate deutlich höher ist. Liegt bereits ein zentralvenöser Zugang, sollte diesem der Vorzug gegenüber dem peripheren Zugang gegeben werden, da die applizierten Medikamente schneller den gewünschten Wirkungsort erreichen und notfalls größere Volumina unter Druck appliziert werden können.

> **❯ Wichtig ist das ausreichende Nachspülen (mindestens 20 ml bei peripherem Zugang), damit die verabreichten Medikamente schnell und sicher ihren Wirkungsort erreichen.**

▪ Intraossärer Zugang

Ist das Legen eines peripheren Zuganges unter Reanimationsbedingungen nicht möglich – bei Erwachsenen und Kindern (nach drei peripheren Fehlversuchen) – sollte ein intraossärer Zugang in die Tibia erwogen werden, denn dieser stellt einen schnellen und sicheren Weg der Medikamentenapplikation dar.

> **❯ Medikamentengabe im Bolus und ausreichendes Nachspülen!**

▪ Tracheale Applikation

Die tracheale Applikation stellt nach den Leitlinien von 2015 die »Ultima Ratio« dar – also nur, wenn die periphere und intraossäre Gabe nicht möglich sind.

Nachteile:

- Nur bestimmte Medikamente dürfen tracheal gegeben werden
- Plasmaspiegel sind aufgrund der langsameren Resorption schwer abschätzbar
- Resorptionsraten und somit optimale Dosen sind nicht bekannt. Es gilt als Faustregel, dass die 3–10-fache Dosis der i.v.-Medikation zu verabreichen ist

Wichtige Reanimationsmedikamente

▪ Adrenalin

Wirkmechanismus: Adrenalin ist ein Alpha- und Beta-Sympathomimetikum.

Wirkung:
1. Anhebung des diastolischen Aortendrucks bewirkt:
   - Steigerung der zerebralen Perfusion und
   - Steigerung der Koronarperfusion (in der Diastole!)
2. Venenkonstriktion steigert das zentrale Blutvolumen
3. Stimulierung intraventrikulärer Schrittmacherzentren
4. Steigerung der Kontraktilität

Nachteile:

- Der myokardiale Sauerstoffverbrauch steigt
- Arrhythmogene Effekte: tachykarde Arrhythmien, Kammerflimmern

- Die endokardiale Perfusion sinkt infolge der Zunahme der myokardialen Wandspannung und der Steigerung des koronaren Gefäßwiderstandes und somit des koronaren Perfusionsdruckes
- Exzessiver Blutdruckanstieg bei Wiedererlangung des Spontankreislaufes

Dosis:

- 1 mg alle 3–5 Minuten intravenös (bei Kindern 0,01 mg/kg)

Indikationen:

1. Kammerflimmern:
   - Adrenalin steigert die Flimmeramplitudenhöhe (Hinweis auf Zunahme der Koronarperfusion), bessere Defibrillierbarkeit
   - Beta-Adrenozeptor-Stimulation senkt die Flimmerschwelle.
   - Gabe erfolgt nach drei erfolglosen Defibrillationen
2. Asystolie:
   - Adrenalin stimuliert intraventrikuläre Schrittmacherzentren
   - Verbessert die myokardiale Perfusion bei Asystolie besser als bei Kammerflimmern, da der koronare Gefäßwiderstand hier geringer ist
   - Relativ gute Erfolgsaussichten bei Kindern mit hypoxisch bedingtem Herz-Kreislauf-Stillstand
3. Elektromechanische Dissoziation (EMD) oder pulslose elektrische Aktivität (PEA)
   - Adrenalin verbessert die myokardiale Perfusion.
   - Hohe Adrenalindosen (ab 0,2 mg/kg) begünstigen das Wiederauftreten der Spontanzirkulation, nicht aber die Prognose!

- **Amiodaron**

Amiodaron ist ein jodiertes Benzofuran und hat strukturelle Ähnlichkeiten mit Thyroxin und Procainamid. Es besitzt eine stark hemmende Wirkung auf ventrikuläre und supraventrikuläre Herzrhythmusstörungen sowie eine mäßig negativ inotrope Wirkung, die aber nur bei bestehender Linksherzinsuffizienz zu einer Verschlechterung der Herzleistung führt.

Wirkungsmechanismus: Amiodaron besitzt eine komplexe Wirkungsweise: Aufgrund seiner Eigenschaft, die Refraktärzeit und das frühe Aktionspotenzial des Herzmuskelgewebes zu verlängern, wird es zwar der Klasse III (Kaliumkanäle) nach Vaughan/Williams mit einer starken Hemmung zugeordnet, besitzt aber auch eine mäßig hemmende Wirkung in Bezug auf alle anderen Kanäle.

Wie alle bekannten Antiarrhythmika kann Amiodaron selbst auch Herzrhythmusstörungen auslösen (allerdings seltener). Vergleichsweise oft kann es hingegen zu schwerwiegenden extrakardialen unerwünschten Wirkungen kommen.

Nachteil:

- Die lange und variable Halbwertszeit (30–100 Tage), welche durch die hohe Lipidlöslichkeit und das damit verbundene hohe Verteilungsvolumen bedingt ist.

Indikation:

- Behandlungsbedürftige tachykarde supraventrikuläre Herzrhythmusstörungen wie:
  - AV-junktionale Tachykardie
  - Paroxysmale AV-Reentrytachykardie bei WPW-Syndrom
  - Paroxysmales Vorhofflimmern
- Tachykarde ventrikuläre Herzrhythmusstörungen (wenn möglich in Kombination mit Betablockern)

Dosierung:

Wenn nach drei Defibrillationen immer noch VT/VF persistiert, werden 300 mg als Bolus i.v. gegeben. Sollte nach der ersten Bolus-Gabe VT/VF weiter persistieren oder rezidivierend auftreten, erfolgt jeder weitere Bolus mit 150 mg. Nach erfolgreicher Reanimation therapiert man weiter mit 1050 mg über 24 h.

Nebenwirkungen (bei Langzeitanwendung, im Rahmen der Reanimation zu vernachlässigen):

- Interstitielle Lungenfibrose (schwerste Nebenwirkung, oft tödlicher Verlauf)
- Fibrosierende Alveolitis (schon nach wenigen Monaten Behandlungsdauer)
- Schilddrüsenfunktionsstörungen (hoher Jodgehalt! Amiodaron birgt die Gefahr der Induktion einer schweren Hyperthyreose!)

- Hornhaut-Mikroablagerungen (>90 % nach ½ Jahr Therapie!)
- Leichter Blaustich in der optischen Wahrnehmung
- Optische Neuropathie mit Gesichtsfeldausfällen
- Leberenzymanstieg (⅓ der Patienten)
- Hautverfärbung bei Sonnenexposition und erhöhte Lichtempfindlichkeit

▪ Magnesium 50 %

Magnesium ist ein wichtiger Bestandteil vieler Enzymsysteme und ist unter anderem bei der ATP-Synthese im Muskel involviert. Es spielt sowohl bei der neuromechanischen Transmission als auch bei der Kontraktilität des Myokards eine wichtige Rolle.

Wirkungsmechanismus:
- Aktivierung von Muskelenzymen
- Stabilisierung von Zellwänden
- Hemmung der Reizübertragung

Indikation:
- Kammerflimmern
- Torsades-de-Pointes-Tachykardie
- Digitalisintoxikation

Dosierung:
- 2 g Magnesiumsulfat über 1–2 Minuten langsam i.v.
- Nach 10–15 Minuten erneute Gabe möglich

▪ Atropin

Wirkungsmechanismus (kardiale Parasympathikolyse)
- Steigert Sinusentladungen
- Begünstigt AV-Überleitung (günstig bei AV-Block auf nodaler Ebene)

Nebenwirkungen:
- Myokardialer Sauerstoffverbrauch steigt durch Frequenzanstieg
- Kammerflimmern, ventrikuläre Tachykardien (selten)

Indikationen:
- Asystolie
- PEA
- Bradykardie (Sinusbradykardie)

Dosis:
- Volle Vagusblockade wird durch 1 × 3 mg i.v. bei Asystolie/bradykarder PEA erreicht
- Bradykardie: 0,5 mg i.v.

> **Praxistipp**
>
> - Dosen unter 0,5 mg wirken parasympathomimetisch (Zunahme der AV-Blockierung).
> - Die Gabe von Atropin wird seit den ERC Leitlinien 2010 bei anhaltender Asystolie nicht mehr empfohlen.

▪ Natriumbicarbonat

Grundlage: Eine schwere Azidose begünstigt Kammerflimmern, verhindert eine erfolgreiche Defibrillation, senkt die Kontraktilität, steigert die Gefäßpermeabilität und bewirkt eine Dilatation der Arteriolen.

Nachteile:
- Alkalose arteriell – Azidose venös und intrazellulär, durch rasche CO_2-Diffusion in den Intrazellularraum
- Linksverschiebung der O_2-Sättigungskurve bewirkt eine festere Bindung des Sauerstoffs an das Hämoglobin, wodurch die O_2-Abgabe in der Peripherie abnimmt → Laktatanstieg
- Natriumbelastung führt zur Flüssigkeitsverschiebung in den interstitiellen Raum und zur Preload-Erhöhung (CAVE: Herzinsuffizienz)

Indikationen:
- Bei Herz-Kreislauf-Stillstand und protrahierter Reanimation haben sich in Studien keine Vorteile einer Natriumbicarbonatgabe gezeigt, weshalb die generelle Gabe von Natriumbicarbonat in den Leitlinien, außer in folgenden Fällen, nicht mehr empfohlen wird
  - Hyperkaliämie
  - Vergiftungen mit trizyklischen Antidepressiva

7.3.8 Differenzialdiagnosen des Herz-Kreislauf-Stillstands

Bei länger anhaltender Reanimation sollte nach reversiblen Ursachen für einen Herz-Kreislauf-Stillstand gesucht werden. Diese werden nach den Anfangsbuchstaben in die 5 H's und 5 T's eingeteilt.

- **5 H's**
  - Hypoxie (z. B Bolusaspiration, Lungenödem)
  - Hypovolämie (z. B. hypovolämischer Schock)
  - Hydrogenion (Azidose)
  - Hypo-/Hyperkaliämie (z. B. Dialysepatient, Polypharmazie bei geriatrischen Patienten)
  - Hypothermie

- **5 T's**
  - Tamponade (Perikardtamponade)
  - Thrombose, pulmonale (Lungenembolie)
  - Thrombose, kardial (Myokardinfarkt)
  - Toxigen (Intoxikation)
  - Thorax (Spannungspneumothorax)

7.3.9 Abbruchkriterien der Reanimationsmaßnahmen

Allgemeingültige Empfehlungen, wie lange eine Reanimation durchgeführt werden muss, gibt es nicht. Die Entscheidung ist individuell für jeden Patienten nach Rücksprache mit dem ärztlichen Leiter des Reanimationsteams zu treffen.

> **Praxistipp**
>
> Solange Kammerflimmern besteht, sollten Reanimationsmaßnahmen weitergeführt werden.

Mögliche Abbruchkriterien:
- Erfolglose Reanimation über 20 Minute bei persistierender Asystolie
- Vorliegende Patientenverfügung
- Im Vorfeld festgelegte Nicht-Durchführung von Reanimationsmaßnahmen (**DNR:** DO NOT REANIMATE, **AND:** ALLOW NATURAL DEATH)
- Individuelle Entscheidung nach Rücksprache mit dem behandelnden Arzt/Hausarzt

> **Praxistipp**
>
> Um vom Patienten nicht gewollte Reanimationsmaßnahmen zu vermeiden, sollten alle Patienten, die stationär aufgenommen werden, im Rahmen der Pflegeanamnese zu einer Patientenverfügung bzw. Vorsorgevollmacht befragt werden. Wird während des Aufenthaltes ein DNR-Status festgelegt, muss dieser für alle pflegerischen und ärztlich zuständigen Mitarbeiter in der Patientenakte hinreichend dokumentiert und ersichtlich sein. Auch für eine Überleitung bzw. Verlegung in eine andere Abteilung ist dies eine wichtige Information und sowohl in der ärztlichen als auch pflegerischen Dokumentationen zu erwähnen.

7.3.10 Überbringung der Todesnachricht

Die Überbringung der Todesnachricht an Angehörige gehört zu den ärztlichen Aufgaben, sollte persönlich erfolgen und wenn möglich nicht am Telefon. Generelle Empfehlungen für die Überbringung der Todesnachricht gibt es nicht, eine menschliche, empathische Art ist wünschenswert.

Vor oder während des ärztlichen Angehörigengesprächs ist der Verstorbene pietätvoll herzurichten. Ideal wäre ein geeigneter Verabschiedungsraum im Krankenhaus, damit die Angehörigen in Ruhe Abschied nehmen können.

- Der Verstorbene sollte gewaschen werden und ein frisches Patientenhemd erhalten. Das Bett sollte ggf. frisch bezogen werden. Ausgenommen von diesem Vorgehen ist die ungeklärte oder nicht-natürliche Todesart. In diesem Fall muss der Patient nach Abbruch der Reanimation inklusive aller während der Reanimation eingebrachten Zugänge unverändert verbleiben. Durch den ärztlichen Dienst muss die Kriminalpolizei informiert werden
- Es bietet sich an, dass bei dem Gespräch mit dem Arzt auch eine erfahrene Pflegekraft anwesend ist
- Ein angemessener Gesprächsrahmen ist zu wählen (z. B. Arztzimmer), Flurgespräche sind zu vermeiden

- Der zeitliche Rahmen für das Gespräch ist großzügig zu wählen
- Störende Telefonate sollten vermieden werden
- Nachdem die Todesüberbringung erfolgt ist, sollte in solch einer für den Gegenüber schwierigen Situationen die wirkungsvolle Methode des »aktiven Zuhören« angewandt werden, um alle Frage der Angehörigen beantworten zu können
- Seelsorger können für die weitere Trauerbewältigung hilfreich sein
- Begleitung der Angehörige in den Verabschiedungsraum, nötige Zeit zum Verabschieden geben
- Angehörige nie alleine zurücklassen, sondern aktiv Hilfe anbieten. Nach Freunden oder anderen Familienmitgliedern fragen

7.4 Perikarderguss, Perikardtamponade

Definition: Als Perikarderguss (Abb. 7.1) bezeichnet man jede Vermehrung des Perikardinhaltes aufgrund von folgenden Erkrankungen:
- Blutungen (Hämoperikard)
- Luft (Pneumoperikard)
- Exsudation im Rahmen entzündlicher Erkrankungen (Perikarditis)
- Eiteransammlung (Pyoperikard)
- Lymphansammlung (Chyloperikard)

Gelegentlich treten auch mehrere Pathologien in Kombination gleichzeitig auf. Die klinischen Auswirkungen eines Perikardergusses sind direkt abhängig von der Dehnbarkeit des Perikards, der Ergussmenge sowie der zeitlichen Entstehung. Die akute Ansammlung von Flüssigkeit im Perikard mit konsekutiver Kompression des rechten Ventrikels bezeichnet man als Perikardtamponade. Diese lebensbedrohliche Komplikation muss umgehend durch eine Perikardiozentese behandelt werden. Meistens reichen bereits geringe Mengen von 150-200 ml frischem Blut aus, um durch die Kompression des rechten Ventrikels eine hämodynamische Instabilität zu erreichen, die in einem Herz-Kreislauf-Stillstand im Sinne einer pulslosen elektromechanischen Aktivität (PEA) enden kann.

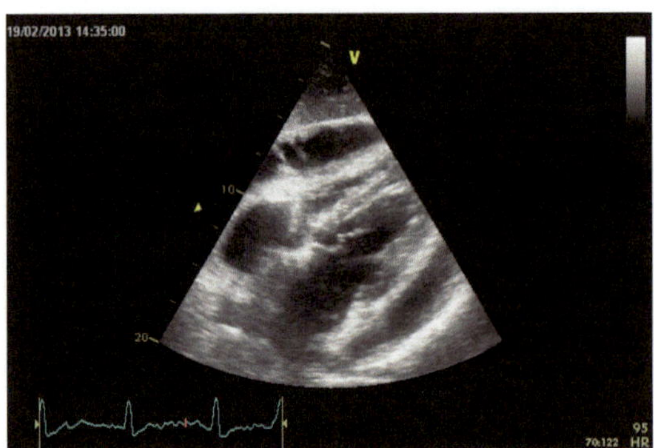

Abb. 7.1 Zirkulärer Perikarderguss mit Komprimierung des rechten Ventrikels

Eine Reanimationstherapie bleibt immer dann frustran, wenn nicht rechtzeitig mittels Einlage einer Perikarddrainage der Erguss entfernt wird, da bei fehlender Füllung des Herzens auch eine eingeleitete Kardiokompression kein Schlagvolumen generieren kann. Aus diesem Grund gehört eine Echokardiografie im Rahmen einer Reanimation zur essenziellen Diagnostik, insbesondere dann, wenn kein anderer Grund für die Reanimation ersichtlich ist. Bei chronischen, langsam entstehenden Perikardergüssen können bis zu 1000 ml Flüssigkeit im Perikard entstehen, bis sich seitens des Patienten subjektive Symptome ausbilden.

Neben völlig asymptomatischen Patienten können sich im Laufe eines zunehmenden Perikardergusses folgende Symptome entwickeln:
- Dyspnoe, Tachykardie und Hypotonie
- Periphere Ödeme
- Ausgeprägte Halsvenenstauung als Zeichen des Rückwärtsversagens
- Angst, Unruhe, Stupor
- Schwach tastbarer Puls bis zur Schocksymptomatik

Diagnostik: Neben der klinischen Symptomatik kann sich im EKG bei größeren Ergussmengen ein sogenanntes elektrisches Alterans mit wechselnder Amplitude der QRS-Zacke zeigen.
- Diagnostikum der ersten Wahl ist die transthorakale Echokardiografie, die sowohl eine Lokalisation des Ergusses als auch eine Mengen- und Konsistenzabschätzung ermöglicht. Zusätzlich ergibt sich die Möglichkeit, die

hämodynamische Relevanz vor allem auf das rechte Herz zu evaluieren und eine notwendige Punktion zu planen.

■ Perikardpunktion

Eine Perikardpunktion kann, je nach verfügbaren technischen Ressourcen und Dringlichkeit, auf unterschiedliche Weise durchgeführt werden. Dabei sind blinde, an anatomischen Landmarken orientierte Punktionen unter sonografischer Darstellung (transthorakale Echokardiografie) oder unter Durchleuchtung (im Herzkatheterlabor) geführte Punktionen oder offenen herzchirurgische Perikarderöffnungen möglich. Da eine perkutane Perikardpunktion mit einem relevanten Risiko bezüglich Komplikationen wie Verletzung von Koronararterien, rechtem Ventrikel, Verletzung der Lunge mit Entwicklung eines Pneumothorax oder Leberverletzungen einhergehen kann, sollten kleinere, klinisch nicht relevante Ergüsse auch nicht punktiert werden. Indikationen zur Durchführung eines Perikardiozentese sind:

- Perikardtamponade (eine Reduktion von 50–100 ml Flüssigkeit aus dem Perikard führt meist zu einer bedeutenden hämodynamischen Verbesserung
- Verdacht auf Pyoperikard
- Symptomatische Ergüsse zur Abklärung der Genese (z. B. maligner Erguss)

■■ Punktionstechnik

Der ideale Stichkanal wird mittels echokardiografischer Anlotung im subkostalen Schallfenster lokalisiert und eine Lokalanästhesie kutan und in Punktionsrichtung eingebracht. Ca. 2 cm unter und nach linksgerichtet vom Processus xiphoideus wird eine ca. 8 cm lange 16G-Kanüle in Richtung des linken Schultergelenkes unter Aspiration vorgebracht. Unter sonografischer Sicht oder Durchleuchtung wird die Kanüle vorgeschoben, bis sich Flüssigkeit aspirieren lässt. Unter Durchleuchtung im Herzkatheterlabor kann mittels Kontrastmittel die korrekte Lage kontrolliert werden. Alternativ erfolgt diese sonografisch entweder durch direkte Lokalisation der Kanülenspitze oder durch Gabe eines Echokontrastmittels in den Perikarderguss. Bei korrekter Lage wird ein Führungsdraht eingeführt und mit einem 6F-Dilatator der Stichkanal dilatiert. Ab-

schließend wird ein Pigtailkatheter in den Perikarderguss eingebracht und die entnommene Flüssigkeit zur diagnostischen Weiterverarbeitung gesammelt. Neben der Bestimmung im Lokallabor werden Proben zur mikrobiologischen und histologischen Diagnostik weitergeleitet.

Die Drainage verbleibt, bis nur noch 50 ml Erguss pro Tag aus der Drainage abgesaugt werden können, sollte dann aufgrund der Infektionsgefahr jedoch zügig entfernt werden.

■ Pflege von Patienten mit Perikarderguss

- Regelmäßige Kontrolle der Vitalparameter (Blutdruck, Herzfrequenz, Temperatur, Atemfrequenz) mind. 3 × täglich
- Lagerung des Patienten mit leicht erhöhtem Oberkörper
- Ggf. Sauerstoffgabe

■ Pflege von Patienten mit liegender Perikarddrainage

- Kontrolle der Einstichstelle auf Infektionszeichen (Rötung, Sekretverhalt) und Durchfeuchtung (Flüssigkeitsaustritt)
- Sicherung der Pigtaildrainage durch einen Pflasterzügel
- Mobilisation (ggf. mit Hilfestellung) nach ärztlicher Anordnung
- Hilfe bei Körperpflege und Ausscheidung

7.5   Thoraxdrainage

»Thoraxdrainage« ist ein Sammelbegriff für Pleura-, Mediastinal- oder Perikarddrainagen. Diese sind die am häufigsten angewendeten Drainagen in der Kardiologie. Mit Hilfe einer eingeführten Drainage wird aus dem Pleuraspalt oder Mediastinalraum Luft, Blut oder andere Flüssigkeiten durch kontinuierlichen Sog entfernt. Der Anschluss erfolgt über ein geschlossenes Ableitungssystem an einer dafür vorgesehenen externen Saugvorrichtung. Die Regulierung der Sogstärke erfolgt über das Wasserschloss bzw. über die Höhe der Wassersäule (cm H_2O) im geschlossenen System. So kann sich beispielsweise die Lunge wieder vollständig entfalten. Diese Drainagen finden sich heutzutage nicht nur mehr im Intensiv- oder IMC-Bereich wieder, sondern ebenso auf einer peripheren kardiologischen Station.

Indikationen:

- Ableitung von Luft aus dem Pleuraraum
- Ableitung von Sekreten aus anderen Körperhöhlen
- Ableitung von Blut bei Operationen, wie die ACVB- oder Klappen-OP
- Dient als Ableitungssystem, um Spülungen vorzunehmen oder Medikamente einzubringen
- Indikation bei folgenden Krankheitsbildern:
    - Pneumothorax
    - Spannungspneumothorax
    - Hämatothorax
    - Pleuraemphyem
    - Chylothorax (Ansammlung von Lymphe in der Pleurahöhle, Form eines Pleuraergusses)
    - Nach Operationen mit Eröffnung des Pleuraspalts

Thoraxdrainagen können an verschiedenen Stellen im Thorax eingeführt werden, wobei die genaue Punktionsstelle von der jeweiligen Indikation der Drainage abhängt. Grundsätzlich unterscheidet man diese in eine laterale nach »Bülau« oder anteriore Position nach »Monaldi«.

Bülau-Drainage:

- Drainage mit einem sehr großen Lumen
- Absaugen von Sekret und Blut
- Punktion in der vorderen Axillarlinie im 4. oder 5. ICR

Monaldi-Drainage:

- Drainage mit kleinem Lumen
- Absaugen von Luft und Flüssigkeiten (Biopsien)
- Punktion in der Medioklavikularlinie des 2. oder 3. ICR

Bei einem Pleuraerguss wird im 5.–7. ICR, hintere oder mittlere Axillarlinie punktiert.

Die therapeutische Pleurapunktion dient in aller Regel der Entlastung und der Wiederherstellung einer guten Ventilation. Die Materialgewinnung dient dazu, dass Aussagen über die Art des Ergusses getroffen werden können. Manchmal ist es notwendig, die Pleuradrainage liegen zu lassen, da sich im Nachhinein noch viel Erguss/Sekret entleert. Je nach Notwendigkeit kann es auch vorkommen, dass dem Patienten zwei Drainagen gelegt werden müssen.

Heutzutage unterscheidet man die Absaugsysteme in Einflaschensysteme (Unterwasserschloss und Sekretkammer sind in einer Kammer), Zwei- und Dreiflaschensysteme (mit oder ohne Saugung zu verwenden) oder in elektrische digitale Systeme. Um die Aufrechterhaltung des negativen Pleuradrucks zu gewährleisten und diesen zu regulieren, wird besonders für die innerklinische Versorgung von Thoraxdrainagen ein Heimlich-Ventil eingesetzt. Das Heimlich-Ventil ist ein Rückschlagventil, in welchem im Inneren ein Gummischlauch angebracht ist, der den Rückstrom von Luft in die Pleurahöhle verhindert (Striebel 2012). Beim Anschluss ist auf die Flussrichtung zu achten. Der Sekretbeutel sollte regelmäßig kontrollieren und gewechselt werden.

Das Legen einer Thoraxdrainage ist eine ärztliche Tätigkeit und wird unter streng septischen Bedingungen durchgeführt. Aufgabe der Pflegekraft ist es, den Patienten zu beruhigen, zu lagern, Sicherheit zu vermitteln und zu überwachen. Die Verminderung von Luftnot, Angst und Schmerzfreiheit ist maßgebliche Zielsetzung.

- **Allgemeine Vorbereitung**
- Patienten über Indikation und Ablauf aufklären, Einverständniserklärung einholen und dokumentieren
- Pflegekraft klärt über die notwendige Position/Lagerung auf und informiert den Patienten darüber, möglichst nicht zu husten, nicht zu pressen und den Oberkörper nicht zu bewegen
- Nach der gewünschten Drainage fragen, das notwendige System vorbereiten
- Auf benötigten Soganschluss achten und auf Dichtigkeit überprüfen
- Wenn notwendig Punktionsort von Haaren entfernen
- Analgesie nach ärztlicher Anordnung verabreichen
- Ultraschallgerät mit sterilen Ultraschallhüllen bereithalten

- **Vorbereitung der benötigten Materialien**
  - Persönliche Schutzkleidung (PSK): Einmalhandschuhe, Mundschutz, Haube, Schutzbrille
  - Steriler Trokarkatheter oder Pneumokatheter
  - Drainagesystem
  - Sterile Kompressen ggf. Schlitzkompressen, sterile Tupfer
  - Steriles Abdecktuch, steriles Lochtuch
  - Sterile Spritzen (5 und 10 ml) und Kanülen
  - Skalpell
  - Nahtmaterial
  - Verbandsmaterial
  - Steriler Einmalkittel
  - Sterile Handschuhe, Mundschutz
  - Lokalanästhetikum, z. B. Scandicain 2 %
  - Haut- und Händedesinfektionsmittel
  - 2 sterile Klemmen und eine 1 stumpfe Schere (Präparierschere)
  - Bettschutz
  - Abwurfbehälter

- **Ärztliche Durchführung mit Assistenz vom Pflegepersonal**
  - Haut- und Händedesinfektion
  - Lokalanästhesie verabreichen
  - Steriles Abdecken
  - Inzision durchführen
  - Wenn nötig, Spreizung der Thoraxwandmuskulatur mit einer stumpfe Präparierschere
  - Punktion mit Trokar und Einführkanüle an der dafür vorgesehenen Stelle
  - Drainageschlauch vorschieben, der Finger kann als Schiene dienen
  - Beschlagen der Drainage, Rückfluss von Sekreten oder Blut sind relativ sichere Zeichen einer korrekten Lage
  - Drainage körpernah abklemmen
  - Sogsystem anschließen und Klemmen öffnen
  - Drainage mit Naht fixieren, z. B. Tabaksbeutelnaht
  - Gewünschten Sog an der Drainage einstellen und kontrollieren, z. B. mit 20 cm Wassersäule
  - Wunde bzw. Drainage mit sterilen Kompressen und Pflasterverband versorgen; **wichtig**: sichere Fixierung
  - Drainagen müssen zug- und knickfrei sein
  - Röntgenkontrolle zur Kontrolle der Drainagenlage veranlassen

- Dokumentation
- Während des ganzen Vorgehens ist der Patient über die durchgeführten Schritte zu informieren

- **Komplikationen bei einer Anlage einer Thoraxdrainage**
  - Verletzungen der Interkostalgefäße und -nerven
  - Verletzungen von intraabdominal gelegenen Organen
  - Infektion
  - Blutungen
  - Herzrhythmusstörungen
  - Lungenödem bei zu schneller Entlastung, Reexpansionsödem
  - Fehllage der Drainage
  - Luftleckage
  - Hypotonie
  - Starke atemabhängige Schmerzen
  - Verschluss der Drainage
  - Ineffektive Sauganlage durch Bedienfehler

- **Pflege bei liegender Thoraxdrainage**
  - Krankenbeobachtung mit Kontrolle und Dokumentation der Vitalparameter
  - Kontrolle der Einstichstelle auf Blutungen, Sekretfluss, Hautemphysem
  - Tgl. Verbandswechsel
  - Drainage auf Zug- und Knickfreiheit kontrollieren
  - Auf atemabhängige Schwankungen des Wasserspiegels im Wasserschloss achten
  - Durchgängigkeit der Drainage überprüfen, z. B. auf Koagel achten, die den Abfluss verhindern
  - Menge und Aussehen der abgesaugten Flüssigkeit bilanzieren und dokumentieren (Vermerk auf der Kammer mit Datum und Uhrzeit)
  - Wasserstand und Sog kontrollieren, durch den Verlust von Wasser reduziert sich die Sogstärke
  - Drainagesysteme nicht ungesichert auf den Boden stellen, falls das Drainagesystem umkippt, Wasserschloss kontrollieren oder Drainagesystem auswechseln
  - Platzierung des Drainagesystems immer unter Thoraxniveau, damit es nicht zum Sekretstau oder zum Sekretrückfluss kommt

— Zur Sicherheit müssen immer zwei Klemmen am Patientenbett positioniert sein; bei Gefahr der Diskonnektion, sofort den Arzt informieren und Drainage abklemmen

Grundsätzliche Maßnahmen

— Es gibt keine grundsätzlichen Lagerungshinweise, es kann aber sinnvoll sein, den Patienten mit dem Oberkörper hoch zu lagern, um die Atmung zu unterstützen und die Ventilation zu verbessern, oder aber mit der vorhandenen Drainage auf die Seite zu lagern, um den Abfluss zu fördern (nach Rücksprache mit dem Arzt)

— Pneumonieprophylaxe durchführen

— Frühmobilisation beachten, z. B. zumindest auf die Bettkante

— Evtl. vorab Schmerztherapie nach Anordnung verabreichen

— Unterstützung bei der Körperpflege und der Hautpflege

— Patienten auf die Beobachtung der Drainage hinweisen, er sollte aber keinesfalls daran selbstständig manipulieren

— Patienten darauf hinweisen, bei plötzlichen Schmerzen, Kurzatmigkeit oder Husten die Pflegekraft zu informieren

— Zum Transport ein Heimlich-Ventil mit Drainagebeutel anschließen oder bei intaktem Wasserschloss die Drainage nicht abklemmen, und besonders darauf achten, dass das Drainagesystem nicht umfällt, da dadurch die Sogwirkung beeinträchtigt werden kann (Menche 2011)

Systemwechsel

Um einen einwandfreien Abfluss des Sekretes zu gewährleisten, muss das System regelmäßig kontrolliert und nach Bedarf gewechselt werden. Je nach hausinternem Standard kann dieses auch nur nach Bedarf erfolgen. Zum Wechseln des Drainagesystems wird beim spontan atmenden Patienten kurzfristig die Drainage mit zwei Klemmen, die in zwei Richtungen versetzt positioniert werden, abgeklemmt. Anschließend wird die Drainage diskonnektiert und die neue Drainage eingebracht. Es ist darauf zu achten, dass die neue Drainage kompatibel ist, sonst muss ein passendes Verbindungsstück benutzt werden. Sog anschließen und erst dann die Klemmen lösen. Dies erfolgt mit Rück-

sprache des zuständigen Arztes! Wichtig ist die Dokumentation der vorhandenen Sekretmenge in der gewechselten Drainage und die Dokumentation, wann und warum der Wechsel erfolgt ist (Bolanz et al. 2008).

Entfernung eines Drainagesystems

— Die Entfernung und die Entscheidung erfolgt durch den Arzt!

— Information an den Patienten geben

— Persönliche Schutzkleidung (PSK): Einmalhandschuhe, Einmalschürze anlegen

— Haut- und Händedesinfektionsmittel bereithalten und durchführen

— Sterile Handschuhe für den Arzt

— Sterile Kompressen mit Verbandsmaterial bereithalten

— Kanülen Abwurf in Reichweite

— Verband entfernen, Einstichstelle desinfizieren und Annaht mittels steriler Schere oder Fadenziehmesser entfernen (nicht die Tabaksbeutelnaht lösen, diese wird nur gelockert)

— Drainage während der Exspiration des Patienten entfernen und ggf. unter Sog herausziehen (z. B. durch Pflegekraft)

— Tabaksbeutelnaht anziehen und einen luftdichten Verband anlegen (z. B. durch Arzt)

— Röntgenkontrolle nach einem späteren Zeitpunkt, z. B. nach 2 Stunden

— Dokumentation

— Regelmäßige Kontrolle des Verbandes und der Einstichstelle

Komplikationen und Hilfsmaßnahmen

— Kommt es bei einem spontan atmenden Patienten zur Diskonnektion der Drainage, die Drainageschläuche sofort körpernah abklemmen (beobachtet und nicht beobachtet!)

— Beim Beatmungspatienten hingegen nicht → Gefahr eines Spannungspneumothorax

— Rutsch die Drainage versehentlich heraus → Tabaksbeutelnaht sofort zusammenziehen und Einstichstelle luftdicht verschließen; sofort den Arzt informieren und eine Röntgenkontrolle durchführen

— Überlange Schläuche vermeiden → eingestellter Sog durch Flüssigkeitsansammlung in den durchhängenden Schläuchen ineffektiv

- Kein Blubbern im Wasserschloss → nach Leck im Schlausystem suchen und ggf. Sog erhöhen
- Starkes Blubbern → Leck zwischen Wasserschloss und Patient möglich oder sogar Vorhandensein einer Pleura-Fistel. Testungen durch körpernahes Abklemmen der Drainage. Wenn weiterhin ein Blubbern zu hören ist, ist möglicherweise ein Schlauch undicht → Drainagesystem wechseln. Ist das Blubbern nach dem Abklemmen nicht mehr zu hören, kann der Verdacht bestehen, dass eine Pleura-Fistel vorhanden ist. Umgehend den Arzt informieren!
- Fehlende atemsynchrone Schwankungen im Wasserschloss → Abknicken oder Verstopfung des Systems oder ein Leck vorhanden. Die Drainage könnte sich auch verschoben haben und muss korrigiert werden (Augustyn et al. 2012)

Literatur

Augustyn, B., Bergen, P., Fischer, T., & Stoll, G. (2012). *Klinikleitfaden Pflege* (7. Aufl.). Urban & Fischer Verlag.

Bolanz, H., Oßwald, P., & Ritsert, H. (2008). *Pflege in der Kardiologie/ Kardiochirurgie*. Urban&Fischer Verlag.

Erdmann E. (2011). *Klinische Kardiologie: Krankheiten des Herzens, des Kreislaufs und der herznahen Gefäße* (8. Auflage.). Springer Verlag.

Haverkamp, W., Herth, F., & Messmann, H. (2009). *Internistische Intensivmedizin*. Thieme Verlag.

Herold, G. (2014). *Innere Medizin2015*. Herold, Gerd.

Latasch, L. (2004). *Latasch L (2004) Anästhesie, Intensivmedizin, Intensivpflege. Elsevier Urban & Fischer Verlag München. 2 Auflage* (2. Aufl.). München: Elsevier Urban & Fischer Verlag.

Menche, H. (2011). *Pflege Heute* (5. Auflage.). Urban & Fischer Verlag/Elsevier GmbH.

Ring, J., Beyer, K., Biedermann, T., Bircher, A., & A, D. (2014). Leitlinie zu Akuttherapie und Management der Anaphylaxie. *Allergo J Int*, (23), 96–112.

Striebel (2012). Anästhesie, Intensivmedizin, Notfallmedizin (8. Auflage.). Schattauer.

Werdan, K., Ruß, M., & M, B. (2011). Deutsch-österreichische S3-Leitlinie Infarktbedingter kardiogener Schock. Diagnose, Monitoring und Therapie. *Der Kardiologe, 5*(3), 166–224. doi:10.1007/s12181-011-0349-8

Interprofessionelle und interdisziplinäre Arbeit

Saskia Gesenberg, Ingo Voigt, Antje Börnemann (Abschnitt 8.1)

S. Gesenberg, I. Voigt, *Pflegewissen Kardiologie*,
DOI 10.1007/978-3-662-53979-8_8, © Springer-Verlag GmbH Deutschland 2017

8.1   Physiotherapie in der Kardiologie

Antje Börnemann
(Physiotherapeutin, Lymphtherapeutin)

Im Laufe der Jahre hat sich die Physiotherapie als unterstützende konservative Therapie in Krankenhäusern etabliert und ist von den Stationen nicht mehr wegzudenken. Nicht nur als Rehabilitationsmaßnahme nach chirurgischen oder orthopädischen Eingriffen und Problematiken, sondern auch bei kardiologischen Erkrankungen und deren Therapien, wie z. B. nach ACVB oder AKE-Operationen, Myokardinfarkten, chronischer Herzinsuffizienz.

Bis vor einigen Jahren war man noch der Auffassung, dass viele Erkrankungen erst einmal mit Bettruhe behandelt werden müssten. So wurden noch in vielen Krankenhäusern Patienten mit einem Myokardinfarkt nach dem Heidelberger Modell behandelt. Dieses sieht z. B. vor, dass nach einem Herzinfarkt die Patienten ca. 3–4 Tage im Bett behandelt werden müssen (je nach Schwere des Infarktes auch länger) und dann erst langsam die Belastung gesteigert wird. Diese Steigerung erfolgte mit Hockergymnastik und kurzen Gehstrecken beim begleiteten Lauftraining. Allerdings traten dann gehäuft Komplikationen auf, wie z. B. Dekubiti, Pneumonien, Kontrakturen oder Muskelabbau. Auch aufgrund immer kürzerer Liegedauern ist das Heidelberger Modell in der Realität gar nicht mehr umsetzbar. Die Frühmobilisation steht an erster Stelle.

Heutzutage wird individuell entschieden, wie umfangreich ein Patient z. B. nach einem operativen Eingriff am Herzen oder nach einem Infarkt belastet werden darf. Im Krankenhaus hat man den Vorteil, dass die behandelnden Ärzte und Pflegekräfte vor Ort sind und somit eine enge interdisziplinäre Zusammenarbeit möglich ist. Unter Puls- und Blutdruckkontrolle darf also bei den meisten Patienten direkt mit dem Training gestartet werden.

Nach komplikationslosen Aortenklappenersatz- oder ACVB-OPs werden die Patienten spätestens am ersten post-OP-Tag an die Bettkante mobilisiert und es wird mit einer leichten Atemtherapie begonnen. Um die Sternumstabilität zu gewähr-

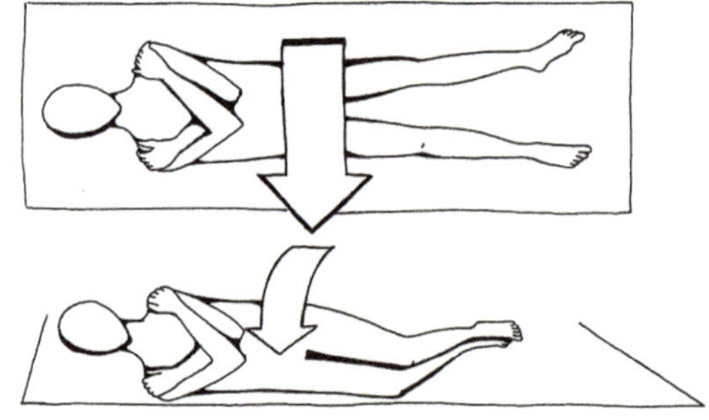

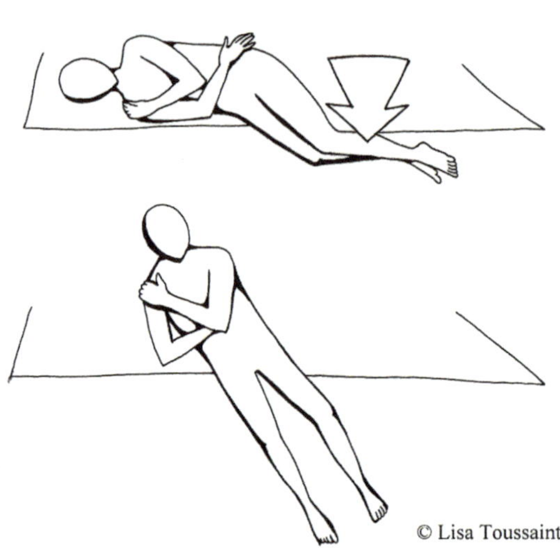

© Lisa Toussaint

■ **Abb. 8.1** En-bloc-Drehung

leisten wird dem Patienten die En-bloc-Drehung erklärt, Kontraindikationen und Fehlverhalten im Rahmen der Frühmobilisation erläutert.

Patenteninformation en-bloc-Drehung (■ Abb. 8.1):

- Die Beine werden nacheinander angestellt
- Beide Arme fixieren das Sternum (Arme überkreuzen, Hände ggf. an die Schulter)
- Mit den Beinen »abdrücken«, um auf die Seite zu gelangen → der Oberkörper bleibt gerade (Rumpfmuskulatur anspannen)

Dann folgt täglich eine langsame Belastungssteigerung von den ersten Schritten bis hin zum Treppensteigen. Dies geschieht unter Puls- und Blutdruckkontrolle. Nach ca. 10 Tagen und gutem Genesungsverlauf verlassen die Patienten in der Regel das Akutkrankenhaus in Richtung Rehaklinik (ambulant oder stationär).

Neben dem Ausdauertraining spielt die Atemtherapie eine wichtige Rolle, da aufgrund von Schmerzen (z. B. nach einer Reanimation, AKE, ACVB-OP) oder stetiger oberflächlicher Atmung (etwa durch zu wenig Bewegung oder inspirationsabhängigen Schmerzen) die Gefahr einer nosokomialen Pneumonie steigt. Hier haben sich zur unterstützenden Atemtherapie Atemhilfsgeräte als sehr hilfreich erwiesen, insbesondere um die Patienten zur Eigentherapie anzuhalten. Die Compliance des Patienten ist hierbei unerlässlich, um eine gute kontinuierliche Belüftung der Lunge zu gewährleisten. Hierzu kann man z. B. den Spiroball nutzen, um relativ »fitten« leistungsfähigen Patienten oder Patienten mit restriktiven Atemproblematiken eine einfache Möglichkeit zu geben, das Lungenvolumen zu verbessern und inaktive Alveolen wieder reaktivieren zu können.

Des Weiteren kann bei richtiger Anwendung Sekret mobilisiert werden (hohe Bronchialschwankungen – Ablösung des Sekrets). Bei Patienten, die schon mit Ruhedyspnoe zu kämpfen haben, vom Allgemeinzustand recht schwach sind oder unter obstruktiven Atemproblematiken leiden, nutzt man z. B. Mediflo oder Flutter Devices. Die Übung sollte mehrmals täglich (4–6-mal) wiederholt werden. Hier sollten die Patienten möglichst lange und gleichmäßig in das Gerät ausatmen, um durch den vorgegebenen Widerstand länger ausatmen zu können. Durch den Widerstand des Gerätes wird die Kompression der Atemwege und bei instabilen Atemwegswänden deren Kollaps verhindert. Des Weiteren fördert man durch das Training die Sekretolyse, sodass der Patient das Sekret leichter abhusten kann.

Um Atembewegungen zu verbessern, werden u. a. auch Griffe der klassischen Massage, wie z. B. die Bindegewebsmassage, Packegriffe (Greifen, Abziehen und Halten einer Hautfalte im Thoraxbereich) oder Interkostalausstreichungen (Wirkung: Setzen eines Atemreizes, Mobilisation und Transport von Sekret) eingesetzt. Ziel ist es, Schulter- und Nackenverspannungen zu lösen, die Atemmuskulatur zu aktivieren und Dehnlagerungen durchzuführen, um die Thoraxmobilisation und Ventilation zu verbessern. Wichtig ist, die Kontraindikationen zu beachten, z. B. **keine** Thoraxrotation nach ACVB-OP.

Kontraindikationen in den ersten Wochen nach **Thorakotomien/Sternotomien**:

- Thorax-Rotation
- Thorax-Seitneigung
- Seitenlage
- Schwungvolle Bewegungen der oberen Extremität über 90°

Diese Bewegungen und Stellungen können eine Verschiebung des Sternums provozieren und somit den Heilungsprozess behindern.

Kontraindikationen nach Implantation von **Schrittmachern/Defibrillatoren**:

- Dehnlagerungen (um den Elektrodensitz nicht zu gefährden)
- Schwungvolle Armbewegungen
- Boxbewegungen
- Große Widerstandsübungen (Pressatmung soll vermieden und die Wundheilung darf nicht gestört werden)
- Es darf keine Elektrotherapie durchgeführt werden!

Kontraindikationen nach **Herztransplantationen**:

- Siehe Kontraindikationen nach Thorakotomien/ Sternotomien

Kontraindikationen nach **LVAD**:

- Hydrotherapie (kein Vollbad erlaubt)
- Immer zwei Akkus am Controller, wenn sich der Patient außerhalb des Krankenzimmers befindet
- Achtung beim Training, keinen Zug am »Verbindungskabel«!

Da viele Koronarpatienten multimorbide sind und zusätzliche Atemwegserkrankungen, nephrologische Probleme, lymphatische Abflussstörungen oder angiologische Störungen haben können, müssen ggf. auch noch weitere Therapien in Absprache mit dem ärztlichen Dienst in Betracht gezogen werden. Dies können z. B. die manuelle Lymphdrainage (Kontraindikationen beachten), Kompressionsverbände, spezielle Atemtherapien (atemerleichternde Ausgangsstellungen), Körperwahrnehmungsübungen oder Autogenes Training sein (Ehrenberg 2001; Hüter-Becker und Dölken 2009).

8.2   Präventionsempfehlungen

8.2.1   Ernährung

Die Ernährungsgewohnheiten eines Menschen haben einen entscheidenden Einfluss auf das kardiovaskuläre Risiko, indem sie zu relevanten Veränderungen der Risikofaktoren wie Cholesterinspiegel, Blutdruck, Körpergewicht oder Diabetes führen. Eine im Sinne des kardiovaskulären Risikos günstige Ernährung kann hingegen das Risiko für andere chronische Erkrankungen und für Krebserkrankungen mindern.

Folgende Empfehlungen werden für eine gesunde Kost anhand der Leitlinien der ESC (Perk et al. 2012) gegeben. Diese sind bis auf wenige Änderungen seit etwa 40 Jahren im Wesentlichen unverändert. Jedoch ist eine kritische Auseinandersetzung mit den Empfehlungen anzustreben, da die Empfehlungen größtenteils auf epidemiologischen Studien beruhen und in Interventionsstudien oftmals keinen relevanten Effekt zeigten.

1. **Gesättigte Fette** sollten nicht mehr als 10 % zu den Gesamtkalorien beisteuern, am ehesten sollten gesättigte Fette durch vielfach ungesättigte Fette oder auch einfach ungesättigte Fette ersetzt werden. Transfette sollten hingegen nach Möglichkeit vollständig vermieden werden. Cholesterin in der Nahrung hat einen deutlich geringeren Einfluss auf die Serumcholesterinspiegel als gesättigte Fette, sodass im Gegensatz zu den amerikanischen Leitlinien keine Empfehlung für einen Konsumgrenzwert für Cholesterin in der täglichen Ernährung mehr gegeben wird.

2. Weniger als 5 g Salz/Tag. Der **Salzkonsum** sollte wegen der Hypertonie-begünstigenden Wirkung auf 5 g pro Tag begrenzt werden. In Deutschland nimmt ein Mann im Schnitt 8,78 g Salz pro Tag zu sich und eine Frau 6,33 g, ergab die Nationale Verzehrstudie II des Max-Rubner-Instituts (MRI) in Karlsruhe. Zwischen 1–3 g Kochsalz gehen pro Liter Schweiß verloren. Ein vollkommener Verzicht auf Kochsalz (NaCl) ist jedoch nicht nur aus geschmacklichen, sondern auch aus physiologischen Gründen fragwürdig, da Menschen Hunger auf Salz entwickeln können,

was dafür spricht, dass eine minimale Salzaufnahme für Menschen erforderlich ist. In einer Meta-Analyse mit insgesamt 273.683 Personen fand sich, dass eine Salzzufuhr zwischen 5–8,5 g/Tag mit einem niedrigeren Risiko für die Gesamtmortalität und für kardiovaskulärer Ereignisse korrelierte als eine tägliche Salzzufuhr < 5 g/Tag .Im Vergleich zu einer Salzzufuhr von 5–8,5 g war eine höhere tägliche Salzzufuhr mit einem erhöhten Risiko für die Gesamtmortalität und kardiovaskuläre Ereignisse verbunden (Graudal et al. 2014).

3. **Ballaststoffe** aus Vollkornprodukten, Obst und Gemüse sollten etwa 30–45 g ausmachen. Getreidevollkornprodukte gelten als besonders günstig. Begründet wird dies mit der Verminderung der post-prandialen Glukose-Antwort und dem Absenken des Cholesterin- und LDL-Spiegels. Die Empfehlung der ESC für Fasern in Getreide und Gemüse ist vor allem epidemiologisch belegt, wobei allerdings eine Dosis > 30 g nicht von Daten unterstützt wird. Auch fehlen bis dato Interventionsstudien mit klinischen Endpunkten.

4. Es werden jeweils 200 g **Obst und Gemüse** pro Tag, entsprechend 2 bis 3 Portionen, empfohlen. Epidemiologische Studien konnten zeigen, dass jede zusätzliche Portion (ca.80 g) Gemüse und Obst das kardiovaskuläre Risiko und das Risiko eines Schlaganfalls um etwa 5 % senken lassen. Interventionsstudien existieren bis dato nur zu Surrogatparametern, wie etwa dem Blutdruck, aber nicht zu harten Endpunkten wie Infarktrate oder Mortalität.

5. Der **Alkoholkonsum** sollte für Männer auf 20 g/Tag (entsprechend 200 ml Wein mit 12,5 % Alkohol oder 500 ml Bier mit 5 % Alkohol) limitiert werden, bei Frauen etwa auf die Hälfte davon. Diese Empfehlung schließt neben dem kardiovaskulären Risiko vor allem auch das mit dem Alkoholkonsum verbundene Suchtpotenzial und die Krebs-begünstigende Wirkung des Alkohols mit ein. Anhand von Studiendaten wird jedoch eine u-förmige Beziehung von Nutzen und Risiko des Alkoholkonsums mit positiver Beeinflussung im Hinblick auf Diabetes mellitus und demenzielle Erkrankungen diskutiert. Interventionsstudien

mit klinischen Endpunkten existieren jedoch nicht, sodass eine Empfehlung für regelmäßigen Alkoholkonsum nicht zu begründen ist.

6. **Fisch** sollte 2-mal pro Woche auf dem Speiseplan stehen, wobei fettreicher Fisch wegen der Omega-3-Fettsäuren besonders erwünscht ist.
7. Die **Gesamtkalorienzufuhr** sollte langfristig einen »Body Mass Index« (BMI) zwischen 22 und 25 kg/m² ermöglichen.
8. Die Befolgung der o.g. Ernährungsempfehlung reicht für die Senkung des kardiovaskulären Risikos aus, **Nahrungsergänzungsmittel** sind nicht notwendig. Bei einem weiten Teil der Bevölkerung konnte ein Vitamin-D- sowie omega-3-Fettsäurenmangel festgestellt werden mit nachweislich klinischer Relevanz für kardiovaskuläre Erkrankungen. Interventionsstudien stehen hier jedoch ebenfalls noch aus.

Die **mediterrane Kost** wird von der ESC als die ideale Ernährung angesehen und bezeichnet die Essgewohnheiten der Bevölkerung in den Mittelmeergebieten (griechisches Festland, Kreta, Süditalien) mit traditionellem Olivenanbau in den 60er Jahren. Natürlich gibt es starke regionale kulinarische Unterschiede, jedoch besteht als gemeinsames Merkmal die starke vegetarische Ausprägung.

- **Hoher Anteil pflanzlicher Lebensmittel:** Obst und Gemüse aus lokalem Anbau in roher oder nur gering verarbeiteter Form, Getreideprodukte wie Brot und Nudeln sowie Nüsse und Samen
- **Geringer bis mäßiger Anteil tierischer Lebensmittel:** Milchprodukte wie Käse und Joghurt werden täglich nur in kleineren Mengen verzehrt, Fisch und Geflügel einige Male pro Woche. Rotes Fleisch wie etwas Schweine- oder Lammfleisch, Wurstwaren und Eier werden dagegen nur wenige Male pro Monat gegessen
- **Olivenöl als Hauptfettquelle:** In der täglichen Ernährung ersetzt das Olivenöl fast alle anderen Fette, einschließlich Butter und Margarine
- **Reichliche Verwendung von Kräutern und Gewürzen:** Frische und getrocknete Kräuter oder Knoblauch werden in reichlichen Mengen zur Zubereitung der Speisen genutzt. Durch den intensiven Einfluss auf den Geschmack der Speisen kann auf Salz zum Teil oder völlig verzichtet werden
- **Geringer bis mäßiger Weinkonsum:** Üblich sind 1 bis 2 Gläser Wein (vor allem Rotwein) pro Tag, die in der Regel zu den Mahlzeiten getrunken werden

Zusammenfassend muss man für die aktuell geltenden Ernährungsempfehlungen der ESC anmerken, dass diese anhand von harten Daten nur spärlich zu rechtfertigen sind. Vielfach wird angegeben, dass die Ernährungseffekte nur in Zusammenhang mit Einkommen, Bildung und sozialem Status zu betrachten sind. Natürlich ist die Bedeutung einer kalorienangepassten und in der Zusammenstellung gesunden Ernährung nicht zu widerlegen, jedoch öffnet die unzureichende Datenlage anderen »gesunden« Ernährungsformen vermittelt durch eine Flut an Informationen im Internet, TV und verschiedenen Printmedien Tür und Tor. Diskussionen mit Patienten über Ernährungsempfehlungen kennt sicher jeder, der im medizinischen Bereich arbeitet.

8.2.2 Körperliche Aktivität

> **Körperliche Inaktivität ist einer der Hauptrisikofaktoren für die Entwicklung einer kardiovaskulären Erkrankung. Regelmäßige körperliche Aktivität wird deshalb in allen Leitlinien als eine der wichtigsten nichtpharmakologischen Interventionen empfohlen.**

Individuell angepasstes und überwachtes körperliches Training gehört aber auch zum festen Bestandteil der Rehabilitation nach einem Herzinfarkt, ebenso wie nach interventioneller oder operativer Therapie der koronaren Herzerkrankung (KHK) im Sinne einer Sekundärprävention. Dabei geht die Anschlussheilbehandlung optimalerweise in eine lokale Herzsportgruppe über. Ein wesentliches sekundärpräventives Ziel ist die Verbesserung der symptomfreien körperlichen Belastbarkeit, die neben der Unabhängigkeit des Patienten im Alltag die berufliche und soziale Reintegration fördert und auch einen positiven Einfluss auf die Lebensqualität hat. Ein weiteres Ziel ist die positive Beeinflussung der kardiovaskulären Risikofaktoren:

- Senkung des systolischen und diastolischen Blutdrucks
- Verbesserung der Insulinsensitivität
- Senkung der Triglyzeride und Erhöhung der HDL-Cholesterinwerte
- Gewichtsreduktion
- Unterstützung beim Nikotinverzicht

Durch eine gute körperliche Fitness kann bei Patienten mit KHK die Sterblichkeit um 30–40 % gesenkt werden.

Wichtig ist jedoch eine regelmäßige, fachärztliche kontrollierte Therapieplanung. Neben einer Beratung auf dem Boden einer ausführlichen Risikoevaluation in Kombination mit einer Untersuchung auf einem Fahrradergometer und der individuellen Belastbarkeit muss für jeden Patienten ein individueller Trainingsplan erstellt werden. Insbesondere nach längerer Trainingspause sollte mit einer niedrigen Intensität und Häufigkeit begonnen werden und ein langfristiger Aufbau der Belastung geplant werden. Als Trainingsform sollten insbesondere aerobe Ausdauerbelastungen empfohlen werden.

Zu Anfang bietet sich das regelmäßige Spazierengehen oder »Walking« an. Der Gebrauch von Gehstöcken kann neben dem positiven Effekt des zusätzlichen muskulären Einsatzes der Oberkörpermuskulatur auch die Belastung der Gelenke vor allem beim Bergablaufen minimieren und auch betagteren Patienten die nötige Sicherheit ermöglichen. Patienten mit bereits besserer körperlicher Belastbarkeit erhalten individuelle, auf der Herzfrequenz basierende Trainingspläne. Für Herzpatienten wird eine Belastungsintensität zwischen 60–75 % der maximal im Belastungstest ermittelten Herzfrequenz empfohlen. Die Kontrolle kann z. B. durch eine Pulsuhr auch im ambulanten, eigenständigen Weitertraining durch den Patienten erfolgen.

Ergänzend zu dem aeroben Ausdauertraining wird insbesondere für Patienten mit guter Ausdauerleistungsfähigkeit und guter linksventrikulärer Pumpfunktion ein individuell angepasstes dynamisches Kraftausdauertraining empfohlen. Ein gezieltes Krafttraining kann dem altersbedingten Verlust an Muskelmasse/-kraft und Knochenmasse entgegenwirken. Wesentlicher Zusatznutzen ist die Verbesserung des Gleichgewichts und der Koordination, was die Sturzgefahr reduziert.

Empfohlen wird ein zweimal wöchentliches Kraftausdauertraining mit niedriger bis moderater Intensität (30–60 % der Maximalkraft). Die Belastung ist so zu wählen, dass die einzelnen Übungen mühelos 15- bis 20-mal wiederholt werden können. Eine Pressatmung sollte vermieden werden, da diese zu gefährlichen Blutdruckspitzen unter Belastung führen kann. Regelmäßige körperliche Bewegung hat sowohl primär- als auch sekundärpräventiven Charakter.

> **Als einfacher Richtwert sind »10.000 Schritte pro Tag« als Empfehlung zu beachten. Mit einfachen Schrittzählern z. B. als App im Smartphone kann jeden Tag eine Kontrolle der eigenen körperlichen Aktivität erfolgen. Man sollte auch regelmäßig die Treppe benutzten anstatt minutenlang auf den Fahrstuhl zu warten.**

8.2.3 Rauchen

Rauchen ist für eine Vielzahl von kardiovaskulären und pulmonalen Erkrankungen sowie für etwa 30 % der Krebserkrankungen in Deutschland ursächlich verantwortlich. Jede einzelne Zigarette verkürzt das Leben rein statistisch um 25–30 Minuten. Das Rauchen ist damit die häufigste vermeidbare Ursache für einen frühen Tod. Jährlich ist allein in Deutschland bei 110.000–140.000 Menschen der Tabakkonsum als relevanter Faktor für den vorzeitigen Tod verantwortlich zu machen. Auch das Passivrauchen geht mit einem deutlich erhöhten Risiko für Krebs- und Herz-Kreislauf-Erkrankungen einher. Mit vielen verschiedenen Ansätzen versuchen Mediziner und Politiker, Raucher zu motivieren, freiwillig mit dem Rauchen aufzuhören. Neben der Erhöhung der Tabaksteuer gehören dazu auch Kampagnen und Maßnahmen, die dem Rauchen zu einem negativen Image verhelfen sollen und den

Genuss von Tabak als weniger begehrenswert darstellen, z. B.:

- Verbot von Tabakwerbung in Printmedien, Rundfunk und Dienstleistungen der Informationsgesellschaft
- Rauchverbote in Gaststätten, öffentlichen Gebäuden oder Arbeitsstätten
- Warnhinweise auf Zigarettenpackungen

Die Umsetzung von Nichtraucherschutzgesetzen hat weltweit und auch in Deutschland zu einem Rückgang der Krankenhausaufnahmen für Herzinfarkt und auch Angina pectoris geführt.

Der Konsum von E-Zigaretten, die derzeit stark beworben werden, ist wegen des enthaltenen Suchtstoffs und Nervengifts Nikotin sowie unbekannter Inhaltsstoffe mit deutlichen Gesundheitsrisiken verbunden und kann somit nicht als unschädlich angesehen werden. Zur Tabakentwöhnung ist dieses Produkt nicht geeignet, da die E-Zigarette die Nikotinsucht aufrechterhält und lediglich eine andere Form des Rauchens darstellt.

Trotz vieler Werbeversprechen gibt es keine »einfache« Art der Rauchentwöhnung. Dabei ist es egal, welche Variante der Rauchentwöhnung gewählt wird. Fehlt die Motivation, mit dem Rauchen aufzuhören, sind alle Methoden wenig Erfolg versprechend.

Nikotin ist ein starker, aber legaler Suchtstoff und hat durch die vermittelte Ausschüttung zahlreicher Botenstoffe im Gehirn einen ähnlichen Ansatzpunkt wie Amphetamin und Kokain. Vermittelt über den Neurotransmitter Dopamin stellt sich nach Nikotinaufnahme eine Art Glücksgefühl ein. Nicht selten wird durch den Zigarettengenuss eine Belohnung oder ein inneres Wohlgefühl angestrebt. Dabei ist Nikotin nur ein Teil des Belohnungskonzepts und vielfach setzt bereits das Ritual, eine Zigarette zu halten oder anzuzünden, Dopamin frei. Je länger der Rauchkonsum besteht, desto schwerer ist es, aus dieser Gewohnheit auszusteigen, obwohl der körperliche Entzug von Nikotin verglichen mit einem Alkohol- oder Drogenentzug wesentlich sanfter ist.

■ Methoden zur Raucherentwöhnung

- Punkt-Schluss-Methode: sofortiger Rauchstopp ohne Hilfsmittel
- Konsumreduktionsmethode: langsame wöchentliche Reduktion der Zigarettenanzahl
- Rauchstopp unter Nikotinsubstitution durch Kaugummi, Tabletten oder Pflaster:
  - **Nikotinpflaster:** Nikotinpflaster werden einmal täglich (für 16 bzw. 24 Stunden) appliziert. Über eine stufenweise Reduktion der Pflasterdosierung gelingt ein allmähliches Ausschleichen innerhalb von zwei bis drei Monaten; wegen langsamem Wirkeintritt (> 30 min) nicht für »Notfallanwendung« geeignet. Aus suchttherapeutischer Sicht aufgrund der entkoppelten Zufuhr des Nikotins vom üblichen Zufuhrverhalten (Zigaretten halten und anzünden) scheint diese Methode empfehlenswert!
  - **Nikotinkaugummi:** Bedarfsgesteuerte, individuelle Anwendung von bis zu 16 Kaugummis/Tag. Kurzfristig auftretende Verlangens-Attacken und rückfallgefährliche Situationen können mit dieser Methode gut überwunden werden
- Arzneimittel ohne Nikotin: Verschiedene Arzneimittel werden bereits zur Raucherentwöhnung angewandt, wobei die Erfolge der Rauchfreiheit im Hinblick auf beschriebene Nebenwirkungen zu relativieren sind. Auch mit dem zurzeit am effektivsten anzusehenden Wirkstoff Vareniclin lag die Abstinenzrate nach einem Jahr nur bei 23 %
- Homöopathika sowie unterstützende Maßnahmen, wie Hypnose, Autogenes Training, Gesprächstherapie, Kräutertees oder Ähnliches, haben individuell stark schwankende Erfolgsraten, welche eine generelle Empfehlung erschweren

Da das Rauchen der wichtigste, selbst zu beeinflussende kardiovaskuläre Risikofaktor ist, sollten alle Möglichkeiten zur Rauchentwöhnung versucht werden.

> **Praxistipp**
>
> Einem Patienten ist es schwerlich zu vermitteln, seine Rauchgewohnheiten einzustellen, um einige Minuten später von selbigem beim Rauchen in den Raucherbereichen »erwischt« zu werden. Sowohl dem ärztlichen als auch pflegerischen Personal obliegt eine Vorbildfunktion, der man sich jederzeit bewusst sein sollte. Da Patienten besonders im Rahmen akuter kardiovaskulärer Erkrankungen (Myokardinfarkt, Schlaganfall) oder der Erstdiagnose einer KHK, pAVK oder cAVK empfänglich für einer Rauchentwöhnung sind, sollten diese aktiv unterstützt werden. Bei beginnenden Nikotinentzugserscheinungen bietet sich an, eine Nikotinpflastertherapie nach ärztlicher Rücksprache einzuleiten.

■ **Zusammenfassung Prävention**

Obwohl die meisten der o. g. Empfehlungen, wie etwa der Nikotinverzicht, körperliche Aktivität, Gewichtskontrolle und gesunde Ernährung, den meisten Patienten bekannt sind, gibt es häufig Probleme bei ihrer Umsetzung und vor allem in der langfristigen Motivierung der Patienten, Verhaltensänderungen fortzuführen. Die bis dato verfügbaren Konzepte und pharmakologischen Ansätze sind nur wirksam, wenn sie regelmäßig überprüft und auf die aktuelle Gegebenheiten angepasst werden. Dem gesamten Team innerhalb einer kardiologischen Abteilung obliegt es, durch die Bereitstellung von Informationen zur Risikoprävention oder Vorbildfunktion im Alltag die Umsetzung der Empfehlungen mitzugestalten.

8.3   Rehabilitation oder Anschlussheilbehandlung

Nach einer akuten Herz-Kreislauf-Erkrankung, nach einem Herzinfarkt, einer Bypass-Operation oder bei einer bestehenden chronischen Herzkrankheit durchlaufen die Patienten ein Rehabilitationsprogramm. Die ersten Maßnahmen umfassen eine frühzeitige Mobilisation im Krankenhaus, die zweite Phase beinhaltet entweder eine stationäre oder ambulante Rehabilitation in einer entsprechenden Einrichtung. Der letzte Schritt ist die Langzeitrehabilitation, z. B. in einer Herzsportgruppe oder Selbsthilfegruppe. Die Anschlussrehabilitation (AHB) ist eine ambulante oder stationäre Leistung zur medizinischen Rehabilitation. Patienten haben dort die Möglichkeit, zu lernen, sich auf ihre Krankheit einzustellen und Risikofaktoren zu vermeiden.

Die Besonderheit dieser Leistung besteht darin, dass sie nur bei bestimmten Erkrankungen in Betracht kommt, abhängig vom Zustand des Patienten ist und ambulant oder stationär durchgeführt werden kann. Sie ist spätestens zwei Wochen nach Entlassung des Krankenhausaufenthaltes anzutreten und beträgt in der Regel drei Wochen. Es besteht jedoch die Möglichkeit, eine Verlängerung zu beantragen. Durch die AHB sollen die Patienten ihre Funktionen und Fähigkeiten wiedererlangen und werden schrittweise an die Belastungen des Alltags und des Berufslebens herangeführt. Ob eine solche Maßnahme unter den individuellen Bedingungen auch sinnvoll ist, richtet sich nach medizinischen und psychosozialen Gesichtspunkten und entscheidet der behandelnde Arzt. Somit sollen auch Pflegebedürftigkeit und Pflegestufen vermieden werden. Genauso wichtig ist die Einbeziehung der Angehörigen betroffener Patienten in die Beratungen und Schulung, wobei deren spezielle Problematik und Unsicherheiten berücksichtigt werden sollen, wie z. B. Partnerprobleme, Lebensbewältigung oder sexuelle Probleme.

Sobald vonseiten des behandelnden Arztes die Empfehlung zu einer AHB ausgesprochen wird, informiert die Station den Sozialen Dienst oder die entsprechende zuständige Stelle über den betreffenden Patienten. Dies sollte möglichst frühzeitig geschehen. Der Sozialdienst nimmt Kontakt zu dem jeweiligen Patienten auf, stellt den entsprechenden Antrag, der wiederum vom Arzt ausgefüllt werden muss, informiert über die Bestimmung der Kostenträger und hilft oder unterstützt bei der Auswahl der geeigneten Rehabilitationseinrichtung. Dabei wird unterschieden, ob der Patient berufstätig oder berentet ist. Der Deutsche Rentenversicherung Bund hat bestimmte Kliniken, die belegt werden, und ist die einzige Rentenversicherung, bei der ein Termin ohne vorherige Kostenzusage vereinbart werden kann. Bei allen anderen Rentenversicherungsträgern sowie den Krankenkassen benötigt man eine Kostenzusage (Dietz und Rauch 2003).

Die ambulante Rehabilitation findet in der Regel im Vergleich zu einer stationären Rehabilitation bei Patienten mehr Beachtung und Zuspruch. Der Patient ist für mehrere Stunden in der Rehabilitationseinrichtung, aber ansonsten befindet er sich in seinem gewohnten häuslichen Umfeld. Das Standardprogramm der ambulanten Rehabilitation entspricht grundsätzlich dem eines stationären Aufenthaltes. Es müssen individuell die Vor- und Nachteile für die entsprechende Rehabilitation abgewogen werden.

Zielsetzung ist es, dass jeder Patienten lernt, welche Verhaltensweisen oder Risikofaktoren ungesund sind, und dass er eine Unterstützung erhält, die zu einer positiven Veränderung des eigenen Lebensstils führt. In der Regel ist es sinnvoll, diese Rehabilitation oder Anschlussheilbehandlung in Anspruch zu nehmen.

■ **Situation der Angehörigen**

Das wichtigste im Krankenhausalltag ist neben den Therapien und der Versorgung der menschliche Umgang. Abgesehen von dem Ziel, Patienten die bestmögliche physische und psychische Betreuung zukommen zu lassen, gehören auch die Angehörigen zum Alltagsbild einer Pflegestation dazu. Neben den patientenorientierten Bedürfnissen sind auch seitens der Familie Wünsche nach Trost, emotionaler Unterstützung oder ganz anderen Hilfestellungen präsent. Viele Angehörige sehen sich als Bindeglied oder Sprachrohr zwischen ihrem erkrankten Familienmitglied und dem versorgenden pflegerischen oder betreuenden Personal. Für viele Angehörige ist das, was sie jetzt dort im Krankenhaus erleben, unfassbar und beängstigend, selbst wenn sie eine medizinische Vorbildung haben. Besonders belastend empfinden sie in der Regel das veränderte Aussehen des Angehörigen, das dieser evtl. blass und verändert wirkt.

Natürlich ist es für Pflegekräfte eine große Herausforderung, sich neben dem Stationsalltag und der pflegerischen Betreuung und Versorgung der Patienten auch noch den Ansprüchen der Angehörigen zu stellen. Jede Station wächst mit seinen Mitarbeitern und deren Persönlichkeit und ihrem Leistungseinsatz.

Jede Beziehung beginnt mit einer wechselseitigen Wahrnehmung. Die erste Begegnung ist somit von großer Bedeutung für den gesamten Verlauf der Zusammenarbeit und Kommunikation zwischen den Interaktionspartnern. Dabei wird die Wahrnehmung von Wertehaltungen, persönlichen Erfahrungen, Vorurteilen, Vorwissen und von der Situation, in der sie stattfindet, geformt. Das Bild, das dabei von dem jeweiligen Gegenüber entsteht, durchdringt jede weitere Entwicklung der Beziehung und beeinflusst das Verhalten maßgeblich, z. B. die Art und Weise der Kommunikation. Interaktionspartner wirken aufeinander und lösen gegenseitige Gefühle und Reaktionen aus. Es entsteht ein wechselseitiger Beziehungsprozess, in dem sich das Bild vom anderen verändert und sich neuen Erkenntnissen und Erfahrungen anpasst.

Im Laufe einer Beziehung ändern sich ständig ihre Intensität, das wechselseitige Vertrauen sowie die gegenseitige Abhängigkeit. So sehr man auch bemüht und bestrebt ist, Sicherheit in dieser Beziehung zu finden, um den anderen einschätzen zu können, so verändert sich doch die Vorhersagbarkeit von Reaktionen und Emotionen immer wieder von Situation zu Situation. Deshalb gilt es, sich jedes Mal neu auf den Gegenüber einzulassen. Die Angehörigen selbst sind auch Pflegeempfänger. Das wichtigste Bedürfnis von Angehörigen ist es, zu dem Pflegepersonal und den Ärzten Vertrauen zu haben, denn nur so fühlen sie sich ernstgenommen und wertgeschätzt. Da das Gespräch für den Angehörigen sehr wichtig ist, sollten sich das Personal und der Arzt dafür ausreichend Zeit nehmen (Abt-Zegelin 2004; Heuwinkel-Otter et al. 2006).

Babara Kuhlmann beschreibt sieben zentrale Schlüssel- oder Kernsituationen, die sich bei Angehörigen und Pflegenden als sogenannte Schnittstellen ergeben können. Beide Seiten erleben diese Situationen als bedeutsam und reagieren ggf. sehr unterschiedlich im Umgang miteinander:

1. **Erstkontakt:** Vorstellen und Begrüßen mit Namen und Funktion. Hier wird der Grundstein gelegt, ob Angehörige Vertrauen haben und der Meinung sind, ihr Familienmitglied ist hier gut aufgehoben. Sie erfahren, ob man sie ernst nimmt und welche Wertschätzung ihnen entgegengebracht wird.

2. **Informationen:** Angehörige und Familie wollen ehrliche, offene und zeitnahe Informationen über die Diagnosen, die Therapiemöglichkeiten, den aktuellen Zustand, Prognose und geplante Eingriffe. Ganz wichtig ist die Information, wenn der Patient notfallmäßig auf eine andere Station verlegt wird.

3. **Gefühle:** Angehörige befinden sich in einer emotionalen Ausnahmesituation, gehen ganz individuell mit dieser Situation um und sind mit wenigen Ausnahmen sehr dankbar für entgegengebrachtes Mitgefühl.

4. **Anwesenheit und Warten:** Das Warten ist in der Regel für die Angehörigen das Schrecklichste an dieser Situation. Wichtig für Angehörige sind dann oft die kleinen Gesten des Alltags, eine bewusste Begrüßung, ein Zunicken oder der direkte Augenkontakt, das Wahrnehmen, dass sie auf ihr Familienmitglied während eines Eingriffs oder einer Therapie warten und nicht vergessen werden.

5. **Umgang mit Patienten:** Für Angehörige ist es wichtig zu wissen, dass der Patient gut versorgt ist. Sie nehmen den Umgang der Pflegekräfte und Ärzte mit ihrem Angehörigen bewusst wahr und es beruhigt sie, ihn gut aufgehoben zu wissen.

6. **Rückmeldungen:** Pflege und Angehörige brauchen gegenseitige Rückmeldung und Anerkennung.

7. **Regeln:** In jedem Krankenhaus gibt es eine Hausordnung und auf jeder Station gelten formelle und informelle Regeln, die in der Beziehung zwischen Angehörigen und Pflegenden eine Rolle spielen. Diese sollten allen bekannt sein bzw. mitgeteilt werden. Sie bergen oftmals auch Hilfestellungen im Umgang miteinander und vermitteln Sicherheit.

Durch die Integration der Angehörigen in den therapeutischen Prozess wird offensichtlich, dass der Patient nicht nur auf seinen Körper reduziert wird, sondern dass man ihn als Person achtet und wahrnimmt (Salomon 2012).

8.4   Palliativversorgung

Die tägliche Versorgung der Patienten stellt nicht nur die Pflege, sondern alle beteiligten Berufsgruppen vor kontinuierlichen Herausforderungen. Der Patient mit seinen Bedürfnissen steht im Mittelpunkt des Handels, auch wenn er erfährt, dass seine Krankheit nicht mehr zu heilen ist. Wichtig ist es, sich den fortschreitenden Krankheitsverlauf bewusst zu machen und gezielt mit allen in die Versorgung Eingebundenen zu kommunizieren. Viele Herzerkrankungen münden, unabhängig von der Ursache, in das progrediente Syndrom Herzinsuffizienz und haben eine ähnlich schlechte Prognose wie Krebserkrankungen.

Durch die steigende Lebenserwartung und die heutzutage verbesserten Therapiemöglichkeiten bei Herzinsuffizienz geht diese mit einer längeren Erkrankungsdauer einher. Da die Herzinsuffizienz chronisch progredient oder mit interkurrenten akuten Verschlechterungen verlaufen kann, sind immer akute und lebensbedrohliche Ereignisse zu erwarten und möglich. Deshalb gehört eine frühe Integration multiprofessioneller palliativer Versorgung in das umfassende Behandlungskonzept der Herzinsuffizienz, da erkrankungsspezifische und palliative Maßnahmen lange gleichzeitig verlaufen sollten und müssen (Gerhard et al. o. J.). Ganz wichtig ist die Aufklärung des Patienten und seiner Angehörigen über den wechselhaften und sich plötzlich ändernden Krankheitsverlauf, der eintreten kann und viele überfordert. Das rechtzeitige Reagieren auf Warnsymptome kann helfen, Notfallsituationen zu vermeiden und mit der Folge einer Krankenhauseinweisung umzugehen, die mit Maßnahmen einhergehen kann, die ggf. nicht im Sinne des Patienten sind.

In dieser Situation werden die behandelnden Ärzte sowie die Pflegekräfte in Absprache mit dem Kranken und seinen Angehörigen alles tun, um sein Leben so lang wie möglich zu erhalten, und zwar mit der Zielsetzung, seine Lebensqualität auf möglichst hohem Niveau zu bewahren. Der Beginn des Palliativbedarfs ist in den meisten Fällen nicht unbedingt als ein fixer Zeitpunkt festzumachen. Er muss daher dem Krankheitsverlauf folgend als Prozess gesehen werden, für den es keine Zeitangaben gibt. Somit muss die Indikation für eine palliative Versorgung den jeweiligen Bedürfnissen des Patienten angepasst werden.

Jeder Mensch, der der Unabwendbarkeit der Endlichkeit seines Lebens gegenübersteht, wird den Wunsch haben, die letzten Monate, Wochen oder vielleicht nur Tage bei möglichst geringen Beschwerden so gut es geht die ihm wichtigsten Dinge zu erledigen, seine Liebsten zu sehen und in Würde zu sterben. Das Wichtigste für viele Patienten ist es, keine Schmerzen zu haben und nicht unter dem Gefühl der Erstickung/Atemnot leiden zu müssen. In diesem Prozess sind nicht nur die Angehörigen gefragt, die vielleicht sogar selbst Unterstützung brauchen, sondern alle Berufsgruppen im Krankenhaus.

> **Es geht vor allem darum, die persönliche Lebensqualität des Betroffenen zu fördern und ihn darin zu unterstützen, das, was für ihn wichtig ist, zu erreichen!**

Der Wille des Patienten wird und muss mit Respekt behandelt werden und die Wahrung seiner Würde sowie die seiner Angehörigen stets geachtet werden (Patientenverfügung).

»Palliativmedizin ist ein Ansatz zur Verbesserung der Lebensqualität von Patienten und ihren Familien, die mit den Problemen konfrontiert sind, die mit einer lebensbedrohlichen Erkrankung einhergehen, und zwar durch Vorbeugen und Lindern von Leiden, durch frühzeitiges Erkennen, gewissenhafte Einschätzung und Behandlung von Schmerzen sowie anderen belastenden Beschwerden körperlicher, psychosozialer und spiritueller Art (http://www.palliativ-portal.de/Definitionen)«.

Die menschlichen Grundbedürfnisse (nicht nur in der Palliativversorgung) sind physischer, psychischer, sozialer sowie spiritueller Art und stehen in der Versorgung gleichberechtigt nebeneinander. Diese müssen im Sinne des ganzheitlichen Handelns von allen Personen geachtet und respektiert werden. Es muss dieser Individualität in der notwendigen Stationsroutine immer noch Raum gegeben werden. Eine offene Kommunikation zwischen allen Beteiligten bildet eine wesentliche Grundlage für das gemeinsame Handeln. Natürlich können sich aus dieser Versorgung ethische Fragestellungen ergeben, die in das multiprofessionelle Team mit eingebracht werden müssen.

Sind solche Frage innerhalb des Teams nicht zu klären, sollte das Ethikkomitee als Hilfestellung mit eingeschaltet werden. Sollte im Krankenhaus kein Ethikkomitee vertreten sein, so besteht die Möglichkeit, einen Konsiliararzt im Bereich Palliativmedizin anzufordern. In den Krankenhäusern besteht als weitere Unterstützungsmaßnahme auch die Möglichkeit, einen Seelsorger mit einzubeziehen. Dies hat nicht immer etwas mit der Konfession zu tun, sondern mit der Tatsache, dass jemand da ist, der zuhört, Beistand leisten kann und den Menschen in den Mittelpunkt stellt. Besonders für Angehörige kann dieses Angebot hilfreich sein, aber auch für alle anderen Beteiligten.

Wichtig ist die gemeinsame Entscheidung über das weitere therapeutische Handeln von Seiten der Ärzte und Pflegenden, aber auch aus sozialdienstlicher und seelsorglicher Sicht. Im Rahmen einer Palliativbehandlung werden so weit wie möglich Angehörige oder die entsprechenden Bezugspersonen in das Behandlungskonzept integriert. Dies ist ein körperlicher und emotionaler Vorgang, der alle Beteiligten an ihre Grenzen führen kann. Diese enge Beziehung zwischen Pflegenden und Kranken bietet aber auch eine sehr gute Basis für vertrauensvolle, offene Gespräche, in denen sich der Patient oder der Angehörige öffnet und Sorgen und Nöte ansprechen kann. Deshalb ist es wichtig, wenn man eine emotionale Bindung zu der betreuenden Person aufgebaut hat, sich selbst als Versorgungsperson nicht außer Acht zu lassen (Husebo und Klaschik 2009; Knipping 2008).

Die palliative Versorgung ist als Prozess zu sehen, in dem sich Pflege- und Behandlungsziele verändern können. Deshalb sind diese im Laufe der Erkrankung immer wieder zu überprüfen und ggf. neu festzulegen. Der interdisziplinäre Ansatz soll sicherstellen, dass die verschiedenen Professionen das Wohlergehen des Patienten in den Mittelpunkt ihrer Versorgung stellen. Nicht immer sind dem Betroffenen selbst seine Ängste bewusst, er kennt womöglich nicht ihre Ursache, sodass er sie benennen könnte. Umso wichtiger ist es, die Einbeziehung eines Psychologen anzubieten oder zumindest den Hinweis auf Selbsthilfegruppen oder auf SAPV Vereine (Spezialisierte Ambulante Palliativversorgung) zu geben.

Hilfreich bei der Versorgung sind Patientenverfügungen, Vorsorgevollmachten oder eine benannte

Bezugsperson, die die Interessen des Patienten kennt und vertritt.

> ❯ **Ganz wichtig bei allen getroffenen Entscheidungen sind die Dokumentation und der Hinweis auf Verfügungen oder Absprachen in der entsprechenden Patientenakte!**

■ Selbstpflege

Die ganzheitliche und aktive Versorgung von Patienten und deren Angehörigen auf den Stationen, nicht nur bei einer unheilbaren, progredienten und weit fortgeschrittenen Erkrankung mit begrenzter Lebenserwartung, ist eine große Verantwortung für alle versorgenden Berufsgruppen. Neben dem normalen Alltag gibt es natürlich auch viele positive Momente, jedoch stehen an vorderster Stelle meist Zeitdruck, Personalmangel und Stress. Der Begriff Selbstpflege geht da leicht verloren. Deshalb müssen alle versorgende Personen auch Verantwortung für die eigene Gesunderhaltung übernehmen. Auf die eigenen Bedürfnisse und Grenzen, die jeder Mensch hat, ist Rücksicht zu nehmen, und das ohne ein schlechtes Gewissen zu haben.

Der Erhalt der eigenen körperlichen und psychischen Gesundheit und des Wohlbefindens darf bei der Versorgung anderer nicht verloren gehen. Jedem sollte klar sein, dass er nur dann gut pflegen und versorgen kann, wenn er die eigenen Kräfte regelmäßig auftankt und einen Ausgleich schafft. Dies kann durch Familie, Freunde, Hobbys oder ähnliche Dinge geschaffen werden.

Wenn die Belastung zu groß wird, kann es auch hilfreich sein, professionelle psychologische Unterstützung in Anspruch zu nehmen. Wenn das nicht ernst genommen wird und die eigene Verantwortung in der Selbstpflege zu kurz kommt, nehmen Hektik, Stress und Überforderung überhand. Am Ende dieser Kette steht dann nicht selten das Burnout-Syndrom. Pflegende müssen sich diesem Risiko bewusst sein und vorbeugen. Sie müssen darauf achten, eigene Ansprüche zu formulieren, bei Problemen und Krisen nicht an den eigenen Fähigkeiten zu zweifeln, überdenken und überprüfen, inwieweit andere Faktoren eine Rolle spielen, und versuchen, eigene Schwierigkeiten und Schwächen so zu betrachten, wie es bei einem anderen möglich ist.

> ❯ **Pflegenden sollten jeden Tag versuchen und darauf achten, Zeit für sich selbst einzurichten, diese so zu nutzen, wie es ihnen beliebt, und vom Pflegealltag abzuschalten (Al-Abtah et al. 2015; Salomon 2012).**

Nicht selten besteht bei schwer kranken Patienten die Problematik einer unzureichenden Schmerztherapie und deren Dokumentation. Es ist unabdingbar, ein Konzept zu erstellen und die notwendigen Vorbereitungen und Anordnungen für den betroffenen Patienten zu treffen, sodass eine ausreichende Schmerztherapie verabreicht werden kann. Gründe für eine unzureichende Schmerztherapie können fehlende Schmerzdiagnosen und eine mangelnde Dokumentation der geäußerten oder beobachteten Schmerzen sein. Teilweise fehlen Schmerzmedikamente oder Begleitmedikamente, Schmerzen werden unterschätzt oder es erfolgt eine Verordnung nach Bedarf anstatt einer Schmerzvorbeugung (Herold 2014).

8.5 Spezielle Zentren der Kardiologie

Die immer weiter fortschreitende Spezialisierung auch in Kardiologie hat zur Entstehung verschiedener Abteilungen geführt. Durch die Vielzahl an Patienten, die dort versorgt werden, entsteht eine ausgewiesene Expertise.

8.5.1 Chest Pain Unit (CPU)

Das Konzept der sogenannten Chest Pain Unit (»Brustschmerzeinheit«) wurde in den USA bereits in den 80er Jahren von einzelnen Einrichtungen eingeführt. Vorrangiges Ziel war damals, die Patientenversorgung für Patienten mit akutem Herzinfarkt zu verbessern. Im weiteren Verlauf wurde die Zuständigkeit auf das gesamte Feld des akuten Brustschmerzes mit seinen Differenzialdiagnosen ausgeweitet. Die frühzeitige Diagnostik und anschließend die richtige Therapie von Herzinfarkt, Lungenembolie oder Aortendissektion ist lebenswichtig und beeinflusst entscheidend die Prognose der betroffenen Patienten.

In der CPU werden alle Patienten, die sich mit akutem Brustschmerzen selbst vorstellen oder mit dem Rettungsdienst oder Notarzt eingeliefert werden, versorgt. Eine möglicherweise unnötige Wartezeit in einer zentralen Notfallambulanz wird somit minimiert. Dies erleichtert es Notärzten, Rettungsdiensten, niedergelassenen Ärzte, externen Kliniken oder auch Patienten, die sich selbst in der Klinik vorstellen, eine schnelle und gezielte qualitativ hochwertige Anlaufstelle für akute Brustschmerzen zu erreichen. Zumeist ist die CPU nahe an der Notfallambulanz angegliedert und ermöglicht somit eine optimale Schnittstelle zwischen ambulanter und stationärer Versorgung dieser Patientengruppe.

Die personelle Besetzung der CPU besteht aus speziell geschultem pflegerischem und ärztlichem Personal, das rund um die Uhr eine fachgerechte Behandlung ermöglicht. Neben der Basisdiagnostik, Vitalparameterbeobachtung, inklusive Telemetrie, EKG und Laborwertbestimmung zu mehreren Zeitpunkten, wird auch eine Echokardiografie durchgeführt. In der Regel kann so schon nach wenigen Stunden entschieden werden, ob weitere Maßnahmen, wie z. B. eine Herzkatheteruntersuchung bei einem akuten Koronarsyndrom (iAP, NSTEMI, STEMI) oder eine Computertomografie (Lungenembolie, Aortendissektion), notwendig sind. Kann anhand der durchgeführten Diagnostik eine lebensbedrohliche Erkrankung ausgeschossen werden, kann auch eine direkte Entlassung mit weiterer ambulanter Abklärung erfolgen.

Die Einführung einer CPU mit ihrer leitliniengerechten und effizienten Patientenversorgung kann die Mortalität der Patienten senken und zusätzlich eine Reduktion der Behandlungskosten mit sich bringen, indem unnötige stationäre Aufnahmen reduziert und freiwerdende Ressourcen für die kranken Patienten optimal eingesetzt werden.

Obwohl die Chest Pain Unit zwar ein vollwertiges Basismonitoring ermöglicht, ist diese keine IMC oder Intensivstation. Ausnahme für die Behandlung in der CPU sind deshalb Patienten, bei denen ein STEMI vorliegt. Diese werden umgehend zur Revaskularisierung ins Herzkatheterlabor transferiert. Ebenso werden Patienten im akuten kardiogenen Schock reanimierte oder respiratorisch insuffiziente Patienten je nach den lokalen Gegebenheiten erst im »Schockraum« oder der In-tensivstation behandelt, wo die weiteren therapeutischen Maßnahmen festgelegt werden.

In Deutschland gibt es zurzeit 241 (Stand 3.6.2016) nach den DGK-Kriterien (Breuckmann et al. 2008) zertifizierte CPUs. Die Zertifizierung erfolgt anhand verschiedener räumlicher, personeller und organisatorischer Kriterien und muss alle 5 Jahre erneuert werden.

8.5.2 Heart Failure Unit

Spezielle Herzinsuffizienz-Wachstationen oder Advanced Heart Failure Units (AHFU) werden zurzeit an einigen kardiologischen Zentren etabliert. Vor allem die Diagnostik und Therapie von Patienten mit akuter und chronischer schwerer Herzinsuffizienz sind Schwerpunkte diese Organisationseinheit:

- Akutes Herzinsuffizienzsyndrom, z. B. bei akuter Myokarditis, nach Myokardinfarkt
- Schwere chronische Herzinsuffizienz
- Therapieresistente ischämische, dilatative, hypertrophe, restriktive Kardiomyopathie
- Amyloidose
- Sonstige strukturelle Herzerkrankungen
- Angeborene Herzfehler

Dabei kann ein fließender Übergang von einer normal-stationären über eine IMC bis zu einer intensivmedizinischen Maximaltherapie bestehen. Je nach Schwere des Krankheitsbildes besteht die Möglichkeit zur invasiven bzw. nicht-invasiven Beatmung, zur Dialyse oder zum invasiven Kreislaufmonitoring (Rechtsherzkatheter, Thermodilutionskatheter). Neben einem spezialisierten Team aus Ärzten, Pflegepersonal, Physio- und Psychotherapeuten sowie Ernährungsberatern erfolgt eine individuelle Diagnostik und Therapie in Abhängigkeit von der Grunderkrankung, die die Herzinsuffizienz bedingt.

Neben der Optimierung einer bestehenden Herzinsuffizienzmedikation kann auch der Einschluss in aktuelle Herzinsuffizienzstudien mit neuen innovativen Therapieansätzen erfolgen. Die Implantation spezieller biventrikulärer Herzschrittmacher oder Defibrillatoren wird im Einklang mit den aktuellen Leitlinienempfehlungen durchgeführt, gegebenenfalls bestehende hämodynamische Koronarstenosen in Zusammenarbeit mit den interventionellen Kollegen im Herzkatheterlabor beseitigt. Der Einsatz verschiedener temporärer perkutan eingeführter kardialer Assist-Systeme (IABP, Impella, ECMO) ermöglicht auch bei Patienten mit hochgradig eingeschränkter LV-Funktion oder im Falle von Hoch-Risiko-Koronarinterventionen eine hämodynamische Protektion. In enger Zusammenarbeit mit der Herzchirurgie erfolgt eine mögliche Evaluation von Patienten zur Implantation eines permanenten kardialen Assist-Systems (LVAD, BiVAD, TAH). Ferner wird im Heart-Failure-Team bei geeigneten Patienten die Möglichkeit einer Herztransplantation evaluiert.

8.5.3 Cardiac Arrest Center

Der plötzliche Herztod oder Kreislaufstillstand führt in Deutschland zu mehr als 100.000 Todesfällen pro Jahr. Es handelt sich um die dritthäufigste Todesursache nach bösartigen Neuerkrankungen und Herzkreislauferkrankungen anderer Genese.

> **Nur die zügige sachgerechte Behandlung unter sinnvoller Ausnutzung aller verfügbaren Ressourcen kann die Chance auf das Überleben mit einer adäquaten Lebensqualität erhöhen.**

Nach prähospitalem Kreislaufstillstand sind die Überlebenschancen höher, wenn die Patienten – im Einzelfall sogar unter laufender Reanimation – in spezielle Zentren (Cardiac-Arrest-Center) eingeliefert werden. In diesen werden die diagnostischen und therapeutischen Möglichkeiten kanalisiert und Strukturen geschaffen, um einen schnellen und reibungslosen Ablauf zu gewährleisten. Eine gültige Definition oder spezielle Kriterien gibt es zurzeit noch nicht. In den USA werden Kliniken als Cardiac-Arrest-Center bezeichnet, wenn folgende Versorgungspunkt gewährleistet sind:

- 24 Stunden/7 Tage die Woche (24/7) verfügbares Herzkatheterlabor
- Vorhandene intensivmedizinische Erfahrung im Rahmen von post-cardiac-arrest care inkl. Möglichkeit zur Durchführung einer milden therapeutischen Hypothermie

- Vorhandensein einer Herz-Lungen-Maschine (alternativ ECMO) zur Durchführung einer eCPR

Aus Mangel an von Fachgesellschaften vorgegebenen Kriterien sind im Folgenden die Kernpunkte der Versorgung, welche in einer interprofessionellen, interdisziplinären Konsensusentscheidung innerhalb des Cardiac-Arrest-Centers des Herz-und Gefäßzentrums im Elisabeth-Krankenhaus Essen aufgestellt wurden, genannt.

1. **Akutversorgung**
   - Leitliniengerechte Reanimationstherapie auch unter Nutzung mechanischer Reanimationshilfen (LUCAS) oder E-CPR (V-A-ECMO, ECLS) im Rahmen der innerklinischen Notfallversorgung sowie im Anschluss an eine präklinische Reanimation
   - Zügige zielgerichtete Ursachenklärung (körperliche Untersuchung, Echokardiografie, EKG, Labor, BGA, CT) mit Einleitung einer adäquaten Therapie anhand vorgefertigter SOPs
   - Einleitung eines gezielten Temperaturmanagements (targeted temperature management) im Rahmen der Behandlung eines Postreanimationssyndroms

2. **Post Cardiac Arrest Therapie**
   Komplexe pathophysiologische Prozesse im Rahmen einer Ischämie bei einem Herzkreislaufstillstand und die nachfolgende Reperfusionsantwort bei ROSC (Return of spontaneous circulation) werden als Postreanimationssyndrom bezeichnet. In Abhängigkeit von Ursache und Schweregrade des Postreanimationssyndroms sind gut strukturierte und umfassende Versorgungsprozesse erforderlich. Die Behandlungen in dieser Zeit beeinflussen signifikant das Outcome des Patienten. Die Behandlung beginnt ab dem Zeitpunkt, zu dem der Kreislauf wiedererlangt wurde, und umfasst folgende Punkte:
   - Targeted Temperature Management
   - Differenzierte intensivmedizinische Schocktherapie
   - Abschätzung der Prognose/Patienten-Outcome mittels CCT, NSE und neurologischer Mitbeurteilung

— Frühe Einbindung der Angehörigen unter Berücksichtigung von Patientenverfügung, Vorsorgevollmacht oder gesetzlicher Betreuung

— Frühe therapeutische Angebote zur Rehabilitation (Physiotherapie, Ergotherapie und Logopädie)

— Frühe Einbindung des Sozialdienstes in Abhängigkeit der Prognose
  - Restitutio ad integrum → kardiologische Rehabilitation
  - Leichte kognitive Einschränkung → neurologische Rehabilitation
  - Schwere neurologische Einschränkung (»Wachkoma«) → Pflegeheimversorgung (inkl. Betreuungseinrichtung, PEG, Tracheotomie, Beatmungsversorgung)

— Bei Bedarf Vermittlung von psychologischer Mitbetreuung der Patienten und Angehörigen bei Verdacht auf ein posttraumatisches Stresssyndrom

— Interdisziplinäre, interprofessionelle Weiterbehandlung und Rezidivprophylaxe in Abhängigkeit von Ursache und Patienten-Outcome (ICD-Implantation, Elektrophysiologische Ablation, LVAD-Implantation)

3. **Ausbildung und Implementierung der Reanimationsmaßnahmen**
Neben der Akutversorgung reanimationspflichtiger Patienten ist die Schulung sogenannter Laienhelfer in der Bevölkerung und medizinischer Fachkräfte ein weiterer Aufgabenbereich des Cardiac-Arrest-Centers.

Reanimationsschulungen für Krankenhausmitarbeiter: Die Basismaßnahmen der Reanimation, wie die Thoraxkompression und die Frühdefibrillation, sind für das Überleben des Patienten sowohl präklinisch als auch innerklinisch entscheidend. Erste Untersuchungen zeigen eine Verbesserung des Outcomes, wenn ein Laientraining gefördert wird. Der Begriff »Laie« wird in diesem Zusammenhang sehr weit gefasst und bezieht auch ausgebildetes Erste-Hilfe-Personal mit ein. Ärztliches wie Assistenzpersonal wird in diesem Rahmen als »Profi« beschrieben. Laien und professionelle Helfer sollen gleichermaßen, den Fähigkeiten angepasst, in Reanimationsmaßnahmen geschult werden. Das Training für das Nicht-Assistenz-Personal wird an Standardreanimationspuppen (Lower Fidelity) durchgeführt. Professionelle Helfer trainieren ihre Fähigkeiten an Simulationspuppen (High Fidelity) mit zusätzlicher Möglichkeit des Airway-Managements (Intubation, Larnxytubus).

In allen Reanimationstrainings wird grundsätzlich das interne Notfallmanagementkonzept (INK) vorgestellt und wiederholt. Außerdem werden jährlich Refreshing-Kurse für alle Mitarbeiter angeboten und sind Pflicht. In dieser Auffrischung geht es vor allem um das erneute Training der Basismaßnahmen. Es werden reale Übungsszenarien durchgeführt.

Nach jeder Reanimation wird innerhalb von 24–48 Stunden mit dem zuständigen Personal ein Debriefing durchgeführt. Moderator und Koordinator ist der zuständige Oberarzt der kardiologischen Intensivstation. Dies fördert zusätzlich die Qualität der Reanimationsmaßnahmen. Die Dokumentation erfolgt formlos durch den Moderator und/oder Koordinator.

Schulungsinhalte:

— **Laien** (alle 2 Jahre):
  - Effektive Thoraxkompression in Ein-Helfer-Methode
  - Mund-zu-Mund-Beatmung im Verhältnis 30:2
  - Früh-Defibrillation mit Hilfe eines AEDs

— **Pflegepersonal** (alle 2 Jahre):
  - Effektive Thoraxkompression in Zwei-Helfer-Methode
  - Beatmung mit Hilfe eines Beatmungsbeutels mit Reservoir und Beatmungsmaske
  - Einführen von Hilfen zur Atemwegssicherung (z. B. Larynxtubus)
  - Vorbereiten von Medikamenten im Rahmen der erweiterten Maßnahmen zur Reanimation

— **Ärzte** (alle 2 Jahre):
  - Effektive Thoraxkompression in Zwei-Helfer-Methode
  - Beatmung mit Hilfe eines Beatmungsbeutels mit Reservoir und Bcatmungsmaske

- Einführen von Hilfen zur Atemwegs-
sicherung (z. B. Larynxtubus)
- Applikation von Medikamenten je nach
Indikation
- Defibrillation
- Intraossärer Zugang
- Notfallmanagement anderer Akuterkran-
kungen

Reanimationsschulungen für Laienhelfer:
Um eine großflächige Ausbildung von Laien-
helfern in Basic-Life-Support und damit eine
entsprechende Durchdringung in der Bevöl-
kerung zu erreichen, übernimmt das Cardiac-
Arrest-Center auch Schulungen in Praxen,
Vereinen, Schulen oder Unternehmen. Inhouse-
Schulungen sollen anhand der vorliegenden
Ressourcen den »Ernstfall« simulieren und bei
Bedarf eine Beratung zur Optimierung bieten.

4. **Prävention des plötzlichen Herztodes bei
Hochrisikopatienten, Patientenverfügung,
Palliative Care**
Die Klinik für Kardiologie und Angiologie
ermöglicht durch die enge Verzahnung der Bereiche interventionelle Koronartherapie, Elektrophysiologie sowie Herzschrittmacher- und
Defibrillator-Implantation vielfältige diagnostische und therapeutische Möglichkeiten zur
Prävention des plötzlichen Herztodes. Individuelle an Leitlinien orientierte Therapiekon-
zepte stehen dem Patienten zur Verfügung.
Eine Beratung auch aus medizinisch-ethischer
Sicht kann über das Cardiac-Arrest-Center erfolgen. Informationsveranstaltungen zu Patientenverfügungen und Vorsorgevollmachten
werden regelmäßig nicht nur für interne Mitarbeiter, sondern auch für Patienten und Angehörige angeboten. Die Unterstützung auch
im ambulanten Umfeld für Patienten, die im
Rahmen einer terminalen kardialen Erkrankung palliativmedizinisch versorgt werden
sollen, wird nach enger Rücksprache mit dem
Sozialdienst organisiert.

5. **Forschung und Studien zur Reanimations-
und Postreanimationstherapie**
In Zusammenarbeit mit dem kardiologischen
Studienbüro erfolgt die aktive Teilnahme an
nationalen und internationalen Studien zur
Reanimationsbehandlung, zum kardiogenen

Schock, zur akuten schweren Herzinsuffizienz
mit Notwendigkeit einer maschinellen Herz-
Kreislauf-Therapie sowie zur Therapie des
Postreanimationssyndroms. Mittels interner
Register erfolgt die Überwachung und Quali-
tätskontrolle der einzelnen Patientenfälle.

8.6 Pflegerische Weiterbildungs-möglichkeiten

8.6.1 Kardiologischer Fachassistent

Die aktuellen Veränderungen im Gesundheitswesen erfordern vom medizinischen Assistenzpersonal ein hohes Maß an Kompetenz und die Bereitschaft, die eigenen Handlungsfelder zu erweitern.
Die in den letzten Jahren ansteigende Zahl von
Untersuchungen in kardiologischen Funktionsein-
heiten, wie z. B. dem Herzkatheterlabor, aber auch
die zunehmende Komplexität der invasiven und
nicht-invasiven Untersuchungen stellt kardiologische Einrichtungen vor große Herausforderungen. Um die immer komplexer werdende Versorgung kardiologischer Patienten zu gewährleisten
und den wachsenden Qualitätsanforderungen gerecht zu werden, wird entsprechend ausgebildetes
Personal benötigt.

Mit der angebotenen Qualifizierungsmaßnah-
me bietet sich die Möglichkeit für Interessierte, ihr
Fachwissen zu vertiefen, Basiswissen aus den Funk-
tionsbereichen, wie z. B. dem HKL, zu erhalten und
auf neue Anforderungen im Klinikalltag vorbereitet
zu sein. Die Weiterbildung richtet sich an Mitarbeiter aus den invasiven und nicht-invasiven Funk-
tionsbereichen der Kardiologie und kardiologischen Pflegeeinheiten. Die Notwendigkeit einer
zusätzlichen Weiterbildung »Kardiologisches Assistenzpersonal HKL« wird z. B. in der Leitlinie
»Perkutane Koronarintervention (PCI)« der DGK
(Bonzel et al. 2008) beschrieben und durch den
Kurs »Kardiologischer Fachassistent« sichergestellt.
Die Weiterbildung ist zertifiziert durch die Sektion
Assistenz- und Pflegepersonal in der Kardiologie
der Deutschen Gesellschaft für Kardiologie – Herz-
und Kreislaufforschung e. V.

● **Form, Inhalte und Zielgruppen der Weiterbildung**

Die Weiterbildung zum Kardiologischen Fachassistenten ist modular aufgebaut und umfasst 240 Stunden. Der Unterricht findet in 6 Blockwochen statt.

Inhalte:
- Grundlagen der kardiologischen Pflege
- Anatomie, Physiologie und Pathophysiologie
- Invasive Kardiologie
- Intensivmedizin/Notfallmedizin
- Nicht-invasive Kardiologie
- Kardiovaskuläre Prävention
- Rhythmologie/Herzschrittmachertherapie
- Pharmakologie
- Fachenglisch
- Bildgebende Verfahren (Strahlenschutz)
- Hygiene
- Kommunikation
- Qualitätssicherung/Dokumentation
- Grundlagen der EDV
- Lernzeit, Organisation (Prüfung/Auswertungen etc.)

Während der Blockwochen finden neben den theoretischen Unterrichteinheiten Praktika in den Bereichen Herzkatheterlabor, Herzschrittmacher-OP, kardiologische Bildgebung (CT, MRT, Echokardiografie) oder kardiologische Intensivstation statt.

Zielgruppen:
- Gesundheits- und Krankenpfleger/-innen
- Gesundheits- und Kinderkrankenpfleger/-innen
- Medizinisch-technische Radiologieassistent/-innen, MTRA (medizinisch-technische Assistenten) für Funktionsdiagnostik (MTAF)
- Arzthelfer/-innen/Medizinische Fachangestellte

Die Weiterbildung endet mit einer schriftlichen Prüfung und einem Abschlusskolloquium. Die Teilnehmer/-innen müssen mindestens 80 % der Unterrichtseinheiten besucht haben, um an der Abschlussprüfung teilnehmen zu können (Jacobs et al. 2016).

8.6.2 Pflegeexperte Chest Pain Unit

Die Weiterbildung erfolgt nach dem Curriculum der II. Medizinischen Klinik und Poliklinik der Universitätsmedizin Mainz --welches von Diplom-Pflegewirtin Gabriele Maas und Dr. med. Sebastian Sonnenschein entwickelt wurde – und richtet sich an Pflegepersonen, die regelmäßig in einer Chest Pain Unit (CPU) eingesetzt werden. Diese spezielle Einheit dient der Versorgung von Menschen mit akutem, aber häufig unklarem Brustschmerz. Ziel ist es, die Patienten durch klare und standardisierte diagnostische Abläufe mit einem akuten Koronarsyndrom zu identifizieren und umgehend einer adäquaten Therapie zuzuführen. Aktuelle Daten belegen, dass die Einführung von CPUs die Therapie und Prognose von Patienten mit akutem Brustschmerz eindeutig verbessert hat. Das gelingt nur durch

- umfassende Kenntnisse in der Pathophysiologie sowie Diagnostik und Therapie akuter kardiologischer Krankheitsbilder,
- das Erlernen von Standard Operating Procedures (SOPs),
- theoretische und praktische Kenntnisse der diagnostischen Verfahren (z. B. EKG) und
- sichere Kommunikations- und Konfliktmanagementstrategien – auch in Notfallsituationen.

● **Inhalte, Struktur und Ziele der Weiterbildung**

Inhalte der Weiterbildung:
- Grundlagen der Anatomie und Physiologie des Herzens und Gefäßsystems
- CPU-relevante kardiale Krankheitsbilder und deren Behandlung
- Diagnostik und Therapie von relevanten Differenzialdiagnosen in einer CPU
- Praxisrelevante diagnostische Verfahren und therapeutische Methoden
- Komplikationen im Rahmen eines ACS und nach Interventionen
- CPU-relevante Pharmakotherapie und Labordiagnostik
- Überwachung und spezielle Pflege sowie medizinische Assistenz in einer CPU
- Grundlagen der Elektrokardiografie und des Belastungs-EKG's
- Herzinfarktdiagnostik mittels EKG

- Diagnostik und Therapie von Herzrhythmusstörungen
- Versorgungsmanagement des kardiogenen Schocks
- Haftungsrecht in der Pflege
- Pflegetheorien – Anwendbarkeit in einer CPU
- Kommunikationsstrategien und Konfliktmanagement
- Moderation und Präsentation
- Wissenschaftliches Arbeiten
- Praktische Übungen: klinische Untersuchung, elektrische Kardioversion, EKG mit und ohne Belastung, Ultraschallkardiografie
- ERC-Leitlinien-gerechter Reanimationskurs mit Zertifizierung

Struktur der Weiterbildung: Die Weiterbildung findet berufsbegleitend statt und umfasst insgesamt 200 Stunden. Sie ist gegliedert in Präsenzveranstaltungen von 120 Stunden à 45 Minuten und einen Selbstlernanteil von 80 Stunden. Die modular aufgebaute Weiterbildung besteht aus 3 Theorieblöcken mit jeweils 5 Unterrichtstagen. Der Selbstlernanteil dient der Bearbeitung der Kursmaterialien, der Erstellung einer Facharbeit und der Vorbereitung auf die Prüfung. Als Abschluss wird mittels MC-Test das medizinische und pflegerische Fachwissen sowie anhand einer Facharbeit mit Präsentation das Gesamtwissen überprüfen.

Ziele der Weiterbildung: Mit der Weiterbildung **Pflegeexperte Chest Pain Unit** sollen die Teilnehmer befähigt werden, den komplexen Anforderungen in einer Chest Pain Unit (CPU) professionell zu begegnen und ihre berufliche Handlungskompetenz zu erweitern. Darüber hinaus soll mit diesem Bildungsangebot die in den DGK-Leitlinien ausdrücklich geforderte pflegerische Weiterbildung definiert werden, um hiermit einen Mindeststandard in der Ausbildung der Pflege in einer durch die DGK qualifizierten Chest Pain Unit zu gewährleisten (Jacobs et al. 2016).

8.6.3 Herzinsuffizienz-Pflegekraft

Mit dem Hintergrund der stetig wachsenden Zahl von Patienten mit einer Herzinsuffizienz und der Tatsache, dass die Diagnose Herzinsuffizienz eine

der häufigsten Krankenhauseinweisungen darstellt, ist im Hinblick auf die pflegerische Versorgung dieses äußerst vielfältigen und komplexen Krankheitsbildes eine speziell auf die Bedürfnisse dieses Patientenkollektivs ausgelegte pflegerische Weiterbildung sinnvoll. In anderen Ländern sind Herzinsuffizienzpflegekräfte bereits seit einiger Zeit fester Bestandteil der interprofessionellen Akut- und Langzeitversorgung herzinsuffizienter Patienten. Nachdem bis dato in Deutschland noch kein entsprechendes Weiterbildungsangebot bestand hat das Universitätsklinikum Würzburg in Kooperation mit der Europäischen Gesellschaft für Kardiologie (ESC, Heart Failure Association) den Lehrgang »Weiterbildung zur Herzinsuffizienzschwester/zum Herzinsuffizienzpfleger« initiiert.

Durch den Lehrgang erhält der Teilnehmer die Fähigkeit, Patienten mit Herzinsuffizienz strukturiert und individuell nach dem neuesten Wissenstand nicht nur poststationär in der Langzeittherapie zu versorgen. Der Herzinsuffizienzschwester/dem Herzinsuffizienzpfleger kommt dabei eine Schlüsselrolle zu. Die Aufgaben beinhalten u. a. Erfassen und Auswertung der multiplen somatischen und psychosozialen Aspekte des Syndroms Herzinsuffizienz, Therapieplanung und -überwachung, Unterstützung des Patienten im interdisziplinären Team und Qualitätssicherung. Ein weiterer Schwerpunkt des Lehrgangs beruht auf der Vermittlung kommunikationspsychologischer Basiskompetenzen sowie Techniken des telefonischen Monitorings und der Schulung von Herzinsuffizienzpatienten (Ertl und Störk 2014).

- **Voraussetzungen und Gliederung der Weiterbildung**

Voraussetzungen:
- Berufsausbildung als Gesundheits- und Krankenpfleger/-in
- Dreijährige Berufspraxis in der Pflege von Patienten mit Herz- und Kreislauferkrankungen
- Medizinischer Tutor im Heimatkrankenhaus, der die Ausbildung zwischen den Blockkursen supervidiert:
  1. Medizinische Grundlagen:
     - Anamnese – Ätiologie – Pathophysiologie
     - Diagnostik: Echokardiografie, Kernspintomografie, EKG
     - Herztransplantation – Elektrische Therapie

2. Pharmakologie
  ▪ Pharmakotherapie des alten Menschen
  ▪ Medikamentöse Behandlung der Herzinsuffizienz
  ▪ Therapie nach Leitlinien
3. Kommunikation und Telefonmonitoring
  ▪ Grundlagen – Gesprächsaufbau – Gesprächstechniken
  ▪ HeartNetCare-HFTM: Disease Management Programm zur strukturierten Versorgung von Patienten mit Herzinsuffizienz
  ▪ Rechtliche Grundlagen der (telefonischen) Beratung
  ▪ Interdisziplinäres Patientenmanagement – Qualitätssicherung
4. Psychosoziale und ethische Aspekte
  ▪ Depression – Lebensqualität
  ▪ Der palliative Patient

Unterrichtsstunden und Gliederung: Der Lehrgang umfasst 120 Stunden theoretischen Unterrichts (verteilt über 5 Monate auf 3 Wochen Blockunterricht). Der Unterricht erfolgt etwa zur Hälfte in Kleingruppenarbeit. Zwischen dem 2. und 3. Block werden pro Teilnehmer/-in jeweils zwei Patienten mit Herzinsuffizienz über einen Zeitraum von 6–8 Wochen telefonisch betreut (Ertl und Störk 2014).

Literatur

Abt-Zegelin. (2004). Fokus: Intensivpflege. Schlütersche Verlagsgesellschaft mbH&Co.KG.

Al-Abtah J et al. (2015). Pflege (1. Auflage.). Thieme Verlag.

Bonzel, T., Erbel, R., Hamm, C., Levenson, B., & Neuman, F.-J. (2008). Perkutane Koronarintervention (PCI). Clin Res Cardiol, 97, 513–547.

Breuckmann, F., Post, F., Giannitsis, E., Darius, H., Erbel, R., Görge, G., et al. (2008). Kriterien der Deutschen Gesellschaft für Kardiologie – Herz- und Kreislaufforschung für »Chest-Pain-Units«. Der Kardiologe, 2(5), 389–394. doi:10.1007/s12181-008-0116-7

Dietz, R., Rauch, B. (2003). Leitlinie zur Diagnose und Behandlung der chronischen koronaren Herzerkrankung. Z Kardiol, 92, 501–521.

Ehrenberg, H. (2001). Atemtherapie in der Physiotherapie / Krankengymnastik: Anatomische, pathologische Grundlagen, Atemwegs- und Lungenerkrankungen, Atmung und Psyche, Atem- und Bewegungstechniken. (2. Auflage.). Richard Pflaum Verlag GmbH & Co. KG.

Ertl G, Störk S. (2014). WEITERBILDUNG zur Herzinsuffizienzschwester/ zum Herzinsuffi zienzpfleger. http://www.chfc.ukw.de/fileadmin/uk/chfc/Dokumente/Karriere/Qualifikation_HI-Schwester_Fruehjahr_2014.pdf. Zugegriffen: 6. April 2016

Gerhard, C., Becker, U., Bollig, G., Breitbach, T., Frohnhofen, H., Fuchs, M., et al. (o. J.). Arbeitspapier der AG Nichttumorpatienten Palliativversorgung bei Herzinsuffizienz. https://www.dgpalliativmedizin.de/images/stories/AG%20Papier%20Palliativversorgung%20bei%20Herzinsuffizienz.pdf. Zugegriffen: 22. Juni 2016

Graudal, N., Jürgens, G., Baslund, B., Alderman, M. H. (2014). Compared with usual sodium intake, low- and excessive-sodium diets are associated with increased mortality: a meta-analysis. American Journal of Hypertension, 27(9), 1129–1137. doi:10.1093/ajh/hpu028

Herold, G. (2014). Innere Medizin2015. Herold, Gerd.

Heuwinkel-Otter, A., Nümann-Dulke, A., & Matscheko, N. (2006). Menschen Pflegen (Bd. 1. Band). Springer Verlag Heidelberg.

Husebo, S., Klaschik, E. (2009). Palliativmedizin (5. Auflage.). Springer Verlag.

Hüter-Becker, A., Dölken, M. (2009). Physiotherapie in der inneren Medizin (2. Auflage.). Thieme Verlag.

Jacobs, M., Laub, J., Bruder, O., & Szurawitzki, G. (2016). Weiterbildung Pflegeexpertin/ Pflegeexperte Chest Pain Unit. http://www.contilia.de/gesundheit.dienste/contilia-akademie-muelheim-an-der-ruhr-essen/aktuelle-lehrgaenge/weiterbildung-pflegeexpertin-pflegeexperte-chest-pain-unit.html. Zugegriffen: 6. April 2016

Jacobs, M., Laub, J., & Naber, C. (2016). Lehrgang Kardiologische/r Fachassistent/in. http://www.contilia.de/gesundheit.dienste/contilia-akademie-muelheim-an-der-ruhr-essen/aktuelle-lehrgaenge/lehrgang-kardiologische-r-fachassistent-in.htm. Zugegriffen: 6. April 2016

Knipping, C. (2008). Lehrbuch Palliative Care (2. Aufl.). Verlag Hans Huber.

Perk, J., De Backer, G., Gohlke, H., Graham, I., Reiner, Z., Verschuren, M., et al. (2012). European Guidelines on cardiovascular disease prevention in clinical practice (version 2012). The Fifth Joint Task Force of the European Society of Cardiology and Other Societies on Cardiovascular Disease Prevention in Clinical Practice (constituted by representatives of nine societies and by invited experts). European Heart Journal, 33(13), 1635–1701. doi:10.1093/eurheartj/ehs092

Salomon, F. (2012). Praxisbuch Ethik in der Intensivmedizin (2. Auflage.). Medizinisch Wissenschaftliche Verlagsgesellschaft Berlin

Serviceteil

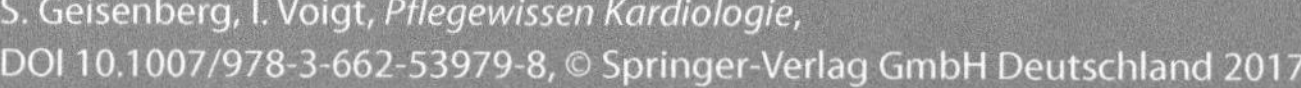

S. Geisenberg, I. Voigt, *Pflegewissen Kardiologie*,
DOI 10.1007/978-3-662-53979-8, © Springer-Verlag GmbH Deutschland 2017

Wichtige Laborwerte in der Kardiologie

▣ Tab. 1.1 Laborparameter

Laborparameter	Beschreibung	Normwerte
CK	Die Creatinkinase ist ein dimeres Enzym, welches in verschiedenen Enzymformen (CK-MB,CK-BB,CK-MM) in der Herz- und Skelettmuskulatur sowie im Gehirn vorkommt. CK gelangt vermehrt ins Blut, wenn Muskelzellen absterben. Indikationen: – Diagnose Herzinfarkt – Diagnostik von Skelettmuskelerkrankungen	Männer: ≤ 232 U/l Frauen: ≤ 215 U/l
CK-MB	Die Bestimmung der CK-MB stellt einen wichtigen Bestandteil in der Diagnostik der Myokardischämie dar, z. B. bei akutem Herzinfarkt oder Myokarditis.	≤25 U/l bzw. <6 % der CK
Myoglobin	Protein, das in der Skelett- und Herzmuskulatur (quergestreifte Muskulatur) vorkommt.	Männer: < 116 ng/ml Frauen: < 71 ng/ml
GOT	Glutamat-Oxalacetat-Transaminase oder AST (ASAT, Aspartat-Amino-Transferase) ist ein Enzym, das im Herzmuskel, in der Skelettmuskulatur und in den Leberzellen vorkommt und bei Zellschädigung frei gesetzt wird und ins Blut gelangt. Indikationen: – Akute und chronische Lebererkrankungen – Myokardinfarkt – Muskelerkrankungen	Männer: < 18 U/l Frauen: < 15 U/l
Troponin T hs	Das globuläre Troponin ist ein Eiweißbaustein des Aktinfilaments und Bestandteil der Herzmuskelzelle, wird als diagnostisches Verfahren zur Sicherung einer myokardialen Ischämie genutzt.	< 0,014 ng/ml
HBDH	Alpha-Hydroxybutyrat-Dehydrogenase kommt im Herzmuskel, in den Nieren und den Erythrozyten vor. HBDH besteht aus den beiden Unterformen des Enzyms LDH (Laktat-Dehydrogenase): LDH 1 und LDH 2. HBDH wird bei Zellschädigung aller Art freigesetzt.	72–182 U/l
LDH	Die Laktat-Dehydrogenase ist ein Stoffwechselenzym. Die höchste Enzymaktivität lässt sich in der Skelettmuskulatur, im Herzmuskel, in den Nieren, im Gehirn und in der Leber nachweisen. Erhöhte LDH-Werte weisen darauf hin, dass irgendwo im Körper eine Zellschädigung stattgefunden hat. Indikationen: – Spätdiagnostik des Herzinfarktes – Lungenarterienembolie Die Bestimmung von LDH und ihrer Isoenzyme dient in erster Linie zur Verlaufsbeobachtung von Erkrankungen, weniger zur Lokalisation des Krankheitsgeschehen	Männer: 135–225 U/l Frauen: 135–214 U/l

◘ Tab. 1.1 (Fortsetzung)

Labor-parameter	Beschreibung	Normwerte
D-Dimere	Als D-Dimere werden Spaltprodukte des Fibrins bezeichnet, sie zeigen unspezifisch eine Gerinnungsaktivierung an. Indikation: Ausschluss von Thrombosen Ein negativer D-Dimer-Test (Wert unterhalb des sog. »cut-off«) schließt eine Phlebothrombose und Lungenembolie mit sehr hoher Wahrscheinlichkeit (> 99 %) aus.	cut-off (altersadjustiert): Alter × 10 (µg/l) cut-off (nicht altersadaptiert): 500 µg/l
NTPro-BNP	Indikationen: – Diagnostik und Beurteilung einer Herzinsuffizienz – Prognostische Information bei Patienten mit Herzinsuffizienz sowie bei Patienten mit akutem Koronarsyndrom – Therapiekontrolle und Therapiesteuerung bei Patienten mit Herzinsuffizienz	Akute Dyspnoe: Herzinsuffizienz unwahrscheinlich: < 300 pg/ml Nicht akuter Beginn: Herzinsuffizienz unwahrscheinlich: < 125 pg/ml Referenzbereiche sind alters- und geschlechtsabhängig

◘ Tab. 1.2 Gerinnungsuntersuchungen

Quick-Wert	Laborparameter aus der Gerinnungsdiagnostik, gibt Auskunft über den sogenannten exogenen Teil des Gerinnungssystems und sind stark abhängig von der jeweiligen Testmethode des Labors.	70–130 %
INR	International Normalized Ratio, Laborparameter aus der Gerinnungsdiagnostik, gibt Auskunft über das extrinsische Gerinnungssystem, gibt den Faktor an, um den die Gerinnungszeit des Blutes gegenüber dem Normalwert verlängert ist.	0,85–1,15
aPTT	Aktivierte partielle Thromboplastinzeit, Test zur Kontrolle des intrinsischen Blutgerinnungssystems. Besonders wichtiger Kontrollparameter bei einer Heparin- oder einer thrombolytischen Therapie sowie für die Erkennung von Gerinnungsstörung.	26–36 s
Anti-Xa-Aktivität	Hämostaseologischer Test zur Therapiekontrolle von Gerinnungsmedikamenten, die hauptsächlich oder ausschließlich durch Hemmung des aktivierten Faktor X (FXa) wirken, z. B. niedermolekulare Heparine, Danaparoide, Fraxiparin, NOAK (kalibrierte Anti-Xa-Aktivität)	Spiegel-abhängig vom eingesetzten Antikoagulans!
ACT	Die Activated Clotting Time ist ein patientennah mittels point-of-care-Messgerät bestimmbarer Gerinnungsparameter, wenn die Situation eine langwierige labordiagnostische PTT-Bestimmung verbietet, z. B. bei – katheterinterventionellen Eingriffen in der Kardiologie (z. B. PTCA), – Dialyse, – extrakorporaler Membranoxygenierung (ECMO) oder – herzchirurgischen Eingriffen mit extrakorporaler Zirkulation.	100–130 s

◻ Tab. 1.3 Basiswerte

Natrium	Natrium ist das am häufigsten vorkommende Ion im Serum; wichtig für die Steuerung der Aktionspotentiale der Herzmuskelzelle, für den Flüssigkeitshaushalt sowie die Blutdruckregulation.	135–145 mmol/l
Kalium	Kalium kommt zu 98 % intrazellulär und nur zu 2 % extrazellulär vor. Wichtig für die Funktionsfähigkeit aller Zellen insbesondere von Muskeln und Nerven, Steuerung des Aktionspotentials.	3,5–5 mmol/l
Magnesium	Magnesium ist an vielen Enzymreaktionen beteiligt, stabilisiert das Ruhepotential von erregbaren Muskel- und Nervenzellen und den Zellen des autonomen Nervensystems.	0,7–1,0 mmol/l
Kreatinin	Abbauprodukt des Muskelstoffs Kreatin, renale Ausscheidung. Kreatin ist eine Substanz in den Muskeln, die im Energiestoffwechsel eine wichtige Rolle spielt. Das Kreatinin gibt einen Anhaltspunkt über die Nierenfunktionsleistung.	Männer: < 106 µmol/l, bzw. < 1,2 mg/dl Frauen: < 80 µmol/l, bzw. < 0,9 mg/dl
GFR	Die glomeruläre Filtrationsrate (GFR) ist für die Abschätzung der Nierenfunktion die wichtigste Größe und wird im klinischen Alltag entweder über die Ermittlung der Kreatinin-Clearance mittels Sammelurin bestimmt oder über verschiedene Formeln (MDRD bzw. Cockcroft-Gault-Formel) errechnet.	> 90 ml/min
GPT	Glutamat-Pyruvat-Transaminase oder ALT (= Alanin-Aminotransferase), ein Enzym, welches in den Leberzellen produziert wird.	Männer: < 22 U/l Frauen: < 17 U/l
GLDH	Glutamatdehydrogenase ist ein Enzym der Leber, das am Ammoniakstoffwechsel beteiligt ist.	Männer bis 4,0 U/l Frauen bis 3,0 U/l
y-GT	Gamma-Glutamyltransferase ist ein Enzym, das an Stoffwechselprozessen beteiligt ist und vor allem in Niere, Leber, Bauchspeicheldrüse, Milz und Dünndarm zu finden ist.	Männer: < 66 U/l Frauen: < 39 U/l
AP	Die alkalische Phosphatase ist ein Enzym, das sowohl in der Leber als auch in den Knochen produziert und in das Blut abgegeben wird.	Männer: < 136 U/l Frauen: < 130 U/l
Bilirubin	Abbauprodukt des Hämoglobins.	Bilirubin gesamt: < 1,2 mg/dl Bilirubin indirekt: < 0,9 µmol/l Bilirubin direkt: < 0,3 µmol/l
HbA1c	Blutzucker-Langzeitwert. Als HbA1c bezeichnet man Hb, an das sich ein Glukosemolekül angelagert hat, gibt deshalb Aufschluss über die Höhe des Blutzuckerspiegels in den letzten Wochen.	4–6 % normal Zielbereich bei Diabetikern mit kardiologischen Erkrankungen <7%
TSH	Das Thyreoidea-stimulierende Hormon (TSH) gibt einen Anhalt über die aktuelle Stoffwechsellage der Schilddrüse. Wichtig vor Gabe von Iod-haltigem Kontrastmittel oder z. B. Amiodaron. – Hypothyreose: erhöhtes TSH – Hyperthyreose: erniedrigtes TSH	0,4–4,5 mU/l
BGA	Blutgasanalyse, gibt Auskunft über die Gasverteilung von Sauerstoff, Kohlendioxid sowie über den pH-Wert und den Säure-Basen-Haushalt im Körper.	Blutgase (arteriell): – pH: 7,35–7,45 – pCO_2: 38–45 mmHg – pO_2: 70–100 mmHg – BE (Base Excess): -3 bis +3 mmol/l – Standard-Bikarbonat: 22–26 mmol/l – O_2-Sättigung: 92–96 %

Tab. 1.4 Medikamente

Medikament	Amp.	mg/Amp.	Ges.-mg	Lösungs- mittel	mg/ml	Laufrate/Stunde	Max. Lauf- rate/Stunde	Bolus/Bemerkungen
Alupent (Orciprenalin)	10	0,5 mg	5 mg	40 ml NaCl	0,1 mg	6–8 ml		
Arterenol (Noradrenalin)	1	25 mg	10 ml/10 mg	40 ml NaCl	0,2 mg	1–15 ml		n. RR-Ziel
Actilyse (rt-PA)	1	50 mg	50 mg	50 ml NaCl	1 mg	50 ml		Reanimationslyse bei LE 10 mg Actilyse i.v.; 90 mg über 2 h als Perfusor Lyse bei Schlaganfall: 0,9 mg/kgKG über 60 min
Bronchoparat (Theophyllin)	3	200 mg	600 mg	20 ml NaCl	12 mg	2 ml	2 ml	Ggf. Theophyllinspiegel
Bronchospasmin (Reproterol)	5	0,09 mg	0,45 mg	45 ml NaCl	9 µg/ml	2 ml	8 ml	
Cordarex (Amiodaron)	7	150 mg	1050 mg	29 ml G5 %	21 mg	2 ml	2 ml	2 Amp./300 mg in 250 ml G5 % als Kurzinfusion
Carbostesin 0,25 %	2	50 mg	100 mg	keine	2,5 mg	1–4 ml	4 ml	PDA-Katheter
Corotrop (Milrinon)	1	10 mg	10 mg	40 ml	0,2 mg			n. RS und hämodyna- mischem Monitoring
Calcium 10 %	5	2,3 mmol	11,5 mmol	keine	0,23 mmol	2–5 ml		
Dobutamin	1	250 mg	250 mg	keine	5 mg	2–4 ml		
Ebrantil (Urapidil)	5	50 mg	250 mg	keine	5 mg	3–6 ml	15 ml	
Gilurytmal (Ajmalin)	5	50 mg	250 mg	keine	5 mg	2–8 ml	10 ml	
Heparin	1	25.000 IE 5 ml	5 ml	45 ml NaCl	500 IE	1–3 ml		nach Gerinnung (PTT)
Hydrocortison	2	100 mg	200 mg	50 ml Nacl	4 mg	2 ml		
Insulin	1,25 ml	40 IE/ml	50 IE	49 ml NaCl	1 IE	1–10 ml		n. BZ-Ziel
Ilomedin (Iloprost)	5	20 µg	100 µg	45 ml NaCl	2 µg	2 ml		n. Hämodynamik-Messung
Isoptin (Verapamil)	10	5 mg	50 mg	30 ml NaCl	1 mg	2–8 ml	12 ml	1 Amp./5 mg

◘ Tab. 1.4 (Fortsetzung)

Medikament	Amp.	mg/Amp.	Ges.-mg	Lösungs-mittel	mg/ml	Laufrate/Stunde	Max. Lauf-rate/Stunde	Bolus/Bemerkungen
Kalium	1/2	1 mmol/ml	50 ml	keine	74,56 mg	2–10 ml	10 ml	ZVK/1 ml = 1 mmol
Lasix (Furosemid)	1	250 mg	250 mg	25 ml NaCl	5 mg	2 ml	250 mg ½ h	Muss alleine laufen
Magnesium 50 %	5	5 g	25 g	keine	0,5 g	1 ml	2 ml	Kontrolle des Serumspiegels
Morphin	6	10 mg	60 mg		1,2 mg	2 ml		
Nepresol (Dihydralazin)	2	25 mg	50 mg	50 ml NaCl	1 mg	1–4 ml	4 ml	1 Amp./25 mg
Nitro	1	50 mg	50 mg	keine	1 mg	1–4 ml	10 ml	
Nipruss 60 mg Natriumthiosulfat 10 %	1 5	60 mg 1000 mg	60 mg 5000 mg	50 ml NaCl 50 ml NaCl	1,2 mg 100 mg	0,3 µg /kg/min. Nip 01–10: Thio 1 ml Nip 11–20: Thio 2 ml Nip 21–30: Thio 3 ml		Schwarze Perfusorspritze separater Zugang Immer zusammen mit Natriumthiosulfat 10 %
NaCl 10 %	5	10 ml	50 ml	keine		2 ml	2 ml	
Paracefan/Catapresan (Clonidin)	2	0,75 mg	1,5 mg	40 ml NaCl	30 µg	1–3 ml	4 ml	
Phosphat	5	1 mmol/ml	50 mmol	keine	1 mmol	2–4		
Prostavasin (Alprostadil)	2	20 µg	40 µg	50 ml NaCl	0,08 µg	25 ml	25 ml	Gabe jeweils über 2 Stunden
Rytmonorm (Propafenon)	2	70 mg	140 mg	keine	3,5 mg	4–8 ml	560 mg/die	1 Amp./7o mg
Suprarenin (Epinephrin)	1	25 ml	10 ml/10 mg	40 ml NaCl	0,2 mg	1–15 ml	20 ml	
Tambocor (Flecainid)	7	50 mg	350 mg	15 ml G5 %	7 mg	2 ml	5 ml	

Stichwortverzeichnis

A

Z